U0397942

临床合理用药指导

主编 高淑芳 等

上海科学普及出版社

图书在版编目（CIP）数据

临床合理用药指导／高淑芳等主编. —上海：上海科学普及出版社，2024.5

ISBN 978-7-5427-8688-3

Ⅰ.①临… Ⅱ.①高… Ⅲ.①临床药学 Ⅳ.①R97

中国国家版本馆CIP数据核字（2024）第073990号

统　筹　张善涛

责任编辑　陈星星　郝梓涵

整体设计　宗　宁

临床合理用药指导

主编　高淑芳　等

上海科学普及出版社出版发行

（上海中山北路832号　邮政编码200070）

http://www.pspsh.com

各地新华书店经销　山东麦德森文化传媒有限公司印刷

开本 787×1092 1/16　印张 21.75　插页 2　字数 557 000

2024年5月第1版　　2024年5月第1次印刷

ISBN 978-7-5427-8688-3　定价：198.00元

本书如有缺页、错装或坏损等严重质量问题

请向工厂联系调换

联系电话：0531-82601513

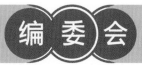

主 编

高淑芳　王　静　胡秀珍　房文辉

张红霞　樊淑文　曲　蕾

副主编

王永超　古丽米拉·阿不都卡哈

张晓莉　刘春鹏　吕红霞　王啸洋

陈素平　王　燕

编 委（按姓氏笔画排序）

王　静（济宁市兖州区人民医院/济宁市第三人民医院）

王　燕（聊城市茌平区中医医院）

王永超（单县人民医院）

王啸洋（北京肿瘤医院）

古丽米拉·阿不都卡哈（新疆医科大学第二附属医院）

曲　蕾（烟台毓璜顶医院）

吕红霞（菏泽市第三人民医院）

刘春鹏（山东省邹平市码头镇卫生院）

张红霞（济宁市兖州区铁路医院）

张晓莉（淄博市中心医院）

陈素平（湖南省永州市中心医院）

房文辉（东明县中医医院）

胡秀珍（梁山县人民医院）

高淑芳（山东省嘉祥县人民医院）

樊淑文（聊城市东昌府区妇幼保健院）

前 言
FOREWORD

在医学的广阔天地中，药物治疗作为疾病治疗的重要手段，始终占据着举足轻重的地位。药物作为一把双刃剑，既能救人于危难之中，也可能因使用不当而带来不必要的伤害。合理用药的核心在于权衡利弊，确保药物在发挥治疗作用的同时，最大限度地减少其可能带来的不良反应。这一目标的实现离不开对药物特性的深入了解、对疾病的准确把握及对患者个体差异的细致考虑。然而，随着药物种类的日益增多，临床用药的复杂性也随之提升。在此背景下，《临床合理用药指导》应运而生，旨在为临床医师、药师及相关医务人员提供一本用药参考手册。

在编写过程中，我们充分参考了国内外相关文献和研究成果，结合我国临床用药的实际情况，力求做到内容全面、系统、实用。在药物基础知识部分，我们详细介绍了药物的使用原则、注意事项、治疗药物监测等方面的内容，帮助读者建立对药物的基本认识。在药物选择与使用部分，我们分析了不同药物在临床实践中的应用场景和优劣势，重点介绍了常见的不良反应类型、发生机制及预防措施，提醒读者在用药过程中要密切关注不良反应的发生。我们力求通过深入浅出的方式，将复杂的药物知识以通俗易懂的语言呈现给读者，帮助读者更好地理解和掌握临床合理用药的核心要点。

当然，由于医学的复杂性和多变性，本书难免存在不足之处。我们诚挚地希望广大读者在阅读过程中能够提出宝贵的意见和建议，以便我们在修订中不断完善和提高。

《临床合理用药指导》编委会

2024 年 2 月

目 录
◀ CONTENTS

1

第一章

绪　论

第一节　临床药物使用原则

对任何疾病都必须始终贯彻预防为主、防治结合的原则,即未病防病(包括传染性及非传染性疾病)、有病防重(早发现,早诊断,早治疗)、病重防危(防治并发症,保护重要器官功能)、病愈早康复防复发。要随时运用辩证唯物主义的思维方法,密切联系实际,做到以下几点。

一、树立对患者的全面观点

根据病情轻重缓急,通过现象看本质,抓住主要矛盾,又要随时注意矛盾的转化。急则先治"标",缓则先治"本";如有必要和可能,则"标""本"同治。

(一)治"本"就是针对病因或发病因素的治疗

许多疾病,只要进行病因治疗,就可解除患者痛苦,达到治愈。例如,无并发症的轻或中度的细菌、螺旋体、原虫及其他寄生虫感染,只要给予特效抗感染药物即可治愈。有些疾病表现为功能异常或病理生理改变,如心功能不全、心律失常、心绞痛、高血压、支气管哮喘或慢性失血性贫血等,当进行对症处理后,病情虽可缓解,但由于病因未除,仍易复发。因此,一定要努力寻找病因加以治疗,只有做到病因消除才能根治疾病。

(二)治"标"就是对症治疗

所谓"标",就是临床表现,即各器官的病理生理或功能改变所引起的症状,体征或血液的生化指标异常,它们常常是导致患者求医的主要原因。常见的有发热、全身酸痛及各系统症状,如心血管系统有心悸、水肿、气促、胸痛、血压波动、心律失常、晕厥等,呼吸系统有咳嗽、气促、咳痰、咯血、胸痛等,消化系统有食欲缺乏、恶心、呕吐、嗳气、反酸、呕血、腹痛、腹胀、腹泻、便秘、便血、黄疸等,泌尿系统有尿频、尿急、排尿疼痛、血尿、尿失禁、少尿或无尿等,精神神经系统有头痛、头晕、眩晕、嗜睡、神志不清、昏迷、失眠、躁动、抽搐、瘫痪、思维紊乱或行为异常等,其他各系统及五官各有其常见症状、体征,在此不一一列举。

当临床表现使患者感到痛苦或危及生命与远期预后时,应及时行对症处理,减轻症状,改善病理生理状况,赢得时间进行全面详细的检查,得出病因诊断并进行病因治疗。

对于"症",也要分清本质进行有针对性的治疗,不可头痛医头,足痛医足。例如,颅内压增高可引起头痛、呕吐，不可简单地给以镇痛止吐药物，而要使用降颅内压药物降低颅内压，且不可通过腰椎穿刺抽出脑脊液减压，因后者有引起脑疝的危险；颅内压过低也可致头痛，可通过输液治疗；硝酸酯类药是预防和治疗心绞痛常用药，对有些患者可引起颅内静脉扩张导致剧烈头痛，如果不问清楚服药史，盲目给以止痛药可能无效；血管紧张素转换酶抑制剂可引起干咳，医师不问服药情况盲目给可待因镇咳是错误的。又如，同是无尿，但阶段性不同，处理原则也不同；急性失水引起的低血容量休克所致的无尿，在起病 6～7 小时快速补液改善休克后，无尿也可好转；但如无尿已持续 7 小时以上，肾小管已坏死，此时的快速补液虽然可升高血压，改善其他器官的微循环，但是无尿不会好转，大量输液反而有害；如果无尿是肾毒性物质（如鱼胆或毒蕈）中毒所致，大量补液是有害无益的。

对症治疗虽然可解除患者痛苦，甚至使患者脱离险境，但对于诊断未明确的患者要严格掌握，以免掩盖病情延误诊断。例如，对急腹症不可滥用吗啡、哌替啶类麻醉性止痛剂；对发热性疾病不可滥用肾上腺皮质激素或解热药。

二、一切从实际出发

一个实际是指要针对原发疾病病情及并发症的严重程度来判断诊断的主次，并根据主客观条件，同时权衡轻重缓急，兼顾对患者利害得失，从而选择治疗方案。一定要全面考虑，找出主要矛盾，进行综合治疗，不可单纯依赖药物。用药既要有针对性，又要分清主次、先后，不可"大包围"式地用药。另一个实际是经济问题。卫生资源匮乏是一个全球性现象，在发展中国家卫生资源不足尤其严重。一方面是因为国民经济生产总值增长的速度，用于健康保障费用增长的速度，通货膨胀的速度，医药费用上涨尤其是价高的新药涌现和高精尖检查技术的应用所增加的付出等不成比例，另一方面是由于不少医务人员未很好掌握高精尖检查技术的适应证而造成滥用，和片面认为新药就是最好的药，而不愿使用"老"药，以致不适当地增加了医药费用的支出。实际上，不少"老"药不仅有效，毒副作用较少而且价廉，其显效率可能低于某些新药，但是如果它在某些患者身上已经有了好的效果，又没有不良反应，大可不必更换。

三、始终贯彻个体化原则

由于患者年龄、性别、体重、生理状况、环境因素、病情程度、病变范围、病程阶段、肝肾等解毒排毒器官的功能状况、并发症的有无、既往治疗的反应，对药物的吸收、代谢、排泄率、免疫力及病原微生物对抗菌药物的敏感性等方面的差异，以及患者对药物反应性大小的不同，在治疗上用药的种类和剂量大小的选择均应有所不同，不可千篇一律。一般文献及本书中所列出的治疗药物的剂量范围可供参考。此外，还要根据患者的特点制订所要解决问题的特点或目标值，药物性能及患者所用实际药量的治疗反应，深入分析，适时调整。对于许多慢性疾病，尤其是老年人，开始用药量宜小，而且应当根据病情的严重程度制订复查疗效指标和观察毒副作用的时间和频度。

四、树立发展观点

确实了解患者用药情况（在门诊患者尤其重要），仔细观察治疗反应，及时评价判断疗效，酌情增减药量，加用或更换药物并继续严密观察效果。与此同时还要观察药物毒副作用或者一些不应该有的情况，这里所谈的毒副作用有两种情况：一种情况是患者自身对药物出现了异常反应，例如，有的患者在用青霉素治疗过程中虽然皮试阴性，但在连续注射或滴注几次后可以突然发生过敏性休克,医护人员切不可以为皮试阴性又已经用了几剂未出现异常反应而放松了对严重变态反应的警惕性;另一种情况是由于药物带来的问题,除已知的毒副作用以外,还有医源性疾病,其中突出的有肾上腺皮质激素带来的各种不良反应及抗生素带来的二重感染或菌群失调等问题。因此,不但要严格掌握适应证,而且在使用中要有目的地加强观察,才能取得最佳疗效。

（樊淑文）

第二节　药物使用注意事项

一、了解药物

药物是治疗疾病的重要武器。临床医师对于所使用的药物必须充分了解其药物代谢动力学,如吸收、分布、代谢、排泄及影响这些环节的因素,及其药效学,如作用部位、疗效机制、显效时间及其毒副作用;尤其对新药,临床医师必须仔细阅读说明书。只有这样,才能掌握好药物适应证、禁忌证、剂量、给药途径、每天或每周给药次数及发挥作用的时间,才能进行疗效评价,提出继续用药,更换药物或联合用药的依据,并防止药物拮抗作用的发生。

二、如何评价疗效

首先需明确疗效的标准。对许多急性病或者是慢性疾病的急性并发症来说,疗效的标准应该是治愈,如上呼吸道感染、细菌性肺炎、慢性支气管炎急性发作、急性胃肠道炎症、急性胰腺炎、消化性溃疡伴大出血、肝硬化门静脉高压致食道下段或胃底部静脉曲张破裂大出血、高血压病合并的出血性卒中、高血压危象、冠心病患者发生的急性心肌梗死、急性泌尿道感染、急性肾衰竭、糖尿病酮症酸中毒或非酮症高渗性昏迷、甲亢或甲减的危象、急性溶血性贫血、急性药物性再生障碍性贫血或粒细胞缺乏症、急性粒细胞白血病(配合骨髓移植)、各种急性过敏性疾病等都是应该而且可能通过药疗治愈或使急性发作得到控制。即使某些慢性疾病,通过较长期药物治疗也是可以治愈的,如结核病、寄生虫病、消化性溃疡(配合非药物治疗)、某些恶性肿瘤(配合手术的综合疗法)等。不过很多慢性疾病应用药物治疗也难以根治,只能缓解或减轻痛苦,而且可能还需长期治疗。

将药物治疗后取得的疗效归功于所用药物的评价要慎重。有些自限性疾病,如急性病毒性上呼吸道或肠道感染一般在起病一周左右可以自愈,如果此时才开始得到药物治疗,即刻出现的疗效不一定是该药物的效果。许多慢性疾病的病情,不用药物或用安慰性药物就有可能自己减轻。联合用药的效果也不一定就是联用的效果,也可能只是其中一种是真正起治疗作用的药物。

如果用药后未显疗效,也要分析原因,是否:①未到应该显效的时间,如利尿性降血压药、降血脂药、纠正贫血药、抗甲状腺功能亢进药物等显效均较慢;②口服药物吸收不良;③药物质量不可靠或存放过久已超过有效期,或药物保存不当已失效,或偶然发药有误,甚至误服家中他人之药;④医嘱处方药量不足或患者未服够规定剂量;⑤抗感染药物碰上耐药菌株;⑥机体免疫力低下;⑦药物在此患者身上本来就无效,因为很少有药物是100%有效的;⑧当发热久治不退时,可能尚有感染灶未被发现;⑨尚有未被发现的情况,如呼吸道并发症、心力衰竭患者或对盐敏感的高血压患者未控制盐摄入量,糖尿病患者或高甘油三酯血症患者未控制高淀粉类摄入量,消化性溃疡患者饮食不节等;⑩原来诊断或用药错误。因此,对治疗无效的病例要仔细分析,必要时修订治疗方案,更换药物及给药方式,或将单一用药改为联合用药;甚至需重新采集病史,全面复查,审核病情有无发展变化以及诊断有无错误。如出现毒副作用,应酌情减量或停用。

三、联合用药时可有协同或拮抗作用

一个患者使用两种以上药物时,可因配伍禁忌而降低疗效,如胃蛋白酶不应与碱性药同用,胰酶不应与稀盐酸合剂同用,在同一个输液瓶中尤其要注意配伍禁忌。有些药物可在体内发生拮抗而降低疗效:用碳酸酐酶抑制剂乙酰唑胺(醋唑磺胺)时应避免使用钙、碘及广谱抗生素等具有增强碳酸酐酶活性的药物;苯妥英钠、巴比妥类药有促使肝细胞微粒体酶系统的活性增加,因而可加速某些药物如华法林的代谢,降低其抗凝效果。与之相反,阿司匹林、吲哚美辛(消炎痛)、保泰松、双嘧达莫等又可增加华法林的抗凝作用,有增加出血的危险,必须慎用;氨基糖苷类和呋塞米(速尿)、依他尼酸均具耳毒性,不可同用;他汀类和贝特类降脂药单独使用都曾有引起横纹肌溶解症的报道,如果同时使用就更易发生严重横纹肌溶解,导致急性肾衰竭;呋塞米(速尿)导致排钾增多,可增加筒箭毒碱的肌松弛及麻痹作用,不可同用;普萘洛尔(心得安)应避免与维拉帕米(异搏定)同用,以免加重房室传导阻滞或致心搏骤停。但联合用药有时又可加强疗效,如甲氧苄啶具抑菌作用,又可增强其他抗菌药物的抑菌作用,现已与其他抗菌药物制成复方(如复方磺胺甲噁唑)。此外,应用部分相互拮抗的药物,有时也可发挥增强疗效的作用,如 α_1 受体阻滞剂酚妥拉明与间羟胺同用,可阻滞后者的缩血管效应而不阻滞其增强心肌收缩力的有益作用,可用于治疗心源性休克。因此,凡同时应用两种以上药物时,均要注意其间有无拮抗或协同作用,以及它们之间的相互作用对治疗所带来的后果。

四、药物二重性问题

任何药物都具有二重性,即对机体有利和不利的两个方面。如输液可治疗脱水,但输液过快过多可导致肺水肿;利尿可以消肿,减少过多血容量,减轻心脏前负荷,改善心力衰竭,但利尿过多可以导致电解质紊乱及代谢改变,甚至引起脱水,血液浓缩,心脏前负荷不足使血压下降;噻嗪类利尿剂大量利尿后需补钾,但尿量不多时盲目补钾又有导致高钾血症心脏停搏的危险;吸氧有利于改善机体缺氧,但对于伴有呼吸性酸中毒,二氧化碳潴留的患者纠正缺氧过急,反可导致呼吸抑制;抗生素可以杀菌或抑菌,但可诱生耐药菌株,菌群失调,真菌感染或程度不等的变态反应,以及肝、肾、骨髓及心肌损害。因此,门诊患者按医嘱在家用药、吸氧时,医师有责任详细向患者和家属交代注意事项。

五、谨慎使用新药

在国际上,管理新药上市最著名的机构是美国食品药品管理局(FDA)。在我国,对新药的报批和上市也有严格的规定,而且对于公费医疗容许报销的药品也进行了规定。作为对患者高度负责的医师,在使用新药前应该详细阅读其说明书,最好是查阅在国内外权威性医学期刊上有无有关该新药的论著,并且对该报道做出评价。在评价新药临床疗效时,应看其研究设计及实施是否具有极高的科学性或很高的论证强度。由于许多疾病的自然病程,可在未治疗的情况下得到好转或痊愈。因此,在提到某种治疗措施对某一种疾病的有效率时,一定要同未得到该项治疗

措施的同一种疾病而且病情程度具可比性的另一组患者的好转(有效)率相比较,进行临床差别有无统计学意义的检验,推翻该项治疗措施无效的假设,从而得出该项措施确属有效的结论。

上面述及的对比性研究方法见于近代蓬勃发展起来的新的跨学科的边缘性学科——临床流行病学,即由临床医师把传统流行病学的方法学应用于临床上,包括:①某疾病对人群危害程度的研究;②有关病因及发病的危险因素的研究;③有关发病机制及影响因素的研究;④有关诊断方法的准确度、敏感度、特异度、可靠性、预测价值的研究;⑤治疗效果的研究;⑥预防效果的研究;⑦预后的研究。有关治疗手段药物和非药物的有效性研究的方法较多,其中,目前国际上公认以随机、双盲、同期对照的临床试验设计(RCT)的论证强度为最高;在将患者随机分为试验组和对照组之前,还要把对治疗结果有重要影响的因素作分层处理,使两组之间具有高度的可比性。

六、Cochrane 文献系统评价中心的建立与临床药物治疗学的发展

由于临床流行病学在国际上的逐渐普及和发展,国外和国内医学期刊上报道用 RCT 方法研究药物临床疗效的文章正在逐渐增多,它们的设计和实施与统计处理及结果,结论尽管十分可靠,但是单个研究的样本数量不可能很多,还是或多或少要受到抽样机遇的影响,存在一定的局限性;虽然目前国内外都在大力推广多中心大样本的协作研究,但是受到许多必要条件特别是经济方面的限制,还有待于大规模推广。有鉴于此,英国已故的著名流行病学专家 Archie Cochrane 于 1979 年首先提出建议:各临床学科应将同一病种中同一问题治疗方面所有的,真正的 RCT 文章收集起来,采用荟萃分析方法,进行系统评价,并且随着新的 RCT 报道及时补充、更新;而且用再出版形式反馈给临床医师,让他们使用经过严格的科学的分析方法评价后得到的确实有效、对患者有利的治疗方法或药物,不再使用那些无效的、浪费的,甚至对患者有害的治疗手段。他的这一倡议立即受到世界临床医学界的热烈响应,于 20 世纪 80 年代出现了对心血管病、癌症、消化道疾病的某些疗法相关文献的跨国合作性系统评价。1992 年在英国牛津首先成立了世界上第一个医学文献系统评价中心,并命名为 Cochrane 中心,1993 年成立了世界性的 Cochrane 协作网,在 3 年多时间中,有 9 个国家、地区的 13 个 Cochrane 中心加入了协作网。我国第一个 Cochrane 中心已经卫生部(现国家卫健委)同意于 1997 年建立在原华西医科大学,该校同澳大利亚 Cochrane 中心进行了联系,并已着手收集国内脑卒中(中风)方面的文献,进行系统评价,并于 2001 年出版了《中国循证医学杂志》。迄今,Cochrane 协作网已为临床实践提供了大量高质量的二次研究成果,并通过电子杂志传播到世界各国,对临床医疗、科研起到了很大的指导作用。无疑在不久的将来,受惠的医疗单位和临床医师将会应用这些治疗方面研究成果,提高医疗质量,更好地为患者服务。

七、循证医学的应用

循证医学的发展和应用对临床药物治疗学提出了更高的要求。临床治疗学和临床药物治疗学的诞生始于经验医学。从人类生存、繁衍、发展史上看,经验医学曾经而且仍在发挥了很大的保健作用。经验医学中,大量是回顾性的,而且没有严格的、盲法评定的同期对照研究,加以某些疾病是自限性的,或者使用安慰剂后一小部分慢性疾病患者也可能得到好转。对这些患者的特殊治疗无疑造成了卫生资源的浪费,有的甚至给患者带来严重不良反应或无可挽回的损失。临床流行病学的出现,普及和发展对提高临床医疗,科研和临床教学和卫生工作的决策已经和正在

继续发挥着很大的作用；它的立足点就是要把研究工作的结论建立在科学的设计，严格的实施，正确的分析，可靠的证据的基础之上。循证医学则是要求把医学上一切有关的看法，论点都要言之有据，把临床流行病学的原理、方法全面贯彻到医学中去。不仅是临床医学，基础医学也要言之有据，因为科学的事物都是要有证据的。循证医学的提出使医学界同仁更加重视采取医疗干预的科学性。临床流行病学、Cochrane 中心、循证医学三者的目的是同一的。临床药物治疗学也要从许多间接和直接的科学实践，科学研究和通过 Cochrane 中心提供的信息采用那些真正有效的、价廉物美的、对患者有利无害的药物贡献给临床工作者。

（曲　蕾）

第三节　治疗药物监测

治疗药物监测(therapeutic drug monitoring, TDM)是通过测定患者治疗用药的血浓度或其他体液浓度，以药代动力学原理和计算方法拟定最佳的适用于不同患者的个体化给药方案，包括治疗用药的剂量和给药间期，以达到使患者个体化给药方案的实施安全而有效。

临床实践证明，治疗药物的疗效与该药到达作用部位或受体的浓度密切相关，而与给药剂量的关系则次于前者，药物在作用部位或受体的浓度直接与血药浓度有关，即两者呈平行关系。因此，测定血药浓度可间接地作为衡量药物在作用部位或受体浓度的指标，此即为治疗药物监测的原理。TDM 的实施对确保临床治疗用药安全有效起了重要作用。

一、血药浓度与药理效应的关系

患者经相同途径接受相同剂量药物后，其治疗反应可各不相同，部分患者疗效显著，也有患者可无反应，甚或产生毒性反应者，此均与个体差异有关，即患者生理状态如年龄、体重、病理状态，以及遗传因素、饮食、合并用药等不同，影响药物在其体内的吸收、分布、代谢和排泄过程差异，以致相同的给药方案产生的血药浓度各异，导致治疗反应的差异。

多数药物的剂量和血药浓度之间呈平行关系，药物的剂量越大，则血药浓度越高，但也有些药物在一定范围内剂量和浓度呈线性关系，超出此范围，剂量稍有增大，血药浓度即呈大幅度升高，此即为非线性药代动力学特征或称饱和动力学。主要原因在于某些药物经体内代谢，而体内药物代谢酶的代谢能力有一定限度，当剂量超过一定限度时，血药浓度明显上升，过高的血药浓度易导致毒性反应的发生。

二、治疗药物监测的条件

进行治疗药物监测时，必须具备下列条件，其结果方可对患者临床安全有效用药具有指导意义。

(1)药物的治疗作用和毒性反应必须与血药浓度呈一定相关性者。

(2)较长治疗用药疗程，而非一次性或短暂性给药者。

(3)判断药物疗效指标不明显者。

(4)已有药物的药代动力学的参数、治疗浓度范围或中毒浓度靶值者。

（5）已建立了灵敏、准确和特异的血药浓度测定标准，可迅速获得结果，并可据此调整给药方案者。

三、治疗药物监测的适应证

（1）治疗指数低、毒性大的药物，即药物的治疗浓度范围狭窄，其治疗浓度与中毒浓度甚为接近者。例如，地高辛的治疗剂量与中毒剂量接近，由于患者间存在的个体差异，在常规治疗剂量应用时亦易发生毒性反应，据报道其毒性反应发生率可达 35％ 左右，TDM 的应用可明显降低其毒性反应的发生。氨基糖苷类抗生素治疗重症感染时亦可因血浓度升高而导致耳肾毒性反应的发生。属此类情况者还有抗躁狂药碳酸锂、抗癫痫药苯妥英钠等。

（2）具非线性特性药代动力学特征的药物。属此类情况者有苯妥英钠、阿司匹林、双香豆素、氨茶碱等。

（3）患有肾、肝、心和胃肠道等脏器疾病，可明显影响药物的吸收、分布、代谢和排泄的体内过程时，血药浓度变化大，需进行监测。如肾衰竭患者应用氨基糖苷类抗生素时，由于对该类药物排泄减少，药物在体内积聚、血药浓度明显升高，可使耳肾毒性发生率升高；肝功能不全者可影响自肝内代谢药物的生物转化，减少与血浆蛋白的结合；心力衰竭患者由于心排血量的降低致使肾、肝血流量均减少，影响了药物的消除；胃肠道疾病患者则可影响口服药物的吸收。

（4）有药物毒性反应发生可能，或可疑发生毒性反应者，尤其在某些药物所致的毒性反应与所治疗疾病症状相似，需判断药物过量抑或不足时，血药浓度监测更为重要。如地高辛过量或心力衰竭本身均可发生心律失常。又如苯妥英钠用于癫痫治疗时，如过量亦可发生类似癫痫样抽搐。

（5）在常用剂量下患者无治疗反应者，测定血药浓度查找原因。

（6）需长期服药，而药物又易发生毒性反应者，可在治疗开始后测定血药浓度，调整剂量，在较短时间内建立安全有效的给药方法，如卡马西平、苯妥英钠用于癫痫的发作预防时进行 TDM。

（7）联合用药发生交互作用改变了药物体内过程时，如红霉素与氨茶碱同用，前者对转氨酶的抑制可使后者血浓度升高而致毒性反应产生，因此需对氨茶碱血药浓度进行监测。

（8）在个别情况下确定患者是否按医嘱服药。

（9）提供治疗上的医学法律依据。

根据上述各种情况宜进行 TDM 者，有下列各类药物。①抗菌药物：氨基糖苷类包括庆大霉素、妥布霉素、阿米卡星和奈替米星等；万古霉素、氯霉素、两性霉素 B、氟胞嘧啶等。②抗癫痫药物：苯巴比妥、苯妥英钠、卡马西平、扑米酮、丙戊酸和乙琥胺等。③心血管系统药物：地高辛、利多卡因、洋地黄毒苷、普鲁卡因胺、普萘洛尔、奎尼丁和胺碘酮等。④呼吸系统药物：茶碱、氨茶碱等。⑤抗肿瘤药：甲氨蝶呤、环磷酰胺、氟尿嘧啶、巯嘌呤等。⑥免疫抑制剂：环孢素、他克莫司、西罗莫司、霉酚酸、麦考酚酸等。⑦抗精神病药物：碳酸锂、氯丙嗪、氯氮平、丙米嗪、阿米替林等。⑧蛋白酶抑制剂类抗病毒药：茚地那韦、沙奎那韦、利托那韦等。

四、血药浓度监测与个体化给药方案的制订

一般情况下，以血药浓度测定结果为依据，调整给药方案；也偶有以测定唾液中药物浓度为调整用药依据者，因唾液中药物浓度与血药浓度在一定范围内呈平行关系。

血药浓度测定结果可参考各类药物的治疗浓度范围。如未在治疗浓度范围内时,则可按照下述方法调整给药剂量或间期。

(一)峰-谷浓度法

以氨基糖苷类抗生素庆大霉素为例,如测定峰浓度过高,即可减少每天给药总量,如谷浓度过高,则可延长给药间期。调整给药方案后在治程中重复测定谷、峰浓度1~2次,如尚未达到预期结果,则可再予调整,直至建立最适宜的个体化给药方案。

(二)药代动力学分析方法

最常用的方法有稳态一点法和重复一点法。

稳态一点法为患者连续用药达稳态后,在下一剂量给药前采血测定药物浓度(谷浓度),根据所要达到稳态药物浓度求出所需调整的给药剂量。

重复一点法采血2次,比稳态一点法准确性好,此方法先拟定患者初始剂量及给药间期(τ),第1次给药后经过τ后采血并测浓度1次(C_1),经过第2个剂量τ后采血测浓度(C_2)。

(三)Bayesian 法

当给予初始剂量后,未获得预定的治疗效果时,采集患者的稳态谷浓度,利用 Bayesian 反馈程序,估算得到患者的个体药动学参数,之后结合下一剂给药剂量和时间间隔计算血药浓度预测值,根据该预测值对给药方案进行调整。治疗药物监测中注意事项如下。

(1)必须结合临床情况拟定个体化给药方案,不能仅根据血药浓度的高低调整剂量,如结合患者的疾病诊断、年龄、肝功能、肾功能等资料、是否联合用药,取血时间及过去史等综合分析,制订合理的给药方案。

(2)必须掌握好取血标本时间,随意采血不仅毫无临床意义且可导致错误结论。对连续给药者一般应在达稳态浓度时取血,否则所得结果较实际为低。但在给予患者首剂负荷量时,可较早达稳态浓度。如药物半衰期长(如>24 小时),为避免毒性反应的发生,亦可在达稳态浓度之前先测定血药浓度,此后继续进行监测。口服或肌内注射给药时的峰浓度,取血时间可在给药后0.5~1 小时;静脉给药后瞬时的血药浓度并不能反映药理作用的浓度,仅在 0.5~1 小时后,体内达到平衡时取血,测定结果方具有临床意义。谷浓度的取血时间均在下一次给药前。

(3)某些药物血清蛋白结合率高,在一些疾病状态下,如尿毒症、肝硬化、严重烧伤、妊娠期时,由于血浆蛋白降低,药物呈结合状态者减少,游离部分增多,后者具药理作用,如显著增高亦可致毒性反应发生。在血药浓度测定时为总含量(结合与游离之和),遇有上述病情时,需考虑游离血药浓度的影响,在调整给药方案时综合考虑。

五、治疗药物监测方法简介

用于治疗药物监测的方法必须具有灵敏度高、特异性强和快速的特点,以适应及时更改给药方案的要求,目前常用分析方法如下。①免疫分析法:包括放射免疫法、酶免疫法、荧光免疫法和化学发光微粒子免疫分析法。②色谱分析法:包括高效液相色谱法、气相色谱法和液质联用仪。这些方法各有优缺点,应根据所测药物的特殊性选择相应的分析方法。如对某些药物进行TDM 时,除检测其血样中原形药物外,尚需同时检测具药理活性的代谢产物。因此,宜选择可对血样中进行多组分检测并且灵敏度和特异性高的液质联用仪分析方法。

(古丽米拉·阿不都卡哈)

第四节　药物不良反应

人类在使用药物治疗疾病的同时，也有出现不良反应的风险，这些反应经常被误认为潜在疾病的体征或症状。当在药物治疗过程中患者出现不明原因的症状或体征时，应考虑药物不良反应的可能性。

在医疗机构药品的处方、信息传递、药品调配、病房护士执行医嘱的过程中，也可能因为人为的错误而出现药源性损害。解决这一问题应主要着眼于管理体系的改进。

一、相关定义

药物不良反应（adverse drug reactions，ADRs），世界卫生组织定义为"为了预防、诊断和治疗疾病，或修复生理功能，药物在正常剂量使用于人的情况下发生的有害的、非意求的反应"。在我国亦称为药品不良反应。该定义中的"反应"，应理解为药物与不良事件之间的因果关联至少是有合理的可能性，亦即其间的因果关联不能排除。

这一定义范围较窄，仅限定于药物本身性质所致的有害反应。部分国家和地区对这一定义有异议，但大部分国家目前仍沿用这一传统的定义。

不良事件（adverse event，AE）："患者或临床试验受试者接受干预后出现的任何不利的医学事件，该事件并非一定与该干预有因果关系。"这一定义主要在临床试验或其他探索药物或医疗器械的安全性的研究中使用，涵盖了在研究或临床治疗时受试者经历的所有不利的医学事件。

药物不良事件（adverse drug event，ADE）："与药物相关的医学干预导致的伤害。"这一定义常在涉及用药安全问题时使用。ADE 是医疗机构监测患者安全和提高医疗质量时使用的一个指标，可按是否可防范而区分。在药物使用恰当，测定药物本身属性带来的风险时，ADRs 的定义更为合适。

药物治疗错误（medication error，ME）："违背或偏离了当前的治疗规范或医疗管理标准，在药物治疗的处方、处方信息传递、处方调配、医嘱执行、用药效果监测等过程中发生的或有可能发生的降低患者用药的获益/损害比的行为或不作为。"此类事件可能与职业活动、医疗产品、程序和制度相关，如处方、处方传递、产品标签、包装，以及药品的命名、调剂、配方、流通、管理、教育、监测和使用。ME 不一定造成伤害，引起伤害的只是 ME 的小部分，引起伤害的 ME 也属 ADE 的范畴，属于可防范的 ADE。

二、流行病学

ADRs 的发生率和严重程度因患者的特点（如年龄、性别、种族、现有的疾病、遗传、饮食及所处的空间位置）而异和因使用的药物（如药物的类型、用药途径、疗程、剂量和生物利用度）而异。非甾体抗炎药、镇痛药、地高辛、抗凝药、利尿剂、抗微生物药、糖皮质激素、抗肿瘤药、降糖药等使用广泛的药物，ADRs 的报道数目较多。中药和非处方药也同样会发生严重不良反应。如关木通等含马兜铃酸成分的一些中药可引起间质性肾纤维化，苯丙醇胺可引起脑卒中，且都有致死病例。

由于许多 ADRs 未被认识或未被报告，ADRs 的真实发生率难以测量。ADRs 发生率的统计也可因统计时应用的定义（包括纳入的反应的轻重程度、因果关联概率的级别）的不同而不同。国内至今尚无确切的 ADRs 在中国人口中总体发生率的调查研究。国外有一些大型研究提示门诊患者的发生率约为 20%（在同时应用 15 种以上药品的患者人群中更高），在住院患者中是 2%～7%，应用 4 种以上药品者则以指数方式升高。美国一项对 32 年来在美国完成的 39 项随机研究的荟萃分析表明：住院患者后果严重的 ADRs 的发生率为 6.7%，致死 ADRs 发生率为 0.32%。估计 ADRs 居美国主要死因的第 4 或第 6 位。

国外对 ME 和不依从用药引起的死亡也有统计。美国曾估计约有 7 000 人因 ME 致死，且这一数字在逐年上升。如果患者遵医嘱用药，能避免至少 23% 的患者入住护理院、10% 的患者入住医院及许多不必要的门诊就诊、诊断试验及治疗。

三、分类

1977 年，Rawlins 和 Thompson 从临床角度将 ADRs 划分为 A 型和 B 型，这一分类虽然多年来仍在沿用，但已有修正。

A 型不良反应主要指药物和（或）代谢物的药理作用的外延或增强所致的反应，一般在体内药物作用位点的浓度达到正常治疗水平以上时发生，可能发生于给药剂量对于患者个体过大时、药物处置受累时（药动学原因）或药物靶器官对于所给药物浓度过于敏感时（药效学原因）。药物本身治疗浓度范围狭窄或者受体特异性差及受体在体内分布广，就容易出现 A 型反应。A 型反应常随着药物在体内的蓄积逐渐显露，通常可以预测，因此在许多情况下可以防范。

B 型不良反应一般属患者依赖性，即与药物的药理性质没有明显的相关性。变态反应即通常所称的超敏反应，是其中主要的一类反应。大多数药物都是低于 1 000 Da 的小分子，并不是变应原，但有的药物、药物的代谢物或是药剂中的杂质与机体蛋白结合为复合物，可直接或是通过激活免疫过程而引起变态反应。B 型反应在药物剂量极低的情况下也可出现，患者往往有暴露史，故较难预防。B 型反应的后果较为严重，甚至可致死。

1992 年，Grahame-Smith 和 Aronson 将 ADRs 的分类扩展到 C 型和 D 型。C 型反应指药物长期的作用使人体出现的反应，包括适应性的改变（如药物耐受性）、撤药作用（也称反跳作用）。D 型反应则指滞后的反应，包括致癌作用或与生殖相关的作用。这一以发生时间和机制的特点的扩展的分类覆盖了以往未被充分重视的 ADRs。

四、处理与预防

（一）处理

A 型反应一般需要减量使用所涉及药物，如果反应严重，也可能需要停用。

对于 B 型反应，必须立即停用所疑药物，可邀请专科会诊。有时必须给予支持治疗，特别是对过敏性反应和过敏样反应。有时可用皮质激素来抑制炎症或潜在的纤维化进展。

为避免药理效应叠加导致的 A 型反应，应尽可能避免多药同用，避免药物相互作用。

使用药物时开始时小剂量，逐渐增加剂量有助于避免不良反应。因人体对药物的反应存在很大的变异，有的药物必须根据患者的情况量身定做，如华法林和肝素的使用。

(二)预防

1.临床监测和防范

许多发生 B 型反应的患者之前使用同一药物或同类药物时曾经发生过反应。因此,在患者的住院病历首页或门诊病历首页应清晰地记录曾引起不良反应的药物。医疗机构应该对临床用药后出现的不良反应进行调查、登记和分析,进一步认识药品的获益/风险比,防范或使 ADRs 最小化。我国许多医院还建立了信息管理系统,应用电脑记录患者既往 ADRs 的发生情况,并在医师处方有关药物时作提示,有效地减少了不良反应的发生。

2.血药浓度监测

监测血浆中的药物浓度对于避免某些 ADRs 有一定价值。理想的监测方法是测定药物的效应(如口服抗凝治疗),但在缺乏药效学的测定手段时,测定血浆的药物浓度(即 TDM,治疗药物监测)可作为有效性和安全性的标记。

酸性糖蛋白(AAG)是一种急性时相反应蛋白,与利多卡因、丙吡胺、奎尼丁、维拉帕米等许多药物有很强的结合力,测定血浆 AAG 的浓度后可借此计算某些化合物的游离浓度。然而,在急性心肌梗死、手术、创伤、烧伤或风湿性关节炎等炎症时,AAG 可升高,此时根据全血的浓度进行判断会高估游离的药物浓度。而对新生儿、肾病综合征和严重肝病患者,AAG 可下降,又可造成低估游离药物浓度。

3.药物基因组学测试

药物基因组学将基因组技术,如基因测序、统计遗传学、基因表达分析等用于药物的合理应用。基因检测等技术的发展为鉴定遗传变异对药物作用的影响提供了客观条件,以可用凝胶电泳、聚合酶链反应、等位基因特异的扩增、荧光染色高通量基因检测等技术来检测一些与药物作用的靶点或与控制药物处置相关的基因变异。此外,DNA 阵列技术、高通量筛选系统及生物信息学等的发展,也为药物基因组学研究提供了多种手段和思路。

目前,药物基因组学通过对患者的基因检测,如对一些疾病相关基因的单核苷酸多态性(SNP)检测,进而对特定药物具有敏感性或抵抗性的患者群的 SNP 差异检测,从而可以从基因的角度指导临床进行个体化药物治疗,使患者既能获得最佳治疗效果,又能避免 ADRs,达到精准医疗的目的。

五、药物不良反应监测

药物在获准上市时,仅在数量有限的受试者中进行过试验。受试者一般又经过挑选,疾病较单一,受试时间相对较短,一般也不涉及老年、妊娠、哺乳和儿童患者。在药物获准上市时还很难获知发生率低、诱导期长、与其他因素相互作用引起及仅在患者亚群中发生的不良反应。于是,为了及时、有效控制药品风险,药品不良反应监测应运而生。这是一项以药品不良反应为目标的公共卫生项目,由一整套持续地、系统性地收集、归整、分析和阐释药品对人体的危害方面的数据(包括相关的志愿报告、电子医疗记录和实验室记录等)并及时向所有应该知道的人(监管部门、医务人员和(或)公众)反馈的过程组成。其目的是认识药品安全问题的分布特征和变化趋势,鉴别、评价、认识和交流药品非预期的有害作用,进一步认识药品的获益-风险的属性,防范或使药品的有害作用最小化。1968 年世界卫生组织(WHO)要求各参加国及时将收集到的个例安全性报告(individual case safety reports,ICSRs)汇总至 WHO 国际药物监测合作中心(乌普萨拉中心)进行分析。我国在 1998 年 4 月正式成为该项目的成员国。至 2016 年 5 月,124 个国家已正式参加了该项目,29 个国家正在准备参加。

该监测系统的基础是医务人员在临床发现了可疑的 ADRs 后,志愿向有关部门报告。优点:①覆盖了所有的药物、处方者、配方者和患者;②编织了一张最大可能的捕捉药物安全信号的网;③能持续不停地监测;④可以发现非预期的药品不良反应的信号,产生药物安全性问题的假设;⑤可从中发现一些药品生产缺陷、药物治疗错误(ME)等直接的人为错误导致的安全问题。

然而这样的以志愿报告方式(spontaneous reporting system,SRS)的监测毕竟是被动的监测,未免存在诸多局限性:①很可能出现确认不足(未能认识到是药物引起的)或者确认过度(错误地归因于药物)的问题;②对 ADRs 的认识易受外部的因素,比如医学刊物、"药品不良反应通报"、媒体对药物安全问题的讨论等因素的影响;③对 C 型反应无能为力,一般无法发现诱导期长的不良反应;④对那些与常见疾病的症状相似的不良反应,产生信号的可能性很有限;⑤低报及报告有偏倚(报告者受利益倾向及各种管理因素的影响,有选择地报告)的可能;⑥不能进行量的测定(报告率不稳定,难于在药物之间进行比较);⑦对用药人群的数量与特点无法准确估计;⑧各国,乃至各区域在报告的组织、报告率、报告的完整性、报告人员的业务能力等各方面差异大;⑨各方应用的定义及诊断标准不一致,导致报告的价值下降。因此,目前已认识到被动的监测只能产生安全问题的信号(某药品与某反应有联系),既不能对重点关注的具体药品与反应的联系进行信号提纯,更不能用来对高度怀疑的药品与反应的联系作信号评价。解读以此方式得到的信号的,必须慎之又慎。

有鉴于此,近年各国都在发展主动监测的方法,如进行定(哨)点监测、药物事件监测及登记等,通过事前设定的程序,寻求更主动、更全面、更完整地发现和确认药物安全性的问题。

其中定(哨)点监测以定点医疗机构常规收集的电子医疗信息为基础,主要进行安全问题信号的提纯,包括在第一时间应用标准化的方法与工具,评估积累的医疗产品的使用经验及对收集的数据前瞻性连续性地监测。此外,定点监测还可应用于信号评价,评估医疗用品与不良反应的关联有否可能是因果性质,调查剂量-效应、疗程-效应,以及风险在个体之间的变异等问题。药品监管部门还能通过定点监测,快速评估医疗用品安全监管的效应,评价新的黑框警告等新的管理活动对处方和健康结局的影响。

六、总结

药物治疗时,诸多因素可引起 ADRs。一些药物(如细胞毒性药、降压药、非甾体抗炎药、降糖药、口服抗凝药)在一些人群(如虚弱的老人、心力衰竭、肝肾疾病的患者)中使用时发生 ADRs 的风险较高。由于 ADRs 往往与疾病的症状相似且很少有与药物相关的特异性的直接证据,也很少有特异性和敏感性均佳的体外试验的方法,再激发试验也因为可能导致严重反应及伦理上的原因而不能实施。因此,ADRs 的诊断不得不根据用药和 ADRs 发生的时间顺序,剂量的改变或停药的反应,排除其他原因及有否生物学的合理性来作判断。

凭借基本的药理学原则及对药物和剂量的慎重选择,很多 ADRs 可以避免。当发生可疑的 ADRs 时,向管理部门报告有助于管理部门鉴别风险、交流药物获益、风险的信息,从而有助于保护其他人避免类似 ADRs 的发生。

(刘春鹏)

第二章

药品管理

第一节 概　述

一、药品的基本概念

(一)药品的含义

根据我国《药品管理法》第一百零二条的规定"药品,是指用于预防、治疗、诊断人的疾病,有目的地调节人的生理功能并规定有适应证或者功能主治、用法和用量的物质,包括中药材、中药饮片、中成药、化学原料药及其制剂、抗生素、生化药品、放射性药品、血清、疫苗、血液制品和诊断药品等。"

(二)药品的分类

从药学的不同角度,对药品有不同的分类方法。这里介绍药事管理角度对药品的分类。

1.现代药与传统药

(1)现代药:一般是指19世纪以来发展起来的化学药品、抗生素、生化药品、放射性釜药品、血清疫苗、血液制品等。

(2)传统药:一般是指各国历史上流传下来的药物,主要是动、植物和矿物药,又称民族药。我国的传统药即中药。

2.处方药与非处方药

(1)处方药:《药品管理法实施条例》第八十三条规定,处方药是指"凭执业医师和执业助理医师的处方方可购买、调配和使用的药品"。

(2)非处方药(nonprescription drugs,over-the-counter drugs,即 OTC drugs):《药品管理法实施条例》第八十三条规定,非处方药是指由国务院药品监督管理部门公布的,不需要凭执业医师和执业助理医师处方,消费者可以自行判断、购买和使用的药品。

被列为非处方药的药品具有以下特点:药品适应证可自我诊断、可自我治疗,通常限于自身疾病;药品的毒性在公认的安全范围内,其效用/风险比值大;药品滥用、误用的潜在可能性小;药品作用不掩盖其他疾病;药品不致细菌耐药性;一般公众能理解药品标签的忠告性内容,无须医师监督和实验监测即可使用。根据药品的安全性,非处方药又分为甲、乙两类。

3.新药、仿制药品

(1)新药:根据《药品管理法实施条例》第八十三条,新药是指未曾在中国境内上市销售的药品。而《药品注册管理办法》第十二条另规定:"已上市药品改变剂型、改变给药途径、增加新适应证的药品注册按照新药申请的程序申报。"

(2)仿制药品:国家食品药品监督管理总局已批准上市的已有国家标准的药品。

4.特殊管理药品

《药品管理法》第三十五条规定:"国家对麻醉药品、精神药品、医疗用毒性药品、放射性药品,实行特殊管理。"这4类药品被称为特殊管理的药品。

5.国家基本药物、基本医疗保险用药

(1)国家基本药物:国家基本药物是指从国家目前临床应用的各类药物中,经过科学评价而遴选出来的具有代表性的药物,由国家药品监督管理部门公布,国家保证其生产和供应,在使用中首选。

(2)基本医疗保险用药:为了保障城镇职工基本医疗保险用药,合理控制药品费用,规范基本医疗保险用药范围管理,由国务院医疗保险行政管理部门组织制订并发布国家《基本医疗保险药品目录》(以下简称《药品目录》)。纳入《药品目录》的药品是有国家药品标准的品种和进口药品,并符合"临床必需、安全有效、价格合理、使用方便,市场能保证供应"的原则。《药品目录》所列药品包括化学药、中成药、中药饮片。化学药和中成药列入基本医疗保险准予支付的药品目录,采用通用名称并标明剂型。中药饮片列入基本医疗保险不予支付的药品目录。《药品目录》又分为"甲类目录"和"乙类目录"。

二、药品监督管理概述

由于药品直接影响到人的身体健康甚至生命安全,世界各国政府都采取各种手段,对药品及其有关事项进行严格的监督管理,以保证药品质量,维护人民身体健康和用药的合法权益。

(一)药品质量监督管理

药品质量监督管理可简称为药品监督管理,是我国行政监督体系中的一个组成部分。药品监督管理是指行政主体依法定职权,对药品研制、生产、经营、使用、广告、价格等各环节的有关机构和人员等管理相对人遵守药事法律、法规、规章,执行行政决定、命令的情况进行检查,对其生产、经营、使用的药品和质量体系进行抽检、监督,执行行政处罚的行政行为。

(二)药品标准

1.药品标准的含义

药品标准,即药品的质量标准,是指国家对药品质量规格及检验方法等方面所作的技术规定,是药品生产、供应、使用、检验和管理部门共同遵循的法定依据。

凡正式批准生产的药品、辅料及商品经营的中药材,都要制定标准。

2.国家药品标准

根据《药品管理法》,国家药品标准包括《中华人民共和国药典》和国务院药品监督管理部门颁布的药品标准,但中药饮片中另有一些执行省、自治区、直辖市药品监督管理部门制定的炮制规范。而《药品注册管理办法》第一百五十五条规定:"国家药品标准,是指国家为保证药品质量所制定的质量指标、检验方法及生产工艺等的技术要求,包括国家食品药品监督管理总局颁布的《中华人民共和国药典》、药品注册标准和其他药品标准。"国家药品标准是法定的、强制性标准。

(三)《中华人民共和国药典》简介

《中华人民共和国药典》(The Pharmacopoeia of the People's Republic of China,英文简写为Ch.P.),简称《中国药典》,是由国家药典委员会制定和修订,国务院药品监督管理部门颁布的。新中国成立以来,先后共编纂颁布了10版《中国药典》,分别为1953年版、1965年版、1977年版、1985年版、1990年版、1995年版、2000年版、2005年版、2015年版、2020年版。从1985年起,每5年修订颁布新版药典,现行版药典为《中国药典》2020年版。

《中国药典》2020年版分为一部、二部、三部、四部。其中一部收载中药,二部收载化学药品,三部收载生物制品及相关能用技术要求,四部收载通用技术要求和药用辅料。

三、我国药品监督管理的主要内容

我国药品的监督管理包括制定和执行药品标准、药品质量的抽查检验、国家基本药物政策、药品注册管理、处方药与非处方药分类管理、药品不良反应报告与监测、药品品种的整顿与淘汰等内容。此处重点介绍国家基本药物政策、处方药与非处方药分类管理、药品不良反应的报告与监测。

(一)国家基本药物政策

1.国家基本药物的遴选原则

国家基本药物必须是国家药品标准收载的品种,或国家药品监督管理部门批准正式生产的新药及正式批准进口的药品。基本药物在范围上应包括预防、诊断和治疗各类疾病的药物,其数量应占现有上市品种的40%～50%,各类药物可分为一线药和二线药等。我国遴选国家基本药物的原则:临床必需、安全有效、价格合理、使用方便、中西药并重。

2.遴选概况

1979年,卫生部开始组织各方面专家组成国家基本药物筛选小组,确定了约280种临床常用化学药品为国家基本药物,于1982年颁布了以上药品目录。1992－1996年我国卫生部等五部委共同组织专家再次开展国家基本药物遴选工作,并于1996年公布了第一批国家基本药物目录,其中西药26类、699个品种,中药制剂11类、1 699个品种,并同时宣布国家基本药物每2年调整1次。至2018年调整后,确定的国家基本药物中成药品种,共268种;国家基本药物化学药品、生物制品制剂品种,共417个品种。

(二)处方药与非处方药分类管理

1.我国非处方药的分类与目录

我国的药品分类方式是从所有上市的化学药品和中成药中,遴选出非处方药,发布《国家非处方药目录》,没有入选《国家非处方药目录》的药品均按处方药管理。

我国对化学药品的非处方药分类参照《国家基本药物目录》,根据非处方药遴选原则与特点划分为解热镇痛药、镇静助眠药、抗过敏药与抗眩晕药、抗酸与胃黏膜保护药、助消化药、消胀药、止泻药等23类。中成药非处方药分类是参照2018年国家中医药管理局发布的《中医病症诊断疗效标准》,将中成药中符合非处方药遴选原则的38种病证分为内科、外科、骨伤科、妇科、儿科、皮肤科、五官科7个门类。

1999年7月22日,原国家药品监督管理局公布了第一批《国家非处方药目录》,共有325个品种,其中西药165个品种,中成药160个品种。至2003年年底,国家食品药品监督管理总局共公布了六批非处方药目录,共有3 123个品种,其中甲类非处方药2 359种,乙类非处方药

764 种；化学药品 532 种，中药制剂 2 591 种。

2004 年开始，国家不再公布非处方药目录，而是采取品种调整转换的方式，共将无极膏等 75 种药品转换为非处方药。国家非处方药目录的遴选是一个动态过程，今后将有新的非处方药品目录公布，同时也会有不符合非处方药分类标准的药品被重新确定为处方药。

2.处方药的管理

(1)处方药的生产与销售管理：处方药生产企业必须具有《药品生产许可证》，其生产品种必须取得药品批准文号。处方药的批发与零售企业必须具有《药品经营许可证》。药品生产、批发企业不得以任何方式直接向病患者推荐、销售处方药。

处方药的销售和购买必须由执业医师或执业助理医师处方，可在医疗机构药房调配、购买、使用，也可凭处方在有《药品经营许可证》的零售药房购买使用。销售处方药的医疗机构与零售药店必须配备驻店执业药师或者药师以上药学技术人员。执业药师或者药师必须对医师处方进行审核，签字后依据处方正确调配、销售处方药。处方药不得采用开架自选方式销售，处方药与非处方药应当分柜台摆放，处方药不得采用有奖销售、附赠药品或礼品销售等方式销售。

(2)处方药的包装、标签、说明书的管理：处方药的包装、标签、说明书的管理必须符合《药品管理法》的规定。国家食品药品监督管理总局于 2006 年颁布了《药品说明书和标签的管理规定》，使处方药包装、标签、说明书的管理有了具体的、可操作性的法规规范。

3.非处方药的管理

(1)非处方药的生产与销售管理：与处方药相同，非处方药的生产企业也必须具有《药品生产许可证》，其生产品种必须取得药品批准文号。凡列入《国家非处方药目录》的品种必须按规定进行审核登记，未经过审核登记的非处方药品种将被停止生产。

经营非处方药品的批发企业和甲类非处方药的零售企业必须具有《药品经营许可证》。经过省级药监部门批准的普通商业企业可以零售乙类非处方药，必须开设专柜，并且配备高中以上文化程度、经专业培训合格的人员。非处方药可以不凭医师处方销售、购买，但患者可以要求在执业药师或药师的指导下购买使用，执业药师或药师应该对患者选购非处方药提供用药指导或提出寻求医师治疗的建议。非处方药可采用开架自选方式销售，但不得采用有奖销售、附赠药品或礼品销售等方式。医疗机构可以根据医疗需要使用或推荐使用非处方药。任何非处方药销售企业均应从合法的渠道采购药品。

(2)非处方药的包装、标签、说明书的管理：非处方药的标签和说明书是指导患者"正确判断适应证、安全使用药品"的重要文件，对其管理必须严格和规范。非处方药的标签和说明书必须经国家食品药品监督管理总局批准，非处方药的每个销售单元包装必须附有标签、说明书。非处方药的标签说明书应科学、简明，通俗易懂，便于消费者自行判断、选择和使用。非处方药的包装、标签或说明书上必须印有以下警示语或忠告语："请仔细阅读药品说明书并按说明书使用或在药师指导下购买和使用"。

(3)非处方药标识的要求：国家规定非处方药必须有特定的标识。我国非处方药专有标识的图案为椭圆形背景下的 OTC 3 个英文字母，分为红色(红底白字)和绿色(绿底白字)，红底白字的图案用于甲类非处方药，绿底白字的图案用于乙类非处方药及经营非处方药的企业指南性标志。

4.处方药的广告管理

处方药不得在大众媒体上发布广告,除特殊情况外可以在国家主管部门批准的医药专熏业媒体上发布广告。

(三)药品不良反应报告与监测

1.药品不良反应(adverse drug reaction,ADR)的概念

根据《药品不良反应报告和监测管理办法》,药品不良反应是指合格药品在正常用法用量下出现的与用药目的无关的或意外的有害反应。新的药品不良反应是指药品说明书中未载明的不良反应。药品严重不良反应是指因服用药品引起以下损害情形之一的反应:①引起死亡。②致癌、致畸、致出生缺陷。③对生命有危险并能够导致人体永久的或显著的伤残。④对器官功能产生永久损伤。⑤导致住院或住院时间延长。

2.我国药品不良反应报告和监测制度

(1)主管部门:国家食品药品监督管理总局主管全国药品不良反应监测工作,省、自治区、直辖市人民政府(食品)药品监督管理局主管本行政区域内的药品不良反应监测工作,各级卫生主管部门负责医疗卫生机构中与实施药品不良反应报告制度有关的管理工作。建立国家和各省级药品不良反应监测中心,负责药品不良反应报告资料的收集、核实、评价、反馈、上报及其他有关工作。

(2)药品不良反应的报告:我国对药品不良反应实行逐级、定期报告制度,必要时可以越级报告。

报告的范围:新药监测期内的药品应报告该药品发生的所有不良反应;新药监测期已满的药品,报告该药品引起的新的和严重的不良反应。进口药品自首次获准进口之日起5年内,报告该进口药品发生的所有不良反应;满5年的,报告该进口药品发生的新的和严重的不良反应。

报告程序:药品生产、经营企业和医疗卫生机构必须指定专(兼)职人员负责本单位生产、经营、使用药品的不良反应报告和监测工作,发现可能与用药有关的不良反应应详细记录、调查、分析、评价、处理,并填写《药品不良反应/事件报告表》,每季度集中向所在地的省、自治区、直辖市药品不良反应监测中心报告,其中新的或严重的药品不良反应应于发现之日起15天内报告,死亡病例须及时报告;群体不良反应,应立即向所在地的省、自治区、直辖市(食品)药品监督管理局、卫生厅(局)及药品不良反应监测中心报告。进口药品在其他国家和地区发生新的或严重的不良反应,代理经营该进口药品的单位应于不良反应发现之日起1个月内报告国家药品不良反应监测中心。个人发现药品引起的新的或严重的不良反应,可直接向所在地的省、自治区、直辖市药品不良反应监测中心或(食品)药品监督管理局报告。

(房文辉)

第二节　特殊药品管理

一、麻醉药品和精神药品的管理

2005年8月3日,国务院发布《麻醉药品和精神药品管理条例》,该条例自2005年11月1日起

施行,2013 年 12 月 7 日进行了第一次修订,2016 年 2 月 6 日第二次修订,1987 年 11 月 28 日国务院发布的《麻醉药品管理办法》和 1988 年 12 月 27 日国务院发布的《精神药品管理办法》同时废止。《麻醉药品和精神药品管理条例》对麻醉药品和精神药品的品种范围、生产、供应、使用及违反这些规定所应承担的法律责任做了规定。

(一)麻醉药品和精神药品目录

2005 年 8 月 3 日,国家食品药品监督管理局、公安部、卫生部联合公布了麻醉药品和精神药品品种目录,包括麻醉药品 121 品种、第一类精神药品 52 种、第二类精神药品 78 种。根据国务院公布的《麻醉药品和精神药品管理条例》有关规定,麻醉药品和精神药品是指列入麻醉药品目录、精神药品目录的药品和其他物质。

国家对麻醉药品和精神药品品种目录实行动态管理。如果上市销售但尚未列入目录的药品和其他物质或者第二类精神药品发生滥用,已经造成或者可能造成严重社会危害的,国务院药品监督管理部门应当及时会同国务院公安部门、国务院卫生主管部门将该药品和该物质列入目录或者将该第二类精神药品调整为第一类精神药品。

(二)麻醉药品和精神药品的生产

(1)国家根据麻醉药品和精神药品的医疗、国家储备和企业生产所需原料的需要确定需求总量,对麻醉药品药用原植物的种植、麻醉药品和精神药品的生产实行总量控制。

(2)国务院药品监督管理部门根据麻醉药品和精神药品的需求总量制订年度生产计划。

(3)国务院药品监督管理部门和国务院农业主管部门根据麻醉药品年度生产计划,制订麻醉药品药用原植物年度种植计划。

从事麻醉药品、第一类精神药品生产及第二类精神药品原料药生产的企业,应当经所在地省、自治区、直辖市人民政府药品监督管理部门初步审查,由国务院药品监督管理部门批准;从事第二类精神药品制剂生产的企业,应当经所在地省、自治区、直辖市人民政府药品监督管理部门批准。

(三)麻醉药品和精神药品的经营

(1)国家对麻醉药品和精神药品实行定点经营制度。

(2)国务院药品监督管理部门应当根据麻醉药品和第一类精神药品的需求总量,确定麻醉药品和第一类精神药品的定点批发企业布局,并应当根据年度需求总量对布局进行调整、釜公布。

(3)跨省、自治区、直辖市从事麻醉药品和第一类精神药品批发业务的企业,应当经国务学院药品监督管理部门批准;在本省、自治区、直辖市行政区域内从事麻醉药品和第一类精神药品批发业务的企业,应当经所在地省、自治区、直辖市人民政府药品监督管理部门批准。专门从事第二类精神药品批发业务的企业,应当经所在地省、自治区、直辖市人民政府药品监督管理部门批准。

(四)麻醉药品和精神药品的使用

(1)科学研究、教学单位需要使用麻醉药品和精神药品开展实验、教学活动的,应当经所在地省、自治区、直辖市人民政府药品监督管理部门批准,向定点批发企业或者定点生产企业购买。限量单位的级别标准按国家食品药品监督管理总局规定办理。

(2)医疗机构需要使用麻醉药品和第一类精神药品的,应当经所在地设区的市级人民政府卫生主管部门批准,取得麻醉药品、第一类精神药品购用印鉴卡。医疗机构应当凭印鉴卡向本省、自治区、直辖市行政区域内的定点批发企业购买麻醉药品和第一类精神药品。医疗机构应当按照国务院卫生主管部门的规定,对本单位执业医师进行有关麻醉药品和精神药品使用知识的培训、考核,经考核合格的,授予麻醉药品和第一类精神药品处方资格。执业医师取得麻醉药品和第一类精神药品的处方资格后,方可在本医疗机构开具麻醉药品和第一类精神药品处方,单张处方的最大用量应当符合国务院卫生主管部门的规定。

(3)医疗机构应当对麻醉药品和精神药品处方进行专册登记,加强管理。麻醉药品处方至少保存3年,精神药品处方至少保存2年。

二、医疗用毒性药品和放射性药品的管理

(一)医疗用毒性药品的管理

1.医疗用毒性药品的定义和品种

医疗用毒性药品(以下简称毒性药品),指毒性剧烈、治疗剂量与中毒剂量相近,使用不当会致人中毒或死亡的药品。

我国有关部门规定毒性药品的管理品种中,毒性中药83种,西药毒药品种13种。

2.毒性药品的生产

毒性药品年度生产、收购、供应和配制计划,由省、自治区、直辖市药品监督管理部门根据医疗需要制定,下达给指定的毒性药品生产、收购、供应单位,并抄报国家食品药品监督管理总局和国家中医药管理局。生产单位不得擅自改变生产计划自行销售。

药品生产企业必须由医药专业人员负责生产、配制和质量检验,并建立严格的管理制度。严防与其他药品混杂。每次配料,必须经2人以上复核无误,并详细记录每次所用原料和成品数。经手人要签字备查。所用工具、容器要处理干净,以防污染其他药品,标示量要准确无误,包装容器要有毒药标志。

凡加工炮制毒性中药,必须按照《中华人民共和国药典》或者省、自治区、直辖市药品监督管理部门制定的《炮制规范》的规定进行。炮制药材符合药用要求的,方可供应、配方和用于中成药生产。

3.毒性药品的经营和使用

毒性药品的收购、经营,由各级药品监督管理部门指定的药品经营单位负责;配方用药店由指定的药品零售企业、医疗单位负责。其他任何单位或者个人均不得从事毒性药品的收购、经营和配方业务。

医疗单位供应和调配毒性药品,凭医师签名的正式处方;指定的药品零售企业供应和调配毒性药品,凭盖有医师所在的医疗单位公章的正式处方。每次处方剂量不得超过2天极量。

调配处方时,必须认真负责,计量准确,按医嘱注明要求,并由配方人员及具有执业药师或药师以上技术职称的复核人员签名盖章后方可发出。对处方未注明"生用"的毒性中药,应当附炮制品。如发现处方有疑问时,须经原处方医师重新审定后再行调配。处方一次有效,取药后处方保存2年备查。

(二)放射性药品的管理

1.放射性药品的定义和品种范围

放射性药品是指用于临床诊断或者治疗的放射性核素制剂或者其标记药物,包括裂变制品、堆照制品、加速器制品、放射性同位素发生器及其配套药盒、放射免疫分析药盒等。《中华人民共和国药典》2020年版收载36种放射性药品。

2.放射性药品的生产和经营管理

(1)放射性药品生产、经营企业,必须向核工业集团公司报送年度生产、经营计划,并抄报国家食品药品监督管理总局。

(2)国家根据需要,对放射性药品实行合理布局,定点生产。申请开办放射性药品生产、经营的企业,应征得核工业集团公司的同意后,方可按照有关规定办理筹建手续。

(3)放射性药品生产企业生产已有国家标准的放射性药品,必须经国家食品药品监督管理总局征求核工业集团公司意见后审核批准,并发给批准文号。凡是改变已批准的生产工艺路线和药品标准的,生产单位必须按原报批程序经国家食品药品监督管理总局批准后方能生产。

(4)放射性药品的生产、供销业务由核工业集团公司统一管理。放射性药品的生产、经营单位和医疗单位凭省、自治区、直辖市药品监督管理部门发给的《放射性药品生产企业许可证》《放射性药品经营企业许可证》,医疗单位凭省、自治区、直辖市公安、环保和药品监督管理部门联合发给的《放射性药品使用许可证》,申请输订货。

3.放射性药品的使用管理

(1)持有《放射性药品使用许可证》的医疗单位,在研究配制放射性制剂进行临床验证前,应当根据放射性药品的特点,提出该制剂的药理、毒性等材料,由省、自治区、直辖市药品监督部门批准,并报国家食品药品监督管理总局备案,该制剂只限本单位内使用。持有《放射性药品使用许可证》的医疗单位,必须负责对使用的放射性药品进行临床质量检验、收集药品不良反应等项工作,并定期向所在地药品监督管理部门报告。再由省、自治区、直辖市药品监督管理部门汇总后报国家食品药品监督管理总局。

(2)放射性药品使用后的废物(包括患者排出物),必须按照国家有关规定妥善处置。

(3)放射性药品的检验由中国药品生物制品检定所或者经授权的药品检验所承担。

(房文辉)

第三节　新　药　管　理

新药管理是科技成果中的一种特殊管理,也是药品管理中的一个重要组成部分。由于药品是人们与疾病做斗争的重要工具,与人们的生命健康有密切关系,一个新药是否真正达到安全、有效的标准,必须提供足够的科学数据和资料加以证明并经国家卫生行政部门严格审查,批准后才能正式生产,销售和使用。因此,我国和世界上许多国家对新药管理都有明确规定,也就是对新药管理的立法。为此,研究开发新药不仅要有一定的技术力量和物质条件,而且还必须熟悉新药的管理内容和审批程序。

一、新药的概念和分类

(一)新药的概念

世界各国对新药的定义和管理范围均有明确的法律规定,其表述各不相同,但其总的精神是一致的。我国《新药审批办法》第一章总则中规定:新药是指我国未生产过的药品。已生产的药品,凡增加新的适应证,改变给药途径和改变剂型的都属新药范围。""我国未生产过的药品"包括,我国特创的新药,如抗疟药青蒿素、抗肿瘤药斑蝥素等;国外已有生产而我国仿制的药品,如抗肝炎药马洛替酯、镇吐药恩丹西酮;用生产过的原料药组成的新处方药(复方制剂)等。对于已上市的药品,如因增加新的适应证,改变给药途径和改变剂型的,为说明其原有药品的质量特性没有改变,也需要经提供充分的研究资料加以确证,故也列入新药管理范围。

(二)新药的分类

从药政管理角度看,我国新药的分类,其具体差别甚大,比如一个创新的药品和一个已经上市的药物增加新的适应证改变剂型或改变给药途径的新药相比较,它们所研究的内容和申报资料,显然相差甚远。对于一个创新的新药对其性能的了解远不够深入,需要、进行全面的研究,以提供尽可能多的资料用于分析,评价和审批;而对于已经上市多年的老药改变剂型或改变给药途径或增加适应证的新药,人们对其已有相当的认识,而只要与原药做对照就可以了。因此根据新药的具体情况,分类管理是十分必要的。我国中、西新药各分为5类,具体分类如下。

1.中药

(1)第一类:①中药材的人工制成品。②新发现的中药材。③中药材新的药用部位。

(2)第二类:①改变中药传统给药途径的新制剂。②天然药物中提取的有效部位。应与第一类中提到的"中药材新的药用部位"相区别。

(3)第三类:新的中药制剂(包括古方、秘方、验方和改变传统处方组成者)。

(4)第四类:改变剂型但不改变给药途径的中成药。

(5)第五类:增加适应证的中成药。

2.西药

(1)第一类:①我国创制的原料药品及其制剂(包括天然药物中提取的及合成的有效单体及其制剂)。②国外未批准生产,仅有文献报道的原料药品及其制剂。

(2)第二类:国外已批准生产,但未列入国家药典的原料药品及其制剂。

(3)第三类:①西药复方制剂。②中西药复方制剂。

(4)第四类:①天然药物中已知有效单体用合成或半合成方法制取者。②国外已批准生产,并已列入国家药典的原料药及其制剂。③改变剂型或改变给药途径的药品。④属卫生部进口并已在国内使用的品种。⑤盐类药物,为改变其溶解度、提高稳定性而改变其酸根或碱基者,或改变金属元素形成新的金属化合物,但不改变其治疗作用。⑥已批准的药物,属于光学结构改变的(如消旋体改变为光学活性体),或由多组分提纯为较少组分,以提高疗效,降低毒性,但都不改变原始治疗作用的。

(5)第五类:增加适应证的药品。

二、新药的临床前研究

根据新药评价、审批程序,将新药研究工作分为临床前研究和临床研究两大部分。这里将介绍临床前研究的主要内容。

(一)新药的药学研究

主要包括工艺路线、结构确证、质量稳定性和质量标准等研究。

1.工艺路线

由合成、半合成、天然药物中提取的单体或组分,均要说明其制备工艺、路线的依据并附参考资料;如制剂应详细叙述制备工艺及在制备贮存过程中可能产生的降解产物。

2.结构确证

采用元素、红外、核磁、质谱等确证结构。若高分辨质谱可免做元素分析。

3.稳定性研究

为了保证药物的安全有效,必须稳定。这就要求探讨药物的变化条件、途径速度和机制,找出延缓变化过程的方法。制订出合适的有效期,因此新药申请必须申报有关稳定性的资料。

4.制定质量标准

应根据生产工艺中可能带入的杂质,有针对性地进行检查(如不良反应产物、分解物、未反应的原料中间体、异构体、残留溶剂)。制剂含量测定方法最好与原料药统一,采用同一方法。一种制剂中如有含量均匀度、溶出度,含量测定,三者测定方法应尽量统一。

(二)药理、毒理研究

新药临床前药理研究包括主要药效学研究、一般药理学研究、药代动力学研究。

1.主要药效学研究

应根据新药的不同药理作用,按该类型药品评价药效的研究方法和判断标准进行。原则:①新药的主要药效作用应当用体内和体外两种试验方法获得证明且各种试验均应有空白对照和已知药品对照。②应当有两种以上剂量及不同的给药方法。溶于水的物质应作静脉注射。

2.一般药理研究

一般药理研究包括神经系统、心血管系统及呼吸系统的药理研究。如为复方则要求证明在药效和毒副作用方面具有一定的优点。

3.药代动力学研究

药代动力学研究主要研究新药的吸收速率、吸收程度,在体内重要器官的分布和维持情况,以及排泄的速率和程度等。通过这方面的研究以提供新药的生物利用度、体内半衰期、血药浓度、特殊亲和作用、蓄积作用等资料。这对早期临床选择适宜剂量和给药方案,具有重要价值。

4.毒理学研究

毒理学研究主要明确新药的毒性强度、毒性发展过程,是否可逆及有关的预防措施。为估计人的耐受剂量范围,选择临床使用最佳剂量,提示临床可能出现的中毒反应症状及其可能的毒副作用提供资料。毒理学研究包括全身毒性、局部毒性、特殊毒性和药品依赖性试验等。

通过上述研究,应当对临床前的药理、毒理作出明确的结论和评价,突出说明新药的药效、主要的药理和毒理作用;提出临床适用的范围;指出该药在临床研究中可能出现的不良反应及应重点观察的不良反应。

三、新药的报批程序

新药的审批与其他科研成果的鉴定,有着明显的区别。报批新药须分两个阶段进行,一是新药申请临床研究审批阶段,二是新药申请生产审批阶段。

(一)新药申请临床研究审批阶段

新药临床前基础研究结束后,先向所在省、市、自治区、直辖市卫生厅(局)的药政管理处提出该新药的临床研究申请,填写"新药临床研究申请表"。同时按新药类别报送相应类别所规定的资料,并附上样品,由卫生厅(局)初审后转报卫生部审批,除麻醉药品,精神药品,放射性药品,计划生育药品外的其他四、五类新药可直接由上述省、市卫生厅(局)审批临床研究的申请,抄报卫生部备案。

新药临床研究申请取得卫生部门同意后,按批准权限,在由卫生部或卫生厅(局)指定的医院进行。新药研制单位要与卫生行政部门指定的医院签订临床研究合同,免费提供药品(包括对照用药品),并承担临床研究所需的一切费用。非卫生行政部门指定的医院所做的临床研究材料,不能作为新药的临床研究资料,只能作为参考。

(二)新药生产审批阶段

新药临床研究结束后,如需生产必须向所在省、自治区、直辖市卫生厅(局)提出申请,报送有关文件和样品,经审查同意后报卫生部,由卫生部审核批准,发给新药证书及批准文号。

研制单位若不具备生产条件可凭新药证书进行技术转让。接受技术转让的生产单位可凭新药证书副本,向省卫生厅(局)提出生产的申请并提供样品,经检验合格后由卫生厅(局)转报卫生部审核,发给批准文号。

第一、第二类新药批准后,一律为试生产两年。试产品只供医疗单位使用及省、自治区、直辖市新药特药商店零售,其他各类新药批准后,一律为正式生产。新药在试生产期间内,生产单位要继续考查药品质量和稳定性;药检部门要经常监督抽样检验,原临床单位要继续考察新药疗效和毒副作用,发现问题要及时报告,如有严重毒副反应或疗效不确者,卫生部可停止其试生产、销售和使用。

新药试生产期满,生产单位可向省、自治区、直辖市卫生厅(局)提出转为正式生产的报告,经审查批准,发给正式生产的批准文号。逾期不报告者将被取消原批准文号。

四、新药的报批和技术转让

(一)新药的保护

为保护新药研究和生产单位的成果,促进新药的发展,凡卫生部批准的新药,其他生产单位未得到原研制单位的技术转让,在以下时限内不得移植生产新药。(均以"新药证书"颁发之日算起)。

第一类新药8年(含试生产期2年),第二类新药6年(含试生产期2年),第三类新药4年,第四类新药3年。

(二)新药的技术转让

新药的技术转让必须签定技术合同。受让方接受研制单位的"新药证书"副本后,转让方负责将全部技术无保留地转交受让方,以保证生产出质量合格的产品。研制单位如需再次进行技术转让,每次必须向所在省卫生行政部门申请,经审查后转报卫生部,经卫生部同意,可再发给"新药证书"副本。关于若干单位联合研制的新药进行转让时,持有"新药证书"副本的研制负责单位,必须征得其他参与联合研制单位的同意。

接受技术转让的单位必须持有《药品生产企业许可证》。申请生产该新药时,应按《新药审批办法》的程序办理,除报送有关资料外,还必须附有技术转让合同(影印件)和"新药证书"副本。若属准字号品种,还要附有省级药品生产主管部门的意见。

接受技术转让单位申请生产新药,如系国内首次生产,应按程序由卫生部批准生产并发给批准文号。如卫生部已批准生产并发给批准文号的品种,则由省级卫生厅审批,抄报卫生部备案。批准生产后,"新药证书"副本由生产单位保存。接受技术转让单位无权再进行技术转让。

(房文辉)

第四节　有效期药品管理

普通药品在正常的贮藏条件下多能较长期地保持其有效性,但是有些药品如抗生素、生物制品、生化制品、某些化学药品和放射性同位素等,即使保存得很合理,符合贮藏条件,过了一定时期,有些效价降低,有些毒性增高,以致无法继续使用。为了充分保证药品的质量和用药的安全,根据其稳定性试验和实践对此类药品分别规定了有效期限。

毫无疑问,药品的有效期是与贮存条件密切相关的。因此,此类药品既要严格地按照指定的贮藏条件保管,又要在规定的效期内使用,两者不可缺一,是相辅相成的。如果忽视外界环境因素对药品的影响,不遵守规定的贮藏条件,那么即使未到失效期,药品却已变质或效价降低;反之,若能创造良好的贮藏条件,则虽超过了有效期,由于延缓了其失效速度,有时药效降低较小,尚有可能设法利用。因此,对此类药品必须采取有效的保管措施。

一、药品有效期概念

药品的有效期是指药品在一定的贮藏条件下能保证其质量的期限。通常有效期应在直接包装药品的容器上或外包装上标明。

药品的有效期应根据药品的稳定性不同,通过稳定性实验研究和留样观察,合理制订。药品新产品的有效期可通过稳定性试验或加速试验先订出暂行期限,待留样观察、积累充分数据后再进行修订。

由于各地、各药厂的生产条件不同,产品质量不同,因而同一品种的有效期也不完全一致,所以药品有效期应以产品包装上的标示为准。随着生产条件的不断改善,药品质量不断提高,药品有效期也不断改变和延长。应当指出,药品的有效期限也是药品质量的一个指标,因此,凡中国药典和卫生部规定的药品有效期,各地均应遵照执行。

二、药品生产批号与有效期的关系

药品的批号是用来表示药品生产日期的一种编号,常以同一次投料、同一生产工艺所生产的产品作为一个批号。批号的标示法,卫生部曾有统一的规定,亦即批号内容包括日号和分号,标注时日号在前,分号在后,中间以短横线相连。

日号一律规定为 6 位数字,如 2023 年 4 月 1 日生产的日号为 230401;10 月 15 日生产的为 231015。

分号的具体表示方法由生产单位根据生产的品种、投料、检验、包装、小组代号等自行确定。如 2023 年 8 月 19 日生产的第三批,即标为 230819-3。每一品种同天投料作为一日号;每投料一次作为一分号。可表解如下式:

$$
\underbrace{\underset{\text{年}}{23}\quad\underset{\text{月}}{08}\quad\underset{\text{日}}{19}\text{-}\overset{\text{分号}}{3}}_{\text{日号}}
$$

药品的批号,对于药品保管和管理具有特殊的意义。①识别药品的新旧程度,掌握药品存放时间的长短。②推算药品的有效期限或失效日期。③代表一批药品的质量,药品的抽样检验、外观检查、合格与否的判定,均以批号为单位进行处理。

三、药品有效期的标示法

卫药发〔1995〕第 77 号文件对药品有效期有如下规定:药品有效期的计算是从药品的生产日期(以生产批号为准)算起,药品标签应列有有效期的终止日期。有效期制剂的生产、应采用新原料。正常生产的药品,一般从原料厂调运到制剂厂,应不超过 6 个月,制剂的有效期一般不应超过原料药有效期的规定,少数特种制剂却有实验数据证明较原料药稳定者,可适当延长。但有效期的标示至今尚未完全标准化,为便于识别,兹将常见的标示法介绍如下。

(1)直接标明有效期为某年某月某日,即明确表明有效期的终止日期,这种标示很易辨认,国内多数生产厂家都采用此法。若标明有效期为某年某月,如有效期为 1996 年 10 月,即指该药可用到 1996 年 10 月 31 日。

(2)直接标明失效期为某年某月某日,如失效期为 1995 年 9 月 30 日,即表示此产品可用到 1995 年 9 月 29 日;若表明失效期为某年某月,如失效期为 1995 年 6 月,即该药可使用到 1995 年 5 月 31 日。

(3)只表明有效期年数,此种表示须根据批号推算,如批号:910514,有效期 3 年,指可使用到 1994 年 5 月 31 日。推算方法是从药品出厂日期或按出厂期批号的下一个月 1 日算起,即从 1991 年 6 月 1 日算起,如有效期 3 年,则到 1994 年 5 月 31 日止。

(4)进口产品失效期限的标示很不统一,各国有自己的习惯书写法。大致而论,欧洲国家是按日—月—年顺序排列的(如 8/5/71);美国产品是按月—日—年排列的(如 Nov.1,92);日本产品按年—月—日排列的(如 89-5)。在标明失效期的同时,一般尚注有制造日期,因此可以按制造日期来推算有效期为多长。例如,制造日期15/5/91,即表示 1991 年 5 月 15 日生产。失效日期 Five years from date of manufacture,表示由制造起 5 年内使用,表示可用到 1996 年 5 月 14 日。

四、有效期药品的管理要点

(一)计划采购

在编制采购计划时,要调查研究,掌握有效期药品消耗数据,再根据当年的医疗需要,周密制订。尽量防止计划的偏大或偏小,以免形成积压浪费或不足缺货,影响医疗。

(二)认真验收

入库验收时,大量的应分批号,按箱、按件清点;少量的则按盒、按支清点。逐批在单据上注明有效期或失效期,并应检查其外包装标志和小包装标签的内容(如品名、效价单位、规格、含量、批号、有效日期)是否一致。

(三)账物建卡

有效期药品入库后,应建立相应的专账和专卡,注明批号、效期、存放地点等,便于定期进行账物的检查核对。库房已实行计算机管理的也应按上述内容输入计算机,以便核对。对效期长者至少每季检查一次,对效期短者或近效期者应逐月检查。到效期药品,应根据《药品管理法》第 34 条的规定执行:过期不得再使用。

(四)存放有序

按照有效期的长短,分别排列存放,对效期作出明显的标志,并应严格按规定的贮存条件进行保管。

(五)近效期先出,近效期先用

调拨有效期药品要加速运转。

(房文辉)

第三章

药品发放与调配

第一节 审核处方

一、处方审核岗位职责

(1)树立"以患者为中心"的服务理念,坚持文明服务,遵守药师职业道德。

(2)严格执行《中华人民共和国药品管理法》《处方管理办法》《麻醉药品和精神药品管理规定》,依法审核处方。

(3)遵守劳动纪律,准时上岗。工作时间不得擅自离岗、串岗。

(4)具有药师以上专业技术职务任职资格的人员负责处方的审核。

(5)处方审核可减少或降低药物的有害作用,防止用药差错事故的发生,也是药学技术服务质量的体现。

(6)药师审核处方是保证调配好处方的关键。只有审方药师审好处方,调剂药师才能调配出高质量的处方。药师要利用药品说明书、药学参考书或药物咨询软件提高处方审核的准确性和科学性。

(7)药师应对处方的合法性进行审核,包括医师签名和处方权限。

(8)药师应对处方的完整性进行审核,包括处方前记、正文和后记要填写完全。

(9)药师应对处方的安全性和有效性进行审核,发现处方有用药不适宜的情况要进行干预,并认真记录总结,及时反馈临床,保证患者用药安全。

二、处方审核工作流程

(一)门诊、急诊、传染药房处方审核流程

(1)接收处方、就诊卡。

(2)审核处方合法性和规范性。

(3)审核药物皮试结果或药物过敏等信息。

(4)审核处方用药予临床诊断的相符性。

(5)审核药品剂量、用法的正确性。

（6）审核药品剂型与给药途径的合理性。

（7）审核是否有重复给药现象。

（8）审核是否有潜在临床意义的药物相互作用和配伍禁忌。

（9）年龄在14岁以下的患者须使用儿童处方,药品用法用量、疗程应符合儿童用量的规定。

（10）审核是否存在其他用药不适宜情况,若无不适宜情况即可开始调配;若有用药不适宜时,拒绝调配并告知医师,使其确认或重新开具处方,记录并按照有关规定报告。

（二）病房药房用药医嘱审核流程

审方药师从电脑HIS系统中接收医嘱,审核医嘱无用药不适宜后开始调配(其他同门诊药房处方审核流程)。

（三）静脉药物配制中心(PIVAS)处方审核流程

（1）审核患者姓名、年龄、病房、病床号、病历号是否填写完整。

（2）核对药名、规格。

（3）核对处方中药品的数量(配方成分审核,包括脂肪与糖能量的配比、热氮比、药品的溶媒适宜性等)。

（4）离子浓度是否正确。

（5）药物间的相互作用、配伍禁忌、配液量是否合适。

（6）混合后药液的稳定性。

三、处方审核操作规范

（一）审核处方的合法性

处方必须符合《中华人民共和国药品管理法》《处方管理办法》《麻醉药品和精神药品管理规定》《医院处方管理制度》及公费医疗、医疗保险的有关规定;审核处方医师的签名样式,应该与医院药学部门保留的样式一致,防止代签或漏签。

（二）审核处方的规范性

审核处方前记、正文和后记是否填写清晰、正确、完整。

（1）处方前记包括医疗单位名称、患者姓名、性别、年龄、门诊号或住院病历号、科别或病区和床位号、临床诊断、处方日期;麻醉药品和一类精神药品处方还包括患者单位、身份证编号或代办人姓名、身份证编号。

（2）处方正文包括药品名称、剂型、数量和用法用量。

（3）处方后记医师要手签或加盖专用签章。

（4）如果是手写处方,字迹要清楚,涂改处医师要签字确认。

（5）处方用法用量要表述清楚,不得用“遵医嘱”或“自用”等含糊字句。

（6）处方用法用量要符合药品说明书规定,如果超量使用要注明原因或再次签字。

（7）如果是儿童处方,年龄要写实际年龄,婴幼儿写日、月龄或注明体重。

（三）审核处方的适宜性

（1）规定必须做皮试的药品,处方医师是否注明过敏试验及结果的判定。

（2）处方用药与临床诊断的相符性。

（3）剂量、用法的正确性。

（4）选用剂型与给药途径的合理性。

（5）是否有重复给药现象。

（6）是否有潜在临床意义的药物相互作用和配伍禁忌。

（7）其他用药不适宜情况。

（四）特殊药品和管制药品处方的审核

审核毒药、麻醉药品、精神药品处方和权限管制的抗感染药等处方是否超过该医师处方权限。注意审核麻醉药品、精神药品是否使用专用手写处方：麻醉药品为红色、右上角标注"麻"；第一类精神药品为红色右上角标注"精一"；第二类精神药品为白色右上角标注"精二"。

（1）门（急）诊一般患者：麻醉药品注射剂每张处方为1次常用量；控缓释制剂不得超过7天量；其他剂型不得超过3天量。第一类精神药品：同麻醉药品（哌甲酯用于治疗儿童多动症不得超过15天常用量）。第二类精神药品：一般不超过7天常用量，延长需要注明理由。

（2）门（急）诊癌症疼痛和中、重度慢性疼痛患者：麻醉药品和第一类精神药品注射剂每张处方不超过3天常用量；控缓释制剂为不得超过15天常用量；其他剂型不得超过7天常用量。

（3）住院患者：麻醉药品和第一类精神药品处方逐日开具，为1天常用量。

（4）特别需要加强管制的麻醉药品：盐酸哌替啶为1次常用量，限医疗机构内使用。

（5）权限管制的抗感染药是否超过该医师处方权限。

（五）处方干预原则

药师对处方的安全性和有效性有疑问时，要进行干预，与处方医师沟通，按照安全、有效、经济的原则与医师协商解决，决不能凭经验杜撰。

（六）分析、总结与反馈

对用药不适宜处方定期汇总分析，总结反馈给临床。

四、处方审核内容

（一）处方种类及处方集

《药品管理法》第五条规定：处方由卫生部统一规定，处方格式由省、自治区、直辖市卫生行政部门统一制定，处方由医疗机构按照规定的标准和格式印制。

1.普通处方

印刷用纸为白色，供门诊患者使用。

2.急诊处方

印刷用纸为淡黄色，右上角标注"急诊"，供急诊患者使用。

3.儿科处方

印刷用纸为淡绿色，右上角标注"儿童"，供门诊、急诊患儿使用。

4.第一类精神药品处方

印刷用纸为淡红色，右上角标注"精一"，供患者购买第一类精神药品使用。

5.第二类精神药品处方

印刷用纸为白色，右上角标注"精二"，供患者购买第二类精神药品使用。

6.毒、麻、放药品处方

麻醉药品处方印刷用纸为淡红色，右上角标注"麻"，供患者购买麻醉药品使用。

7.处方集

世界卫生组织（WHO）将处方集定义为一本手册，它包含所选药物的重要临床应用信息，亦可以包含为开处方者和药品调配人员提供有关药品管理信息。国家处方集(national formulary,NF)是指导医师遵从国家药物政策的规定,对患者合理、安全、有效地进行药物治疗的专业文件,也是医院药事管理的重要文件。医疗机构处方集是简化的药物手册,供医师在开具处方和药师调配药品时参考有关药品名称、规格、剂量和相关药品管理信息时使用。

《处方管理办法》第十五条规定:医疗机构应当根据本机构性质、功能、任务制定药品处方集。处方集是一部不断修订的药品集,它反映了医院有诊断和治疗经验的医学与药学专家对药品的临床判断,对医院的临床用药起到普遍的指导性和一定的约束作用,为医师合理用药提供依据。

处方集的编纂可以依据 WHO 的处方集模板进行。其基本组成为前记部分、正文部分、附录。前记部分包括目录、致谢、缩略语、前言、变更信息、对处方者的建议;正文部分包括药品信息(适应证、禁忌、警示、用法、不良反应);附录包括药物相互作用,妊娠期、哺乳期妇女用药,肝、肾功能不全患者的用药。如卫生部于 2010 年颁布的《中国国家处方集》,其中收录药品 1490 种,对以药物治疗为主的 510 种疾病提出了用药原则和具体治疗方案,以达到合理使用药物的目的。可借鉴的例子有英国国家处方集(British national formulary,BNF)等。

(二)处方审核内容

(1)四查十对:查处方,对科别、姓名、年龄;查药品,对药名、剂型、规格、数量;查配伍禁忌,对药品性状、用法用量;查用药合理性,对临床诊断。

(2)皮试:规定必须做皮试的药品,处方医师需注明过敏试验及结果的判定。

(3)处方用药与临床诊断的相符性:处方应写明临床诊断。如果发现诊断与用药不符,药师审核处方时应进行用药干预。

(4)剂量、用法的正确性:医师应按照诊疗规范和药品说明书中规定的用法用量开具处方,同时药师也应掌握药品正确的用法用量,逐一审核。

(5)剂型与给药途径的合理性:依据患者病情,根据药品说明书选择合适的药物剂型,适宜的给药途径才能保证药物的疗效和用药安全。

(6)重复给药问题。

(7)药物不良相互作用和配伍禁忌。

(8)其他用药不适宜情况。

(9)高危药品及重点审核药品。

(10)毒、麻、精、放处方的审核:《药品管理法》规定,国家对麻醉药品、精神药品、毒性药品、放射性药品实行严格的特殊管理。对毒、麻、精、放处方审核意义重大。①毒药处方审核:严格执行处方常用剂量,计量准确。毒药总量不得超过 1 天极量。如超量用药,应由医师双行签字。毒药化学药仅指原料药,不包括制剂。配方用药由医疗单位负责,任何个人均不得从事毒性药品的收购、经营及调配。②麻醉药品处方审核:第一,审核处方形式,必须是手写处方;第二,审核处方前记、正文、后记,处方各项填写完全,字迹清晰,涂改须复核签字;第三,审核处方适宜性,临床诊断与用药相符,处方用法用量正确。③精神类药品处方审核:一类精神药品处方审核同麻醉药品处方审核。二类精神药品处方审核同普通处方,但不得超过 7 天用量,依情况可发最小包装。④放射性药品处方审核:放射性药品是指用于临床诊断或者治疗的放射性核素制剂或者其标记化合物。放射性药品须专业人员在特定的区域(如医疗单位设置的核医学科、放射性核素室)内使用;技术人员必须经过核医学技术培训考核。

五、处方审核实践

(一)门诊处方

首先审核处方的合法性,逐项检查处方前记;再理解医师处方治疗目的;最后审核用药合理性。

(二)住院医嘱

住院医嘱是住院患者的药物治疗方案,具有随时更改性。审核处方要以临床诊断为依据。

(1)审核注射剂时注意溶媒选用、溶媒用量和输液滴速。

(2)审核抗菌药物的使用频次

(3)审核是否重复给药

(4)审核住院患者单剂量口服药物的服用时间和药物间相互作用

(5)口服药品与注射药品之间的相互作用

(6)重点审核老年人和儿童用药

(三)急诊处方

(1)药师重点审核药品配伍禁忌(其他同病房药房)。

(2)药师重点审核注射剂间的配伍禁忌。

(四)特殊药品处方

包括麻醉药品处方和精神药品处方,审核处方时首先要注意处方合法、安全、合理使用。

六、药师在处方审核中需要注意的问题

(一)高危药品

在处方中开有下列高危药品时应重点审核其适应证、用法用量、用药途径等是否正确合理:秋水仙碱注射液、依前列醇注射液、胰岛素注射液、硫酸镁注射液、甲氨蝶呤片(口服,非肿瘤用途)、阿片酊、缩宫素注射液、硝普钠注射液、浓氯化钾注射液、磷酸钾注射液、异丙嗪注射液、浓氯化钠注射液、100 mL 或更大体积的灭菌注射用水(供注射、吸入或冲洗用)、阿片类和镇痛药、静脉用抗凝药(肝素)。

(二)危及生命的药物相互作用

临床常联合应用两种或两种以上药物,可同时达到多种治疗目的,利用药物间的协同作用以增加疗效或利用拮抗作用以减少不良反应。但不合理的多药联合也常导致药物间不良的相互作用而降低疗效、加重不良反应,甚至产生药源性疾病,危及生命。对于可能危及生命的相互作用,审方时应进行有效的干预,防止其发生。

1.影响药物相互作用的因素

血浆蛋白结合率、肝药酶、肾脏排泄、治疗窗窄、药物本身会引起危险的临床症状,如胰岛素、美托洛尔、降压药等。

2.常见的肝药酶抑制剂

别嘌醇、胺碘酮、氯霉素、氯丙嗪、西咪替丁、环丙沙星、右丙氧芬、地尔硫䓬、乙醇(急性中毒时)、红霉素、丙米嗪、异烟肼、酮康唑、美托洛尔、甲硝唑、咪康唑、去甲替林、口服避孕药、羟布宗、奋乃静、保泰松、伯氨喹、普萘洛尔、奎尼丁、丙戊酸钠、磺吡酮、磺胺药、硫利哒嗪、甲氧苄啶、维拉帕米等。

3.常见的肝药酶诱导剂

巴比妥类(苯巴比妥为最)、卡马西平、乙醇(嗜酒慢性中毒者)、氨鲁米特、灰黄霉素、氨甲丙酯、苯妥英、格鲁米特、利福平、磺吡酮(某些情况下起酶抑作用)等。

4.典型示例(临床常见的示例)

(1)地高辛＋胺碘酮:胺碘酮能加强洋地黄类药对窦房结及房室结的抑制作用,能增加血清地高辛浓度,亦可能增高其他洋地黄制剂的浓度达中毒水平,当开始用本品时洋地黄类药应停药或减少 50％,如合用应仔细监测其血清中药物浓度。

(2)地高辛＋阿普唑仑:阿普唑仑与地高辛合用,可增加地高辛血药浓度而致中毒。

(3)地高辛＋伊曲康唑:当与伊曲康唑合用时,必要时应当减量。伊曲康唑通过抑制 P 糖蛋白,减少地高辛的肾清除率。地高辛主要以原形从肾排泄,其机制包括肾小球滤过及通过肾小管细胞 P 糖蛋白药物溢出泵的主动分泌。伊曲康唑能抑制 P 糖蛋白介导的地高辛主动分泌,使地高辛肾清除率降低,血药浓度增加。提示临床谨慎合用,并调整地高辛的用量。

(4)地高辛＋罗红霉素:罗红霉素与地高辛同用,可清除肠道中能灭活地高辛的菌群,导致体内地高辛降解减少,使地高辛血药浓度升高而发生毒性反应,两者合用时应监测心电图和血清强心苷水平。

(5)茶碱＋环丙沙星:环丙沙星与茶碱类合用时可能由于与细胞色素 P450 结合部位的竞争性抑制,导致茶碱类的肝消除明显减少,血消除半衰期($t_{1/2\beta}$)延长,血药浓度升高,出现茶碱中毒症状,如恶心、呕吐、震颤、不安、激动、抽搐、心悸等,故合用时应测定茶碱类血药浓度和调整剂量。

(6)卡马西平＋地尔硫䓬缓释胶囊:地尔硫䓬缓释胶囊说明书记载本品与卡马西平合用后,一些病例中可使卡马西平的血药浓度增高 40％～72％而导致毒性。提示临床谨慎合用。

(7)美托洛尔＋胺碘酮:影响自律性和心脏传导障碍伴过度心动过缓的危险,需调整美托洛尔的剂量。胺碘酮半衰期约为 50 天,胺碘酮停止使用较长时间内使用美托洛尔仍要注意相互作用。体内美托洛尔主要经 CYP2D6 代谢,胺碘酮是 CYP2D6 弱抑制剂,其代谢物去乙胺碘酮是 CYP2D6 强抑制剂,可减慢美托洛尔的代谢。提示临床谨慎合用。

(8)地尔硫䓬＋胺碘酮:胺碘酮说明书记载仅在预防具有生命威胁性室性心律失常的情况下,才考虑与地尔硫䓬联合。

(9)美托洛尔＋氟西汀:氟西汀可引起美托洛尔的血药浓度升高,毒性增大,故应注意监测,必要时减少美托洛尔的用量。美托洛尔是 CYP2D6 的底物,氟西汀是抑制 CYP2D6 的药物,合用可影响美托洛尔的代谢。

(10)舍曲林＋利奈唑胺:利奈唑胺是弱 MAOI,两药合用可能出现 5-HT 综合征,是一种危及生命的不良反应。如果患者在服用 SSRI 的同时必须使用利奈唑胺,那么利奈唑胺与 SSRI 要间隔 14 天。

(11)对乙酰氨基酚＋华法林:华法林个体差异较大,治疗期间应严密观察病情,并依据凝血酶原时间 INR 值调整用量。增强本品抗凝作用的药物有阿司匹林、水杨酸钠、胰高血糖素、奎尼丁、吲哚美辛、保泰松、奎宁、依他尼酸、甲苯磺丁脲、甲硝唑、别嘌醇、红霉素、氯霉素、某些氨基糖苷类抗生素、头孢菌素类、苯碘达隆、西咪替丁、氯贝丁酯、右旋甲状腺素、对乙酰氨基酚等。

(12)华法林＋胺碘酮:胺碘酮通过抑制细胞色素 P4502c9 而升高华法林的血药浓度,引起抗凝作用和出血危险的增加。提示患者:在胺碘酮治疗时和治疗结束后,根据 INR 调整华法林的用量。

(13)咪达唑仑＋舒芬太尼:咪达唑仑与芬太尼或舒芬太尼同用,可引起严重呼吸抑制及突然低血压,因而这些药合用时应严密监测血药浓度,并且适当减少剂量。

(14)硝苯地平＋镁剂:镁剂用于早产治疗时,如与本药合用可引起显著的低血压和神经肌肉阻滞。合用时应密切监测血压。

(15)布洛芬＋锂盐:锂盐的治疗指数低,治疗量和中毒量较接近。碳酸锂与非甾体抗炎药(如布洛芬、吲哚美辛)、乙醇和大多数抗精神病药合用,可使血锂浓度升高,增加锂的毒性。

(16)依那普利＋别嘌醇:别嘌醇与血管紧张素转换酶抑制剂、氨氯地平等合用,可引起史-约综合征和皮疹等变态反应。SJS是由免疫复合物所致的一种过敏性疾病,主要表现为严重的多形性红斑,可累及皮肤与黏膜,包括口、鼻、眼、阴道、尿道、胃肠道和下呼吸道黏膜。SJS是一种严重的系统性疾病,甚至有导致死亡的潜在危险,死亡率3%～15%。

(17)氟喹诺酮＋胺碘酮:氟喹诺酮类可能引起 QT 间期延长,胺碘酮是延长 QT 间期的抗心律失常药,合用发生致死性室性心律失常的风险更高。氟喹诺酮在患者服用胺碘酮期间应避免使用。

(18)辛伐他汀＋胺碘酮:合用时随着辛伐他汀剂量增加,肌病风险也增加。作用机制是胺碘酮经 CYP3A4 代谢产生去乙基胺碘酮,后者与 CYP3A4 结合形成中间代谢产物从而导致 CYP3A4 失活,减弱了 CYP3A4 对辛伐他汀的代谢活性,使辛伐他汀血药浓度升高。提示临床减少辛伐他汀用量或使用不通过 CYP3A4 代谢的他汀类。

(19)辛伐他汀＋伊曲康唑:辛伐他汀在体内主要通过 CYP3A4 代谢,伊曲康唑是 CYP3A4 的有效抑制剂,在体内通过减少辛伐他汀的代谢而增加肌病发生的危险。说明书中严格规定使用伊曲康唑治疗期间不应使用经 CYP3A4 代谢的他汀类如辛伐他汀。

(三)药物极量

极量是安全用药的极限,比治疗量大,但比最小中毒量要小。极量对于大多数人并不引起毒性反应,但由于个体差异对药物的敏感性不同,对个别患者也有引起毒性反应的可能,因此,除非在必要情况下,一般不采用极量,更不应该超过极量,超过极量用药就有发生中毒的危险。规定了极量的药物通常是对机体作用强烈、毒性较大的药物。极量通常限定单位时间内可使用的最大剂量范围,如对药物每次、每天或 1 个疗程可使用的剂量作出严格规定。

(四)特殊剂型审方需注意的问题

对于昏迷或者不能自己进食的患者通常采取鼻饲的给药方法,大部分口服药品可以通过捣碎成细粉进行鼻饲,但缓、控释制剂和肠溶制剂不能研碎后采取鼻饲的给药方法。

临床常用的缓、控释制剂有单硝酸异山梨酯缓释胶囊、单硝酸异山梨酯缓释片、盐酸维拉帕米缓释片、甲磺酸多沙唑嗪缓释片、格列吡嗪控释片、盐酸坦索罗辛缓释胶囊、茶碱缓释片、氯化钾缓释片、甲磺酸二氢麦角碱缓释片、丙戊酸钠缓释片、盐酸羟考酮缓释片、盐酸曲马多缓释片、硫酸吗啡缓释片、布洛芬缓释胶囊、对乙酰氨基酚缓释片、盐酸地尔硫草缓释胶囊、非洛地平缓释片、硝苯地平控释片、硝苯地平缓释片(Ⅰ)和硝苯地平缓释片(Ⅱ)等。

临床常用的肠溶制剂有阿司匹林肠溶片、双氯芬酸钠肠溶片、氨糖美辛肠溶片、奥美拉唑肠溶胶囊、奥美拉唑肠溶片、雷贝拉唑钠肠溶片、埃索美拉唑镁肠溶片、胰激肽原酶肠溶片、美沙拉嗪肠溶片、复方阿嗪米特肠溶片、胰酶肠溶胶囊、硫普罗宁肠溶片、盐酸二甲双胍肠溶片、蚓激酶肠溶胶囊、柳氮磺吡啶肠溶片和大蒜肠溶片等。

（五）特殊人群的处方审核需要注意的问题

1.儿童用药特点及审方注意

儿童处在不断生长发育的过程中,对药物的耐受性、反应性与成人不同;主要表现在对药物的吸收、分布、代谢、排泄上。药师在审方时要注意药物对儿童各器官的影响,如氟喹诺酮类药物对儿童骨骼发育有影响,原则上不用于儿童;氨基糖苷类使用时要注意耳毒性,要根据药动学的特点来掌握用药指征和药物剂量。

2.老人用药特点及审方注意

老年人胃酸分泌降低,胃排空和肠道蠕动速度减慢;如老年人服用铁剂时,胃酸分泌减少,吸收量不足,影响疗效;老年人血浆蛋白含量随年龄增长而有所降低,当单独应用血浆蛋白结合率高的药物时,血浆中游离型药物浓度并不明显增加,而同时应用几种药物时,由于竞争性结合,则对游离型药物的血浆浓度影响较大,用药时应加注意;老年人肾脏功能减退,表现在肾血流量、肾小球滤过率、肾小管分泌功能均减退,影响药物自肾脏排泄,使药物的血浆浓度升高或延缓药物自机体排泄的速度,$t_{1/2}$延长,所以要根据肾功能调整用药量和给药间隔;老年人肝血流量减少,是药物代谢降低的主要原因,需要个体化给药。使用大剂量青霉素时,因为肾脏分泌功能减退,排泄减慢,血药浓度升高,易出现中枢神经的毒性反应,如诱发癫痫或昏迷。

3.妊娠、哺乳患者用药特点及审方注意

妊娠期妇女胃肠道运动减退,胃内 pH 升高,会影响药物吸收;血清蛋白结合能力下降,导致游离型药物浓度升高,大多数药物通过被动扩散的形式穿过胎盘屏障,从母体到达胎儿体内。母亲服药剂量、给药途径、母体血浆蛋白结合率及药动学因素都会影响到达胎儿体内的药物剂量。有利方面:母亲使用药物可以治疗胎儿疾病;不利方面:母亲使用的药物对胎儿有可能有致畸作用。

药师审核处方的依据是药品说明书中"妊娠及哺乳期妇女用药"项下的信息。如果说明书中严格规定禁止使用,要及时与处方医师沟通,避免孕妇或哺乳期妇女服用禁用药品。如妊娠妇女禁用 ACEI 类、ARB 类抗高血压药物,可选用有内在拟交感活性的 β 受体阻滞剂氧烯洛尔、拉贝洛尔。哺乳期妇女慎用的药物有细胞毒性药品、地塞米松口服和外用、地西泮全身给药、卡马西平全身给药、肝素全身给药等。

美国食品药品管理局(FDA)根据药物对胎儿的危险性进行了危害等级(A、B、C、D、X 级)的分类,这一分类便于用药者给妊娠期妇女用药时迅速查阅。大部分药物的危害性级别均由制药厂按下述标准拟定。某些药物标有两个不同的危害性级别,是因为其危害性可因其用药持续时间不同而不同,分级标准如下。

A 级:在设对照组的药物研究中,在妊娠 3 个月的妇女未见到药物对胎儿危害的迹象(并且也没有在对其后 6 个月具有危害性的证据),可能对胎儿的影响甚微。如口服小剂量的叶酸、口服左甲状腺素、口服氯化钾等。

B 级:在动物繁殖研究中(并未进行孕妇的对照研究),未见到对胎儿的不良影响。或在动物繁殖性研究中发现有药物不良反应,这些不良反应并未在妊娠 3 个月的妇女中得到证实(也没有在其后 6 个月具有危害性的证据)。如口服头孢呋辛、胰岛素、妥布霉素滴眼液等。

C 级:动物研究证明它有对胎儿的不良反应(致畸或杀死胚胎等),但并未在对照组的妇女进行研究,或没有在妇女和幼儿进行研究。本类药物只有在权衡对妊娠妇女的好处大于对胎儿的危害之后,方可使用。如口服碳酸钙、口服硝酸异山梨酯、右旋糖酐铁肠道外给药等。

D级:有对胎儿危害性的明确证据,尽管有危害性,但孕妇用药后有绝对的好处(如妊娠期妇女受到死亡的威胁或有严重的疾病,因此需用它,如应用其他药物虽然安全但无效)。如细胞毒性药、甲巯咪唑、劳拉西泮等。

X级:在动物或人类的研究表明它可使胎儿异常,或根据经验认为在人及动物是有危害性的。在孕妇应用这类药物是无益的,本类药物禁用于妊娠或将妊娠的患者。如辛伐他汀、异维A酸、司坦唑醇等。

4.肝、肾功能障碍患者

(1)肝功能障碍者:肝功能障碍时,肝脏制造白蛋白能力降低,严重时发生低蛋白血症,导致游离型药物浓度升高;肝药酶活性下降,药物代谢减慢,清除率下降,$t_{1/2}$延长,患者服药时要注意药物相互作用,必要时进行剂量调整和监测药物不良反应。如CYP3A4底物硝苯地平、非洛地平、辛伐他汀等与CYP3A4诱导剂利福平、圣约翰草合用;或与CYP3A4抑制剂克拉霉素、胺碘酮、葡萄柚汁合用时会相互影响在体内的代谢,容易发生药效改变或药物不良反应。当肝脏疾病导致胆汁淤积时,经胆汁排泄的药物消除率降低,如头孢哌酮、利福平;肝功能障碍时患者通常存在凝血障碍,应谨慎使用含有硫甲基四氮唑的β-内酰胺类抗生素(头孢哌酮),因为抑制了维生素K依赖的凝血因子的羧化作用。

(2)肾功能障碍者:主要经肾排泄的药物消除减慢,血浆半衰期延长,需要根据肾功能来调整药物治疗方案。氨基糖苷类、万古霉素主要通过肾脏排泄,毒性较大,需要调整剂量或监测血药浓度或选择其他药品替代;青霉素、头孢菌素、林可霉素虽然通过肾脏排泄,但毒性较小,可酌情调整剂量。

5.运动员禁止使用的药物

国际上对运动员禁用药物称为兴奋剂。国际奥委会规定的兴奋剂药物包括蛋白同化制剂品种、肽类激素品种、麻醉药品品种、刺激剂(含精神药品)、药物类易制毒化学品品种、医疗用毒性药物品种等;参照国际奥委会规定的兴奋剂分类,我国2011年的《兴奋剂目录》禁用物质分为7类219种。药师应掌握禁用清单的分类和物质成分,了解常用药物中哪些药物含有兴奋剂成分,在处方审核时才能甄别出禁用药物。常见品种有蛋白同化制剂、羟考酮、促红素(EPO)及其类似物、地塞米松、呋塞米等。

6.癌症疼痛患者和中、重度慢性疼痛患者

需长期使用麻醉药品,处方审核、发药流程及注意事项如下。

(1)审核要点:①专用病历(癌症、多动症、发作性睡病和中、重度疼痛长期用药者),内附诊断证明(有效期3个月,过期须在门诊办公室续办)、知情同意书、患者及代取药人的身份证复印件、患者户口本复印件、病历用药记录和医师签字盖章。②专用处方,做到"四查十对",开处方的医师须取得麻醉药品处方权(注:用通用名;处方更改处须医师双签字或盖章)。③处方限量:非癌性疼痛处方,注射剂处方为1次用量,控缓释制剂处方不得超过7天用量,其他剂型处方不得超过3天用量。哌甲酯用于小儿多动症为15天常用量。癌痛、慢性中、重度非癌痛患者,注射剂处方为3天用量,控缓释制剂每张处方不得超过15天用量,其他剂型处方不得超过7天用量。

(2)登记:麻醉药品登记本上记录姓名、性别、年龄、身份证号、病历号、疾病名称、药品名称、规格、数量、处方医师、处方编号、处方日期、发药人、复核人,使用《麻醉药品专用卡》时还需填写卡号、取药人姓名及身份证号。

(3)签字盖章:审查无误后,在处方审核处签字并盖章。签字后,处方交与患者,并告知患者去收费处交费。

(4)发药:调配人员在处方调配处签字并盖章,发药人员核对药物后,将发放的麻醉药品批号填写在麻醉药品处方上。发药后在处方核对、发药处签字或盖章,处方单独保存。

概括起来,其简易流程:审核→签字盖章→交费→发药→登记。

(高淑芳)

第二节 调配处方

一、处方调配岗位职责

(1)严格执行《处方管理办法》《医院处方管理制度》等规定,依法调配处方。

(2)凭合格的医师处方或调配清单调配药品,非经医师处方不得调配。

(3)认真、仔细、及时和准确地调配药品,严防差错事故的发生。

(4)调配药品时应注意检查药品外观质量、有效期等,保证药品的质量。

(5)调配的近效期药品应告知发药药师。

(6)保持工作室环境整洁卫生。

(7)做好与调剂工作相关的沟通与协调工作。

二、处方调配工作流程

(一)门诊、急诊、传染药房处方调配流程

(1)调剂药师收处方。

(2)审方(注意:审查处方的合法性及合理性)。

(3)按处方药品顺序从货位取药(按"四查十对"原则调配处方)。

(4)药品备齐。

(5)按处方医嘱将服法标签贴于药盒上(注意:一种药只贴一个服法签)。

(6)在处方调剂栏处签字。

(7)将处方及药品按顺序传递给发药岗位药师。

(二)病房药房处方调配流程

(1)调配药师接受医嘱。

(2)审核医嘱单。

(3)打印药品汇总单。

(4)按药品汇总单顺序从货位取药调配。

(5)药品备齐。

(6)药师签字发给护士。

(7)护士核对后签字。

(三)病房药房摆药流程

(1)调配药师接受医嘱。

（2）审核医嘱单。

（3）按照医嘱单进行手工摆药或摆药机自动摆药。

（4）摆药完毕。

（5）药师核对并签字。

（6）护士核对并签字。

三、处方调配操作规范

（1）调配处方前应严格审核处方,发现处方错误或有疑问时,应立即与处方医师联系、核实,同时对问题进行登记备案。

（2）按处方药品顺序调配。药品配齐后,与处方逐条核对药名、剂型、规格、数量和用法,准确规范地书写标签。有条件的医疗单位可根据处方信息通过计算机系统打印较为详细的"患者用药须知";在药品外包装袋上应提示患者"当出现不良反应时,及时咨询医师或药师",并告知医院及药房电话号码。

（3）调配完成后,将药品按顺序传递给发药岗位药师,并在处方指定位置签字。

（4）调配好一张处方的所有药品后再调配下一张处方,以免发生差错。

（5）特殊调剂:如果某些药物制剂、剂型、浓度和包装产品无法从市场上购得,但是患者治疗中需要这些药物,则应由药师按照规范,在洁净的环境中进行临时配制,并做记录。如将 50% $MgSO_4$ 临时配成 $200\ mL\ 33\%MgSO_4$ 口服溶液:取 $50\%MgSO_4\ 132\ mL$ 加蒸馏水至 $200\ mL$ 摇匀即可。

四、处方调配实践

（一）药品属性

药品的属性可归纳为自然属性、社会属性、法律属性和商品属性。

（1）药品的自然属性是药品在形成使用价值中起直接和主导作用的属性,包括药品的成分、结构、性状、理化性质、规格、剂型、有效期和药品的名称等,是能够防病治病的物质基础。药品的有效性、安全性、稳定性这些质量特征是由药品的自然属性决定的。

（2）药品的社会属性是由其自然属性派生的,主要包括社会、经济、监督管理等多方面的内容。

（3）由于药品是特殊物质,为保证公民的用药安全,保证药品质量,国家制定了一系列法律法规,并从药品生产审批、行业准入等各个环节来实现监管。因此药品又具有法律属性。

（4）药品作为商品同样需要遵循商品经济规律,遵循竞争规律,只有这样,才能体现其质量好坏、疗效高低。但是药品又是特殊商品,还具有一般商品外的诸多特殊属性。

（二）药品名称

通用名称:又称为国际非专利药品名(INN),是世界卫生组织(WHO)与各国专业术语委员会协同制定的一种原料药或活性成分的唯一名称。INN 的出台不仅利于繁杂药品的管理,更利于国际间的交流合作。因此,INN 是全球公认的药品名称,也称为通用名称。中国药品通用名称(CADN)是中国法定的药物名称,由国家药典委员会按照"中国药品通用名称命名原则"制定而成。

化学名称:根据药物的化学结构予以命名。

商品名称:又称专用名,是药品生产厂商为了与其他不同厂商所生产的具有相同通用名称的药品进行区别而使用的名称。商品名称具有专利性,一经注册即受到法律保护,不得仿用,常在商品名称右上角加注 R 来表示。如礼来公司生产的奥氮平片,商品名为"再普乐",其他厂商生产的相同药品就不能再使用该商品名。由于不同厂商生产的同一通用名称药品可能存在质量差异,商品名有助于对不同产品进行区别。

别名和惯用名:所谓惯用名就是既不属于通用名称,也不属于商品名,却经常被使用的药品名称。如甲硝唑的惯用名为灭滴灵,异烟肼则常被称作雷米封。随着药品管理的日益规范,这些药品别名将会被逐渐淘汰。

在调剂工作中,药师首先接触的就是药品名称,所以药品名称易混淆,是造成调剂差错的重要原因。

2006 年 3 月 15 日 SFDA 下发了《关于进一步规范药品名称管理的通知》,要求药品生产企业在对药品命名时应符合《药品通用名称命名原则》及《药品商品名称命名原则》的规定。但目前仍有一些药品名称易混淆,药师在调剂过程中应重点关注。

(1)不同药品药名相似,如丽珠宝乐、丽珠肠乐、丽珠得乐、丽珠君乐、丽珠刻乐、丽珠赛乐、丽珠欣乐等。

(2)发音相似,易混淆,如雅施达(培哚普利,抗高血压药)、雅司达(对乙酰氨基酚,非甾体抗类药)、亚思达(注射用阿奇霉素,抗微生物药)、压氏达(氨氯地平,抗高血压药)等。

(3)同种药品通用名相同,商品名不同(不同厂家),易混淆。

(4)同一药品不同规格,易发生调配错误,如注射用甲泼尼龙琥珀酸钠 40 mg 和注射用甲泼尼龙琥珀酸钠 500 mg 易混淆、碘普罗胺注射液 50 mL 和碘普罗胺注射液 100 mL 易发生混淆等。

(5)同种药品剂型不同,如妥布霉素眼膏和妥布霉素滴眼液、利多卡因胶浆和利多卡因凝胶等。

(三)药品的包装

药品包装有内包装、外包装,它必须适合药品质量的要求,方便储存、运输和医疗使用,同时药品包装的设计与辨识度也是安全用药的重要保障之一。

目前一些药品的外包装设计缺乏个性及多变性,外观极相似,易混淆,药师发药时易误发,辨别外观浪费时间,降低工作效率,而患者则易误服药品而影响健康,甚至危及生命。

(1)类似包装的药品。外观相似一般发生在同一生产厂家的不同药品外包装上,此类问题必须重视,否则极易发生严重差错。这类药品汇总见附录八。

(2)如何避免类似包装药品的混淆。面对包装相似的药品,调剂药师应做到以下几点:①加强工作责任心,认真调配核对每一盒药品。②按照调配岗位标准操作规程调配处方,坚持"四查十对"。③培养良好的调配习惯:看药名取药,而不是看包装取药;不要凭印象取药,同一品种的每盒药都要确认药名后再发出。④注意药品货位的摆放:包装相似的药品应分开、远距离摆放,同时在货位上设立醒目的提示标签加以提醒;药品按给药途径不同分开摆放。⑤发药时如遇包装易混药品,应提示患者和护士注意,避免误服、误用。⑥对新入职的员工加强培训,强化记忆。⑦可将包装相似的药品归纳整理,在医院 HIS 系统中进行特殊标识或通过条码扫描技术区分,以避免混淆。⑧药师有责任将易导致差错事故的包装相似药品,通过正常渠道向药监部门通报信息,促成改进。

(四)药品的标签

药品的标签指医院药师为了将医嘱处方的药品服法准确地传达给患者,能够指导患者正确使用药品而自行设计的可粘贴于药盒上的个性化药学服务标签。

患者可根据药师在药签上标注的用药方法正确服药,从而发挥药品的最大疗效,保证患者的用药安全。

《优良药房工作规范》要求药品标签应具有个性化;应使用通俗的语言写明用法;可加特殊提示及特殊保存条件;如有条件可打印更加详细的用药指导标签。

1.药签的设计与使用

药签的内容和形式可根据实际工作需要设计,一般包括药品的用法、用量、重要提示,如提示特殊用法、特殊储存方法、特殊配制方法,提示有效期,提示用药后可能会出现的相关反应等。其目的是使患者对所服药品有一个较全面的了解,能够正确服用药品;同时使调剂药师在短时间内尽可能将重要的药品信息传达给患者,已保证用药正确、安全。

药签的设计和使用应遵循以下原则。

(1)专属性:药签只应在本医院使用,所以应印有医院名称。

(2)通用性:药签应适用于绝大多数药品,设计时应尽量考虑通用,一般用药指导在一张药签上就能完成,用时只做"填空""画圈"即可。

(3)专业性:根据相关规定,药签应按药品给药途径设计成不同颜色,口服药签为白底蓝字,外用药签为白底红字,注射剂药签为白底绿字。语言应准确、简洁、通俗易懂。

(4)个性化:对于用量较大又需要给予患者特殊交代的药品,应单独设计个性化药签。在通用药签的基础上,用几句简单准确的语言交代特殊用药方法。

(5)药签规格、材质:药签大小要适中,以不遮挡原药品标签又有足够的书写空间为宜。药签应以纸质不干胶签为佳。

(6)药签的使用:药签一般在药师调配处方时粘贴,对于服用方法统一、发放量较大的药品可在后台提前粘贴,以提高调配速度。药签应尽量粘贴在药盒正面,贴正,不要遮挡药品名称、有效期等重要信息。药师填写药签前应仔细核对医嘱,填写正确、字迹清晰。

2.药袋的设计与使用

药袋是医院药师给患者提供裸药(拆零销售)所使用的药品包装袋,有纸袋和塑料袋两种;分多次使用和一次性使用药袋;有盛装多剂量单种药和单剂量多种药之分;有内服、外用、注射药袋之分。

药品脱离原包装会产生诸多安全隐患:不易辨认;接触空气后质量难以保证;药品易被污染等。因此,设计安全、合理、实用的药袋非常重要。

药袋的设计与使用要求如下。

(1)按用途设计。①拆零调配:一般将大包装药品拆零销售,适合单一患者使用的药袋应设计成夹链式,可随时封口,以保证药品质量。②单次用量调配:一般将同一时间服用的多种口服固体制剂药品放于一个药袋中。此种药袋应设计成一次性可密封药袋。③用于盛装不同剂型药品的药袋:为方便患者携带药品,可设计一些通用药袋。

(2)药袋的材质:以往药袋一般使用纸质或普通塑料材质,因其既不卫生也不能保证药品稳定性,现已被更先进的材质所代替。目前常用的材质有道林纸、格拉辛纸、低密度聚乙烯等。

(3)药袋标签:药袋的标签非常重要,可以指导患者安全使用药品。根据相关规定,其正面的文字颜色应设计成口服药为蓝字、外用药为红字、注射剂为绿字,以示区别。①供拆零调配的药袋其药签的文字设计应通用,如标出患者姓名、药名、服药方法、药品有效期及医院名称等。②供单次用量调配药袋的药签文字设计应个性化、具体化,如标出患者姓名、病房病床号;服药日期、服药时间;药品名称、规格、数量、服用方法;医院名称等信息。此种药袋较多用于住院患者单剂量摆药。

(4)药袋的使用:不同功能的药袋,可以用于不同的场合,其目的是能使药师根据医嘱灵活调配药品,满足临床需求。

3.摆药杯的设计与使用

摆药杯是专为手工摆药设计的单剂量药品调配容器,其具有可盛装住院患者一次口服固体药品、消毒后可重复使用的特点。摆药杯的设计与使用要求如下。

(1)摆药杯规格、材质:摆药杯一般为倒锥形,上口直径为 4 cm,下口直径为 3.4 cm,高为 3.3 cm,可叠摆的塑料材质小药杯,应符合卫生标准。可用两种颜色区分白天服药及晚间服药。

(2)摆药杯的使用:药师根据当天接收的医嘱单,为每个患者摆出 1 天的单剂量药品。每个摆药杯中放入同一时间服用的口服固体药品,晚间服用的药品单独放于红色药杯中以示区别。以 1 天为单位,将摆药杯按服药时间顺序叠摆放于摆药盒中,并将写有患者姓名、病房、床号的名牌放置于此摆药杯前。交护士核对后按服药时间发放给患者。

(高淑芳)

第三节 发 药

一、发药岗位职责

(1)核对药品,发现调配错误及时通知调配药师更正,并记录。

(2)核对患者姓名,贴药签,逐一唱付药品,交代用法用量、注意事项,并向患者交代"您的药齐了"。对特殊药品、重点人群应详细交代。

(3)回答患者的用药疑问,指导患者用药。

(4)尊重和保护患者隐私。

(5)药品核发完毕后,签章,电脑确认发药,处方分类留存。

二、患者用药教育

(一)主要内容

1.通用的患者教育

适用于任何药物,但实践中不必每一项都提及。只要从患者的实际情况或其关心的方面出发,有侧重地说明就可以了。

(1)用药期间禁止饮用含乙醇的饮料,也不宜喝浓茶。

(2)妊娠期、哺乳期使用药物应与医师共同权衡用药的利弊。

(3)服药后至少半小时不要平躺。

（4）用药期间必须比平时喝更多的水，并频繁排尿。这样有助于肾脏将药物清除，从而避免一些不良反应的发生。

（5）如果忘用了一次药，应在记起时立即补上。但如果时间已接近该用下一次了，就不要再用，应重新按平常的规律用药。千万不要一次使用双倍的剂量。

（6）在服药的头几天，身体对药物有一个适应过程，可能会出现一些不良反应。如果不良反应持续甚或加重，应停药并立即就医。

（7）药品应放在小孩拿不到的地方，但不要储藏在浴室或阳光直照处。

（8）万一出现了变态反应或怀疑用药过量，应停药并立即就医。

（9）就医时，告诉医师在用的任何药物。

（10）没有医师或药师的同意，不能擅自应用或停用任何药物。

（11）本品仅针对当前的病情使用。不要用于往后的病症或其他疾病，也不要转借他人使用。

（12）应该用完处方规定的药物。

2.常见的不良反应及注意事项

患者最为关心的问题，也是用药教育的主要内容。对可能发生的不良反应的观察和按正确的方法与剂量使用药物是药物应用安全合理的有效保证。例如，对服用磺胺甲噁唑片的患者，应建议其多饮水，增加排尿量，可有效降低磺胺类药在碱性尿中的浓度，防止析出结晶，造成肾损害。服用抗感冒药物多为复方制剂，成分多含有抗组胺药，服用这类药物的患者就会有头晕、嗜睡等症状，司机或高空作业人员须引起注意，以免发生危险。服用丽珠得乐、硫酸亚铁的患者大便会出现褐色，服用维生素 B_2、三黄片的患者尿液会呈黄色。药师要向患者交代清楚，避免患者疑虑。

3.药物的正确使用方法

为了保证疗效，必须正确地使用药物，不正确地使用药物可能发生危险。对于老人、儿童及孕妇等特殊人群更应加强用药教育。药师必须不厌其烦，将每一种药品的使用方法逐一介绍给患者，尤其是特殊剂型的使用方法，如吸入剂、气雾剂、贴膜剂。

4.合理使用

不同药物的药动学特点不同，合理的给药时间和间隔设计会有效地发挥药物的治疗作用，减少不良反应的发生。

5.药品保存

药品保存方法与保存环境影响药品的稳定性，从而影响药品质量，因此需向患者交代药品的贮存条件。如注射用胰岛素、人血白蛋白、儿童用双歧杆菌三联活菌散剂这些药品必须在冰箱2～8 ℃冷藏，需随用随拿，以防药品变质失效。

6.其他

除以上内容外，还应注意患者用药期间在饮食、生活中应注意的问题。

（二）门诊患者用药教育

在正确的时间给正确的剂量，正确的药物通过正确途径给予正确的患者是药师、医师在治疗过程中所遵行的原则。但大多数情况下患者在离开医院时对将要开始的药物治疗并没有完全了解，这就导致患者不能完全安全合理地使用药物，结果导致病情没有好转而发生恶化，甚至可能出现危险。因此，开展门诊药房患者用药教育对患者安全用药、科学治疗有着重要意义。门诊进行患者教育的方式和时间如下。

（1）开设专门的用药教育窗口，把用药教育由被动服务型变为主动服务型，针对患者提出的具体问题开展针对性的教育。

（2）印发一般常用药的情况介绍，加强药品合理应用的宣传教育工作。如在门诊大厅、候诊室、门诊注射室等公共场合的墙壁上挂出合理用药的宣传海报，用电子屏滚动宣传；印发用药须知简易手册定期发放给患者。

（3）门诊药房应开设专门的咨询诊室，派责任心强、具有较全面的药学知识和一定的临床药学知识的药师与患者直接交流，耐心细致地解答咨询，教育患者合理用药。

（4）开设用药教育电话热线。用药教育咨询热线非常利于药师对药品使用实际情况的收集，方便药师跟踪教育指导，同时也方便院外患者对用药教育的需求。

（5）药师在发药窗口调配药品时，尽可能多地告知患者一些具体合理用药知识、不良反应及应注意的问题。

（三）住院患者用药指导

1.为患者及家属提供用药指导

住院药房主要负责各病区的口服药、针剂及出院带药的调配，有对外服务的窗口，为患者提供药物咨询服务。如日常药的服法；药物的贮存，是否需要冷藏；药物的使用方法，如诺和灵笔芯、外用喷雾剂的使用方法；用药时的注意事项，如在服用钙剂、铁剂时忌饮茶，儿科处方在用恢复肠道生态平衡药物，如双歧杆菌、丽珠肠乐时，向患者交代服用时与具吸附作用的蒙脱石散剂间隔 4 小时，地高辛、精神类药的使用注意事项等。

2.建立药历并登记存档

药师审核处方时，发现药物超剂量及用药不合理，应及时与病区联系，并登记在案，分析原因，以便日后学习讨论。

（四）出院带药患者教育

（1）审核出院带药处方，包括患者姓名、病案号、药名、剂量、用法用量、疗程、重复用药、配伍禁忌等。

（2）加注服药指导标签，逐步开展出院患者用药教育，提供书面或面对面的用药指导。

（3）在药品外包装袋上应提示患者，当疗效不佳或出现不良反应时，及时咨询医师或药师，并告知医院及药房电话号码。出院带药患者教育的内容及方法同门诊患者用药教育。

三、发药流程

（1）核对患者姓名，最好询问患者所就诊的科室以帮助确认患者身份。

（2）逐一核对药品与处方相符性，检查规格、剂量、数量，并签字。

（3）发现配方错误时，应将药品退回配方人并及时更正。

（4）向患者交代每种药品的服用方法和特殊注意事项，同一药品有两盒以上时要特别交代。

（5）发药时应注意尊重患者隐私。

（6）尽量做好门诊用药咨询工作。

四、发药操作规范

（1）核对患者姓名　最好询问患者所就诊的科室以帮助确认患者身份。

（2）核对药品　数量、规格、外观质量、有效期等，调配、核发岗位药师同时负责发出药品的质量检查。发现错误应将药品退回调配人,及时更正。

(3)核对用法用量是否正确,发现不合理用药应进行干预。

(4)尽量使用通俗易懂的语言交代用法用量和注意事项,贴标签。必须交代的内容:①冰箱保存的药品说明是冷藏还是冷冻;②外用的药品;③混悬液摇匀后使用;④餐前服、餐中服、餐后服、空腹服的药品;⑤早晨服、睡前服;⑥必须咀嚼服用或必须整粒吞服的药品;⑦特殊剂型的使用方法,如气雾剂、都保、碟剂、鼻喷剂、滴耳剂、滴眼剂和眼膏等的正确使用方法。

(5)回答患者的用药疑问,指导患者用药。

(6)注意尊重患者隐私。使用文明用语。

(7)药品核发完毕后,签字或盖章,电脑确认发药,处方分类留存。

五、发药实践

(一)口服药物发药交代

1.基本概念

(1)每天1次:每天早晨或晚上1次,在每天的同一时间应用。

(2)每晚1次:通常在睡前用药。

(3)每天2次:每天早、晚各1次,相隔12小时。

(4)每天3次:每天早、午、晚各1次,约相隔8小时。如早上7点,下午3点,晚上10点。

(5)每天4次:每天早、午、晚及睡前各1次。

(6)空腹:餐前1小时或餐后2小时。

(7)饭前:指饭前10～30分钟。

(8)饭后:指饭后15～30分钟。

(9)睡前:指睡前15～30分钟。

(10)舌下含服:放在舌下溶解和吸收,不可咀嚼或吞服,在药片被吸收以前不可吞咽唾液。

(11)足量水送服:用250 mL水送服。

(12)两药摄入时间应隔开:若无明示隔开多长时间,则一般为1～2小时。

2.服药时间的交代

(1)服药时间的选择依据如下。

影响药物吸收的因素:食物与药物的相互作用。①高脂肪饮食对药物疗效的影响:高脂肪饮食可促进脂溶性药物的吸收。如脂溶性维生素、抗生素类与油类食物同服,可增加药物的溶解性,延缓排空,促进上述药物的吸收;同时可能使不良反应增大。但高脂肪饮食也可降低某些药物的吸收,如贫血患者服用铁剂药物时,不宜与高脂肪饮食同服,并忌食花生仁、芝麻酱及含钙、磷较多的食物,这是由于脂肪抑制胃酸分泌,使胃酸减少而影响铁离子的吸收;脑血管病、冠心病、高血压肥胖的患者要限制吃动物的脂肪及高胆固醇的食物(如蛋黄、动物内脏)等,以免加重病情,影响药物疗效。②高蛋白饮食对药物疗效的影响:高蛋白食物,如花生、鸡肉、牛肉、脱脂奶粉、牛乳等可在肠内产生大量的氨基酸而阻碍左旋多巴的吸收,而且会使药物酶活性轻度增加,致使某些药物疗效降低。哮喘患者服用氨茶碱时,不宜与乳制品、豆制品及高蛋白食物同服;肝炎患者应少吃油性、高蛋白的饮食,以发挥护肝药物的作用。③高糖饮食对药物疗效的影响:高糖食物如蜂蜜、麦芽糖、枣、碱性饼干及含糖多的食品能与退热剂形成复合体,从而减慢药物的吸收速度;另外糖皮质激素能增加肝糖原分解,使血糖升高,故使用糖皮质激素时应限制糖的摄入量,以低糖饮食为好;服用健胃药及患高三酰甘油血症者应限制饮用甜食,防止发生消化不良、动脉粥样硬化、血脂升高等;糖尿病患者必须对碳水化合物饮食加以控制,以免降低降糖药物的疗效。④多矿物质饮食对药物疗效的影响。高钙食物:含矿物质多的食物,如牛奶、乳制品、海带及其他高钙食品会影响某些抗生素的吸收,同时能使强心苷功能增强,增加药物的不良反应;高钾食物:如土豆、香菜、蘑菇、紫菜、橘子等,若与呋塞米及噻嗪类利尿药合用,可增加药物疗效,并降低药物的不良反应;但服用氨苯蝶啶、螺内酯等利尿剂者应忌食这些食物,防止引起高钾血症;高钠食物:饮用大量饮料和增加食盐量,可加速碘排泄,高血压及风湿性关节炎患者服药时不宜食用咸菜、腌鱼等高钠食物,否则可影响药物的疗效,甚至使病情恶化。⑤富含组胺食物对药物疗效的影响:结核病患者在服用异烟肼药物期间,应忌食鱼虾类食物,因鱼虾类含有较多的组胺成分,而异烟肼能使人体内的组胺代谢减慢,使组胺浓度增高,产生不良反应。⑥酒类对药物疗效的影响:酒类对药物的影响更为明显,大剂量乙醇对药酶有抑制作用,如饮酒时服用苯巴比妥,因药酶被抑制,使药物代谢延缓,半衰期延长,容易引起药物蓄积中毒;用小剂量乙醇,对药酶起诱导作用,加速苯巴比妥等药的代谢,使半衰期缩短,药效降低;在应用甲硝唑药物期间饮酒会出现戒酒硫样不良反应,如脸红、头痛、呼吸困难、血压下降及胃肠道反应,并可引起肝毒性和神经病变,严重者有死亡危险;服用苯乙双胍、呋喃唑酮及头孢菌素类抗生素时,也不宜饮酒;酒后服用催眠药也会引起有害的化学反应,使呼吸和血液循环系统遭受损害,甚至发生心搏骤停现象。⑦味精等对药物疗效的影响:癫痫患者应用苯妥英钠时不宜与大量味精同服,因苯妥英钠可促进味精中的谷氨酸钠迅速吸收,产生碱血症、低血钾等谷氨酸钠急性中毒表现;与西红柿、柠檬水等酸性食品同服,也会影响苯妥英钠的疗效。因此,在临床用药时不仅要考虑药物与药物的相互作用,而且也要注意饮食与药物的相互影响,尽可能避免或减少一些不良影响的发生,使药物发挥出最佳治疗效果。

药物的作用机制:一些药物特殊的作用机制决定了其服药时间有特殊要求。比如磺酰脲类降糖药应饭前 30 分钟服药,α-葡萄糖苷酶抑制剂阿卡波糖应和饭一起吃等。

时辰药理学:时辰药理学又称时间药理学,源于 20 世纪 50 年代,为近年来研究上取得迅速发展的一门边缘科学,属于药理学的范畴,也是时间生物学的一个分支。目的是将时间药理学方法应用于临床药物治疗,通过生理性及病理性节律选择最佳投药时间,达到获得最佳疗效和最小不良反应的目的,探讨合理的给药时间。时辰药动学主要阐明药物的生物利用度、血药浓度、吸收、代谢与排泄等过程的昼夜节律性变化。根据昼夜节律,设计更为合理的用药方案。时辰药效学主要阐明人体对药物的效应,包括作用、不良反应及其所呈现的周期性的节律变化,表现为时间效应性或时间能的差别,而时间效应性与时间药动学和时间感受性有一定关系。

(2)饭前服用的药物如下。

清晨空腹:高血压患者的血压在清晨醒后变化最大,可以在数分钟上升 2.0~5.0 kPa(15.0~37.5 mmHg)。中午过后,血压会自行下降,夜间入睡后则下降到一天中的最低点。因此,每天清晨醒后服药可以有效地防止清晨醒后的血压剧烈变化,使血压处于比较平衡的状态,效果较好。高血压患者大动脉粥样硬化导致大动脉弹性明显降低、迷走神经张力减弱等多种因素致使动脉血管平滑肌长期处于收缩状态,夜间血压下降不明显,致使血压昼夜节律紊乱;风湿性关节炎和类风湿关节炎患者的症状以早晨最为严重,在清晨服药可减轻对下丘脑-垂体-肾上腺皮质系统的反馈抑制,减轻肾上腺皮质功能下降,甚至皮质萎缩的严重后果。因为人体激素分泌呈昼夜节律性变化,分泌的峰值在早晨 7~8 时,将 1 天的剂量于上午 7~8 时给药或隔天早晨 1 次给药,这样不但疗效更佳,而且使连续服用激素而产生的不良反应降到最低点。临床观察,1 天 4 次以相同间隔给予泼尼松龙 2.5 mg 可使肾上腺皮质激素内源性减少 50%,而在清晨 1 次给予 10 mg 则几乎无影响;因为抑郁、焦虑、猜疑等症状常表现为晨重晚轻,故抗抑郁药物一般清晨服用;驱虫药一般只需在肠道内发挥局部作用,并且多能溶于醇和脂肪,故服药期间饮酒和进食过多的脂肪性食物可增加药物的吸收,导致毒性增强、疗效减弱。采取清晨空腹 1 次顿服,不仅可以减少人体对药物的吸收,而且可以增加药物与虫体的直接接触。鞣酸蛋白应餐前服用,可迅速通过胃进入小肠,遇碱性小肠液而分解出鞣酸,起到止泻作用。

在餐前、餐中、餐后给药:药物的饭前、饭后服用应根据各药的理化特性、剂量、服用目的。一些食物能延缓胃排空,推迟药效的出现,影响药物的作用强度和持续时间,如主动转运的特定吸收部位在小肠上部。饭前由于胃和小肠腔内基本无食物,此时服药不会受食物的干扰而影响吸收,能迅速而完全地发挥药物的作用,以利于减少或延缓食物对药物吸收和药理作用的影响,提高药物的安全稳定性,发挥药物的最佳功效;饭后服药食物通常能减慢胃内容物的排出速度,故主要在小肠吸收的药物多半将推迟其吸收。由于食物的存在,食物吸水而使消化管内液体减少,从而延缓制剂的崩解和药物的溶解;食物能引起消化管内容物的黏度增高妨碍药物向消化管壁扩散使吸收变慢,对胃有刺激性的药物必须在饭后服,可防止对胃黏膜的刺激,使其缓慢吸收。

降糖药餐前服用疗效好,血浆达峰时间比餐中服用提前。可使药效与体内血糖浓度变化的规律适应,收到显著的治疗效果,并使药物的不良反应降到最低程度。但有的在餐中服用可减少对胃肠道的刺激和不良反应;钙磷调节药在用于治疗高钙血症时,可致水、电解质紊乱,故应餐前服用,便于吸收,避免对食管和胃的刺激;质子泵抑制剂可抑制胃酸分泌,服药后 2～5 小时达到峰值,常在早晨空腹服药;为了更好地发挥药效,消化系统药物大多在餐前服用,空腹服用可使药物充分作用于胃黏膜;多数抗菌药物的吸收均受食物的影响,空腹服用吸收迅速,生物利用度高,药物通过胃时不被食物稀释,达峰快,疗效好;抗真菌药与脂肪餐同服可促进胆汁的分泌,促使微粒型粉末的溶解,便于人体吸收,提高血药浓度;非甾体抗炎药与食物同服可使镇痛作用持久,减少胃黏膜出血的概率。有的餐后服用可减少对胃肠的刺激;肝胆辅助用药于早、晚进餐时服用,可减少胆汁、胆固醇的分泌,利于结石中胆固醇的溶解;抗血小板药进餐时服用可提高生物利用度并减轻胃肠道不良反应;分子靶向抗肿瘤药、抗结核药进餐时服用或与大量水同服可减少对消化道的刺激;水溶性维生素会较快地通过胃肠道,随食物进入小肠以利于吸收,若空腹服用则胃排空快,很可能在人体组织未充分吸收利用前就被排出,降低其生物利用度,而餐后服用可延缓胃排空,使其较充分地吸收;脂溶性维生素也应餐后服用,因餐后胃肠道有较充足的油脂,有利于它们的溶解,使其更容易吸收;组胺 H_2 受体阻断剂餐后服比餐前服效果为佳,因为餐后胃排空延迟,有更多的抗酸和缓冲作用时间。

睡前给药:他汀类降脂药通过抑制羟甲基戊二醛辅酶 A(HMG-CoA)还原酶而阻碍肝内胆固醇的合成,同时还可增强肝细胞膜低密度脂蛋白受体的表达,使血清胆固醇及低密度脂蛋白胆固醇浓度降低。由于胆固醇主要在夜间合成,所以晚上给药比白天给药更有效。晚期疼痛严重的癌症患者,止痛药以夜晚临睡前服用效果更佳,因为人的痛觉以上午最为迟钝,而午夜至凌晨最为敏感;选用含钙量高的钙尔奇 D,则宜睡前服,因为人的血钙水平在后半夜及清晨最低,睡前服可使钙得到更好的利用;抗组胺药因服用后易出现嗜睡、困乏,睡前服用有助于睡眠,驾驶员、高空作业人员更应在睡前服用;平喘药以临睡前服用效果最佳,因为凌晨 1～2 点是哮喘患者对引起支气管痉挛的乙酰胆碱和组胺反应最为敏感的时段,有助于患者平稳地睡眠。但氨茶碱的治疗量与中毒量很接近,以早晨 7 点服用效果最好,毒性最低。

(二)注射剂发药交代

多数注射剂不是患者自己操作即能完成用药过程的药品,还需护士的操作,因此注射剂发药的交代应侧重于以下几点:①给药途径与每次用量;②保存条件;③特殊输注要求,如输注过程中需要避光的药品应告知患者;④轻拿轻放,防止破损。

(高淑芳)

第四节 药房调剂自动化

医院的药品调配发放以前多为全手工劳作方式,占用人力资源很多,工作单调、繁复、机械,易引发疲劳状态。近年来随着计算机技术的发展,医院药学信息化、自动化建设的发展力度和步伐不断加快,国内各级医院的局域网信息系统不断完善,已经有很多家医院陆续引进片剂单剂量包药机、针剂摆药机、整包装自动发药机、药品自动调配管理柜等,有效地提高了药品调配准确度,提升了药学服务水平。

一、药房自动化调剂设备及应用

引进自动化药品调剂设备时,需要根据调剂发药系统安置地点、服务对象、方式的不同,选用不同厂家的不同产品。通常用于整包装药品调剂的设备是整包装药品发药机,用于单剂量药品调剂的设备有口服药品单剂量分包机、针剂摆药机及相关辅助设备等。这类设备的生产厂家集中在日本、欧、美、韩等,目前国内引进自动化调剂设备的医院约有百家,多为日本厂家生产的片剂单剂量包药机。国内近年的发展也较为迅速,已有部分厂家如苏州艾隆等研制了类似的产品。

(一)药品自动化调剂设备

1.整包装药品自动化调剂设备

由药品储存系统、药品填装系统、药品发放系统、药品传输系统和控制系统五部分组成,不同厂家产品的主要区别在于药品填装方式不同。目前引进设备的生产厂家主要有荷兰乐博(RoboPharm)公司、德国欧娲(ROWA)公司的产品,前者采用手工填装方式,后者为全自动药品填装模式;国内有苏州艾隆的仓储式智能化药品存取系统设备,适合用于药房面积小、单位时间处方密度适中的药房及单人值班的急诊药房。

2.口服药品单剂量自动调剂设备

口服药品单剂量自动化调剂设备简称片剂分包机,由储药系统、分拣系统、包装系统、打印系统和控制系统五部分组成。各厂家产品在结构和设计上的不同在于储药盒的排列方式(分转桶式和直列式)、药品分拣方式(分滑落式和直落式)和药品分包方式(国内多使用袋装、欧美多使用瓶装)不同。目前国内医院引进较多的片剂摆药机生产厂家主要是日本汤山(YUYAMA)公司、东商(TOSHO)公司的产品。

3.针剂单剂量自动调剂设备

针剂单剂量摆药机由储药系统、分拣系统、传动系统、打印系统和控制系统五部分组成。可

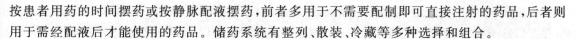

按患者用药的时间摆药或按静脉配液摆药,前者多用于不需要配制即可直接注射的药品,后者则用于需经配液后才能使用的药品。储药系统有整列、散装、冷藏等多种选择和组合。

4.全自动药品管理柜

全自动药品管理柜有多个储药盒分别存放着病区常用的药品,护士取药时通过智能化管理系统确认患者医嘱(或直接选择药物),自动化药品管理柜会弹出相应的储药盒并提示本次取药的数量,并自动记录本次操作取药的护士姓名、取药时间、所取药品的品种和数量。部分设备还可以配备指纹扫描装置,因此比较适合用于病区毒麻药品或高风险药品的调剂。

5.TPN 自动静脉液体混合仪

可自动接收 HIS、PIVAS 配液软件等相关系统数据,驱动设备按医嘱内容进行配制;根据配液人员指定配液顺序快速、精确地将多种液体按指定的医嘱量从源容器中抽出并混合配制。EM2400 型混合仪具有 24 个端口,可同时进行 24 种原液的混合配制,整个配液抽取过程动态显示并全程记录,对最终配制好的营养袋通过体积和称重进行双重检验,并自动出具详细的配制报告。

6.其他

化疗药物全自动配制设备、散剂智能化调剂设备等。

(二)自动化调剂设备的应用模式

药房自动化建设过程中,需要医疗机构视其环境要求、服务对象、服务方式、调剂规模的不同进行选择,并做适应性整合。目前国内医院用于门诊药房调配的主要是整包装药品发药机,有个别单位配备使用片剂分包机;全自动药品管理柜主要放置在病区,也可放在各药房用于特殊药品管理;片剂分包机是最为常见的首选引进设备,主要用于住院药房的单剂量自动化调配工作;针剂摆药机可配套使用,但用者寥寥。

视医院管理需要和引进设备的不同,住院药房的自动化建设可分为集中式、分散式两种。分散式的住院患者用药供应需要在各个病区放置全自动药品管理柜,设备的资金投入相对较大;目前国内的药房自动化建设多采用集中式,这种方式能够压缩病区药品库存量,减少护士工作量。通常实施自动化的调剂,每个药品包装上都标注有标签,并使用了条形码技术,保证药品调配具有较高的准确性。

(三)条形码技术的应用

集中式药房自动化模式借助在多个药品调配环节使用条形码技术,使药品调配具有较高的准确性。条形码是用以表达一组信息的图形标识符,一维条码是由反射率相差大、宽度不等的多个黑条和空白按照一定的编码规则排列的平行线图案,二维条码是用某种特定几何图形按照一定规律分布的黑白相间的图形。条形码技术识别速度快、可靠性高、编码具唯一性、采集信息量大、灵活、经济、实用。条形码技术在日常调配工作中的普遍应用,有助于完善自动化调剂设备作用、强化药师岗位职责,显著提升信息审核、流程记录、质量跟踪、操作规范等。

条形码扫描技术应用于药品管理中的入库、出库、调剂、配制、发放、监测等环节,可实时掌握药品存量和流量,提高药品管、控、用效率;用于电子处方能够提高药品调配的效率,缩短患者等候时间;用于静脉药物集中调配,实现排药、配制、复核的全程追踪监管,可有效减少遗漏差错、提高调配效率;对入住医院的患者,从住院登记时即打印出带有条码、含有患者个人信息、具有唯一性的腕带,里面包含了患者的姓名、性别、ID 号、病房号和床号、药物过敏史等信息,可方便医护人员快速而准确地采集患者信息,有效避免错误并提高对病患的管理效率。借助条码技术可实现医师医嘱、药师调配、护士给药等药疗信息和患者信息密切联系,快速扫描并核查;如果某个环节存在信息不对等,手持扫描终端会发出警报声,规避用药错误,确保药品的 5 个正确使用——正确的患者、正确的药物、正确的剂量、正确的给药时间、正确的价格。

二、药师在自动化调剂中的作用

(一)正确认识自动化调剂的作用

1.自动化调剂的优势

(1)提高药品调剂速度和准确率。借助机械化智能化的定位提示与控制功能,保证了调剂品种的快速、准确,显著提高患者的用药安全,减少差错隐患。

(2)减少污染受损,保证药品质量。药品储装盒内有干燥剂,药品封装为密封药袋,药品的摆药、核对、运输、病房存放、发药等全过程都处于单剂量密封袋中,减少了手工摆药过程中各种可能的污染机会,显著地改善了口服药摆药的卫生状况。

(3)用药标注清晰,增强患者依从性。片剂分包机将 1 次服药量装入同一药袋内,并在药袋上打印患者 ID 号、姓名、科别、药品名称、服用方式、时间等内容,满足了患者知情权,方便患者了解用药信息,增强患者对治疗的依从性,防止发生吃错或漏服药品等用药错误。

(4)提高药品管理水平,有效减少浪费。机摆药品实现动态管理,其控制系统可提供药盒内药品数量的查询、药盒缺药提示、患者摆药信息查询、按摆药时间和护理单元查询摆药记录,以及查询摆药过程出现的错误记录等,药品清点统计简便,单位可细化到药品的最小单位。

(5)改善工作环境,减轻劳动强度,提供有效防护。急诊自动化药品存取系统设备接受处方后,能自动将相关药品储存盒调整到距离药师触手可及的位置,并投射提示药品所在位置,尤其在单人值班的急诊药房能显著提高精确度,减轻药师精神负担。自动化调剂设备可接替许多简单、繁复的工作,减少接触毒性药物时间,降低劳动强度,改进工作环境。

2.自动化调剂存在的问题

(1)自动化调剂设备的功能局限:目前的机型在很多方面,如效期药品管理功能、库存信息量与实物量相符程度和药品数量准确度、药品与药盒的适配性等方面仍有可改进之处;有些异形药品、异形包装、需冷藏品种、用药频次偏低及变换速度快等仍需要保留人工调配模式。

(2)药品匹配差异影响设备效率:市场供应药品的剥离拆片工作费时费力,尤其以铝箔纸水泡眼包装为甚,对提高工作效率起到负面、反向的抵消作用。国产药品存在的质控差异大也带来问题,如注射药品包装尺寸规格差异大、卡瓶造成机器运行障碍,口服药品脆碎度不合要求、大小厚薄光滑度不一导致分包量不准确等。

(3)综合成本效益的评估不理想:由于设计理念不同,且价格昂贵,导致引进机器先期投入成本高;使用中耗材消耗、储药盒定做专用、仪器养护等日常成本支出大;药品包装拆除过程中投入的劳动力,以及部分的药物损坏等;而这些尚无处收费。所以,工作中如何让后续成本支出与日常设备养护的花费最小化,还需要药师在工作中逐步摸索。

(4)调剂模式转变导致责任增加:片剂分包后仍需要核对,这部分原由护士完成的工作转移给了药师,在为临床医护人员提供高质服务、解放护士的同时,药学人员承担的责任、风险显著增加,工作线延长、工作量转移后相关的人员编制配备不足等问题尚需要在实际工作中进一步探索解决办法。

（二）日常管理与工作流程的适应性跟进

随着自动化设备引进，调剂工作模式需要随之进行改变和调整。药师身在其中，需要努力适应并驾驭这种变化，甚至是强制性制约一些不良习惯，以最大限度地发挥自动化药品调配设备的优势，切实提高工作效率与质量。

1.了解引进自动化调剂设备的前提条件

引进医院必须有信息化、数据化配套环境，在考虑提请引进设备时，要视医院发展状况的需求，必须满足具有顺畅的医疗局域网的全程电子录入和信息传递系统等前提条件。

2.做好自动化调剂设备安装前后的相关工作

为了保证调剂品种与数量的准确性，在安装前后的准备工作中，药房的药师必须协助做好下列工作。

（1）药品入机分类：需要根据药房的服务区域、引进设备的性能要求、药品日常消耗情况，考虑对药房的在用品种进行分类，一些适合机器摆药的拟定为入机药品，另一些列为手工调配药品。不适合整包装发药机的为药盒异形、易破碎、需冷藏等品种；不适合片剂包药机的品种包括大小和重量均一性差、易碎、易掉粉、易受潮、表面黏涩、易掉色、异形等药品。

（2）药品相关数据的核查：目的是保证机器控制系统与 HIS 的顺利对接。整包装发药机的入机药品需要药师协助测量药品外包装的相关信息，以此为据相应的调整药品轨道；片剂包药机的入机药品要提供厂家规定的数量，以测量药品大小、形状、重量等，厂家据此测量数据提前定制片剂包药机的储药盒，以保证能够准确分拣药物。

（3）设备安装期间的配合：按照厂家要求准备场地环境，在安装期间配合工程师完成设备调适，并接受现场操作培训。

3.完善设备引进后日常管理与使用的规范制度

随着自动化调剂设备的使用，调剂工作模式出现相应的改变，药师需要充分利用专业知识与实践经验，加强学习，适应新的环境要求。自动化调剂设备正式投入使用后，药师应参与协助下列工作。

（1）建立规范的管理制度：包括审查核对、流程梳理、质量跟踪、操作规范、使用评价等药房工作流程的各个环节，都需要结合实际情况进行梳理、完善；同时对药师的职能分工、操作技能，以及相关培训考评等也需要适应性地进行标准化、规范化调整。

（2）制定详细的操作指南：制定时注意细节描述，使之具有可操作性，帮助药师们掌握新设备要求，增进技能水平，保证发挥出自动化调剂设备的最大效率。尤应注意做好机器的日常保养维护，保持机器内、外环境的清洁，定期检查药盒内干燥剂并及时更换。在用的药品有变换厂家情况时，药师需要及时跟进，提供药品相关数据，尽快调整或换用新的药盒。

片剂分包机是最普遍使用的调剂设备，能够显著提高药品调剂的准确性，但仍然会出现一些差错，特别是在设备刚投入使用时，注意适当控制分包速度，减少连续长时间操作，否则差错率会更高。对大小、颜色、形状相似的药品，为方便查对可设定为分开包装。

（高淑芳）

第四章

神经系统常用药物

第一节 中枢兴奋药

中枢兴奋药是指能选择性地兴奋中枢神经系统,从而提高其功能活动的一类药,当中枢神经处于抑制状态或功能低下、紊乱时使用此类药物。中枢兴奋药与抢救危重症密切相关。这类药物主要作用于大脑皮质、延髓和脊髓,具有一定程度的选择性。主要包括苏醒药、精神兴奋药(如哌甲酯、苯丙胺、托莫西汀、莫达非尼、匹莫林等也都具有中枢神经兴奋作用)及大脑复健药(γ-氨基丁酸)等。苏醒药常用的有尼可刹米、二甲弗林、洛贝林、戊四氮、乙胺硫脲、细胞色素 C 等,用于治疗疾病或药物引起的呼吸衰竭及中枢抑制。

一、主要兴奋大脑皮质的药物

(一)咖啡因

1.别名

咖啡碱,无水咖啡因,甲基可可碱。

2.作用与应用

本品中枢兴奋作用较弱。小剂量咖啡因增强大脑皮质兴奋过程、振奋精神、减轻疲劳、改善思维;较大剂量可直接兴奋延髓呼吸中枢及血管运动中枢,当其处于抑制状态时,作用更为明显。此外,还有弱利尿作用(增加肾小球的血流量,减少肾小管的重吸收)。口服后容易吸收,峰浓度及血药浓度随用量而异。用于以下情况。

(1)解救因急性感染中毒、催眠药、麻醉药、镇痛药中毒引起的呼吸及循环衰竭。

(2)与溴化物合用治疗神经官能症,使大脑皮质的兴奋、抑制过程恢复平衡。

(3)与阿司匹林、对乙酰氨基酚组成复方制剂治疗一般性头痛,与麦角胺合用治疗偏头痛。

(4)小儿多动症(注意力缺陷综合征)。

(5)防治未成熟新生儿呼吸暂停或阵发性呼吸困难。

3.用法与用量

(1)皮下或肌内注射:安钠咖注射液解救中枢抑制,成人 1 次 1～2 mL,1 天 2～4 mL;极量 1 次 3 mL,1 天 12 mL。小儿 1 次 8 mg/kg,必要时可每 4 小时重复 1 次。

（2）口服：安钠咖片治疗中枢性呼吸及循环衰竭，1次1片，1天4次，餐后服；极量1次2片（咖啡因0.3 g），1天10片（咖啡因1.5 g）。麦角胺咖啡因片用于偏头痛，1次1～2片，1天总量不超过6片。调节大脑皮质活动，口服咖溴合剂，1次10～15 mL，1天3次，餐后服。

4.注意事项

（1）胃溃疡患者禁用。孕妇慎用（动物试验表明本品可引起仔鼠先天性缺损，骨骼发育迟缓）。

（2）偶有过量服用可致恶心、头痛或失眠，长期过多服用可出现头痛、紧张、激动、焦虑，甚至耐受性。过量的表现为烦躁、恐惧、耳鸣、视物不清、肌颤、心率增快及期前收缩。

（3）咖啡因的成人致死量一般为10 g，有死于肝性脑病的报道。

（4）婴儿高热宜选用不含咖啡因的复方制剂。

（5）用药过量时宜静脉滴注葡萄糖氯化钠注射液，同时静脉注射20％甘露醇注射液，以加快药物排泄；烦躁不安或惊厥时可用短效巴比妥类药进行控制，同时给予相应的对症治疗和支持疗法。

5.药物相互作用

（1）异烟肼和甲丙氨酯能提高本品的组织浓度达55％，使作用增强。

（2）口服避孕药可减慢本品的清除率。

(二)甲氯芬酯

1.别名

氯酯醒，遗尿丁，特维知。

2.作用与应用

本品是一种中枢兴奋药，对于抑制状态的中枢神经系统有明显的兴奋作用。主要作用于大脑皮质，能促进脑细胞的氧化还原代谢，增加对糖的利用，并能调节细胞代谢。用于：①颅脑外伤性昏迷、新生儿缺氧症及其他原因所致的意识障碍。②乙醇中毒及某些中枢和周围神经症状。③老年性精神病、儿童遗尿症等。

3.用法与用量

（1）口服：1次0.1～0.3 g，1天3次，1天最大剂量可达1.5 g；儿童1次0.1 g，1天3次。

（2）肌内注射：1次0.25 g，1天1～3次；儿童1次0.06～0.1 g，1天2次。

（3）静脉滴注：1次0.25 g，溶于5％葡萄糖注射液250～500 mL中滴注，1天1～3次。儿童静脉滴注剂量同肌内注射。新生儿可注入脐静脉。新生儿缺氧症，1次0.06 g，每2小时1次。

4.注意事项

（1）对本品过敏、长期失眠、易激动或精神过度兴奋、锥体外系疾病、有明显炎症患者禁用。高血压患者慎用。

（2）可见胃部不适、兴奋、失眠、倦怠、头痛等；发生中毒的症状是焦虑不安、活动增多、共济失调、惊厥、心悸、心率加快、血压升高等。

（3）本品水溶液易水解，注射液应在肌内注射或静脉滴注前现配现用。

二、主要兴奋延髓呼吸中枢的药物(呼吸兴奋药)

代表药物为尼可刹米。

(一)别名

可拉明,二乙烟酰胺,烟酸乙胺,烟酸二乙胺,尼可拉明。

(二)作用与应用

本品选择性地直接兴奋延髓呼吸中枢,也可通过作用于颈动脉体和主动脉体化学感受器反射性地兴奋呼吸中枢,提高呼吸中枢对二氧化碳的敏感性,使呼吸加深、加快。对血管运动中枢有微弱的兴奋作用。对阿片类药物中毒的解救效力较戊四氮好,对吸入性麻醉药中毒次之,对巴比妥类药物中毒的解救不如印防己毒素及戊四氮。其作用时间短暂,一次静脉注射仅可维持作用5~10分钟。本品对呼吸肌麻痹者无效,可用于中枢性呼吸及循环衰竭、麻醉药及其他中枢抑制药中毒。

(三)用法与用量

皮下注射、肌内注射或静脉注射:1次 0.25~0.5 g,必要时每1~2小时重复用药。极量1次1.25 g。儿童1次 10~15 mg/kg,必要时每30分钟可重复1次;或4~7岁1次175 mg,1岁1次125 mg,6月龄以下婴儿1次75 mg。

(四)注意事项

(1)抽搐及惊厥患者、小儿高热而无中枢性呼吸衰竭时禁用。急性卟啉症者慎用。本品对呼吸肌麻痹者无效。

(2)用药时须配合人工呼吸和给氧措施。

(3)不良反应少见。大剂量可致血压升高、心悸、出汗、呕吐、震颤及肌僵直,应及时停药以防惊厥,给予对症和支持治疗,静脉滴注10%葡萄糖注射液,促进药物排泄;如出现惊厥,应及时静脉注射苯二氮䓬类药或小剂量硫喷妥钠。

(五)药物相互作用

(1)与其他中枢兴奋药合用可引起惊厥。

(2)与鞣酸、有机碱的盐类及各种金属盐类配伍均可能产生沉淀;遇碱类物质加热可水解,并脱去乙二胺基生成烟酸盐。

三、主要兴奋脊髓的药物

代表药物为士的宁。

(一)别名

番木鳖碱,士的年。

(二)作用与应用

本品对脊髓有选择性兴奋作用,可提高骨骼肌的紧张度,对大脑皮质、呼吸和循环中枢也有一定的兴奋作用。用于以下情况。

(1)巴比妥类药物中毒,效果不及贝美格且不安全。

(2)偏瘫、瘫痪及因注射链霉素引起的骨骼肌松弛、弱视症等。因安全范围小,过量易产生惊厥,现已少用。

(三)用法与用量

1.皮下注射

1次 1~3 mg,极量1次5 mg。

2.口服

1次1～3 mg,1天3次。对抗链霉素引起的骨骼肌松弛,1次1 mg,1天1次。

(四)注意事项

(1)癫痫、吗啡中毒、高血压、动脉硬化、肝功能不全、肾功能不全、破伤风、突眼性甲状腺肿患者、孕妇及哺乳期妇女禁用。

(2)过量时有腹部或胃部不适、惊厥、呼吸麻痹。

(3)本品排泄缓慢,有蓄积作用,故使用时间不宜过长。

(4)如出现惊厥,可立即静脉注射戊巴比妥钠0.3～0.4 g,或用较大量的水合氯醛灌肠。如呼吸麻痹,须人工呼吸。

(5)口服本品中毒时,待惊厥控制后,以0.1%高锰酸钾溶液洗胃。

四、其他

如他替瑞林,为合成的促甲状腺素释放激素(TRH)类似物。本品经由脑TRH受体对中枢神经系统(CNS)产生强而持久的多重作用。本品对CNS的兴奋作用比TRH强10～100倍,作用持续时间比TRH长约8倍。本品对TRH受体的亲和力约为TRH的1/11,因而本品的内分泌作用比TRH弱,但本品在体内比TRH稳定。另外,本品对促甲状腺素(TSH)释放的作用为TRH的1/11～1/6。TSH释放是由一个包括甲状腺素的强负反馈系统调节的,该负反馈系统也会抑制本品潜在的内分泌作用。目前本品仅在欧洲上市,用于改善脊髓小脑变性患者的共济失调。

(吕红霞)

第二节 镇静催眠药

一、苯二氮䓬类

(一)长效类

典型代表药物有地西泮。

1.别名

安定,苯甲二氮䓬。

2.作用与应用

本品为苯二氮䓬(BDZ)类药物的代表药。BDZ类药物为中枢神经抑制药,小剂量有抗焦虑作用,随着剂量的渐增可显示镇静、催眠、抗惊厥、抗癫痫及中枢性肌肉松弛作用。BDZ类药物主要是通过加强γ-氨基丁酸(GABA)能神经元的抑制效应发挥作用。可通过促进GABA与GABAA受体的结合,也可通过提高Cl^-通道开放频率增强GABA对GABAA受体的作用,发挥中枢抑制效应。主要用于:①焦虑症及各种功能性神经症。②失眠:尤对焦虑性失眠疗效极佳。③癫痫:静脉注射控制癫痫持续状态,同时需用其他抗癫痫药巩固与维持;亦可与其他抗癫痫药合用,治疗癫痫强直阵挛发作或失神发作。④各种原因引起的惊厥:如子痫、破伤风、小儿高热、药物中毒等引起的惊厥。⑤缓解局部肌肉或关节炎症引起的反射性肌肉痉挛,上运动神经元的病变、手足徐动症和僵人综合征的肌肉痉挛,颞颌关节病变引起的咬肌痉挛,脑卒中或脊髓损伤性中枢性肌强直或腰肌劳损、内镜检查等。⑥作为麻醉前给药:可缓解患者对手术的恐惧情绪,减少麻醉药用量,增加其安全性,使患者对手术中的不良刺激在术后不复记忆,这些作用优于吗啡和氯丙嗪。⑦其他:偏头痛、紧张性头痛,呃逆,惊恐症,乙醇戒断综合征,家族性、老年性及特发性震颤等。

3.用法与用量

(1)口服:抗焦虑,1次2.5～10 mg,1天3次。催眠,5～10 mg睡前服。麻醉前给药,1次10 mg。急性乙醇戒断,第1天1次10 mg,1天3～4次,以后按需要减少到1次5 mg,1天3～4次。抗惊厥、抗癫痫,1次2.5～10 mg,1天2～4次。缓解肌肉痉挛,1次2.5～5 mg,1天3～4次。儿童,1岁以下1天1～2.5 mg;幼儿1天不超过5 mg;5～10岁1天不超过10 mg,均分3次服。

(2)静脉注射:静脉注射要缓慢。成人基础麻醉,10～30 mg。癫痫持续状态,开始5～10 mg,每隔5～10分钟可按需要重复,达30 mg后必要时每2～4小时重复治疗。儿童1次0.25～0.5 mg/kg,但1次不能超过20 mg,缓慢注射。

4.注意事项

(1)本品可致嗜睡、轻微头痛、乏力、运动失调,与剂量有关。老年患者更易出现以上反应。偶见低血压、呼吸抑制、视物模糊、皮疹、尿潴留、忧郁、精神错乱、白细胞减少。用药过量可出现持续的精神错乱、严重嗜睡、颤抖、语言不清、蹒跚、心动过缓、呼吸急促或困难、严重乏力。少数人出现兴奋不安。久用可产生耐受性和依赖性,故不宜长期应用。不可突然停药,否则可出现反跳现象和戒断症状(出现失眠、焦虑、兴奋、心动过速、呕吐、出汗及震颤,甚至惊厥)。宜从小剂量用起。

(2)静脉注射时速度宜慢,至少历时5分钟以上注完,否则可引起心血管和呼吸抑制,静脉注射后应卧床观察3小时以上。在注射过程中患者出现嗜睡现象时,应立刻停止注射。

(3)剂量不宜过大,必要时可分次使用,分次注射时,总量应从初量算起;因属于长效药,原则上不应做连续静脉滴注。注射液不宜与其他药物或溶液混合。误入动脉可引起动脉痉挛,导致坏疽。

5.药物相互作用

(1)与中枢神经系统抑制药(如乙醇、全麻药、镇痛药、吩噻嗪类药物、单胺氧化酶A型抑制药、三环类抗抑郁药)、可乐定、筒箭毒碱、加拉碘铵合用,作用相互增强。

(2)与抗高血压药和利尿降压药合用,降压作用增强。

(3)与地高辛合用,地高辛的血药浓度增加。

(4)与左旋多巴合用,左旋多巴的疗效降低。

(5)与影响肝药酶细胞色素P450的药物合用,可发生复杂的相互作用:卡马西平、苯巴比妥、苯妥英、利福平为肝药酶的诱导剂,可增加本品的消除,使血药浓度降低;异烟肼为肝药酶的抑制药,可减少本品的消除,使半衰期延长。

(6)茶碱可逆转本品的镇静作用。高剂量咖啡与地西泮同服可干扰其抗焦虑作用。

(7)酗酒可明显增强地西泮的中枢抑制作用。吸烟可使地西泮的血浆半衰期明显缩短,疗效降低。

(8)与其他易成瘾的药物合用时,成瘾的危险性增加。

(二)中效类

如艾司唑仑,又称舒乐安定、三唑氯安定,为高效苯二氮䓬类镇静催眠药,作用与地西泮相似,具有较强的镇静、催眠、抗惊厥、抗焦虑作用,以及较弱的肌肉松弛作用。本品作用于 BDZ 受体,加强中枢神经内 GABA 受体作用,影响边缘系统功能而抗焦虑。可明显缩短或取消非快动眼睡眠(NREM)的第 4 期(减少发生于此期的夜惊或梦游症),阻滞对网状结构的激活,产生镇静催眠作用,且具有广谱抗惊厥作用,对癫痫强直阵挛发作、失神发作有一定疗效。口服吸收较快,2 小时血药浓度达峰值,$t_{1/2}$ 为 10~24 小时,2~3 天血药浓度达稳态。血浆蛋白结合率约为 93%。在肝脏中主要经 CYP3A 代谢,经肾脏排泄缓慢。可通过胎盘,分泌入乳汁中。用于:①各种类型的失眠,催眠作用强,口服后 20~60 分钟可入睡,维持 5~8 小时。②焦虑、紧张、恐惧及癫痫强直阵挛发作、失神发作。③术前镇静、创伤性和神经性疼痛。

(三)短效类

如奥沙西泮,又称舒宁,去甲羟基安定,羟苯二氮䓬,氯羟氧二氮䓬。本品为地西泮、氯氮䓬的主要活性代谢产物,属短、中效的 BDZ 类药,作用与地西泮相似,但较弱,嗜睡、共济失调等不良反应较少。对焦虑、紧张、失眠、头晕及部分神经症均有效。对控制癫痫强直阵挛发作、失神发作也有一定作用。口服吸收后 2~3 小时血药浓度达峰值,$t_{1/2}$ 为 4~15 小时。能透过胎盘屏障,并能从乳汁中分泌。用于焦虑障碍、伴有焦虑的失眠,并能缓解急性乙醇戒断症状。

(四)超短效类

如咪达唑仑,又称速眠安,咪唑安定,咪唑二氮䓬具有典型的苯二氮䓬类药理活性,可产生抗焦虑、镇静、催眠、抗惊厥及肌肉松弛作用。肌内注射或静脉注射后可产生短暂的顺行性记忆缺失,使患者不能回忆起在药物高峰期间所发生的事情。本品作用特点为起效迅速,而持续时间短。可缩短入睡时间(一般只需 20 分钟),延长总睡眠时间,而对快波睡眠(REM)无影响,次晨醒后患者可感到精力充沛、轻松愉快。无耐受性和戒断症状或反跳。毒性小,安全范围大。本品口服与肌内注射均吸收迅速而完全,血浆蛋白结合率为 97%,消除半衰期为 1.5~2.5 小时(充血性心力衰竭患者 $t_{1/2}$ 可延长 2~3 倍)。长期用药无蓄积作用。用于:①治疗失眠症。②外科手术或器械性诊断检查(如心血管造影、心律转复、支气管镜检查、消化道内镜检查等)时进行诱导睡眠用。③全麻或局部麻醉时辅助用药。

二、巴比妥类

(一)长效类

如苯巴比妥,又称鲁米那,为长效巴比妥类,随着剂量的增加,其中枢抑制的程度和范围逐渐加深和扩大,可依次出现镇静、催眠、抗惊厥和抗癫痫、麻醉等作用。大剂量对心血管系统也有抑制作用,10 倍的催眠量可引起呼吸中枢麻痹而致死。由于安全性差,易发生依赖性,其应用已日渐减少。本品还能增强解热镇痛药的作用,并能诱导肝脏微粒体葡萄糖醛酸转移酶活性,促进胆红素与葡萄糖醛酸结合,降低血浆胆红素浓度,治疗新生儿高胆红素血症(核黄疸)。因具有肝药酶诱导作用,不仅加速自身的代谢,还可加速其他多种药物的代谢,用于以下情况。①镇静:如焦虑不安、烦躁、甲状腺功能亢进、高血压、功能性恶心、小儿幽门痉挛等症。②催眠:偶用于顽固性失眠症,但醒后往往有疲倦、嗜睡等后遗效应。③抗惊厥:能对抗中枢兴奋药中毒或高热、破伤风、脑炎、脑出血等疾病引起的惊厥。④抗癫痫:对癫痫强直阵挛发作、简单部分发作(出现作用快)及癫痫持续状态有良效;对癫痫失神发作疗效差;而对复杂部分发作则往往无效,且单用本品治疗时还可能使发作加重。⑤麻醉前给药。⑥与解热镇痛药配伍,以增强其作用。⑦治疗新生儿高胆红素血症。⑧鲁米托品片用于自主神经功能失调所致的头痛、呕吐、颤抖、胃肠道紊乱性腹痛等。

(二)中效类

如异戊巴比妥,作用与苯巴比妥相似,但起效快(15～30 分钟),且持续时间较短(3～6 小时)。对中枢神经系统的抑制作用因剂量不同而表现为镇静、催眠、抗惊厥等。主要用于镇静、催眠(适用于难入睡者)、抗惊厥(如小儿高热、破伤风惊厥、子痫、癫痫持续状态等)及麻醉前给药。

(三)短效类

如司可巴比妥钠,又称速可眠,为短效巴比妥类,因剂量不同而表现为镇静、催眠、抗惊厥作用。其催眠作用与异戊巴比妥相同,作用快(15～20 分钟起效),持续时间短(约 3 小时)。主要用于入睡困难的失眠患者;也可用于镇静、抗惊厥(小儿高热惊厥、破伤风惊厥、子痫、癫痫持续状态)及麻醉前给药。

(四)超短效类

如硫喷妥钠,为超短时间作用的巴比妥类药物,脂溶性高。静脉注射后迅速通过血-脑屏障,对中枢神经系统产生抑制作用,起效迅速,持续时间短,主要具有全身麻醉作用。可用于静脉麻醉、诱导麻醉、基础麻醉和抗惊厥。

三、其他镇静催眠药

如水合氯醛、唑吡坦、佐匹克隆等。

(吕红霞)

第三节　抗 癫 痫 药

一、苯妥英钠

(一)别名

苯妥英,大仑丁,二苯乙内酰脲,二苯乙内酰胺钠,奇非宁。

(二)作用与应用

本品为乙内酰脲类非镇静催眠性抗癫痫药,对大脑皮质运动区有高度选择性抑制作用,一般认为系通过稳定细胞膜的功能及增加脑内抑制性神经递质 5-羟色胺(5-HT)和 γ-氨基丁酸(GABA)的作用,来防止异常放电的传播而具有抗癫痫作用。本品不能抑制癫痫病灶异常放电,但可阻止癫痫病灶异常放电向周围正常脑组织扩散,这可能与其抑制突触传递的强直后增强(PTP)有关。用于:①治疗癫痫复杂部分发作(颞叶癫痫即精神运动性发作)、简单部分发作(局限性发作)、全身强直阵挛发作(大发作)和癫痫持续状态。本品在脑组织中达到有效浓度较慢,因此疗效出现缓慢,需要连续多次服药才能有效。对失神发作(小发作)无效,有时甚至使病情恶化。②治疗三叉神经痛、坐骨神经痛、发作性舞蹈手足徐动症、发作性控制障碍(包括发怒、焦虑、失眠、兴奋过度等行为障碍疾病)、肌强直症及隐形营养不良性大疱性表皮松解症。③抗心律失常,对心房和心室的异位节律点有抑制作用,也可加速房室的传导,降低心肌自律性。用于治疗室上性或室性期前收缩、室性心动过速,尤适用于强心苷中毒时的室性心动过速,室上性心动过速也可用。

(三)用法与用量

(1)口服:治疗癫痫,宜从小剂量开始,酌情增量,但需注意避免过量。1 次 50~100 mg,1 天 2~3 次(1 天 100~300 mg)。极量 1 次 300 mg,1 天 500 mg。小儿 3~8 mg/(kg·d),分 2~3 次服。三叉神经痛等,成人 1 次 100~200 mg,1 天 2~3 次。

(2)静脉注射或滴注:癫痫持续状态,剂量应足够大才能迅速提高脑内药物浓度,1 次 150~250 mg,溶于 5% 葡萄糖注射液 20~40 mL 内,在 6~10 分钟缓慢注射,每分钟不超过 50 mg,需要时 30 分钟后可再静脉注射 100~150 mg,1 天总量不超过 500 mg,或(16.4±2.7) mg/kg 静脉滴注。小儿 1 次 5~10 mg/kg,1 次或分 2 次注射。

(四)注意事项

(1)对乙内酰脲类药有过敏史者(与乙内酰脲类或同类药有交叉过敏现象)、阿-斯综合征、二至三度房室传导阻滞、窦房传导阻滞、窦性心动过缓、低血压者禁用。嗜酒,贫血,糖尿病,肝、肾功能损害,心血管病(尤其是老年患者),甲状腺功能异常者,孕妇及哺乳期妇女慎用。

(2)除对胃肠道刺激外,本品其他不良反应均与血药浓度相平行,亦与患者特异质反应有关。一般血药浓度为 10 μg/mL 时可有效地抑制强直阵挛发作,而 20 μg/mL 左右即可出现毒性反应。

(3)较常见的不良反应有行为改变、笨拙、步态不稳、思维混乱、发音不清、手抖、神经质或烦躁易怒(这些反应往往是可逆的,一旦停药就很快消失)。另外较常见的有齿龈肥厚、出血,面容粗糙、毛发增生。偶见颈部或腋部淋巴结肿大(IgA 减少)、发热或皮疹(不能耐受或过敏)、白细胞减少、紫癜。罕见双眼中毒性白内障、闭经、小脑损害及萎缩。

二、苯巴比妥

(一)作用与应用

本品是 1921 年即用于抗癫痫的第一个有机化合物,至今仍以其起效快、疗效好、毒性小和价廉而广泛用于临床。本品既能抑制病灶的异常放电,又能抑制异常放电向周围正常脑组织的扩散。增强中枢抑制性递质 GABA 的功能,减弱谷氨酸为代表的兴奋性递质的释放。主要用于癫痫强直阵挛发作(大发作)及癫痫持续状态,对各种部分发作(简单部分发作及复杂部分发作)也有效,但对失神发作(小发作)和婴儿痉挛效果差。因其中枢抑制作用明显,故均不作为首选药。在控制癫痫持续状态时,临床更倾向于用戊巴比妥钠静脉注射。

(二)用法与用量

(1)口服:抗癫痫,1 次 30 mg,1 天 3 次;或 90 mg 睡前顿服。极量 1 次 250 mg,1 天 500 mg。小儿 2~3 mg/(kg·d),分 2~3 次(渐加量,直至发作控制后继用原剂量)。

(2)肌内注射:1 次 15~30 mg,1 天 2~3 次。小儿抗惊厥,1 次 6~10 mg/kg,必要时过 4 小时可重复,1 次极量不超过 0.2 g。

(3)静脉注射:癫痫持续状态,1 次 200~250 mg,必要时每 6 小时重复 1 次,注射应缓慢。

（三）注意事项

（1）用药初期易出现嗜睡、精神萎靡等不良反应,长期使用因耐受性而自行消失。

（2）停药阶段应逐渐减量,以免导致癫痫发作,甚至出现癫痫持续状态。

（3）其他参见本章第二节镇静催眠药苯巴比妥。

（吕红霞）

第四节　抗精神失常药

精神失常是由多种原因引起的精神活动障碍的一类疾病,包括精神分裂症、躁狂症、抑郁症和焦虑症。治疗这些疾病的药物统称为抗精神失常药。

一、抗精神病药

抗精神病药是用于治疗精神分裂症、器质性精神病及双相精神障碍(躁狂抑郁症)的躁狂期的药物。这类药物的特点是对精神活动具有较大的选择性抑制,能治疗各种精神病和多种精神症状,在通常的治疗剂量并不影响患者的智力和意识,却能有效地控制患者的精神运动兴奋、烦躁、焦虑、幻觉、妄想、敌对情绪、思维障碍和儿童行为异常等,达到安定的作用。精神分裂症是一组以思维、情感、行为之间不协调,精神活动与现实脱离为主要特征的最常见的一类精神病。根据临床症状,将精神分裂症分为Ⅰ型和Ⅱ型,前者以阳性症状(幻觉和妄想)为主,后者则以阴性症状(情感淡漠、主动性缺乏等)为主。本节述及的药物大多对Ⅰ型治疗效果好,对Ⅱ型则效果较差甚至无效。这类药物大多是强效多巴胺受体阻断药,在发挥治疗作用的同时,大多药物可引起情绪冷漠、精神运动迟缓和运动障碍等不良反应。

（一）吩噻嗪类

1.氯丙嗪

（1）别名:冬眠灵,氯普马嗪,可乐静,可平静,氯硫二苯胺,阿米那金。

（2）作用与应用:本品是吩噻嗪类的代表药,为中枢多巴胺受体的阻断药,具有多种药理活性。①抗精神病作用:主要是由于阻断了与情绪思维有关的中脑-边缘系统、中脑-皮质系统的多巴胺(D_2)受体所致。而阻断网状结构上行激活系统的 α 肾上腺素受体,则与镇静安定有关。精神分裂症患者服用后则显现良好的抗精神病作用,能迅速控制兴奋躁动状态,大剂量连续用药能消除患者的幻觉和妄想等症状,减轻思维障碍,使患者恢复理智,情绪安定,生活自理。对抑郁无效,甚至可使之加剧。长期应用,锥体外系反应的发生率较高。②镇吐作用:小剂量可抑制延髓催吐化学感受区的多巴胺受体,大剂量时可直接抑制呕吐中枢,产生强大的镇吐作用。但对刺激前庭所致的呕吐无效。对顽固性呃逆有效。③降温作用:抑制体温调节中枢,使体温降低,体温可随外环境变化而变化。用较大剂量时,置患者于冷环境中(如冰袋或用冰水浴)可出现"人工冬眠"状态。④增强催眠药、麻醉药、镇静药的作用。⑤对心血管系统的作用:可阻断外周 α 肾上腺素受体,直接扩张血管,引起血压下降,大剂量时可引起直立性低血压,应注意。还可解除小动脉、小静脉痉挛,改善微循环而有抗休克作用。同时由于扩张大静脉的作用大于动脉系统,可降低心脏前负荷而改善心脏功能(尤其是左心衰竭)。⑥对内分泌系统有一定影响,如使催乳素释放抑制因子释放减少,出现乳房肿大、乳溢。抑制促性腺激素释放、促肾上腺皮质激素及生长激素分泌,延迟排卵。⑦阻断 M 受体作用较弱,引起口干、便秘、视物模糊。口服易吸收,但吸收不规则,个体差异甚大。胃内容物或与抗胆碱药(如苯海索)同服时可影响其吸收。

主要用于:①治疗精神病。主要对控制精神分裂症或其他精神病的兴奋躁动、紧张不安、幻觉和妄想等症状有显著疗效。②镇吐。几乎对各种原因(如尿毒症、胃肠炎、恶性肿瘤、妊娠及药物)引起的呕吐均有效,也可治疗顽固性呃逆。但对晕动病呕吐无效。③低温麻醉及人工冬眠。配合物理降温,应用氯丙嗪于低温麻醉时可防止休克发生;人工冬眠时,与哌替啶、异丙嗪组成冬眠合剂用于创伤性休克、中毒性休克、烧伤、高热及甲状腺危象的辅助治疗。④与镇痛药合用,缓解晚期癌症患者的剧痛。⑤治疗心力衰竭。⑥试用于治疗巨人症。

(3)用法与用量。①口服:治疗精神病,1 天 50～600 mg。开始 1 天 25～50 mg,分 2～3 次服,渐增至 1 天 300～450 mg,症状减轻后减至维持量 1 天100～150 mg。极量 1 次 150 mg,1 天600 mg。镇吐和顽固性呃逆,1 次 12.5～25 mg,1 天 2～3 次。②肌内注射或静脉注射:治疗精神病,1 次 25～50 mg,用氯化钠注射液稀释至 1 mg/mL,然后以每分钟不超过 1 mg 的速度缓慢注入。一般采用静脉滴注而避免静脉注射,以防意外。极量 1 次 100 mg,1 天 400 mg。待患者合作后改为口服。呕吐,1 次 25～50 mg。治疗心力衰竭,1 次 5～10 mg,1 天 1～2 次。也可静脉滴注,速度为每分钟 0.5 mg。③静脉滴注:从小剂量开始,25～50 mg 稀释于 500 mL 葡萄糖氯化钠注射液中缓慢滴注,1 天 1 次,每隔1～2 天缓慢增加 25～50 mg,治疗剂量 1 天 100～200 mg。④小儿口服、肌内注射、静脉注射:1 次 0.5～1 mg/kg。

(4)注意事项:①对吩噻嗪类药物过敏、骨髓抑制、肝功能严重减退、青光眼、有癫痫或惊厥病史(能降低惊厥阈,诱发癫痫)及昏迷(特别是用中枢神经抑制药后)患者禁用。肝功能不全、尿毒症、高血压、冠心病患者慎用。6 月龄以下婴儿不推荐使用。②常见的不良反应有中枢抑制症状(如嗜睡、淡漠、无力等)、α 受体阻断症状(鼻塞、血压下降、直立性低血压及反射性心动过速等)、M 受体阻断症状(口干、视物模糊、无汗、便秘、眼压升高等)。③本品局部刺激性较强,肌内注射局部疼痛较重,可加 1% 普鲁卡因溶液进行深部肌内注射。静脉注射可致血栓性静脉炎,应以0.9% 氯化钠注射液或葡萄糖注射液稀释后缓慢注射。④注射或口服大剂量时可引起直立性低血压,注射给药后立即卧床休息 1～2 小时,而后可缓慢起立。血压过低时可静脉滴注去甲肾上腺素或麻黄碱升压,但不可用肾上腺素,以防血压降得更低。⑤长期大量服药可出现锥体外系反应,如帕金森综合征、静坐不能、急性肌张力障碍,可通过减少药量、停药来减轻或消除,也可用抗胆碱药缓解。⑥部分患者长期服用后可引起迟发性运动障碍,表现为不自主的刻板运动,停药后不消失,用抗胆碱药反使症状加重,抗多巴胺药可使此反应减轻。⑦本品有时可引起抑郁状态,用药时应注意。⑧老年人对本类药物的耐受性降低,且易产生低血压、过度镇静及不易消除的迟发性运动障碍。⑨可发生变态反应,常见有皮疹、接触性皮炎、剥脱性皮炎、粒细胞减少(此反应少见,一旦发生应立即停药)、哮喘、紫癜等。⑩长期用药还会引起内分泌系统紊乱,如乳腺增大、泌乳、肥胖、闭经、抑制儿童生长等。

(5)药物相互作用:①与单胺氧化酶抑制药、三环类抗抑郁药合用时,两者的抗胆碱作用增强,不良反应加重。②可增强其他中枢抑制药的作用,如乙醇、镇静催眠药、抗组胺药、镇痛药等,联合应用时注意调整剂量。特别是与吗啡、哌替啶等合用时,应注意呼吸抑制和血压降低。③肝药酶诱导剂苯巴比妥、苯妥英钠、卡马西平等可加速本品的代谢,使药效降低,减弱其抗精神病作用。④与抗高血压药合用易致直立性低血压。⑤与舒托必利合用有发生室性心律失常的危险。

⑥抗酸药及苯海索可影响本品的吸收。⑦本品可逆转肾上腺素的升压作用而引起严重低血压。⑧与阿托品类药物合用,抗胆碱作用增强,不良反应增加。⑨与碳酸锂合用,可引起血锂浓度增高,导致运动障碍、锥体外系反应加重、脑病及脑损伤等。

2.奋乃静

(1)别名:羟哌氯丙嗪,得乐方,氯吩嗪。

(2)作用与应用:本品为吩噻嗪类的哌嗪衍生物。作用与氯丙嗪相似,但其抗精神病作用、镇吐作用较强,而镇静作用较弱。毒性较低。对幻觉、妄想、焦虑、紧张、激动等症状有效。对多巴胺受体的作用与氯丙嗪相同,其锥体外系不良反应较明显;对去甲肾上腺素受体影响较小,故对血压影响不大。肌内注射本品治疗急性精神病时10分钟起效,1～2小时达最大效应,作用可持续6小时。口服吸收慢而不规则,生物利用度为20%,达峰时间为4～8小时。主要在肝脏代谢,在肝脏中有明显的首过效应并存在肝肠循环。用于:①治疗偏执型精神病、反应性精神病、症状性精神病、单纯型及慢性精神分裂症。②治疗恶心、呕吐、呃逆等症。③神经症具有焦虑紧张症状者亦可用小剂量配合其他药物治疗。

(3)用法与用量。①口服:用于精神病,从小剂量开始,1次2～4 mg,1天6～12 mg,每隔1～2天增加6 mg,渐增至1天30～60 mg,分3次服。成人住院患者治疗量,1天20～50 mg,分2～4次服,或根据需要和耐受情况调整用量。门诊患者可缓慢加量,逐渐增至需要量。用于呕吐和焦虑,1次2～4 mg,1天2～3次。②肌内注射:用于精神病,1次5～10 mg,隔6小时1次或酌情调整;用于呕吐,1次5 mg。

(4)注意事项:①对吩噻嗪类药物过敏、肝功能不全、有血液病、骨髓抑制、青光眼、帕金森病及帕金森综合征者禁用。孕妇及哺乳期妇女慎用。②锥体外系症状较多见,一般服用苯海索可解除。长期服用也可以发生迟发性运动障碍。过量可引起木僵或昏迷。③少数患者有心悸、心动过速、口干、恶心、呕吐、便秘、尿频、食欲改变和体重增加等症状。有时可产生直立性虚脱。偶见皮疹、过敏性皮炎、阻塞性黄疸、心电图ST-T波变化。④服药大约2周才能充分显效。突然停药会导致恶心、呕吐、胃部刺激、头痛、心率加快、失眠或病情恶化,故应逐渐减量。⑤可与食物、水和牛奶同服以减少对胃的刺激。⑥本品可使尿液变成粉红色、红色或红棕色。⑦应选用去甲肾上腺素或去氧肾上腺素治疗低血压,禁用肾上腺素。

(5)药物相互作用:①与镇静催眠药、镇痛药合用可增强中枢抑制作用。②与锂制剂合用可导致衰弱无力、运动障碍、锥体外系反应加重、脑病及脑损伤。③与曲马多合用可引发癫痫。④可降低苯丙胺、胍乙啶、抗惊厥药和左旋多巴等的药效。⑤与氟西汀、帕罗西汀、舍曲林合用可出现严重的帕金森综合征。⑥本品可逆转肾上腺素的升压作用而引起严重的低血压。⑦可增强单胺氧化酶抑制药、三环类抗抑郁药、普萘洛尔和苯妥英钠的不良反应。

(二)硫杂蒽类

1.氯普噻吨

(1)别名:氯丙硫蒽,泰尔登,泰来静,氯丙噻吨,氯丙硫新。

(2)作用与应用:本品药理作用与氯丙嗪相似。可通过阻断脑内神经突触后 D_1 和 D_2 受体而改善精神症状,抗精神病作用不及氯丙嗪。也可抑制脑干网状结构上行激活系统,镇静作用比氯丙嗪强。还可抑制延髓化学感受区而发挥止吐作用。并有较弱的抗抑郁、抗焦虑作用,故调整情绪、控制焦虑和抑郁的作用较氯丙嗪强,但抗幻觉、妄想的作用不如氯丙嗪。由于其抗肾上腺素与抗胆碱作用较弱,故不良反应较轻,锥体外系症状也较少。口服后吸收快,1～3小时血药浓度可达峰值。肌内注射后作用时间可达 12 小时以上。用于伴有焦虑或抑郁症的精神分裂症、更年期抑郁症;亦用于改善焦虑、紧张、睡眠障碍。

(3)用法与用量。①口服:治疗精神病,从小剂量开始,1 天 75～200 mg,分 2～3 次服。必要时可用至每天 400～600 mg。老年患者起始剂量应减半,加量要缓慢,随后的剂量增加也应减慢。治疗儿童精神分裂症,6～12 岁,1 次 10～25 mg,1 天 3～4 次。治疗神经症,1 次 12.5～25 mg,1 天 3 次。治疗儿童精神分裂症,6～12 岁 1 次 10～25 mg,1 天 3～4 次。治疗神经症,1 次 12.5～25 mg,1 天 3 次。②肌内注射:对于精神病的兴奋躁动、不合作者,开始可肌内注射,1 天 90～150 mg,分次给予;好转后改为口服。

(4)注意事项:①对本品过敏、帕金森病及帕金森综合征、基底神经节病变、昏迷、骨髓抑制、青光眼、尿潴留患者、6 岁以下儿童禁用。肝功能受损、癫痫、心血管疾病、前列腺增生、溃疡病患者及孕妇慎用。哺乳期妇女用药期间应停止哺乳。②不良反应与氯丙嗪相似,也可引起直立性低血压,锥体外系反应较少见。长期大剂量用药也可产生迟发性运动障碍。大剂量时可引起癫痫强直阵挛发作。注射局部可见红肿、疼痛、硬结。③可引起血浆中催乳素浓度增加,可能有关的症状为乳溢、男子女性化乳房、月经失调、闭经。

(5)药物相互作用:①与三环类或单胺氧化酶抑制药合用时,镇静和抗胆碱作用增强。②与抗胆碱药合用,可使两者的作用均增强。③与锂剂合用可导致虚弱、运动障碍、锥体外系反应加重及脑损伤等。④与曲马多、佐替平合用发生惊厥的危险性增加。⑤与抗胃酸药或泻药合用时可减少本品的吸收。⑥本品与肾上腺素合用可导致血压下降。⑦可掩盖氨基糖苷类抗生素的耳毒性。

2.氯哌噻吨

(1)别名:氯噻吨,氨噻吨。

(2)作用与应用:本品通过对 D_1 和 D_2 受体的阻断而起作用,其抗精神病作用与氯丙嗪相似,有较强的镇静作用。长期应用不会引起耐受性增加和多巴胺受体过敏。阻断 α 肾上腺素受体作用比较强。口服一般在 2～7 天出现疗效。速效针剂肌内注射后 4 小时起效。长效针剂在肌内注射后第 1 周出现疗效。用于:①精神分裂症。长期用药可预防复发,对慢性患者可改善症状。对幻觉、妄想、思维障碍、行为紊乱、兴奋躁动等有较好疗效。②对智力障碍伴精神运动性兴奋状态、儿童严重攻击性行为障碍、老年动脉硬化性痴呆疗效较好。

(3)用法与用量。①口服:开始剂量 1 天 10 mg,1 天 1 次。以后可逐渐增至 1 天 80 mg(首剂后每 2～3 天增加 5～10 mg),分 2～3 次服。维持量 1 天 10～40 mg。②深部肌内注射:速效针剂,1 次 50～100 mg,一般每 72 小时 1 次,总量不超过 400 mg;老年人 1 次不宜超过 100 mg。长效制剂,一般 1 次 200 mg,每 2～4 周 1 次,根据情况调整。

(4)注意事项:①对硫杂蒽类及吩噻嗪类药物过敏(本品与其他硫杂蒽类及吩噻嗪类药物有交叉过敏性),有惊厥病史,严重心、肝、肾功能不全患者,孕妇及哺乳期妇女禁用。不宜用于兴奋、躁动患者。②主要不良反应为锥体外系反应,使用苯海索可减轻,大剂量可出现头晕、乏力、嗜睡、口干、心动过速、直立性低血压等。多见于治疗开始的两周内,坚持治疗或减量可逐渐减轻或消失。③儿童不宜使用速效针剂。④注意剂量个体化,应从小剂量开始,根据疗效逐步调整至最适合剂量。⑤服药期间应避免饮酒。

(5)药物相互作用:①与催眠药、镇痛药或镇静药合用可相互增效。②与哌嗪合用可增加锥体外系反应的发生率。③不宜与其他抗精神病药合用。

(三)丁酰苯类

如氟哌啶醇，又称氟哌丁苯、氟哌醇、卤吡醇，作用与氯丙嗪相似，有较强的多巴胺受体阻断作用，属于强效低剂量的抗精神病药。其抗焦虑症、抗精神病作用强而持久，对精神分裂症及其他精神病的躁狂症状均有效。镇吐作用较强，但镇静作用弱，降温作用不明显。抗胆碱及抗去甲肾上腺素的作用较弱，心血管系统不良反应较少。口服吸收快，3～6小时血药浓度达高峰。主要用于：①各型急、慢性精神分裂症，尤其适合急性青春型和伴有敌对情绪及攻击行为的偏执型精神分裂症，亦可用于对吩噻嗪类药物治疗无效的其他类型或慢性精神分裂症。②焦虑性神经症。③儿童抽动秽语综合征，又称 Tourette 综合征(TS)。小剂量本品治疗有效，能消除不自主的运动，又能减轻和消除伴存的精神症状。④呕吐及顽固性呃逆。

(四)苯甲酰胺类

如舒必利，又称止吐灵，属苯甲酰胺类化合物，为非典型抗精神病药(锥体外系不良反应不明显)。在下丘脑、脑桥和延髓能阻断 D_1、D_2 受体，对 D_3、D_4 受体也有一定的阻断作用。具有激活情感作用。其抗木僵、退缩、幻觉、妄想及精神错乱的作用较强，并有一定的抗抑郁作用，对情绪低落、抑郁等症状也有治疗作用。有很强的中枢性止吐作用。抗胆碱作用较弱，无镇静催眠作用和抗兴奋躁动作用。本品自胃肠道吸收，2小时可达血药浓度峰值。可透过胎盘屏障及从母乳中排出。用于：①精神分裂症，适用于单纯型、偏执型、紧张型及慢性精神分裂症的孤僻、退缩、淡漠症状。对抑郁症状有一定疗效。②治疗呕吐、乙醇中毒性精神病、智力发育不全伴有人格障碍。③胃及十二指肠溃疡、眩晕、偏头痛等。

(五)新型结构抗精神病药

1.二苯丁酰哌啶类

如五氟利多，为口服长效抗精神分裂症药。阻断 D_2 受体，具有较强的抗精神病作用、镇吐作用和阻断 α 受体的作用。有效剂量时不会诱发癫痫，对心血管系统的不良反应小，镇静作用较弱，是一类口服作用维持时间较长、又较安全的抗精神病药，一次用药疗效可维持1周(吸收后能贮存在脂肪组织中并缓慢释放)。抗精神病作用与氟哌啶醇相似。对精神分裂症的各型、各病程均有疗效，控制幻觉、妄想、淡漠、退缩等症状疗效较好。主要用于慢性精神分裂症，尤其适用于病情缓解者的维持治疗，对急性患者也有效。

2.二苯二氮䓬类

如氯氮平，为一广谱抗精神病药，对精神分裂症的疗效与氯丙嗪相当，但起效迅速，多在1周内见效。作用于中脑-边缘系统的多巴胺受体，抑制多巴胺与 D_1、D_2 受体结合，对黑质-纹状体的多巴胺受体影响较少，故有较强的抗精神病作用而锥体外系不良反应少见，也不引起僵直反应。并具有阻断 5-HT_2 受体的作用。能直接抑制中脑网状结构上行激活系统，具有强大的镇静催眠作用。此外，尚有抗胆碱作用、抗 α 肾上腺素能作用、肌松作用和抗组胺作用。口服吸收迅速、完全，食物对其吸收速率和程度无影响。可通过血-脑屏障，蛋白结合率高达95%，有肝脏首过效应。女性患者的血药浓度明显高于男性患者。吸烟可加速本品的代谢。对精神分裂症的阳性或阴性症状有较好的疗效，适用于急性和慢性精神分裂症的各个亚型，对偏执型、青春型效果好；也可以减轻与精神分裂症有关的情感症状(如抑郁、负罪感、焦虑)。本品也用于治疗躁狂症或其他精神病性障碍的兴奋躁动和幻觉、妄想，适用于难治性精神分裂症。因可引起粒细胞减少症，一般不宜作为治疗精神分裂症的首选药物，而用于患者经历了其他两种抗精神病药充分治疗无效或不能耐受其他药物治疗时。

3.苯丙异噁唑类

如利培酮,是新一代非典型抗精神病药。与 5-HT$_2$ 受体和多巴胺 D$_2$ 受体有很高的亲和力。本品是强有力的 D$_2$ 受体阻断药,可以改善精神分裂症的阳性症状,但它引起的运动功能抑制及强直性昏厥都要比经典的抗精神病药少。对中枢神经系统的 5-HT 和多巴胺阻断作用的平衡可以减少发生锥体外系不良反应的可能,并将其治疗作用扩展到精神分裂症的阴性症状和情感症状。口服吸收迅速、完全,其吸收不受食物影响。老年患者和肾功能不全患者清除速度减慢。用于治疗急性和慢性精神分裂症,特别是对阳性及阴性症状及其伴发的情感症状(如焦虑、抑郁等)有较好的疗效;也可减轻与精神分裂症有关的情感障碍。对于急性期治疗有效的患者,在维持期治疗中本品可继续发挥其临床疗效。

4.吲哚类

如舍吲哚,为苯吲哚衍生物,对多巴胺 D$_2$ 受体、5-HT$_{2A}$、5-HT$_2$C 受体、α_1 受体均有较强的亲和力。控制精神分裂症阳性症状与氟哌啶醇相似,并有较强的改善阴性症状的作用。极少见锥体外系症状。口服后达峰时间长,约 10 小时,老年人及肾功能损害的患者对本品的药动学无影响。用于治疗精神分裂症阳性和阴性症状。

5.其他

阿立哌唑、曲美托嗪等药。

二、心境稳定药(抗躁狂症药)

心境稳定药即抗躁狂症药,主要用于治疗躁狂症。躁狂症是指以心境显著而持久的高涨为基本临床表现,并伴有相应思维和行为异常的一类精神疾病,是躁狂抑郁症的一种发作形式。以情感高涨、思维奔逸,以及言语动作增多为典型症状。通常有反复发作的倾向。虽然躁狂可以单纯急性发作,但是通常情况下躁狂发作后紧随抑郁。所以躁狂一般见于双相情感障碍(又称为躁狂抑郁症)的患者。抗躁狂药不是简单地抗躁狂,而有调整情绪稳定的作用,防止双相情感障碍的复发,是对躁狂症具有较好的治疗和预防发作的药物,专属性强,对精神分裂症往往无效。目前所指的抗躁狂症药,实际上只有锂盐一类,最常用的是碳酸锂。卡马西平和丙戊酸盐治疗躁狂症也有比较确切的疗效,而且长期服用对双相情感性精神障碍的反复发作具有预防作用,但是药物分类上它们属于抗癫痫药。此外,某些抗精神病药(如氯丙嗪、氟奋乃静、氟哌啶醇、氯氮平等)也具有抗躁狂作用,可治疗双相情感性精神障碍的躁狂相。

(一)碳酸锂

具有显著的抗躁狂症作用,特别是对急性躁狂和轻度躁狂疗效显著,有效率为 80%,还可改善精神分裂症的情感障碍。主要抗躁狂,有时对抑郁症也有效,故有情绪稳定药之称。治疗量时对正常人的精神行为无明显影响。尽管研究发现锂离子在细胞水平具有多个方面的作用,但其情绪安定作用的确切机制目前仍不清楚。其抗躁狂发作的机制主要在于:①在治疗浓度抑制除极化和 Ca^{2+} 依赖的 NA 和 DA 从神经末梢释放,而不影响或促进 5-HT 的释放。②摄取突触间隙中儿茶酚胺,并增加其灭活。③抑制腺苷酸环化酶和磷脂酶 C 所介导的反应。④影响 Na$^+$、Ca^{2+}、Mg^{2+} 的分布,影响葡萄糖的代谢。口服易吸收,0.5~2 小时可达血药浓度高峰,按常规给药 6~7 天达稳态血药浓度。分布于全身各组织中,脑脊液和脑组织中的药物浓度约为血浆中的 50%。主要经肾脏排泄,其速度因人而异,特别是与血浆内的钠离子有关,钠多则锂盐浓度低,反之则升高。多摄入氯化钠可促进锂盐排出。血浆半衰期为 20~24 小时,老年人为 36~48 小时。

主要用于治疗躁狂症,对躁狂和抑郁交替发作的双相情感性精神障碍有很好的治疗和预防复发的作用,对反复发作的抑郁症也有预防发作的作用。一般于用药后6～7天症状开始好转。因锂盐无镇静作用,一般主张对严重急性躁狂患者先与氯丙嗪或氟哌啶醇合用,急性症状控制后再单用碳酸锂维持。还可用于治疗分裂情感性精神病、粒细胞减少、再生障碍性贫血、月经过多症、急性细菌性痢疾。

(二)卡马西平

本品具有抗癫痫、抗神经性疼痛、抗躁狂抑郁症、改善某些精神疾病的症状、抗中枢性尿崩症的作用。可用于急性躁狂发作、抑郁发作及双相情感性精神障碍的维持治疗。锂盐治疗无效或不能耐受时可考虑选用本品代替。

(三)丙戊酸钠

丙戊酸是GABA氨基转移酶的抑制药。通过抑制该酶的活性,阻断GABA的降解过程,从而增加脑内抑制性氨基酸GABA的浓度。具有抗癫痫、抗躁狂抑郁症作用。可用于急性躁狂发作的治疗,长期服用对双相情感性精神障碍的反复发作具有预防作用。

三、抗抑郁药

抑郁症属于情感性障碍,是一种常见的精神疾病。主要表现为情绪低落,兴趣减低,悲观,思维迟缓,缺乏主动性,自责自罪,饮食、睡眠差,担心自己患有各种疾病,感到全身多处不适,严重者可出现自杀念头和行为,常伴有某些躯体或生物学症状。一般分为反应性抑郁、内源性抑郁和双相情感障碍抑郁相。目前抑郁症的病因、病理生理学机制等尚不明确。但长期研究表明,其生理学基础可能是脑内单胺类递质5-羟色胺(5-HT)和去甲肾上腺素(NA)的缺乏。解剖学基础是上述神经递质环路所在的影响情绪、心境的脑内结构,包括海马体、边缘系统(基底神经节、杏仁核、伏隔核等)及大脑皮质的某些特定脑区。抗抑郁药对上述抑郁症的临床症状具有明显的治疗作用,可使70%左右的抑郁症患者病情显著改善,长期治疗可使反复发作的抑郁减少复发;对焦虑性障碍、惊恐发作、强迫性障碍及恐惧症也有效。丙米嗪和选择性5-HT再摄取抑制药对非情感性障碍如遗尿症、贪食症等也有效。抗抑郁药主要分为以下各类。

(一)三环类抗抑郁药

三环类抗抑郁药(TCAs)可以抑制突触前膜对去甲肾上腺素(NA)和5-羟色胺(5-HT)的再摄取,增加突触间隙中有效的NA和(或)5-HT的水平,延长NA和5-HT作用于相应受体的时间,发挥抗抑郁作用。此外,TCAs可阻断M胆碱受体,引起阿托品样不良反应,还可不同程度地阻断α肾上腺素受体和组胺受体。

1.丙米嗪

(1)别名:米帕明,丙帕明,依米帕明,托弗尼尔。

(2)作用与应用:本品具有较强的抗抑郁作用,但兴奋作用不明显,镇静作用和抗胆碱作用均属中等。因对中枢突触前膜5-HT与NA再摄取的拮抗作用,增加突触间隙NA和5-HT的含量而起到抗抑郁作用。抑郁症患者连续服药后出现精神振奋现象,连续2～3周疗效才显著,使情绪高涨,症状减轻。此外,本品还能够阻断M胆碱受体,导致阿托品样作用的出现。本品亦可阻断肾上腺素α受体,与其M受体的阻断作用一起,对心脏产生直接的抑制作用。口服后吸收迅速而完全,主要在肝内代谢,活性代谢产物为地昔帕明。主要随尿液排出,还可随乳汁泌出。用于:①各种类型的抑郁症治疗。对内源性抑郁症、反应性抑郁症及更年期抑郁症均有效,但疗效出现慢(多在 1 周后才出现效果)。对精神分裂症伴发的抑郁状态则几乎无效或疗效差。②惊恐发作的治疗。其疗效与单胺氧化酶抑制药相当。③小儿遗尿症。

(3)用法与用量。口服:治疗抑郁症、惊恐发作,成人 1 次 12.5～25 mg,1 天 3 次。年老体弱者 1 次量从 12.5 mg 开始,逐渐增加剂量,须根据耐受情况而调整用量。极量 1 天 200～300 mg。小儿遗尿症,6 岁以上 1 次 12.5～25 mg,每晚 1 次(睡前 1 小时服),如在 1 周内未获满意效果,12 岁以下每天可增至 50 mg,12 岁以上每天可增至 75 mg。

(4)注意事项:①对三环类抗抑郁药过敏、高血压、严重心脏病、肝肾功能不全、青光眼、甲状腺功能亢进、尿潴留患者及孕妇禁用。有癫痫发作倾向、各种原因导致的排尿困难(如前列腺炎、膀胱炎)、心血管疾病、严重抑郁症患者及 6 岁以下儿童慎用。哺乳期妇女使用本品应停止哺乳。②较常见的不良反应有口干、心动过速、出汗、视物模糊、眩晕、便秘、尿潴留、失眠、精神错乱、皮疹、震颤、心肌损害。大剂量可引起癫痫样发作。偶见粒细胞减少。③长期、大剂量应用时应定期检查血常规和肝功能。④突然停药可产生停药症状(头痛、恶心等),宜缓慢撤药(在 1～2 个月逐渐减少用量至停药)。⑤使用三环类抗抑郁药时须根据个体情况调整剂量。宜在餐后服药,以减少胃部刺激。⑥过量可致惊厥、严重嗜睡、呼吸困难、过度疲乏或虚弱、呕吐、瞳孔散大及发热,应给予对症处理和支持疗法。⑦老年人代谢、排泄功能下降,对本类药的敏感性增强,服药后产生不良反应(如头晕、排尿困难等)的危险更大,使用中应格外注意防止直立性低血压。

(5)药物相互作用:①本品禁止与单胺氧化酶抑制药(如吗氯贝胺、司来吉兰等)合用,因易发生致死性 5-HT 综合征(表现为高血压、心动过速、高热、肌阵挛、精神状态兴奋性改变等)。②与肝药酶 CYP2D6 抑制药(如奎尼丁、西咪替丁、帕罗西汀、舍曲林、氟西汀等)合用会增加本品的血药浓度,延长清除半衰期。③与肝药酶诱导剂(如苯妥英、巴比妥类药物、卡马西平等)合用会使本品的血药浓度降低,清除速率加快。④与抗胆碱类药物或抗组胺药物合用会产生阿托品样作用(如口干、散瞳、肠蠕动降低等)。⑤与香豆素类药物(如华法林)合用会使抗凝血药的代谢减少,出血风险增加。⑥与奈福泮、曲马多、碘海醇合用会增加痫性发作发生的风险。⑦与甲状腺素制剂合用易相互增强作用,引起心律失常,甚至产生毒性反应。⑧与拟肾上腺素类药物合用,合用药物的升压作用被增强。

2.阿米替林

(1)别名:氨三环庚素,依拉维。

(2)作用与应用:本品为临床常用的三环类抗抑郁药,抗抑郁作用与丙米嗪极为相似,与后者相比,本品对 5-HT 再摄取的抑制作用强于对 NA 再摄取的抑制;其镇静及抗胆碱作用也较明显。可使抑郁症患者情绪提高,对思考缓慢、行动迟缓及食欲缺乏等症状能有所改善。本品还可通过作用于中枢阿片受体,缓解慢性疼痛。一般用药后 7～10 天可产生明显疗效。口服吸收完全,8～12 小时达血药峰浓度。经肝脏代谢,代谢产物去甲替林仍有活性。可透过胎盘屏障,从乳汁排泄,最终代谢产物自肾脏排出体外。排泄较慢,停药 3 周仍可在尿中检出。用于:①治疗各型抑郁症和抑郁状态。对内源性抑郁症和更年期抑郁症疗效较好,对反应性抑郁症及神经症的抑郁状态亦有效。对兼有焦虑和抑郁症状的患者,疗效优于丙米嗪。与电休克联合使用于重症抑郁症,可减少电休克次数。②缓解慢性疼痛。③治疗小儿遗尿症、儿童多动症。

(3)用法与用量。①口服:治疗抑郁症、慢性疼痛,1 次 25 mg,1 天 2～4 次,以后递增至 1 天 150～300 mg,分次服。维持量 1 天 50～200 mg。老年患者和青少年 1 天 50 mg,分次或夜间 1 次服。治疗遗尿症,睡前 1 次口服 10～25 mg。儿童多动症,7 岁以上儿童 1 次 10～25 mg,

1天2～3次。②静脉注射或肌内注射：重症抑郁症、严重的抑郁状态，1次20～30 mg，1天3～4次。患者能配合治疗后改为口服给药。

(4)注意事项：①严重心脏病、青光眼、前列腺增生伴有排尿困难、麻痹性肠梗阻、重症肌无力、甲状腺功能亢进、有癫痫病史、使用单胺氧化酶抑制药者禁用。严重肝、肾功能不全，支气管哮喘患者慎用。②不良反应比丙米嗪少且轻。常见口干、嗜睡、便秘、视物模糊、排尿困难、心悸。偶见心律失常、眩晕、运动失调、癫痫样发作、直立性低血压、肝损伤及迟发性运动障碍。有报道偶有加重糖尿病症状。③对易发生头晕、萎靡等不良反应者，可在晚间1次顿服，以免影响日常工作。④可导致光敏感性增加，应避免长时间暴露于阳光或日光灯下。⑤其他参见丙米嗪。

(5)药物相互作用：①与单胺氧化酶抑制药合用增强本品的不良反应。②与中枢神经系统抑制药合用，合用药的作用被增强。③与肾上腺素受体激动药合用，可引起严重的高血压与高热。④与胍乙啶合用，拮抗胍乙啶的降压作用。⑤与甲状腺素、吩噻嗪类药物合用，本品的作用被增强。⑥氯氮䓬、奥芬那君可增强本品的抗胆碱作用。

(二)去甲肾上腺素再摄取抑制药

该类药物选择性地抑制去甲肾上腺素(NA)的再摄取，用于以脑内 NA 缺乏为主的抑郁症，尤其适用于尿检 MH-PG(NA 的代谢物)显著减少的患者。这类药物的特点是奏效快，而镇静作用、抗胆碱作用和降压作用均比三环类抗抑郁药(TCAs)弱。

1.马普替林

(1)别名：麦普替林，路滴美，路地米尔，甲胺丙内乙蒽，吗丙啶，马普智林。

(2)作用与应用：本品为非典型抗抑郁药，选择性地抑制中枢神经元突触前膜对去甲肾上腺素(NA)的再摄取，但不能阻断对5-羟色胺(5-HT)的再摄取。其抗抑郁效果与丙米嗪、阿米替林相似，且起效较快，不良反应较少。患者用药后，精神症状、对环境的适应能力及自制力均有改善。镇静作用与 TCAs 相当。对睡眠的影响与丙米嗪不同，延长 REMS 睡眠时间。口服、注射均可迅速吸收。静脉注射后 2 小时，海马体中的药物浓度最高，其次为大脑、小脑皮质、丘脑和中脑。主要经肝脏代谢，活性代谢物为去甲马普替林。主要用于治疗内源性抑郁症、迟发性抑郁症(更年期性抑郁症)、精神性抑郁症、反应性和神经性抑郁症、耗竭性抑郁症，亦可用于疾病或精神因素引起的抑郁状态(如产后抑郁、脑动脉硬化伴发抑郁、精神分裂症伴有抑郁)。可用于伴有抑郁、激越行为障碍的儿童及夜尿者。

(3)用法与用量。①口服：治疗期间，应对患者进行医疗监督，确定剂量时应个体化，并根据患者的情况和反应进行调整，以尽可能小的剂量达到治疗效果，并缓慢地增加剂量。每天用药量不宜超过 150 mg。轻至中度抑郁症，特别是用于治疗可以自行就诊的患者，1 次 25 mg，1 天3 次；或 1 次 75 mg，1 天 1 次(黄昏顿服)，应根据患者病情严重程度和反应而定，均用药至少2 周。严重抑郁症，特别是住院患者，1 次 25 mg，1 天 3 次，或 75 mg，1 天 1 次，必要时根据患者反应，将每天剂量逐渐增至 150 mg，分数次或 1 次服用。儿童和青少年患者应逐渐增加剂量，开始用25 mg，1 天 1 次。必要时根据患者的反应将每天剂量逐渐增至 25 mg，1 天 3 次；或 75 mg，1 天1 次。对青少年，可按具体情况将剂量增至接近成人的水平。老年患者逐渐增加剂量，开始用25 mg，1 天 1 次；必要时根据患者的反应将每天剂量逐渐增至 25 mg，1 天 3 次；或 75 mg，1 天1 次。②静脉滴注：对急性严重抑郁症或口服抗抑郁药疗效不佳者可静脉给药，静脉滴注时将25～50 mg 稀释于 0.9％氯化钠注射液或 5％葡萄糖注射液 250 mL 中，于 2～3 小时滴完，见效后改为口服；静脉注射时，25～50 mg 稀释于 0.9％氯化钠注射液 10～20 mL 中缓慢注射，1 天剂量不得超过 150 mg。

(4)注意事项：①对本品过敏、癫痫、伴有排尿困难的前列腺肥大、闭角型青光眼患者禁用。心、肝、肾功能严重不全者，18 岁以下青少年及儿童，孕妇，哺乳期妇女慎用。②不良反应与三环类相似，但少而轻。以胆碱能拮抗症状最为常见，如口干、便秘、视物模糊等，尚可见嗜睡。偶可诱发躁狂症、癫痫强直阵挛发作。对心脏的影响为延长 QT 间期，增加心率。③用于双相抑郁症时，应注意诱发躁狂症出现。④应遵循剂量个体化原则，由小剂量开始，再根据症状和耐受情况调整。⑤可与食物同服，以减轻胃部刺激。⑥老年人维持治疗时不宜在晚间睡前单次服药，仍以分次服用为宜。⑦用药期间应避免驾驶车辆或操纵机器。⑧出现严重不良反应时应停药。停药后本品的作用可持续 7 天，仍应继续观察服药期间的所有不良反应。无特异解毒药，可采取支持和对症治疗。

(5)药物相互作用：①与单胺氧化酶抑制药合用可增强本品的不良反应。②其他参见丙米嗪。

2.瑞波西汀

(1)别名：叶洛抒。

(2)作用与应用：本品是一种选择性去甲肾上腺素（NA）再摄取抑制药，通过选择性地抑制突触前膜对 NA 再摄取，增强中枢去甲肾上腺素能神经的功能，从而发挥抗抑郁作用。对 5-羟色胺（5-HT）的再摄取抑制作用微弱，对 α_1 受体和 M 受体几乎无亲和力，主要用于治疗抑郁症、焦虑症。

(3)用法与用量。口服：开始 1 天 8 mg，分 2 次给药。用药 3～4 周后视需要可增至 1 天 12 mg，分 3 次服。1 天剂量不得超过 12 mg。服用本品后不会立即减轻症状，通常症状的改善会在服用后几周内出现。因此，即使服药后没有立即出现病情好转也不应停药，直到服药几个月后医师建议停药为止。

(4)注意事项：①对本品过敏、肝功能不全、肾功能不全、有惊厥史（如癫痫患者）、闭角型青光眼、前列腺增生、低血压、心脏病（如近期发生心血管意外事件）患者、孕妇及哺乳期妇女禁用。儿童及老年患者不宜使用。②可出现口干、便秘、多汗、排尿困难、静坐不能、眩晕或直立性低血压等。

(5)药物相互作用：①不应与单胺氧化酶抑制药同用。②本品主要经 CYP3A4 代谢，同时服用能抑制 CYP3A4 活性的药物（包括红霉素等大环内酯类抗生素、咪唑类和三环类抗真菌药，如酮康唑、氟康唑等）可能增加本品的血药浓度。

(三)选择性 5-羟色胺再摄取抑制药

本类药物（SSRIs）的化学结构完全不同于三环类抗抑郁药（TCAs），并且不具有 TCAs 的抗胆碱、抗组胺及阻断 α 肾上腺素受体的不良反应。SSRIs 可以选择性地抑制 5-HT 转运体，拮抗突触前膜对 5-HT 的再摄取。

1.氟西汀

(1)别名：氟苯氧丙胺，百忧解，优克，艾旭，奥麦伦，开克，金开克，奥贝汀，氟苯氧苯胺，氟烷苯胺丙醚。

(2)作用与应用：本品是一种临床广泛应用的选择性 5-HT 再摄取抑制药（SSRIs），可选择性地抑制 5-HT 转运体，阻断突触前膜对 5-HT 的再摄取，延长和增加突触间隙 5-HT 的作用，从而产生抗抑郁作用，疗效与三环类药物相似。对肾上腺素能、组胺能、胆碱能受体的亲和力低，作用较弱,因而镇静、抗胆碱及心血管不良反应比三环类药小,耐受性与安全性优于三环类药。口服后吸收良好,易通过血-脑屏障,另有少量可分泌入乳汁中。在肝脏经 CYP2D6 代谢生成的活性代谢物去甲氟西汀也有抗抑郁作用。用于:①治疗伴有焦虑的各种抑郁症,尤宜用于老年抑郁症。②治疗惊恐状态,对广泛性焦虑障碍也有一定疗效。③治疗强迫障碍,但药物剂量应相应加大。④社交恐怖症、进食障碍(神经性贪食)。

(3)用法与用量。口服:①治疗抑郁症,最初治疗建议 1 天 20 mg,早餐后服用为宜,一般 4 周后才能显效;若未能控制症状,可考虑增加剂量,每天可增加 20 mg,最大推荐剂量 1 天 80 mg。维持治疗可以 1 天 20 mg。②强迫症,建议初始剂量为每天晨 20 mg,维持治疗可以 1 天20～60 mg。③神经性贪食,建议1 天 60 mg。④惊恐障碍,初始剂量为 1 天 10 mg,1 周后可逐渐增加至 1 天20 mg,如果症状没有有效控制,可适当增加剂量至 1 天 60 mg。老年人开始 1 天10 mg,加药速度应放慢。

(4)注意事项:①对本品过敏者禁用。有癫痫病史、双相情感障碍病史、急性心脏病、自杀倾向、出血倾向者,儿童,孕妇及哺乳期妇女慎用。②不良反应较轻,大剂量时耐受性较好。常见的不良反应有失眠、恶心、易激动、头痛、运动性焦虑、精神紧张、震颤等,多发生于用药初期。有时出现皮疹(3％),大剂量用药(1 天 40～80 mg)时可出现精神症状,约 1％的患者发生狂躁或轻躁狂。长期用药常发生食欲缺乏或性功能下降。③本品及其活性代谢产物的半衰期较长,原则上停药时无须逐渐减量,但应考虑药物的蓄积作用。目前已经有关于本品撤药后出现停药反应的病例报道,所以停药仍应慎重,逐渐减量,忌突然停药。④服药期间不宜驾驶车辆或操作机器。⑤肝、肾功能损害患者的剂量应适当减少。⑥应注意密切观察在药物使用过程中特别是初期和剂量变动期时,患者的行为异常和精神情绪异常,及时发现并制止恶性事件发生。

(5)药物相互作用:①本类药物禁止与单胺氧化酶抑制药合用。在停用本类或单胺氧化酶抑制类药 14 天内禁止使用另一种药物,否则可能引起 5-HT 综合征(临床表现为高热、肌肉强直、肌阵挛、精神症状,甚至会出现生命体征的改变)。②与其他 5-HT 活性药物(锂盐、色氨酸、曲马多、圣·约翰草,或其他 SSRIs、SNRIs 和 TCAs)合用,可能会增加并导致 5-HT 能神经的活性亢进,而出现 5-HT 综合征。③与西沙必利、硫利达嗪、匹莫齐特、特非那定合用会引起心脏毒性,导致 QT 间期延长、心脏停搏等。应禁止合用。④与肝微粒体酶 CYP2D6 或者其他 CYP 同工酶的抑制药或作用底物(如西咪替丁、阿米替林、奋乃静、马普替林、丙米嗪、利托那韦、丁螺环酮、阿普唑仑等)合用,可使本品的血药浓度升高。⑤与 CYP 诱导剂(如卡马西平、苯巴比妥、苯妥英等)合用,会降低本品的血药浓度与药效。⑥与降血糖药合用可降低血糖,甚至导致低血糖症发生。停用本品时血糖升高。故在使用本品和停药后一段时间应监测血糖水平,及时采取干预措施。⑦SSRIs、5-HT 及 NA 双重再摄取抑制药(SNRIs)均有能增加出血的风险,特别是在与阿司匹林、华法林和其他抗凝血药合用时。⑧与地高辛合用可能会增加其血药浓度,增加发生洋地黄中毒的风险。

2.帕罗西汀

(1)别名:赛乐特,氟苯哌苯醚,帕罗克赛,乐友。

(2)作用与应用:本品为选择性 5-HT 再摄取抑制药(SSRIs),可选择性地抑制 5-HT 转运体,阻断突触前膜对 5-HT 的再摄取,通过增高突触间隙 5-HT 浓度而产生抗抑郁作用。常用剂量时,除微弱地抑制 NA 和 DA 的再摄取外,对其他递质无明显影响。抗抑郁疗效与三环类抗抑郁药相似,作用比三环类抗抑郁药快,远期疗效比丙米嗪好,而抗胆碱作用、体重增加、对心脏影响及镇静等不良反应均较三环类抗抑郁药轻。口服可完全吸收,生物利用度为 50%。有首过效应;血浆半衰期为 24 小时,老年人半衰期会延长。用于治疗抑郁症,适合治疗伴发焦虑症状的抑郁症患者;亦可用于强迫症、惊恐障碍与社交恐怖症的治疗。

(3)用法与用量。口服:通常 1 天剂量范围在 20～50 mg,一般从 20 mg 开始,1 天 1 次,早餐时顿服,连续用药 3 周。以后根据临床反应增减剂量,每次增减 10 mg,间隔不得少于 1 周。最大推荐剂量为 1 天 50 mg(治疗强迫症可达 60 mg/d)。老年人或肝、肾功能不全者可从 1 天 10 mg 开始,1 天最高用量不超过 40 mg。对于肌酐清除率＜30 mL/min 的患者,推荐剂量为 1 天 20 mg。

(4)注意事项:①对本品过敏者禁用。孕妇和哺乳期妇女不宜使用。有癫痫或躁狂病史、闭角型青光眼、有出血倾向、有自杀倾向者或严重抑郁状态病史者慎用。肝、肾功能不全者仍可安全使用,但应降低剂量。②不良反应轻微而短暂,常见的有轻度口干、恶心、畏食、便秘、头痛、震颤、乏力、失眠和性功能障碍。偶见神经性水肿、荨麻疹、直立性低血压。罕见锥体外系反应的报道。③服用本品前后 2 周内不能使用单胺氧化酶抑制类药(MAOIs)。④一次性给药后可出现轻微的心率减慢、血压波动,一般无临床意义,但对有心血管疾病或新发现有心肌梗死者应注意其反应。⑤本品服用 1～3 周方可显效,用药时间足够长才可巩固疗效。抑郁症、强迫症、惊恐障碍的维持治疗期均较长。⑥有报道迅速停药可引起停药综合征,表现为睡眠障碍、激惹或焦虑、恶心、出汗、意识模糊。为避免停药反应,推荐撤药方案:根据患者耐受情况,如果能够耐受,以每周 10 mg 的速度减量,至 1 天 20 mg 的剂量应维持口服 1 周再停药;如果不能耐受可降低所减剂量,如患者反应强烈,则可考虑恢复原剂量。停药后,药物的作用还可持续 5 周,故仍需继续监测服药期间的所有反应。⑦与食物、水同服可避免胃部刺激。患者由抑郁症转为躁狂症时应中断用药,必要时给予镇静药。⑧用药期间不宜驾驶车辆或从事机械操作、高空作业。⑨用药前后及用药时应当检查或监测肝功能、肾功能、血压、脉搏、血常规、心电图。⑩过量时可出现恶心、呕吐、震颤、瞳孔散大、口干、烦躁、出汗和嗜睡。无特殊解救药,可按其他抗抑郁药过量中毒的解救方法处理。

(5)药物相互作用:参见氟西汀。

(四)非典型抗抑郁药

非典型抗抑郁药包括一、二、三、四环结构的化合物,有的(如阿莫沙平)虽属三环结构,但中央杂环结构与三环类抗抑郁药(TCAs)有明显的不同。非典型抗抑郁药的作用机制比较复杂,大部分也是通过影响单胺神经递质的再摄取或代谢过程发挥抗抑郁作用。

(五)新型抗抑郁药

如阿戈美拉汀,是一种褪黑素受体激动剂和 5-HT$_{2C}$ 受体拮抗剂。动物研究结果显示,本品能校正昼夜节律紊乱动物模型的昼夜节律,使节律得以重建,在多种抑郁症动物模型中显示出抗抑郁作用;能特异性地增加前额皮质去甲肾上腺素和多巴胺的释放,细胞外 5-羟色胺水平未见明显影响。对单胺再摄取无明显影响,对 α、β 肾上腺素受体、组胺受体、胆碱能受体、多巴胺受体及苯二氮䓬类受体无明显亲和力;人体研究中,本品对睡眠具有正向的时相调整作用,诱导睡眠时相提前,降低体温,引发类褪黑素作用。口服 1～2 小时达血药峰浓度,高剂量时,首过效应达到饱和。进食(标准饮食或高脂饮食)不影响生物利用度或吸收率。主要经细胞色素 P450 1A2(CYPIA2)(90%)和 CYP2C9/19(10%)代谢,与这些酶有相互作用的药物可能会降低或提高本品的生物利用度。用于治疗成人抑郁症。对老年(≥65 岁)患者的疗效尚未得到明确证实。

四、抗焦虑药

焦虑症又称为焦虑性神经症,其病因及发病机制目前尚不明确。在研究参与焦虑形成和发展的机制中发现,边缘系统中的下丘脑、杏仁核、海马是主要的焦虑、恐惧产生的解剖部位。与上述部位有纤维联系的蓝斑核、额叶皮质等功能结构的改变,会引起焦虑及恐惧的产生。脑内兴奋性和抑制性神经递质的失衡也是疾病发生的可能机制之一。目前临床治疗焦虑症的药物主要如下。

(一)苯二氮䓬类

苯二氮䓬(BDZ)类药在临床治疗焦虑症属于一线主要药物,它们对海马和杏仁核具有高度的选择作用,针对上述部位的 BDZ 受体,加强 GABA 能神经传递所起的抑制作用,从而增强杏仁核、下丘脑腹中部核皮质运动区引起的海马神经元抑制性放电活动,达到抗焦虑的作用。常用的 BDZ 类药物一般均有效,但以强效-中效类为佳,比如阿普唑仑、地西泮、劳拉西泮、艾司唑仑、氯硝西泮、奥沙西泮、氟西泮、溴西泮等。但是,现有的 BDZ 类抗焦虑药还是有严重缺点的,可导致困倦、易激、头晕,最为突出的是发生依赖性和耐受性,尤其在长期大剂量使用及突然停药时都会产生不良反应。

(二)其他抗焦虑药

丁螺环酮等药。

五、精神兴奋药

(一)哌甲酯

为精神兴奋药,通过拮抗中枢神经系统内 DA 转运体,起到抑制 DA 再摄取的作用。能提高精神活动,促使思路敏捷、精神振作,可对抗抑郁症。作用比苯丙胺弱,不良反应亦较少。并可制止小儿好动,使小儿安静、注意力集中。呼吸兴奋作用及拟交感作用弱。长期用药可产生依赖性。口服易吸收,存在首过效应,1 次服药作用可维持 4 小时左右,控释剂能使达峰时间延迟至 6～8 小时。用于:①消除催眠药引起的嗜睡、倦怠及呼吸抑制。②治疗儿童多动综合征、脑功能失调。③治疗抑郁症、痴呆、创伤性脑损伤等(国外报道)。

对本品过敏、青光眼、严重焦虑、激动或过度兴奋禁用。癫痫、高血压、有药物或乙醇滥用史和成瘾史及精神病患者(处于兴奋性症状期间)慎用。

(二)苯丙胺

作用与麻黄碱相似,但对中枢的兴奋作用较强。主要作用于大脑皮质和网状激活系统,使之保持机灵警觉状态。亦可作用于外周,能使支气管平滑肌松弛,通过刺激化学感受器反射性地兴奋呼吸,同时使血压微升。本品可以增加神经元兴奋性,降低痫性发作阈值。口服易为胃肠道吸收,经肝代谢,随酸性尿排出,而碱性尿排出较缓慢。$t_{1/2}$ 为 10～12 小时。由于本品成瘾性强,长期使用产生依赖性、耐受性,我国按一类精神药品管理。主要用于:①各种精神抑制状态、发作性睡病、老年性沉思抑郁、TCAs 不适用时,以及中枢神经抑制药中毒等。②雾化吸入可缓解鼻炎的阻塞症状。

(吕红霞)

第五章

呼吸系统常用药物

第一节 抗 感 冒 药

感冒是由多种病毒感染引起的一种常见的急性呼吸系统疾病,具有多发性、传染性、季节性等特点,临床表现以鼻塞、咳嗽、头痛、恶寒、发热、全身不适为主要特征。全年均可发病,尤以春季多见。

抗感冒药物泛指用于治疗感冒的各种药物,剂型、种类繁多,目前市场上销售的抗感冒药物大多是对症治疗。感冒初期由于病毒的侵入,鼻黏膜腺体分泌亢进,血管通透性增加,出现打喷嚏、流鼻涕现象,此时可根据症状选用抗组胺药物如苯海拉明、氯苯那敏、异丙嗪等。感冒发作期可出现发热、头痛、肌肉痛等症状,可用解热镇痛药如阿司匹林、对乙酰氨基酚、双氯芬酸、贝诺酯等缓解,如症状不能控制可加服抗病毒药物或抗感冒中成药。

一、解热镇痛抗炎药

解热镇痛抗炎药是一类具有解热镇痛,而且大多数还有抗炎、抗风湿作用的药物,在化学结构上与肾上腺皮质激素不同,又称为非甾体抗炎药(non-steroidal anti-inflammatory drugs, NSAIDs)。在抗感冒药物中,这类药物针对的主要是感冒中的发热症状,兼有止痛和减轻炎症反应的作用,其中以阿司匹林、对乙酰氨基酚、双氯芬酸等的解热作用较好,对乙酰氨基酚没有减少炎症反应的作用。

(一)应用原则与注意事项

1.应用原则

(1)用药时限:此类药物用于解热一般限定服用 3 天,用于止痛限定服用 5 天,如症状未缓解或消失应及时向医师咨询,不得长期服用。

(2)使用一种解热镇痛药时避免同时服用其他含有解热镇痛药成分的药品,以免造成肝损伤等不良反应。

2.注意事项

(1)应用解热镇痛药属于对症治疗,并不能解除疾病的致病原因,由于用药后改变了体温,可掩盖病情,影响疾病的诊断,应引以重视。

（2）该类药物很多都对胃肠道有不良反应,其中阿司匹林对胃肠道的刺激性最大。为避免药品对胃肠道的刺激,应在餐后服药,不宜空腹服药。

（3）关注特殊人群用药:高龄患者,孕妇及哺乳期妇女,肝、肾功能不全的患者,血小板减少症患者,有出血倾向的患者及有上消化道出血和(或)穿孔病史的患者应慎用或禁用本类药物。对有特异体质者,使用后可能发生皮疹、血管性水肿、哮喘等反应,应当慎用。患有胃、十二指肠溃疡者应当慎用或不用。

（4）应用本类药物时应严格掌握用量,避免滥用,老年人应适当减量,并注意间隔一定的时间(4～6小时),同时在解热时多饮水和及时补充电解质。

（5）本类药物中大多数之间有交叉变态反应。

（6）使用本类药物时不宜饮酒或饮用含有乙醇的饮料。

（二）药物特征比较

儿童和青少年在病毒感染时如果使用阿司匹林退热,可能会发生一种罕见但可致死的不良反应(瑞夷综合征,表现为严重的肝损害和脑病),因此为孩子选择退热药请避免阿司匹林,而以选择对乙酰氨基酚为好。呼吸系统疾病常用解热镇痛抗炎药的比较见表5-1。

表 5-1　呼吸系统疾病常用解热镇痛抗炎药的比较

药物	作用和应用			不良反应		
	解热镇痛	抗炎	其他应用	胃肠道(出血)	过敏	其他
阿司匹林	+++	+++	抑制血小板聚集、抗血栓形成	+++	++	凝血功能障碍、水杨酸反应
对乙酰氨基酚	+++ 缓慢持久	±	感冒发热复方制剂		+	高铁血红蛋白症、肝坏死
吲哚美辛	++++	+++	其他药物不能耐受或疗效不佳的病例、癌性发热	+++	++	中枢神经系统、造血系统
布洛芬	++	+++	风湿性、类风湿关节炎	±		视物模糊、头痛
萘普生	++++	++++	不能耐受阿司匹林、吲哚美辛的病例	++		少而轻

二、减轻鼻黏膜充血药

拟交感神经药被广泛用作普通感冒症状的减轻鼻黏膜充血药,它们通过α肾上腺素能效应选择性地收缩鼻黏膜血管,使局部血流重新分配,减轻鼻窦、鼻黏膜血管充血,解除鼻塞症状,有助于保持咽鼓管和窦口通畅,减轻流涕、打喷嚏等症状。麻黄碱和去氧肾上腺素、羟甲唑啉、萘甲唑啉和赛洛唑啉等拟交感神经药能局部以滴鼻或喷雾形式给药,伪麻黄碱等可以口服。

（一）应用原则与注意事项

1.应用原则

（1）禁使用所有含有盐酸苯丙醇胺(PPA)的药物。

（2）伪麻黄碱属于"兴奋剂类管制品种""易制毒类化学品",生产、经营和使用按有关规定执行。

（3）局部用药应限制在 7 天以内。

2.注意事项

（1）关注不良反应：这种药物的不良反应主要表现在心脑血管系统，如头痛、心悸、血压升高等。大剂量可引发期前收缩、心动过速，甚至心室颤动，故患有甲状腺功能亢进、器质性心脏病、高血压、心绞痛者的患者禁用含此成分的抗感冒药。

（2）关注不适宜人群：婴幼儿不宜使用，心血管疾病患者慎用。

（二）伪麻黄碱

1.其他名称

假麻黄碱，异麻黄碱，伪麻黄素

2.药理作用

本品通过促进去甲肾上腺素的释放，间接发挥拟交感神经作用；能选择性地收缩上呼吸道毛细血管，消除鼻咽部黏膜充血、肿胀、减轻鼻塞症状，对全身其他脏器的血管无明显的收缩作用，对心率、心律、血压和中枢神经无明显影响。

3.药动学

服药后 2～3 小时血药浓度达高峰。部分代谢为无活性的代谢产物，55％～75％以原形从尿中排泄。其半衰期随尿液 pH 的改变而异。

4.适应证

用于减轻感冒、鼻炎（包括过敏性鼻炎）及鼻窦炎引起的鼻充血症状。

5.用法用量

口服，成人一次 0.12 g，一天 2 次。

6.不良反应

有较轻的兴奋作用、失眠、头痛。

7.禁忌证

严重的高血压、冠心病、服用单胺氧化酶抑制剂及对盐酸伪麻黄碱敏感或不能耐受的患者禁用。

8.药物相互作用

（1）本品可加强肾上腺素的作用，如用本品后需用肾上腺素，则应减量。

（2）本品可增加糖皮质激素的代谢。

（3）与洋地黄合用可致心律失常。

（4）与多沙普仑合用，两者的加压作用均增强。

9.注意事项

避免与其他拟交感神经药和减轻鼻黏膜充血药同时使用。

10.特殊人群用药

孕妇、哺乳期妇女、老年患者慎用。

（三）药物特征比较

口服和局部用药在药效上无明显差异，但局部用药可能会有充血症状反弹的情况，特别是长时间应用后，而口服给药没有反弹情况出现，但更有可能出现全身性的不良反应，并且在药物相互作用方面有更高的风险。

三、抗组胺药

本节所指的抗组胺药是指能选择性地阻断组胺 H_1 受体、拮抗组胺的作用而产生抗组胺效应的一类药物,主要用于治疗过敏性鼻炎、过敏性结膜炎及过敏性皮肤病等。按其化学结构可分为烃胺类、乙醇胺类、乙二胺类、吩噻嗪类、哌嗪类及其他类。

感冒初期感冒病毒刺激机体释放出组胺,造成流涕、咳嗽、痰多等症状,所以常用的感冒药中多含有抗组胺成分,如氯苯那敏、苯海拉明、氯雷他定、西替利嗪等。本类药物通过阻断组胺受体抑制小血管扩张,降低血管通透性,有助于消除或减轻普通感冒患者的打喷嚏和流涕等症状。

(一)应用原则与注意事项

1.应用原则

(1)根据临床疾病的特点选择用药:变态反应紧急阶段有生命威胁时应首先用生理性拮抗剂,如肾上腺素;重度变态反应可选用高效、速效的第二代抗组胺药,如西替利嗪、咪唑斯汀等;一般变态反应且非驾驶或高空作业者可选用第一代抗组胺药,如氯苯那敏、异丙嗪等;慢性变态反应可选用高效、长效的抗组胺药,如阿司咪唑、酮替芬、曲尼司特、多塞平等。

(2)抗组胺药治疗慢性过敏性皮肤病宜交替或联合应用,以增强抗过敏效果,如同时应用两种或几种抗组胺应选择不同类者。

(3)白天宜用新型的无嗜睡作用的药物;睡前服用传统的抗组胺药,使夜间睡眠良好。

(4)从抗组胺的不良反应选择用药:不应与红霉素、克拉霉素、交沙霉素、伊曲康唑等多种药物合用,因其降低了抗组胺药的代谢,增加室性心律失常的危险,尤其是出现尖端扭转。

(5)老年人应使无抗胆碱作用的药物,应避免使用苯海拉明、赛庚啶、异丙嗪等,可选用酮替芬、桂利嗪、氯雷他定、咪唑斯汀等。儿童宜使用对中枢系统作用轻、不良反应少、服药方便的糖浆类较好,如可用曲普利啶、氯苯那敏、酮替芬等。

2.注意事项

(1)抗组胺药能减少支气管分泌,继而可能形成黏稠的痰液栓,因此不能治疗排痰性咳嗽。

(2)关注不良反应:抗组胺药的常见不良反应包括中枢抑制作用,传统的抗组胺药可通过血-脑屏障进入中枢,有明显的中枢抑制作用,所以驾驶员、高空作业人员、机械操作者及参赛前的运动员不宜服用本类药物。

(3)应用此类药物剂量不要过大,否则可出现中枢神经系统抑制症状;尽可能避免与复方感冒制剂同时使用,因为许多复方感冒制剂中含有氯苯那敏等抗组胺药。

(4)避免与对中枢神经系统有抑制作用的饮料(如酒)、镇静催眠抗惊厥药(如地西泮)、抗精神失常药(如氯丙嗪)同用,否则有可能引起头晕、全身乏力、运动失调、视物模糊、复视等中枢神经过度抑制症状,儿童、老年人、体弱者更易发生。

(5)关注药物相互作用:避免与抗胆碱类(如阿托品)、三环类抗抑郁药(如阿米替林)同用,否则可出现口渴、便秘、排尿困难、心动过缓、青光眼症状加重、记忆功能障碍等不良反应。

(6)关注不适宜人群:患闭角型青光眼、尿潴留、前列腺增生、幽门十二指肠梗阻、癫痫的患者,以及孕妇和哺乳期妇女慎用。新生儿和早产儿对本类药物抗胆碱作用的敏感性较高,不宜使用。

(二)异丙嗪

1.其他名称

非那根,茶氯酸异丙嗪,茶异丙嗪。

2.药理作用

本品具有抗组胺、止吐、抗晕动症、镇静催眠作用。

3.药动学

本品肌内注射或口服吸收良好,用药后2~3小时血药浓度达峰值,肝脏首过代谢显著,生物利用度较低,体内分布广泛,可透过血-脑屏障和胎盘屏障,并可经乳汁分泌。血浆蛋白结合率高(76%~93%),代谢机制多样,主要以代谢物的形式经尿及胆汁缓慢排泄,消除半衰期为5~14小时。

4.适应证

(1)抗过敏,适用于各种过敏性症(如哮喘、荨麻疹等)。

(2)用于晕动病,防治晕车、晕船、晕飞机。

(3)用于麻醉和手术前后的辅助治疗,包括镇静、催眠、镇痛、止吐。

(4)用于防治放射病性或药源性恶心、呕吐。

5.用法用量

(1)口服。①成人:一次12.5 mg,一天4次,餐后及睡前服用,必要时睡前可增至25 mg。②儿童:常用量为按体重一次0.125 mg/kg或按体表面积3.75 mg/m²,每4~6小时1次。

(2)肌内注射。

成人:①抗过敏,一次25 mg,必要时2~4小时后重复;严重过敏时可肌内注射25~50 mg,最高量不得超过100 mg。在特殊紧急的情况下,可用灭菌注射用水稀释至0.25%,缓慢静脉注射。②止吐,12.5~25 mg,必要时每4小时重复1次。③镇静催眠,一次25~50 mg。

小儿:①抗过敏,按体重一次0.125 mg/kg或按体表面积3.75 mg/m²,每4~6小时1次。②止吐,按体重一次0.25~0.5 mg/kg或按体表面积7.5~15 mg/m²,必要时每4~6小时重复;或一次12.5~25 mg,必要时每4~6小时重复。③镇静催眠,必要时按体重一次0.5~1 mg/kg或一次12.5~25 mg。④抗眩晕,睡前可按需给予,按体重0.25~0.5 mg/kg或按体表面积7.5~15 mg/m²;或一次6.25~12.5 mg,一天3次。

6.不良反应

常见嗜睡、视物模糊或色盲(轻度)、眩晕、口鼻咽干燥、耳鸣、皮疹、胃痛或胃部不适感、反应迟钝(儿童多见)、低血压、恶心或呕吐,甚至出现黄疸。还可增加皮肤光敏性、噩梦、易兴奋、易激动、幻觉、中毒性谵妄,儿童易发生锥体外系反应。少见血压增高,白细胞减少,粒细胞减少症及再生障碍性贫血。

7.禁忌证

对本品过敏者禁用。

8.药物相互作用

(1)与其他中枢神经抑制药(特别是麻醉药、巴比妥类、单胺氧化酶抑制药或三环类抗抑郁药)同用时可相互增强效应,用量要另行调整。

(2)与抗胆碱类药物(特别是阿托品类药)同用时,本药的抗毒蕈碱样效应可增强。

(3)与溴苄胺、异喹胍或胍乙啶等同用时,后者的降压效应增强;与肾上腺素同用时,后者的α肾上腺素能作用可被阻断,使β肾上腺素能作用占优势。

(4)顺铂、水杨酸制剂、万古霉素、巴龙霉素及其他氨基糖苷类抗生素等具有耳毒性的药物与本药同用时,以上药物的耳毒性症状可被掩盖。

(5)不宜与茶碱及生物碱类药物同时配伍注射。

9.注意事项

(1)对吩噻嗪类药高度过敏者对本品也过敏。

(2)下列情况应慎用:肝功能不全和各类肝脏疾病患者、肾衰竭患者、急性哮喘、膀胱颈部梗阻、骨髓抑制、心血管疾病、昏迷、闭角型青光眼、高血压、胃溃疡、前列腺肥大症状明显者、幽门或十二指肠梗阻、呼吸系统疾病(尤其是儿童服用本品后痰液黏稠,影响排痰,并可抑制咳嗽反射)、癫痫患者(注射给药时可增加抽搐的严重程度)、黄疸、瑞夷综合征(异丙嗪所致的锥体外系症状易与瑞夷综合征相混淆)。

(3)应用异丙嗪时,应特别注意有无肠梗阻或药物过量、中毒等问题,因其症状体征可被异丙嗪的镇吐作用所掩盖。

10.特殊人群用药

(1)孕妇、哺乳期妇女:孕妇在临产前1～2周应停用此药;哺乳期妇女慎用。

(2)老年人:老年人使用本药后易发生头晕、呆滞、精神错乱和低血压,还可出现锥体外系症状(特别是帕金森病、静坐不能和持续性运动障碍),这种情况在用量过大或胃肠道外给药时更易发生。

(3)儿童:一般的抗组胺药对婴儿特别是新生儿和早产儿有较大的危险性;＜3个月的婴儿体内的药物代谢酶不足,不宜应用本品。

(三)苯海拉明

1.其他名称

苯那君,苯那坐尔,二苯甲氧乙胺,可他敏。

2.药理作用

本品具有抗组胺、中枢抑制、镇咳、抗M胆碱样作用,以及降低毛细血管渗出、消肿、止痒等作用。

3.药动学

本品可口服或注射给药,吸收快而完全。口服的生物利用度为50%,15～60分钟起效,3小时达血药峰浓度,作用可维持4～6小时。本品在体内分布广泛,蛋白结合率高,代谢机制多样,主要经尿以代谢物的形式排出,原形药很少。

4.适应证

(1)急性重症变态反应,可减轻输血或血浆所致的变态反应。

(2)手术后药物引起的恶心、呕吐。

(3)帕金森病和锥体外系症状。

(4)牙科局麻,当患者对常用的局麻药高度过敏时,1%苯海拉明液可作为牙科用局麻药。

(5)其他变态反应病不宜口服用药者。

5.用法用量

(1)口服:一般一次25～50 mg,一天2～3次,餐后服用。

(2)深部肌内注射:一次20 mg,一天1～2次。

6.不良反应

常见中枢神经抑制作用、共济失调、恶心、呕吐、食欲减退等,少见气急、胸闷、咳嗽、肌张力障碍等,有报道给药后可发生牙关紧闭并伴喉痉挛,偶可引起皮疹、粒细胞减少、贫血及心律失常。

7.禁忌证

对本品过敏或对其他乙醇胺类药物高度过敏者;重症肌无力者;驾驶车船、从事高空作业、机械作业者工作期间禁用。新生儿和早产儿禁用。

8.药物相互作用

(1)本品可短暂影响巴比妥类药和磺胺醋酰钠等的吸收。

(2)和对氨基水杨酸钠同用可降低后者的血药浓度。

(3)可增强中枢神经抑制药的作用。

9.注意事项

(1)肾衰竭时,给药的间隔时间应延长。

(2)本品的镇吐作用可给某些疾病的诊断造成困难。

10.特殊人群用药

(1)孕妇慎用,哺乳期妇女不宜使用。

(2)老年人慎用。

(3)新生儿和早产儿禁用。

(四)氯苯那敏

1.其他名称

扑尔敏,氯苯吡胺,氯屈米通,马来那敏。

2.药理作用

本药为烷烷基胺类抗组胺药。其特点是抗组胺作用强,用量少,具有中等程度的镇静作用和抗胆碱作用。

3.药动学

可口服或注射给药,口服吸收快而完全,生物利用度为 $25\% \sim 50\%$,血浆蛋白结合率为 72% 。口服后 $15 \sim 60$ 分钟起效,肌内注射后 $5 \sim 10$ 分钟起效,消除相半衰期为 $12 \sim 15$ 小时,作用维持 $4 \sim 6$ 小时。主要经肝脏代谢,其代谢物经尿液、粪便及汗液排泄。本品亦可随乳汁分泌。

4.适应证

(1)皮肤过敏症如荨麻疹、湿疹、皮炎、药疹、皮肤瘙痒症、神经性皮炎、虫咬症、日光性皮炎。

(2)过敏性鼻炎。

(3)药物和食物过敏。

5.用法用量

(1)口服:成人一次 4 mg,一天 3 次。

(2)肌内注射:一次 5～20 mg,一天 1～2 次。

6.不良反应

主要有嗜睡、口渴、多尿、咽喉痛、困倦、虚弱感、心悸、皮肤瘀斑、出血倾向。

7.禁忌证

对本品过敏者,高空作业者、车辆驾驶人员、机械操作人员工作时间禁用。

8.药物相互作用

(1)同时饮酒或服用中枢神经抑制药可使抗组胺药的药效增强。

(2)本品可增强金刚烷胺、抗胆碱药、氟哌啶醇、吩噻嗪类及拟交感神经药等的作用。

(3)奎尼丁和本品同用,其类似于阿托品样的效应加剧。

(4)本品和三环类抗抑郁药物同用时可使后者增效。

9.注意事项

(1)注射剂有刺激性,静脉注射过快可致低血压或中枢神经兴奋。

(2)不宜与氨茶碱混合滴注。

10.特殊人群用药

(1)孕妇、哺乳期妇女慎用。

(2)老年人较敏感,应适当减量。

(3)新生儿、早产儿不宜使用。

(五)阿司咪唑

1.其他名称

息斯敏,阿司唑,安敏,吡氯苄氧胺,苄苯哌咪唑。

2.药理作用

本品为长效的 H_1 受体拮抗药,作用强而持久,每天服用 1 次即可抑制变态反应症状 24 小时,无中枢镇静作用及抗毒蕈碱样胆碱作用。

3.药动学

口服吸收迅速,1 小时左右达血药浓度峰值,血浆蛋白结合率为 97%,不易通过血-脑屏障。大部分在肝中经 CYP450 酶系统代谢,代谢产物去甲基阿司咪唑仍具有抗组胺活性。本品及代谢产物均具有肝肠循环。本品及其代谢产物均自尿排出,但原形药物极少。本品及代谢产物的 $t_{1/2}$ 长达 19 天,故达到稳态血药浓度需 4～8 周。

4.适应证

治疗常年性和季节性过敏鼻炎、过敏性结膜炎、慢性荨麻疹和其他过敏性反应症状。

5.用法用量

(1)成人:口服,一次 3～6 mg,一天 1 次,于空腹时服。一天内最多用至 10 mg。

(2)儿童:口服,6 岁以下按体重 0.2 mg/kg,6～12 岁每天 5 mg,12 岁以上剂量同成人。

6.不良反应

(1)偶有嗜睡、眩晕、口干等现象。长期服用可增加食欲而使体重增加。

(2)服用过量可引起心律失常。

7.禁忌证

对本品过敏者禁用。

8.药物相互作用

(1)本品不能与抑制肝脏代谢酶的药物合用,如抗真菌药氟康唑、伊曲康唑、酮康唑、咪康唑、大环内酯类抗生素克拉霉素、红霉素,以及特非那定、5-羟色胺再摄取抑制药、HIV 蛋白酶抑制药等,以免引发严重的室性心律失常。

(2)避免与其他可能导致心律失常的药物合用,如抗心律失常药、三环类抗抑郁药、抗疟药卤泛群、奎宁、抗精神病药、西沙必利、索他洛尔等。

(3)与利尿药合用时,应注意电解质失衡引起的低血钾。

9.注意事项

(1)应避免与影响肝脏代谢酶,易致电解质紊乱如低血钾的药物合用。

(2)因阿司咪唑广泛地经肝脏代谢,患有显著的肝功能障碍的患者应尽量避免服用。

（3）服用过量可引起严重的心律失常,本品给药不宜超过推荐剂量。药用炭可有效地减少本品在胃肠道的吸收,中毒后应尽快服用,也可催吐或洗胃,血液透析不能增加本品的清除。

（4）应在饭前 1～2 小时或饭后 2 小时服用。

10.特殊人群用药

（1）孕妇、哺乳期妇女慎用。

（2）老年患者用量酌减。

（六）依巴斯汀

1.其他名称

开思亭,苏迪。

2.药理作用

本药为哌啶类长效非镇静性第二代组胺 H_1 受体拮抗剂,能抑制组胺释放,对中枢神经系统的 H_1 受体拮抗作用和抗胆碱作用弱。

3.药动学

口服吸收较完全,极难通过血-脑屏障,大部分在肝脏代谢为活性代谢产物卡瑞斯汀,2.6～4 小时体内达峰值。依巴斯汀和卡瑞斯汀有较高的血浆蛋白结合率(＞95％),卡瑞斯汀的半衰期($t_{1/2}$)长达 15～19 小时,66％以结合的代谢产物由尿排出。

4.适应证

荨麻疹、过敏性鼻炎、湿疹、皮炎、皮肤瘙痒症等。

5.用法用量

（1）成人:口服,一次 10 mg,一天 1 次。

（2）儿童:口服,2～5 岁一次 2.5 mg,一天 1 次;6～11 岁一次 5 mg,一天 1 次。

6.不良反应

有时困倦,偶见头痛、头晕、口干、胃部不适、嗜酸性粒细胞计数增多、ALT 及 ALP 升高。罕见皮疹、水肿、心动过速。

7.禁忌证

对本品及其辅料过敏者禁用。

8.药物相互作用

（1）与具有 CYP450 肝药酶抑制作用的抗真菌药如酮康唑、伊曲康唑、氟康唑、咪康唑合用时应慎重。

（2）大环内酯类抗生素如红霉素等可使本品代谢物卡巴斯汀的血药浓度升高 1～2 倍。

（3）与丙卡巴肼、氟哌利多等合用时应注意中枢抑制和心脏毒性的发生。

9.注意事项

（1）对其他 H_1 受体拮抗剂有不良反应者慎用。

（2）已确定有心电图 QT 间期延长或心律失常患者慎用。

（3）哮喘和上呼吸道感染患者慎用。

（4）驾驶或操纵机器期间慎用。

（5）肝、肾功能不全者慎用。

10.特殊人群用药

（1）孕妇慎用,哺乳期妇女用药期间应暂停哺乳。

(2)适用于 2 岁以上的儿童,对 2 岁以下儿童用药的安全性有待于进一步验证。

(3)老年患者通常生理功能减退,应注意减小剂量,以一天 1 次 5 mg 开始服药。

(七)氯雷他定

1.药品名称

开瑞坦,克敏能,华畅,百为哈,百为坦。

2.药理作用

本药为哌啶类抗组胺药,具有选择性的拮抗外周组胺 H_1 受体的作用,其抗组胺作用起效快、效强、持久。本品无镇静作用,无抗毒蕈碱样胆碱作用,对乙醇无强化作用。

3.药动学

口服吸收迅速、良好,血药浓度达峰时间(t_{max})为 1.5 小时,与血浆蛋白的结合率为 98%。大部分在肝中被代谢,代谢产物去羧乙氧基氯雷他定仍具有抗组胺活性。本品及其代谢物均自尿和粪便排出,$t_{1/2}$ 约为 20 小时。

4.适应证

用于过敏性鼻炎、急性或慢性荨麻疹、过敏性结膜炎、花粉症及其他过敏性皮肤病。

5.用法用量

(1)成人及 12 岁以上的儿童:口服,一次 10 mg,一天 1 次。

(2)2~12 岁儿童:口服,体重>30 kg 者一次 10 mg,一天 1 次;体重≤30 kg 者一次 5 mg,一天 1 次。

6.不良反应

常见的不良反应有乏力、头痛、嗜睡、口干、胃肠道不适(包括恶心、胃炎)及皮疹等;偶见健忘及晨起面部、肢端水肿;罕见的不良反应有视物模糊、血压降低或升高、晕厥、癫痫发作、乳房肿大、脱发、变态反应、肝功能异常、心动过速、心悸、运动功能亢进、黄疸、肝炎、肝坏死、多形红斑等。

7.禁忌证

具有变态反应或特异体质的患者禁用。

8.药物相互作用

(1)大环内酯类抗生素、抗真菌药酮康唑等可减缓本品的代谢,增加本品的血药浓度,有可能导致不良反应增加。

(2)与其他中枢抑制药、三环类抗抑郁药合用或饮酒可引起严重嗜睡。

(3)单胺氧化酶抑制药可增加本品的不良反应。

9.注意事项

(1)对肝功能不全者,消除半衰期有所延长,可按一次 10 mg,隔天 1 次服用。肾功能不全者慎用。

(2)本品对心脏功能无影响,但偶有心律失常报道,有心律失常病史者应慎用。

(3)抗组胺药能清除或减轻皮肤对所有变应原的阳性反应,因此在做皮试前约 48 小时应停止使用氯雷他定。

10.特殊人群用药

(1)孕妇、哺乳期妇女慎用。

(2)2 岁以下儿童服用本药的安全性及疗效尚未确定。

(八)药物特征比较

1.药理作用比较

该类药物中大部分具有抗外周组胺 H_1 受体、镇静、抗乙酰胆碱、局部麻醉和奎尼丁样作用，但因结构、剂型不同，药理作用也不尽相同。详见表 5-2。

表 5-2 常用的 H_1 受体拮抗药的作用特点比较

药物	抗组胺	镇静催眠	抗晕动止吐	抗胆碱	作用持续时间
苯海拉明	++	+++	++	+++	4～6 小时
异丙嗪	++	+++	++	+++	6～12 小时
氯苯那敏	+++	−	−	++	4～6 小时
西替利嗪	+++	−	−	−	7～10 小时
左卡巴斯汀	+++	−	−	−	12 小时
阿司咪唑	+++	−	−	−	10 天
特非那定	+++	−	−	−	12～24 小时
依巴斯汀	+++	−	−	−	24 小时

注:强+++;中++;弱+;无−

2.主要不良反应比较

(1)苯海拉明:常见中枢神经抑制作用、共济失调,少见气急、胸闷,偶可引起皮疹、粒细胞减少、贫血,常见恶心、呕吐、食欲缺乏。

(2)氯苯那敏:嗜睡、困倦、虚弱感、心悸,出血倾向、口渴、多尿。

(3)阿司咪唑:嗜睡、眩晕;超量服用本品可能发生 QT 间期延长或室性心律失常;口干,偶见体重增加。

(4)咪唑斯汀:偶见困意和乏力;与某些抗组胺药物合用时,曾观察到 QT 间期延长的现象;偶见食欲增加并伴有体重增加。

(5)依巴斯汀:有时困倦,偶见头痛、头晕;罕见心动过速;嗜酸性粒细胞增多;口干、胃部不适、ALT 及 ALP 升高。

(6)氯雷他定:常见乏力、头痛、嗜睡;罕见心动过速及心悸;常见口干、恶心、胃炎,罕见肝功能异常;常见皮疹,罕见脱发、变态反应。

(7)非索非那定:常见头痛、嗜睡、头晕、疲倦、恶心。

(8)左西替利嗪:头痛、嗜睡、口干、疲倦、衰弱;腹痛。

(高淑芳)

第二节 镇 咳 药

咳嗽是呼吸道受到刺激时所产生的一种保护性反射活动,即呼吸道感受器(化学感受器、机械感受器和牵张感受器)受到刺激时,神经冲动沿迷走神经传到咳嗽中枢,咳嗽中枢被兴奋后,其神经冲动又沿迷走神经和运动神经传到效应器(呼吸道平滑肌、呼吸肌和喉头肌),并引发咳嗽。

轻度咳嗽有利于排痰,一般不需用镇咳药。但严重的咳嗽,特别是剧烈无痰的干咳可影响休息与睡眠,甚至使病情加重或引起其他并发症。此时须在对因治疗的同时,加用镇咳药。由于使用镇咳药可能引起痰液增稠和潴留,故应避免用于慢性肺部感染;由于可能增加呼吸抑制的风险,镇咳药也应避免用于哮喘。

一般说来,药物抑制咳嗽反射的任一环节均可产生镇咳作用。目前常用的镇咳药按其作用部位可分为两大类。①中枢性镇咳药:此类药直接抑制延脑咳嗽中枢而产生镇咳作用,其中吗啡类生物碱及其衍生物如可待因、福尔可定、羟蒂巴酚等因具有成瘾性而又称为依赖性或成瘾性止咳药,此类药物往往还具有较强的呼吸抑制作用;而右美沙芬、喷托维林、氯哌司汀、普罗吗酯等,则属于非成瘾性或非依赖性中枢镇咳药,且在治疗剂量条件下对呼吸中枢的抑制作用不明显。中枢性镇咳药多用于无痰的干咳。②外周性(末梢性)镇咳药:凡抑制咳嗽反射弧中感受器、传入神经、传出神经及效应器中任何一环节而止咳者,均属此类。如甘草流浸膏、糖浆可保护呼吸道黏膜;祛痰药可减少痰液对呼吸道的刺激而止咳;平喘药可缓解支气管痉挛而止咳;那可丁、苯佐那酯的局麻作用可麻醉呼吸道黏膜上的牵张感受器而发挥止咳作用等。有些药如苯丙哌林兼具中枢性及外周性镇咳作用。

一、可待因

其他名称:甲基吗啡,Methylmorphine,PAVERAL。

ATC 编码:R05DA04。

(一)性状

可待因常用其磷酸盐,为白色细微的针状结晶性粉末,无臭,有风化性,水溶液显酸性反应。在水中易溶,在乙醇中微溶,在三氯甲烷或乙醚中极微溶解。

(二)药理学

可待因能直接抑制延脑的咳嗽中枢,止咳作用迅速而强大,其作用强度约为吗啡的1/4。也有镇痛作用,为吗啡的 $1/12\sim1/7$,但强于一般解热镇痛药。其镇静、呼吸抑制、便秘、耐受性及成瘾性等作用均较吗啡弱。

口服吸收快而完全,其生物利用度为 $40\%\sim70\%$。一次口服后,约 1 小时血药浓度达高峰 $t_{1/2}$ 为 $3\sim4$ 小时。易于透过血-脑屏障及胎盘,主要在肝脏与葡萄糖醛酸结合,约 15% 经脱甲基变为吗啡。其代谢产物主要经尿排泄。

(三)适应证

(1)各种原因引起的剧烈干咳和刺激性咳嗽,尤适用于伴有胸痛的剧烈干咳。由于本品能抑制呼吸道腺体分泌和纤毛运动,故对有少量痰液的剧烈咳嗽,应与祛痰药并用。

(2)可用于中等度疼痛的镇痛。

(3)局部麻醉或全身麻醉时的辅助用药,具有镇静作用。

(四)用法和用量

(1)成人。①常用量:口服或皮下注射,一次 $15\sim30$ mg,每天 $30\sim90$ mg。缓释片剂一次 1 片(45 mg),每天 2 次。②极量:一次 100 mg,每天 250 mg。

(2)儿童:镇痛,口服,每次 $0.5\sim1.0$ mg/kg,每天 3 次,或每天 3 mg/kg;镇咳,为镇痛剂量的$1/3\sim1/2$。

(五)不良反应

一次口服剂量超过 60 mg 时,一些患者可出现兴奋、烦躁不安、瞳孔缩小、呼吸抑制、低血压、心率过缓。小儿过量可致惊厥,可用纳洛酮对抗。亦可见恶心、呕吐、便秘及眩晕。

(六)禁忌证

多痰患者禁用,以防因抑制咳嗽反射,使大量痰液阻塞呼吸道,继发感染而加重病情。

(七)注意

(1)长期应用亦可产生耐受性、成瘾性。

(2)妊娠期应用本品可透过胎盘使胎儿成瘾,引起新生儿戒断症状,如腹泻、呕吐、打哈欠、过度啼哭等。分娩期应用可致新生儿呼吸抑制。

(3)缓释片必须整片吞服,不可嚼碎或掰开。

(八)药物相互作用

(1)本品与抗胆碱药合用时,可加重便秘或尿潴留的不良反应。

(2)与美沙酮或其他吗啡类中枢抑制药合用时,可加重中枢性呼吸抑制作用。

(3)与肌肉松弛药合用时,呼吸抑制更为显著。

(4)本品抑制齐多夫定代谢,避免二者合用。

(5)与甲喹酮合用,可增强本品的镇咳和镇痛作用。

(6)本品可增强解热镇痛药的镇痛作用。

(7)与巴比妥类药物合用,可加重中枢抑制作用。

(8)与西咪替丁合用,可诱发精神错乱,定向力障碍及呼吸急促。

(九)制剂

普通片剂:每片 15 mg、30 mg。缓释片剂:每片 45 mg。

注射液:每支 15 mg(1 mL)、30 mg(1 mL)。糖浆剂:0.5%,10 mL、100 mL。

二、福尔可定

其他名称:吗啉吗啡,福可定,吗啉乙基吗啡,Homocodeine,PHOLCOD,ETHNINE,PHOLDINE,ADAPHOL,PHOLEVAN。

ATC 编码:R05DA08。

(一)性状

福尔可定为白色或类白色的结晶性粉末;无臭,味苦;水溶液显碱性反应。在乙醇、丙酮或三氯甲烷中易溶,在水中略溶,在乙醚中微溶,在稀盐酸中溶解。

(二)药理学

本品与磷酸可待因相似,具有中枢性镇咳作用,也有镇静和镇痛作用,但成瘾性较磷酸可待因弱。

(三)适应证

用于剧烈干咳和中等度疼痛。

(四)不良反应

不良反应偶见恶心、嗜睡等。可致依赖性。

(五)禁忌证

禁用于痰多者。

（六）用法和用量

口服：常用量，一次 5～10 mg，每天 3～4 次；极量，每天 60 mg。

（七）注意

新生儿和儿童易于耐受此药，不致引起便秘和消化紊乱。

（八）制剂

片剂：每片 5 mg、10 mg、15 mg、30 mg。

（九）贮法

本品有引湿性，遇光易变质。应密封，在干燥处避光保存。

三、喷托维林

其他名称：维静宁，咳必清，托可拉斯，Carbetapentane，TOClASE。

ATC 编码：R05DB05。

（一）性状

喷托维林常用其枸橼酸盐，为白色或类白色的结晶性或颗粒性粉末；无臭，味苦。在水中易溶，在乙醇中溶解，在三氯甲烷中略溶，在乙醚中几乎不溶。熔点 88～93 ℃。

（二）药理学

本品对咳嗽中枢有选择性抑制作用，尚有轻度的阿托品样作用和局麻作用，大剂量对支气管平滑肌有解痉作用，故它兼有中枢性和末梢性镇咳作用。其镇咳作用的强度约为可待因的 1/3。但无成瘾性。一次给药作用可持续 4～6 小时。

（三）适应证

用于上呼吸道感染引起的无痰干咳和百日咳等，对小儿疗效优于成人。

（四）用法和用量

口服，成人，每次 25 mg，每天 3～4 次。

（五）不良反应

偶有轻度头晕、口干、恶心、腹胀、便秘等不良反应，乃其阿托品样作用所致。

（六）注意

青光眼及心功能不全伴有肺淤血的患者慎用。痰多者宜与祛痰药合用。

（七）制剂

片剂：每片 25 mg。滴丸：每丸 25 mg。冲剂：每袋 10 g。糖浆剂：0.145％、0.2％、0.25％。

四、氯哌斯汀

其他名称：氯哌啶，氯苯息定，咳平，咳安宁。

ATC 编码：R05DB21。

（一）性状

氯哌斯汀为白色或类白色结晶性粉末，无臭，味苦有麻木感。在水中易溶解。熔点 145～156 ℃。

（二）药理学

氯哌斯汀为非成瘾性中枢性镇咳药，主要抑制咳嗽中枢，还具有 H_1 受体拮抗作用，能轻度缓解支气管平滑肌痉挛及支气管黏膜充血、水肿，这亦有助于其镇咳作用。本品镇咳作用较可待因弱，但无耐受性及成瘾性。服药后 20～30 分钟生效，作用可维持 3～4 小时。

(三)适应证
用于急性上呼吸道炎症、慢性支气管炎、肺结核及肺癌所致的频繁咳嗽。

(四)不良反应
偶有轻度口干、嗜睡等不良反应。

(五)用法和用量
口服:成人,每次 10～30 mg,每天 3 次;儿童,每次 0.5～1.0 mg/kg,每天 3 次。

(六)制剂
片剂:每片 5 mg、10 mg。

(七)贮法
遮光密封保存。

五、苯丙哌林

其他名称:咳快好,咳哌宁,二苯哌丙烷,咳福乐,PIREXYL,BLASCORID。
ATC 编码:R05DB02。

(一)性状
常用其磷酸盐,为白色或类白色粉末;微带特臭,味苦。在水中易溶,在乙醇、三氯甲烷或苯中略溶,在乙醚或丙酮中不溶。熔点 148～153 ℃。

(二)药理学
本品为非麻醉性镇咳剂,具有较强镇咳作用。药理研究结果证明,狗口服或静脉注射本品 2 mg/kg 可完全抑制多种刺激引起的咳嗽,其作用较可待因强 2～4 倍。本品除抑制咳嗽中枢外,尚可阻断肺-胸膜的牵张感受器产生的肺-迷走神经反射,并具有罂粟碱样平滑肌解痉作用,故其镇咳作用兼具中枢性和末梢性双重机制。

本品口服易吸收,服后 15～20 分钟即生效,镇咳作用可持续 4～7 小时。本品不抑制呼吸,不引起胆管及十二指肠痉挛或收缩,不引起便秘,未发现耐受性及成瘾性。

(三)适应证
用于治疗急性支气管炎及各种原因如感染、吸烟、刺激物、过敏等引起的咳嗽,对刺激性干咳效佳。有报道本品的镇咳疗效优于磷酸可待因。

(四)不良反应
偶见口干、胃部烧灼感、食欲缺乏、乏力、头晕和药疹等不良反应。

(五)用法和用量
成人,口服,一次 20～40 mg,每天 3 次;缓释片一次 1 片,每天 2 次。儿童用量酌减。

(六)禁忌证
对本品过敏者禁用。

(七)注意
服用时需整片吞服,切勿嚼碎,以免引起口腔麻木。妊娠期妇女应在医师指导下应用。

(八)制剂
片(胶囊)剂:每片(粒)20 mg。泡腾片:每片 20 mg。缓释片剂:每片 40 mg。口服液:10 mg/10 mL、20 mg/10 mL。冲剂:每袋 20 mg。

（九）贮法

密闭、避光保存。

六、二氧丙嗪

其他名称：双氧异丙嗪，克咳敏，Oxymeprazine，PROTHANON。

（一）性状

其盐酸盐为白色至微黄色粉末或结晶性粉末；无臭，味苦。在水中溶解，在乙醇中极微溶解。

（二）药理学

本品具有较强的镇咳作用，并具有抗组胺、解除平滑肌痉挛、抗感染和局部麻醉作用，还可增加免疫功能，尤其是细胞免疫。

（三）适应证

用于慢性支气管炎，镇咳疗效显著。双盲法对照试验指出，本品 10 mg 的镇咳作用约与可待因 15 mg 相当。多于服药后 30～60 分钟显效，作用持续 4～6 小时或更长。尚可用于过敏性哮喘、荨麻疹、皮肤瘙痒症等。未见耐药性与成瘾性。

（四）用法和用量

口服。常用量：每次 5 mg，每天 2 次或 3 次；极量：一次 10 mg，每天 30 mg。

（五）不良反应

常见困倦、乏力等不良反应。

（六）禁忌证

高空作业及驾驶车辆、操纵机器者禁用。治疗量与中毒量接近，不得超过极量。癫痫、肝功能不全者慎用。

（七）制剂

片剂：每片 5 mg。颗粒剂：每袋 3 g（含 1.5 mg 二氧丙嗪）。

七、右美沙芬

其他名称：美沙芬，右甲吗喃，ROMILAR，TUSSADE，SEDATUSS，Mothorphan。

ATC 编码：R05DA09。

（一）性状

本品氢溴酸盐为白色或类白色结晶性粉末，无味或微苦，溶于水、乙醇，不溶于乙醚。熔点 125 ℃左右。

（二）药理学

本品为吗啡类左吗喃甲基醚的右旋异构体，通过抑制延髓咳嗽中枢而发挥中枢性镇咳作用。其镇咳强度与可待因相等或略强。无镇痛作用，长期应用未见耐受性和成瘾性。治疗剂量不抑制呼吸。

口服吸收好，15～30 分钟起效，作用可维持 3～6 小时。血浆中原形药物浓度很低。其主要活性代谢产物 3-甲氧吗啡烷在血浆中浓度高 $t_{1/2}$ 为 5 小时。

（三）适应证

用于干咳，适用于感冒、急性或慢性支气管炎、支气管哮喘、咽喉炎、肺结核及其他上呼吸道感染时的咳嗽。

(四)用法和用量

口服,成人,每次 10～30 mg,每天 3 次。每天最大剂量 120 mg。

(五)不良反应

偶有头晕、轻度嗜睡、口干、便秘等不良反应。

(六)禁忌证

妊娠 3 个月内妇女及有精神病史者禁用。

(七)注意

妊娠期妇女及痰多患者慎用。

(八)药物相互作用

(1)与奎尼丁、胺碘酮合用,可增高本品的血药浓度,出现中毒反应。

(2)与氟西汀、帕罗西汀合用,可加重本品的不良反应。

(3)与单胺氧化酶抑制剂并用时,可致高热、昏迷等症状。

(4)与其他中枢抑制药合用可增强本品的中枢抑制作用。

(5)酒精可增强本品的中枢抑制作用。

(九)制剂

普通片剂:每片 10 mg、15 mg。分散片:每片 15 mg。缓释片:每片 15 mg、30 mg。胶囊剂:每粒15 mg。颗粒剂:每袋 7.5 mg、15 mg。糖浆剂:每瓶 15 mg(20 mL)、150 mg(100 mL)。注射剂:每支 5 mg。

复方美沙芬片:每片含对乙酰氨基酚 0.5 g、氢溴酸右美沙芬 15 mg、盐酸苯丙醇胺 12.5 mg、氯苯那敏 2 mg。用于流行性感冒、普通感冒及上呼吸道感染,可减轻发热、咳嗽、咽痛、头痛、周身痛、流涕、打喷嚏、眼部发痒、流泪、鼻塞等症状。口服,每次 1～2 片,每天 3～4 次。12 岁以下儿童遵医嘱服。主要不良反应为嗜睡,偶有头晕、口干、胃不适及一过性转氨酶(ALT)升高。肝病患者慎用。

复方氢溴酸右美沙芬糖浆:每 10 mL 内含氢溴酸右美沙芬 30 mg,愈创甘油醚 0.2 g。

(十)贮法

遮光密闭保存。

八、福米诺苯

其他名称:胺酰苯吗啉,OLEPTAN,NOLEPTAN,FINATEN。

(一)性状

白色或类白色粉末,无臭,味苦,具强烈刺激味。在酸中易溶,在乙醇中略溶,在三氯甲烷中微溶,在水中极微溶解。熔点 206～208 ℃(熔融时分解)。

(二)药理学

本品镇咳特点是抑制咳嗽中枢的同时,具有呼吸中枢兴奋作用。其镇咳作用与可待因接近。呼吸道阻塞和呼吸功能不全者使用本品后,可改善换气功能,使动脉氧分压升高,二氧化碳分压降低。

(三)适应证

用于各种原因引起的慢性咳嗽及呼吸困难。用于小儿顽固性百日咳,奏效较二氢可待因快,且无成瘾性。在某些病例本品还能促进支气管的分泌,降低痰液的黏滞性,有利于咳痰。

(四)用法和用量

口服，每次 80～160 mg，每天 2～3 次。静脉注射，40～80 mg，加入 25％葡萄糖溶液中缓慢注入。

(五)注意

大剂量时可致血压降低。

(六)制剂

片剂：每片 80 mg。注射剂：每支 40 mg(1 mL)。

九、苯佐那酯

其他名称：退嗽，退嗽露，TESSALONTE，VENTUSSIN。

ATC 编码：R05DB01。

(一)性状

本品为淡黄色黏稠液体，可溶于冷水，但不溶于热水。能溶于大多数有机溶剂内。

(二)药理学

本品化学结构与丁卡因相似，故具有较强的局部麻醉作用。吸收后分布于呼吸道，对肺脏的牵张感受器及感觉神经末梢有明显抑制作用，抑制肺-迷走神经反射，从而阻断咳嗽反射的传入冲动，产生镇咳作用。本品镇咳作用强度略低于可待因，但不抑制呼吸，支气管哮喘患者用药后，反能使呼吸加深加快，每分通气量增加。口服后 10～20 分钟开始产生作用，持续 2～8 小时。

(三)适应证

用于急性支气管炎、支气管哮喘、肺炎、肺癌所引起的刺激性干咳、阵咳等，也可用于支气管镜、喉镜或支气管造影前预防咳嗽。

(四)用法和用量

口服，每次 50～100 mg，每天 3 次。

(五)不良反应

有时可引起嗜睡、恶心、眩晕、胸部紧迫感和麻木感、皮疹等不良反应。

(六)禁忌证

多痰患者禁用。

(七)注意

服用时勿嚼碎，以免引起口腔麻木。

(八)制剂

糖衣丸或胶囊剂：每粒 25 mg；50 mg；100 mg。

十、那可丁

其他名称：Noscapine。

ATC 编码：R05DA07。

(一)性状

本品为白色结晶性粉末或有光泽的棱柱状结晶，无臭。常用其盐酸盐。在三氯甲烷中易溶，苯中略溶，乙醇或乙醚中微溶，在水中几乎不溶。熔点 174～177 ℃。

(二)药理学

本品通过抑制肺牵张反射、解除支气管平滑肌痉挛,而产生外周性镇咳作用。尚具有呼吸中枢兴奋作用。无成瘾性。

(三)适应证

用于阵发性咳嗽。

(四)用法和用量

口服,每次 15～30 mg,每天 2～3 次,剧咳可用至每次 60 mg。

(五)不良反应

偶有恶心、头痛、嗜睡等不良反应。

(六)注意

大剂量可引起支气管痉挛。不宜用于多痰患者。

(七)制剂

片剂:每片 10 mg、15 mg。糖浆剂:每瓶 100 mL。

阿斯美胶囊(强力安喘通胶囊):每粒胶囊含那可丁 7 mg,盐酸甲氧那明 12.5 mg,氨茶碱 25 mg,氯苯那敏 2 mg。口服,成人,一次 2 粒,每天 3 次;15 岁以下儿童减半。

(高淑芳)

第三节 祛 痰 药

痰是呼吸道炎症的产物,可刺激呼吸道黏膜引起咳嗽,并可加重感染。祛痰药可稀释痰液或液化黏痰,使之易于咳出。按其作用方式可将祛痰药分为三类。①恶心性祛痰药和刺激性祛痰药:前者如氯化铵、碘化钾、愈创甘油醚、桔梗流浸膏、远志流浸膏等口服后可刺激胃黏膜,引起轻微的恶心,反射性地促进呼吸道腺体分泌增加,使痰液稀释,易于咳出。后者是一些挥发性物质,如桉叶油、安息香酊等加入沸水中,其蒸气亦可刺激呼吸道黏膜,增加腺体分泌,使痰液变稀,易于咳出。②黏痰溶解剂:如氨溴索、乙酰半胱氨酸、沙雷肽酶等可分解痰液的黏性成分如黏多糖和黏蛋白,使黏痰液化,黏滞性降低而易于咳出。③黏液稀释剂:如羧甲司坦、稀化黏素等主要作用于气管、支气管的黏液产生细胞,促其分泌黏滞性低的分泌物,使呼吸道分泌的流变性恢复正常,痰液由黏变稀,易于咳出。

一、氯化铵

其他名称:氯化钲,卤砂,AmmoniumMuriate,SALMAIC。

ATC 编码:G04BA01。

(一)性状

本品为无色结晶或白色结晶性粉末,无臭,味咸、凉。有引湿性。在水中易溶,在乙醇中微溶。

(二)药理学

口服后刺激胃黏膜的迷走神经末梢,引起轻度的恶心,反射性地引起气管、支气管腺体分泌增加。部分氯化铵吸收入血后,经呼吸道排出,由于盐类的渗透压作用而带出水分,使痰液稀释,易于咳出。能增加肾小管氯离子浓度,因而增加钠和水的排出,具利尿作用。口服吸收完全,其氯离子吸收入血后可酸化体液和尿液,并可纠正代谢性碱中毒。

(三)适应证

用于急性呼吸道炎症时痰黏稠不易咳出的病例。常与其他止咳祛痰药配成复方制剂应用。纠正代谢性碱中毒(碱血症)。其酸化尿液作用可使一些需在酸性尿液中显效的药物如乌洛托品产生作用;也可增强汞剂的利尿作用及四环素和青霉素的抗菌作用;还可促进碱性药物如哌替啶、苯丙胺、普鲁卡因的排泄。

(四)用法和用量

(1)祛痰:口服,成人一次 0.3～0.6 g,每天 3 次。

(2)治疗代谢性碱中毒或酸化尿液:静脉滴注,每天 2～20 g,每小时不超过 5 g。

(五)不良反应

(1)吞服片剂或剂量过大可引起恶心、呕吐、胃痛等胃刺激症状,宜溶于水中、餐后服用。

(2)本品可增加血氨浓度,于肝功能不全者可能诱发肝性脑病。

(六)禁忌证

(1)肝、肾功能不全者禁用。

(2)应用过量或长期服用易致高氯性酸中毒,代谢性酸血症患者禁用。

(七)注意

静脉滴注速度过快,可致惊厥或呼吸停止。溃疡病患者慎用。

(八)药物相互作用

(1)与阿司匹林合用,本品可减慢阿司匹林排泄,增强其疗效。

(2)与氯磺丙脲合用,可增强氯磺丙脲的降血糖作用。

(3)与氟卡尼合用,可减弱氟卡尼的抗心律失常作用。

(4)本品可促进美沙酮的体内清除,降低其疗效。

(5)本品可增加氟卡尼的排泄,降低其疗效。

(6)本品不宜与排钾利尿药、磺胺嘧啶、呋喃妥因等合用。

(九)制剂

片剂:每片 0.3 g。注射液:每支 5 g(500 mL)。

二、溴己新

其他名称:溴己铵,必消痰,必嗽平,溴苄环己铵,BISOLVON,BRONCOKIN。
ATC 编码:R05CB02。

(一)性状

本品为鸭嘴花碱经结构改造得到的半合成品,常用其盐酸盐。白色或类白色结晶性粉末;无臭,无味。在乙醇或三氯甲烷中微溶,在水中极微溶解。熔点 239～243 ℃。

(二)药理学

本品具有较强的黏痰溶解作用。主要作用于气管、支气管黏膜的黏液产生细胞,抑制痰液中酸性黏多糖蛋白的合成,并可使痰中的黏蛋白纤维断裂,因此使气管、支气管分泌的流变学特性恢复正常,黏痰减少,痰液稀释易于咳出。本品的祛痰作用尚与其促进呼吸道黏膜的纤毛运动及具有恶心性祛痰作用有关。服药后约 1 小时起效,4～5 小时作用达高峰,疗效维持 6～8 小时。

(三)适应证

用于慢性支气管炎、哮喘、支气管扩张、硅沉着病等有白色黏痰又不易咳出的患者。脓性痰患者需加用抗生素控制感染。

(四)用法和用量

口服:成人一次 8～16 mg。肌内注射:一次 4～8 mg,每天 2 次。静脉滴注:每天 4～8 mg,加入 5％葡萄糖氯化钠溶液 500 mL。气雾吸入:一次 2 mL,每天 2～3 次。

(五)不良反应

偶有恶心、胃部不适,减量或停药后可消失。严重的不良反应为皮疹、遗尿。

(六)禁忌证

对本药过敏者禁用。

(七)注意

本品宜餐后服用,胃溃疡患者慎用。

(八)药物相互作用

本品能增加阿莫西林、四环素类抗生素在肺内或支气管的分布浓度,合用时能增强抗菌疗效。

(九)制剂

片剂:每片 4 mg、8 mg。注射液:每支 0.2％,2 mg(1 mL)、4 mg(2 mL)。气雾剂:0.2％溶液。

复方氯丙那林溴己新片:含盐酸氯丙那林 5 mg、盐酸溴己新 10 mg、盐酸去氯羟嗪 25 mg。

复方氯丙那林溴己新胶囊:含盐酸氯丙那林 5 mg、盐酸溴己新 10 mg、盐酸去氯羟嗪 25 mg。

三、氨溴索

其他名称:溴环己胺醇,沐舒坦,美舒咳,安布索,百沫舒,平坦,瑞艾乐,兰苏,兰勃素,BRONCHOPRONT,MUCOSOLVAN,LASOLVAN,MUCOVENT,MUSCO,BROMUSSYL,INGTAN,RUIAILE。

ATC 编码:R05CB06。

(一)性状

常用其盐酸盐。白色或类白色结晶性粉末,无臭。溶于甲醇,在水或乙醇中微溶。

(二)药理学

本品为溴己新在体内的活性代谢产物。能促进肺表面活性物质的分泌及气道液体分泌,使痰中的黏多糖蛋白纤维断裂,促进黏痰溶解,显著降低痰黏度,增强支气管黏膜纤毛运动,促进痰液排出。改善通气功能和呼吸困难状况。其祛痰作用显著超过溴己新,且毒性小,耐受性好。

雾化吸入或口服后 1 小时内生效,作用维持 3～6 小时。

(三)适应证

用于急、慢性支气管炎及支气管哮喘、支气管扩张、肺气肿、肺结核、肺尘埃沉着病、手术后的咳痰困难等。注射给药可用于术后肺部并发症的预防及早产儿、新生儿呼吸窘迫综合征的治疗。

本品高剂量(每次 250～500 mg,每天 2 次)有降低血浆尿酸浓度和促进尿酸排泄的作用,可用于治疗痛风。

(四)用法和用量

口服:成人及 12 岁以上儿童每次 30 mg,每天 3 次。长期使用(14 天后)剂量可减半。静脉注射、肌内注射及皮下注射:成人每次 15 mg,每天 2 次。亦可加入生理盐水或葡萄糖溶液中静脉滴注。

(五)不良反应

不良反应较少,仅少数患者出现轻微的胃肠道反应如胃部不适、胃痛、腹泻等。偶见皮疹等变态反应,出现过敏症状应立即停药。

(六)禁忌证

对本品过敏者禁用。

(七)注意

妊娠第 1～3 个月慎用;注射液不应与 pH 大于 6.3 的其他溶液混合。

(八)药物相互作用

(1)本品与阿莫西林、阿莫西林克拉维酸、氨苄西林、头孢呋辛、红霉素、多西环素等抗生素合用,可增加这些抗生素在肺内的分布浓度,增强其抗菌疗效。

(2)本品与 β_2 受体激动剂及茶碱等支气管扩张剂合用有协同作用。

(九)制剂

片剂:每片 15 mg、30 mg。胶囊剂:每粒 30 mg。缓释胶囊:每粒 75 mg。口服溶液剂:每支 15 mg(5 mL)、180 mg(60 mL)、300 mg(100 mL)、600 mg(100 mL)。气雾剂:每瓶 15 mg (2 mL)。注射液:每支 15 mg(2 mL)。

(十)贮法

遮光、密闭保存。

氨溴特罗口服液:每 100 mL(含盐酸氨溴索 150 mg,盐酸克伦特罗 0.1 mg)。一次 20 mL,每天 2 次。

四、溴凡克新

其他名称:溴环己酰胺,BROVAN,BRONQUIMUCIL,BROVAXINE。

(一)药理学

本品亦为溴己新的活性代谢物,可使痰中酸性黏多糖纤维断裂,降低痰液黏度,使其液化而易于咳出,同时改善肺通气功能。本品口服或直肠给药吸收良好,服后 3～4 小时,血浓度达到最高峰。毒性低。

(二)适应证

用于急、慢性支气管炎。

(三)用法和用量

口服,成人每次 15～30 mg,每天 3 次。

(四)制剂

片剂:每片 15 mg、30 mg。

五、乙酰半胱氨酸

其他名称:痰易净,易咳净,富露施,MUCOMYST,AIRBRON,FLUIMUCIL,MUCOFILIN,

MUClSOL。

ATC 编码:R05CB01。

(一)性状

本品为白色结晶性粉末,有类似蒜的臭气,味酸,有引湿性。在水或乙醇中易溶。熔点 101~107 ℃。

(二)药理学

本品具有较强的黏痰溶解作用。其分子中所含巯基(—SH)能使白色黏痰中的黏多糖蛋白多肽链中的二硫键(—S—S—)断裂,还可通过分解核糖核酸酶,使脓性痰中的 DNA 纤维断裂,故不仅能溶解白色黏痰而且也能溶解脓性痰,从而降低痰的黏滞性,并使之液化,易于咳出。此外,本品进入细胞内后,可脱去乙酰基形成 L-半胱氨酸,参与谷胱甘肽(GSH)的合成,故有助于保护细胞免受氧自由基等毒性物质的损害。

(三)适应证

(1)用于手术后、急性和慢性支气管炎、支气管扩张、肺结核、肺炎、肺气肿等引起的黏稠分泌物过多所致的咳痰困难。

(2)可用于对乙酰氨基酚中毒的解毒及环磷酰胺引起的出血性膀胱炎的治疗。

(四)用法和用量

(1)喷雾吸入:仅用于非应急情况下。临用前用氯化钠溶液使其溶解成 10% 溶液,每次 1~3 mL,每天 2~3 次。

(2)气管滴入:急救时以 5% 溶液经气管插管或气管套管直接滴入气管内,每次 0.5~2 mL,每天 2~4 次。

(3)气管注入:急救时以 5% 溶液用 1 mL 注射器自气管的甲状软骨环骨膜处注入气管腔内,每次 0.5~2 mL(婴儿每次 0.5 mL,儿童每次 1 mL,成人每次 2 mL)。

(4)口服:成人一次 200 mg,每天 2~3 次。

(五)不良反应

可引起咳呛、支气管痉挛、恶心、呕吐、胃炎等不良反应,减量即可缓解,如遇恶心、呕吐,可暂停给药。支气管痉挛可用异丙肾上腺素缓解。

(六)禁忌证

支气管哮喘者禁用。

(七)注意

(1)本品直接滴入呼吸道可产生大量痰液,需用吸痰器吸引排痰。

(2)不宜与金属、橡皮、氧化剂、氧气接触,故喷雾器须用玻璃或塑料制作。

(3)本品应临用前配制,用剩的溶液应严封贮于冰箱中,48 小时内用完。

(八)药物相互作用

(1)本品可减弱青霉素、四环素、头孢菌素类的抗菌活性,故不宜同时应用;必要时间隔 4 小时交替使用。

(2)与硝酸甘油合用可增加低血压和头痛的发生。

(3)与金制剂合用,可增加金制剂的排泄。

(4)与异丙肾上腺素合用或交替使用可提高药效,减少不良反应。

(5)与碘化油、糜蛋白酶、胰蛋白酶有配伍禁忌。

（九）制剂

片剂：每片 200 mg、500 mg。喷雾剂：每瓶 0.5 g、1 g。颗粒剂：每袋 100 mg。泡腾片：每片 600 mg。

六、羧甲司坦

其他名称：羧甲基半胱氨酸，贝莱，费立，卡立宁，康普利，强利灵，强利痰灵，美咳片，CarboxymethylCysteine，MUCODYNE，MUCOTAB，MUCOCIS，LOVISCOL，TRANSBRONCHIN。

ATC 编码：R05CB03。

（一）性状

本品为白色结晶性粉末，无臭。在热水中略溶，在水中极微溶解，在乙醇或丙酮中不溶，在酸或碱溶液中易溶。

（二）药理学

本品为黏液稀释剂，主要在细胞水平影响支气管腺体的分泌，使低黏度的唾液黏蛋白分泌增加，而高黏度的岩藻黏蛋白产生减少，因而使痰液的黏滞性降低，易于咳出。本品口服有效，起效快，服后 4 小时即可见明显疗效。

（三）适应证

用于慢性支气管炎、支气管哮喘等疾病引起的痰液黏稠、咳痰困难和痰阻气管等。亦可用于防治手术后咳痰困难和肺炎并发症。用于小儿非化脓性中耳炎，有预防耳聋效果。

（四）用法和用量

口服，成人每次 0.25～0.5 g，每天 3 次。儿童每天 30 mg/kg。

（五）不良反应

偶有轻头晕、恶心、胃部不适、腹泻、胃肠道出血、皮疹等不良反应。

（六）注意

（1）本品与强效镇咳药合用，会导致稀化的痰液堵塞气道。

（2）有消化道溃疡病史者慎用。

（3）有慢性肝脏疾病的老年患者应减量。

（七）制剂

口服液：每支 0.2 g（10 mL）、0.5 g（10 mL）。糖浆剂：2%（20 mg/mL）。片剂：每片 0.25 g。泡腾剂：每包 0.25 g。

（八）贮法

密闭，于阴凉干燥处保存。

七、沙雷肽酶

其他名称：舍雷肽酶，达先，敦净，释炎达，DASEN。

（一）性状

从沙雷杆菌提取的蛋白水解酶，稍有特殊臭味的灰白色到淡褐色粉末。

（二）药理学

本品具有很强的抗感染症、消肿胀作用和分解变性蛋白质、缓激肽、纤维蛋白凝块作用，故可加速痰、脓和血肿液化与排出,促进血管、淋巴管对分解物的吸收,改善炎症病灶的循环,从而起到消炎消肿作用,还能增加抗生素在感染灶和血中的浓度,从而增强抗生素的作用。

(三)适应证

用于手术后和外伤后消炎及鼻窦炎、乳腺淤积、膀胱炎、附睾炎、牙周炎、牙槽肿胀等疾病的消炎,还可用于支气管炎、肺结核、支气管哮喘、麻醉后的排痰困难等。国外报道本品可用于治疗儿童耳炎。

(四)用法和用量

口服:成人每次 5~10 mg,每天 3 次,餐后服。

(五)不良反应

偶见黄疸、转氨酶(ALT、AST、γ-GTP)升高、厌食、恶心、呕吐、腹泻等。偶见鼻出血、血痰等出血倾向。偶见皮肤发红,瘙痒、药疹等变态反应。

(六)注意

有严重肝、肾功能障碍和血液凝固异常者慎用。使用本品时应让患者及时咳出痰液,呼吸道插管患者应及时吸出痰液,以防止痰液阻塞呼吸道。

(七)药物相互作用

(1)本品增加青霉素、氨苄西林、磺苄西林等抗生素在感染灶和血中的浓度,增强抗生素的作用。

(2)与抗凝血药合用时,可增强抗凝血药的作用。

(3)与促凝血药合用时可产生部分药理性拮抗作用。

(八)制剂

肠溶片:每片 5 mg(10 000 单位)、10 mg(20 000 单位)。

(高淑芳)

第四节　平 喘 药

喘息是呼吸系统疾病的常见症状之一,尤多见于支气管哮喘和喘息性支气管炎,是支气管平滑肌痉挛和支气管黏膜炎症引起的分泌物增加和黏膜水肿所致的小气道阻塞的结果。

哮喘的发病机制包括遗传和环境因素,多数人的哮喘发作包括两个时相,即速发相和迟发相。速发相多与 Ⅰ 型(速发型)变态反应有关。哮喘患者接触抗原后,体内产生抗体免疫球蛋白E、IgE),并结合于肥大细胞表面,使肥大细胞致敏。再次吸入抗原后,抗原与致敏肥大细胞表面的抗体结合,使肥大细胞裂解脱颗粒,释放变态反应介质如组胺、白三烯 C_4 和 D_4(LTC$_4$ 和 LTD$_4$)、前列腺素 D_2(PGD$_2$)、嗜酸性粒细胞趋化因子 A(ECF-A)等。这些介质引起血管通透性增加,黏膜下多种炎性细胞如巨噬细胞、嗜酸性粒细胞和多形核粒细胞浸润,刺激支气管平滑肌痉挛、气道黏膜水肿、黏液分泌增加,从而导致气道狭窄、阻塞,甚至气道构形重建。哮喘的迟发相反应可在夜间出现,是继发于速发相的进展性炎症反应,主要是患者支气管黏膜的 Th2 细胞活化,生成 Th2 型细胞因子,进一步吸引其他炎症细胞如嗜酸性粒细胞到黏膜表面。迟发相的炎症介质有半胱氨酰白三烯,白介素 IL-3、IL-5 和 IL-8,毒性蛋白,嗜酸性粒细胞阳离子蛋白,主要碱性蛋白及嗜酸性粒细胞衍生的神经毒素。这些介质在迟发相反应中起重要作用,毒性蛋白引起上皮细胞的损伤和缺失。此外,腺苷、诱导型 NO 和神经肽也可能涉及迟发相反应。

当支气管黏膜炎症时,中性粒细胞、嗜酸性粒细胞及肥大细胞释放的溶酶体酶、炎性细胞因子产生的活性氧自由基等可损伤支气管上皮细胞,分布在黏膜的感觉传入神经纤维暴露,并使气管上皮舒张因子(EpDRF)生成减少,遇冷空气、灰尘及致敏原刺激时,感觉传入神经通过轴索反射,释放出 P 物质、神经激肽 A 和降钙素基因相关肽(CGRP),引起气道高反应性(bronchial hyperresponsi veness,BHR),则更易诱发和加重喘息。

对哮喘发病机制的解释尚有受体学说,即认为喘息发作时 β 受体功能低下,这可能与哮喘患者血清中存在 β_2 受体的自身抗体,并因此导致肺中 β_2 受体密度降低有关。由于在肺中 β_2 受体密度降低的同时,还发现 α 受体密度增加,故亦有哮喘发病时的 α 受体功能亢进学说。根据哮喘患者的呼吸道对乙酰胆碱具有高反应性,还提出了哮喘发病的 M 胆碱受体功能亢进学说。

平喘药是指能作用于哮喘发病的不同环节,以缓解或预防哮喘发作的药物。常用平喘药可分为以下六类:①β 肾上腺素受体激动剂。②M 胆碱受体拮抗剂。③黄嘌呤类药物。④过敏介质阻释剂。⑤肾上腺糖皮质激素类。⑥抗白三烯类药物。近年来的发展趋势是将上述几类药物制成吸入型制剂或配伍制成复方制剂,以增强呼吸道局部疗效并减少全身用药的不良反应。

一、β 肾上腺素受体激动剂

该类药物,包括非选择性的 β 肾上腺素受体激动剂,如肾上腺素、麻黄碱和异丙肾上腺素;以及选择性 β_2 肾上腺素受体激动剂,如沙丁胺醇、特布他林等。它们主要通过激动呼吸道的 β_2 受体,激活腺苷酸环化酶,使细胞内的环磷腺苷(cAMP)含量增加,游离 Ca^{2+} 减少,从而松弛支气管平滑肌,抑制炎性细胞释放变态反应介质,增强纤毛运动与黏液清除,降低血管通透性,减轻呼吸道水肿,而发挥平喘作用。近些年来还有对 β_2 受体选择性更强,作用维持时间更久的福莫特罗、沙美特罗、班布特罗等用于临床。本类药物扩张支气管作用强大而迅速,疗效确实,已成为治疗急性哮喘的一线药物。

(一)麻黄碱

麻黄碱是从中药麻黄中提取的生物碱,可人工合成。

其他名称:麻黄素,SANEDRINE,EPHETONIN。

ATC 编码:R01AA03。

1.性状

常用其盐酸盐,为白色针状结晶或结晶性粉末;无臭,味苦。在水中易溶,在乙醇中溶解,在氯仿或乙醚中不溶。熔点 217～220 ℃。

2.药理学

可直接激动肾上腺素受体,也可通过促使肾上腺素能神经末梢释放去甲肾上腺素而间接激动肾上腺素受体,对 α 和 β 受体均有激动作用。①心血管系统:使皮肤、黏膜和内脏血管收缩,血流量减少;冠脉和脑血管扩张,血流量增加。用药后血压升高,脉压加大。使心收缩力增强,心排血量增加。由于血压升高反射性地兴奋迷走神经,故心率不变或稍慢。②支气管:松弛支气管平滑肌;其 α 效应尚可使支气管黏膜血管收缩,减轻充血水肿,有利于改善小气道阻塞。但长期应用反致黏膜血管过度收缩,毛细血管压增加,充血水肿反加重。此外,α 效应尚可加重支气管平滑肌痉挛。③中枢神经系统:兴奋大脑皮层和皮层下中枢,产生精神兴奋、失眠、不安和震颤等。

口服后易自肠吸收,可通过血-脑屏障进入脑脊液。V_d 为 3～4 L/kg,吸收后仅少量脱胺氧化,79％以原形经尿排泄。作用较肾上腺素弱而持久 $t_{1/2}$ 为 3～4 小时。

3.适应证

预防支气管哮喘发作和缓解轻度哮喘发作,对急性重度哮喘发作效不佳。用于蛛网膜下腔麻醉或硬膜外麻醉引起的低血压及慢性低血压症。治疗各种原因引起的鼻黏膜充血、肿胀引起的鼻塞。

4.用法和用量

(1)支气管哮喘。口服:成人,常用量一次 15～30 mg,每天 45～90 mg;极量,一次 60 mg,每天150 mg。皮下或肌内注射:成人,常用量一次 15～30 mg,每天 45～60 mg;极量,一次 60 mg,每天 150 mg。

(2)蛛网膜下腔麻醉或硬膜外麻醉时维持血压:麻醉前皮下注射或肌内注射 20～50 mg。慢性低血压症,每次口服 20～50 mg,每天 2 次或 3 次。

(3)解除鼻黏膜充血、水肿:以 0.5％～1％溶液滴鼻。

5.不良反应

大量长期使用可引起震颤、焦虑、失眠、头痛、心悸、发热感、出汗等不良反应。晚间服用时,常加服镇静催眠药如苯巴比妥以防失眠。

6.禁忌证

甲状腺功能亢进症、高血压、动脉硬化、心绞痛等患者禁用。

7.注意

短期反复使用可致快速耐受现象,作用减弱,停药数小时可恢复。

8.药物相互作用

麻黄碱与巴比妥类、苯海拉明、氨茶碱合用,通过后者的中枢抑制、抗过敏、抗胆碱、解除支气管痉挛及减少腺体分泌作用。忌与优降宁等单胺氧化酶抑制剂合用,以免引起血压过高。

9.制剂

片剂:每片 15 mg、25 mg、30 mg。注射液:每支 30 mg(1 mL)、50 mg(1 mL)。滴鼻剂:0.5％(小儿)、1％(成人)、2％(检查、手术或止血时用)。

(二)异丙肾上腺素

其他名称:喘息定,治喘灵,Isoproterenol,ISUPREL,ALUDRINE。

ATC 编码:R03AB02。

1.性状

常用其盐酸盐,为白色或类白色结晶性粉末;无臭,味微苦,遇光和空气渐变色,在碱性溶液中更易变色。在水中易溶,在乙醇中略溶,在三氯甲烷或乙醚中不溶。熔点 165～170 ℃。

2.药理学

本品为非选择性肾上腺素 β 受体激动剂,对 β_1 和 β_2 受体均有强大的激动作用,对 α 受体几乎无作用。主要作用如下:①作用于心脏 β_1 受体,使心收缩力增强,心率加快,传导加速,心排血量和心肌耗氧量增加。②作用于血管平滑肌 β_2 受体,使骨骼肌血管明显舒张,肾、肠系膜血管及冠状动脉亦不同程度舒张,血管总外周阻力降低。其心血管作用导致收缩压升高,舒张压降低,脉压变大。③作用于支气管平滑肌 β_2 受体,使支气管平滑肌松弛。④促进糖原和脂肪分解,增加组织耗氧量。

本品口服无效。临床多采用气雾吸入给药,亦可舌下含服,在 2～5 分钟经舌下静脉丛吸收而迅速奏效。其生物利用度为 80%～100%。有效血浓度为 0.5～2.5 mg/mL,V_d 为 0.7 L/kg。在肝脏与硫酸结合,在其他组织被儿茶酚氧位甲基转移酶甲基化代谢灭活。静脉给药后,尿中排泄原形药物和甲基化代谢产物各占 50%。气雾吸入后,尿中排泄物全部为甲基化代谢产物。

3.适应证

(1)支气管哮喘:适用于控制哮喘急性发作,常气雾吸入给药,作用快而强,但持续时间短。

(2)心脏骤停:治疗各种原因如溺水、电击、手术意外和药物中毒等引起的心脏骤停。必要时可与肾上腺素和去甲肾上腺素配伍使用。

(3)房室传导阻滞。

(4)抗休克:心源性休克和感染性休克。对中心静脉压高、心排血量低者,应在补足血容量的基础上再用本品。

4.用法和用量

(1)支气管哮喘:舌下含服,成人常用量,一次 10～15 mg,每天 3 次;极量,一次 20 mg,每天 60 mg。气雾剂吸入,常用量,一次 0.1～0.4 mg;极量,一次 0.4 mg,每天 2.4 mg。重复使用的间隔时间不应少于 2 小时。

(2)心搏骤停:心腔内注射 0.5～1 mg。

(3)房室传导阻滞:二度者采用舌下含片,每次 10 mg,每 4 小时 1 次;三度者如心率低于 40 次/分时,可用 0.5～1 mg 溶于 5% 葡萄糖溶液 200～300 mL 缓慢静脉滴注。

(4)抗休克:以 0.5～1 mg 加于 5% 葡萄糖溶液 200 mL 中,静脉滴注,滴速 0.5～2 μg/min,根据心率调整滴速,使收缩压维持在 12.0 kPa(90 mmHg),脉压在 2.7 kPa(20 mmHg)以上,心率 120 次/分以下。

5.不良反应

常见心悸、头痛、头晕、喉干、恶心、软弱无力及出汗等不良反应。在已有明显缺氧的哮喘患者,用量过大,易致心肌耗氧量增加,易致心律失常,甚至可致室性心动过速及心室颤动。成人心率超过 120 次/分,小儿心率超过 140～160 次/分时,应慎用。

6.禁忌证

冠心病、心绞痛、心肌梗死、嗜铬细胞瘤及甲状腺功能亢进患者禁用。

7.注意

舌下含服时,宜将药片嚼碎含于舌下,否则达不到速效。过多、反复应用气雾剂可产生耐受性,此时,不仅 β 受体激动剂之间有交叉耐受性,而且对内源性肾上腺素能递质也产生耐受性,使支气管痉挛加重,疗效降低,甚至增加死亡率。故应限制吸入次数和吸入量。

8.药物相互作用

(1)与其他拟肾上腺素药有相加作用,但不良反应也增多。

(2)与普萘洛尔合用时,可拮抗本品的作用。

(3)三环类抗抑郁药可能增强其作用。

(4)三环类抗抑郁药丙咪嗪、丙卡巴肼合用可增加本品的不良反应。

(5)与洋地黄类药物合用,可加剧心动过速。

(6)钾盐引起血钾增高,增强本品对心肌的兴奋作用,易致心律失常,禁止合用。

(7)与茶碱合用可降低茶碱的血药浓度。

9.制剂

片剂:每片 10 mg。纸片:每片 5 mg。

气雾剂:浓度为 0.25%,每瓶可喷吸 200 次左右,每撤约 0.175 mg。注射液:每支 1 mg(2 mL)。

复方盐酸异丙肾上腺素气雾剂(愈喘气雾剂):每瓶含盐酸异丙肾上腺素 56 mg 和愈创甘油醚 70 mg,按盐酸异丙肾上腺素计算,每次喷雾吸入 0.1~0.4 mg,每次极量 0.4 mg,每天2.4 mg。

10.贮法

遮光、密闭保存。

(三)沙丁胺醇

其他名称:舒喘灵,索布氨,阿布叔醇,羟甲叔丁肾上腺素,柳丁氨醇,嗽必妥,万托林,爱纳灵,Albuterol,VENTOLIN,PROVENTIL,Sulphate,Saltanol,ETINOLINE。

ATC 编码:R03AC02。

1.性状

常用其硫酸盐。为白色或类白色的粉末;无臭,味微苦。在水中易溶,在乙醇中极微溶解,在乙醚或三氯甲烷中几乎不溶。

2.药理学

本品为选择性 β_2 受体激动剂,能选择性激动支气管平滑肌的 β_2 受体,有较强的支气管扩张作用。于哮喘患者,其支气管扩张作用比异丙肾上腺素强约 10 倍。抑制肥大细胞等致敏细胞释放变态反应介质亦与其支气管平滑肌解痉作用有关。对心脏的 β_1 受体的激动作用较弱,故其增加心率作用仅及异丙肾上腺素的1/10。

因不易被消化道的硫酸酯酶和组织中的儿茶酚氧位甲基转移酶破坏,故本品口服有效,作用持续时间较长。口服生物利用度为 30%,服后 15~30 分钟生效,2~4 小时作用达高峰,持续 6 小时以上。气雾吸入的生物利用度为 10%,吸入后 1~5 分钟生效,1 小时作用达高峰,可持续 4~6 小时,维持时间亦为同等剂量异丙肾上腺素的 3 倍。V_d 为 1 L/kg。大部在肠壁和肝脏代谢,进入循环的原形药物少于 20%。主要经肾排泄。

3.适应证

用于防治支气管哮喘,哮喘型支气管炎和肺气肿患者的支气管痉挛。制止发作多用气雾吸入,预防发作则可口服。

4.用法和用量

口服:成人,每次 2~4 mg,每天 3 次。气雾吸入:每次 0.1~0.2 mg(即喷吸 1~2 次),必要时每 4 小时重复 1 次,但 24 小时内不宜超过 8 次,粉雾吸入,成人每次吸入 0.4 mg,每天 3~4 次。静脉注射:一次0.4 mg,用 5% 葡萄糖注射液 20 mL 或氯化钠注射液 2 mL 稀释后缓慢注射。静脉滴注:1 次 0.4 mg,用 5% 葡萄糖注射液 100 mL 稀释后滴注。肌内注射:一次 0.4 mg,必要时 4 小时可重复注射。

5.不良反应

偶见恶心、头痛、头晕、心悸、手指震颤等不良反应。剂量过大时,可见心动过速和血压波动。一般减量即恢复,严重时应停药。罕见肌肉痉挛,变态反应。

6.禁忌证

对本品及其他肾上腺素受体激动剂过敏者禁用。

7.注意

(1)心血管功能不全、高血压、糖尿病、甲状腺功能亢进患者及妊娠期妇女慎用。

(2)对氟利昂过敏者禁用本品气雾剂。

(3)长期用药亦可形成耐受性,不仅疗效降低,且可能使哮喘加重。

(4)本品缓释片不能咀嚼,应整片吞服。

8.药物相互作用

(1)与其他肾上腺素受体激动剂或茶碱类药物合用,其支气管扩张作用增强,但不良反应也可能加重。

(2)β受体拮抗剂如普萘洛尔能拮抗本品的支气管扩张作用,故不宜合用。

(3)单胺氧化酶抑制剂、三环抗抑郁药、抗组胺药、左甲状腺素等可增加本品的不良反应。

(4)与甲基多巴合用时可致严重急性低血压反应。

(5)与洋地黄类药物合用,可增加洋地黄诱发心动过速的危险性。

(6)在产科手术中与氟烷合用,可加重宫缩无力,引起大出血。

9.制剂

片(胶囊)剂:每片(粒)0.5 mg、2 mg。缓释片(胶囊)剂:每粒 4 mg、8 mg。气雾剂:溶液型,药液浓度 0.2%,每瓶 28 mg,每揿 0.14 mg;混悬型,药液浓度 0.2%(g/g),每瓶 20 mg(200 揿),每揿 0.1 mg。粉雾剂胶囊:每粒 0.2 mg;0.4 mg,用粉雾吸入器吸入。注射液:每支 0.4 mg(2 mL)。糖浆剂:4 mg(1 mL)。

(四)特布他林

其他名称:间羟叔丁肾上腺素,间羟舒喘灵,间羟舒喘宁,间羟嗽必妥,叔丁喘宁,比艾,博利康尼,喘康速,BRINCANYL,BRETHINE,BRISTURIN。

ATC 编码:R03AC03

1.性状

常用其硫酸盐,为白色或类白色结晶性粉末;无臭,或微有醋酸味;遇光后渐变色。熔点255 ℃。易溶于水,在甲醇或己醇中微溶,在乙醚、丙酮或三氯甲烷中几乎不溶。

2.药理学

本品为选择性 β_2 受体激动剂,其支气管扩张作用与沙丁胺醇相近。于哮喘患者,本品2.5 mg 的平喘作用与 25 mg 麻黄碱相当。动物或人的离体试验证明,其对心脏 β_1 受体的作用极小,其对心脏的兴奋作用比沙丁胺醇小 7～10 倍,仅及异丙肾上腺素的 1/100。但临床应用时,特别是大量或注射给药仍有明显心血管系统不良反应,这除与它直接激动心脏 β_1 受体有关外,尚与其激动血管平滑肌 β_2 受体,舒张血管,血流量增加,通过压力感受器反射地兴奋心脏有关。

口服生物利用度为 15%±6%,约 30 分钟出现平喘作用,有效血浆浓度为 3 μg/mL,血浆蛋白结合率为 25%。因不易被儿茶酚氧位甲基转移酶、单胺氧化酶或硫酸酯酶代谢,故作用持久。2～4 小时作用达高峰,可持续 4～7 小时。V_d 为(1.4±0.4)L/kg。皮下注射或气雾吸入后 5～15 分钟生效,0.5～1 小时作用达高峰,作用维持 1.5～4 小时。

3.适应证

(1)用于支气管哮喘、哮喘型支气管炎和慢性阻塞性肺疾病时的支气管痉挛。

(2)连续静脉滴注本品可激动子宫平滑肌 β_2 受体,抑制自发性子宫收缩和催产素引起的子宫收缩,预防早产。同样原理亦可用于胎儿窒息。

4.用法和用量

口服:成人,每次 2.5~5 mg,每天 3 次,一天中总量不超过 15 mg。静脉注射:一次0.25 mg,如15~30 分钟无明显临床改善,可重复注射一次,但 4 小时中总量不能超过 0.5 mg。气雾吸入:成人,每次0.25~0.5 mg,每天 3~4 次。

5.不良反应

少数病例可见手指震颤、头痛、头晕、失眠、心悸及胃肠障碍,偶见血糖及血乳酸升高。口服 5 mg时,手指震颤发生率可达 20%~33%。故应以吸入给药为主,只在重症哮喘发作时才考虑静脉应用。

6.禁忌证

禁用于对本品及其他肾上腺素受体激动剂过敏者、严重心功能损害者。

7.注意

高血压病、冠心病、糖尿病、甲状腺功能亢进、癫痫患者及妊娠期妇女慎用。

8.药物相互作用

(1)与其他肾上腺素受体激动药合用可使疗效增加,但不良反应也增多。

(2)β受体阻滞剂如普萘洛尔、醋丁洛尔、阿替洛尔、美托洛尔等可拮抗本品的作用,使疗效降低,并可致严重的支气管痉挛。

(3)与茶碱类药合用,可增加松弛支气管平滑肌作用,但心悸等不良反应也增加。

(4)单胺氧化酶抑制药、三环抗抑郁药、抗组胺药、左甲状腺素等可增加本品的不良反应。

9.制剂

片剂:每片 1.25 mg、2.5 mg、5 mg。胶囊:每粒 1.25 mg、2.5 mg。注射剂:每支 0.25 mg(1 mL)。气雾剂每瓶 50 mg(200 喷);100 mg(400 喷),每喷 0.25 mg。粉雾剂:0.5 mg(每吸)。

(五)氯丙那林

其他名称:氯喘通,氯喘,喘通,邻氯喘息定,邻氯异丙肾上腺素,soprophenamine,ASTHONE。

1.性状

常用其盐酸盐,为白色或类白色结晶性粉末;无臭,味苦。在水或乙醇中易溶,在三氯甲烷中溶解,在丙酮中微溶,在乙醚中不溶。熔点 165~169 ℃。

2.药理学

本品为选择性 β_2 受体激动剂,但其对 β_2 受体的选择性低于沙丁胺醇。有明显的支气管扩张作用,对心脏的兴奋作用较弱,仅为异丙肾上腺素的 1/3。口服后 15~30 分钟生效,约 1 小时达最大效应,作用持续4~6 小时。气雾吸入 5 分钟左右即可见哮喘症状缓解。

3.适应证

用于支气管哮喘、哮喘型支气管炎、慢性支气管炎合并肺气肿,可止喘并改善肺功能。

4.用法和用量

口服,每次 5~10 mg,每天 3 次。预防夜间发作可于睡前服 5~10 mg。气雾吸入,每次 6~10 mg。

5.不良反应

用药初 1~3 天,个别患者可见心悸、手指震颤、头痛及胃肠道反应。继续服药,多能自行消失。

6.禁忌证

对本品过敏者禁用。

7.注意

心律失常、高血压、肾功能不全、甲状腺功能亢进及老年患者慎用。

8.药物相互作用

(1)与茶碱类及抗胆碱能支气管扩张药合用,其支气管扩张作用增强,不良反应也增强。

(2)与其他肾上腺素 β_2 受体激动剂有相加作用,但不良反应(如手指震颤等)也增多。

(3)β 受体阻滞剂如普萘洛尔可拮抗本品的作用。

(4)三环类抗抑郁药可能增强其作用。

9.制剂

片剂:每片 5 mg、10 mg。气雾剂:2%溶液。

复方氯喘通(复方氯丙那林)片:每片含盐酸氯丙那林 5 mg、盐酸溴己新 10 mg、盐酸去氯羟嗪 25 mg。用于祛痰、平喘、抗过敏,每次 1 片,每天 3 次。

(六)妥洛特罗

其他名称:喘舒,妥布特罗,丁氯喘,叔丁氯喘通,氯丁喘安,CHLOBAMOL,LOBUTEROL。

ATC 编码:R03CC11。

1.性状

常用其盐酸盐,为白色或类白色的结晶性粉末,无臭,味苦。熔点 161～163 ℃。溶于水、乙醇,微溶于丙酮,不溶于乙醚。

2.药理学

本品为选择性 β_2 受体激动剂,对支气管平滑肌具有较强而持久的扩张作用,对心脏的兴奋作用较弱。离体动物试验证明,本品松弛气管平滑肌作用是氯丙那林的 2～10 倍,而对心脏的兴奋作用是异丙肾上腺素的1/1 000,作用维持时间较异丙肾上腺素长 10 倍。临床试用表明,本品除有明显的平喘作用外,还有一定的止咳、祛痰作用,而对心脏的兴奋作用极微。一般口服后 5～10分钟起效,作用可维持 4～6 小时。

3.适应证

用于防治支气管哮喘、哮喘型支气管炎等。

4.用法和用量

口服,每次 0.5～2 mg,每天 3 次。

5.不良反应

偶有心悸、手指震颤、心动过速、头晕、恶心、胃部不适等反应,一般停药后即消失。偶见变态反应。

6.注意

冠心病、心功能不全、肝功能不全、肾功能不全、高血压、甲状腺功能亢进症、糖尿病患者慎用。

7.药物相互作用

与肾上腺素、异丙肾上腺素合用易致心律失常。与单胺氧化酶抑制药合用可出现心动过速、躁狂等不良反应。

8.制剂

片剂:每片 0.5 mg、1 mg。

复方妥洛特罗片(复方叔丁氯喘通片):每片含盐酸妥洛特罗 1.5 mg、盐酸溴己新 15 mg、盐酸异丙嗪 6 mg。每次 1 片,每天 2 次或 3 次。

小儿复方盐酸妥洛特罗片:盐酸妥洛特罗 0.5 mg,盐酸溴己新 5 mg,盐酸异丙嗪 3 mg。

二、M 胆碱受体拮抗剂

迷走神经在维持呼吸道平滑肌张力上具有重要作用。呼吸道的感受器如牵张感受器、刺激感受器的传入和传出神经纤维均通过迷走神经。呼吸道内迷走神经支配的 M 胆碱受体分为三个亚型:①主要位于副交感神经节及肺泡壁内的 M_1 受体,对平滑肌收缩张力的影响较小。②位于神经节后纤维末梢的 M_2 受体,主要通过抑制末梢释放递质乙酰胆碱而起负反馈调节作用。③位于呼吸道平滑肌、气管黏膜下腺体及血管内皮细胞的 M_3 受体,兴奋时可直接收缩平滑肌,使呼吸道口径缩小。哮喘患者 M_3 受体功能亢进,使气管平滑肌收缩、黏液分泌、血管扩张及炎性细胞聚集,从而导致喘息发作;而 M_2 受体功能低下,负反馈失调,胆碱能节后纤维末梢释放乙酰胆碱增加,更加剧呼吸道内平滑肌收缩痉挛。但迄今尚未寻找到理想的选择性 M_3 受体拮抗剂。最早应用的非选择性 M 胆碱受体拮抗剂阿托品虽能解痉止喘,但对呼吸道内 M_1、M_2 及 M_3 受体的拮抗无选择性,对全身其他各组织的 M 胆碱受体亦具有非选择性拮抗作用,可产生广泛而严重的不良反应,使其应用受限。目前所用抗胆碱平喘药均为阿托品的衍生物(如异丙托溴铵等),对呼吸道 M 胆碱受体具有一定的选择性拮抗作用,但对 M 受体各亚型无明显选择性。

(一)异丙托溴铵

其他名称:异丙阿托品,溴化异丙托品,爱全乐,爱喘乐,ATROVENT。

ATC 编码:R03BB01。

1.性状

常用其溴化物,为白色结晶性粉末,味苦。溶于水,略溶于乙醇,不溶于其他有机溶剂。熔点232～233 ℃。

2.药理学

异丙托溴铵是对支气管平滑肌 M 受体有较高选择性的强效抗胆碱药,松弛支气管平滑肌作用较强,对呼吸道腺体和心血管系统的作用较弱。其扩张支气管的剂量仅及抑制腺体分泌和加快心率剂量的1/20～1/10。气雾吸入本品 40 μg 或 80 μg 对哮喘患者的疗效相当于气雾吸入 2 mg阿托品、70～200 μg 异丙肾上腺素或 200 μg 沙丁胺醇的疗效。用药后痰量和痰液的黏滞性均无明显改变,但国外报道,本品可促进支气管黏膜的纤毛运动,利于痰液排出。本品为季铵盐,口服不易吸收。气雾吸入后 5 分钟左右起效,30～60 分钟作用达峰值,维持 4～6 小时。

3.适应证

用于缓解慢性阻塞性肺疾病(COPD)引起的支气管痉挛、喘息症状。防治哮喘、尤适用于因用 β 受体激动药产生肌肉震颤、心动过速而不能耐受此类药物的患者。

4.用法和用量

气雾吸入:成人,一次 40～80 μg,每天 3～4 次。雾化吸入:成人,一次 100～500 μg(14岁以下儿童50～250 μg),用生理盐水稀释到 3～4 mL,置雾化器中吸入。

5.不良反应

常见口干、头痛、鼻黏膜干燥、咳嗽、震颤。偶见心悸、支气管痉挛、眼干、眼调节障碍、尿潴留。极少见变态反应。

6.禁忌证

禁用于对本品及阿托品类药物过敏者和幽门梗阻者。

7.注意

(1)青光眼、前列腺增生患者慎用。

(2)雾化吸入时避免药物进入眼内。

(3)在窄角青光眼患者,本品与β受体激动剂合用可增加青光眼急性发作的危险性。

(4)使用与β受体激动剂组成的复方制剂时,须同时注意二者的禁忌证。

8.药物相互作用

其与β受体激动药(沙丁胺醇、非诺特罗)、茶碱、色甘酸钠合用可相互增强疗效。金刚烷胺、吩噻嗪类抗精神病药、三环抗抑郁药、单胺氧化酶抑制药及抗组胺药可增强本品的作用。

9.制剂

气雾剂:每喷 20 μg、40 μg,每瓶 200 喷(10 mL)。吸入溶液剂:2 mL:异丙托溴铵 500 μg。雾化溶液剂:50 μg(2 mL)、250 μg(2 mL)、500 μg(2 mL)、500 μg 20 mL)。

复方异丙托溴铵气雾剂(可必特,Combivent):每瓶 14 g 10 mL),含异丙托溴铵(以无水物计)4 mg、硫酸沙丁胺醇 24 mg,每揿含异丙托溴铵(以无水物计)20 μg、硫酸沙丁胺醇 120 μg。每瓶总揿次为 200 喷。

(二)氧托溴铵

其他名称:溴乙东莨菪碱,氧托品,VENTILAT。

本品为东莨菪碱衍生物。对支气管平滑肌具有较高选择性。作用维持时间较长,可达 8 小时以上。无阿托品的中枢性不良反应,治疗剂量对心血管系统无明显影响。本品为季铵盐,口服不易由胃肠道吸收,须采用气雾吸入给药。用于支气管哮喘、慢性喘息性支气管炎和慢性阻塞性肺病。气雾吸入:成人和学龄儿童每天吸入 2 次,每次 2 揿,每揿约为 100 μg。

三、黄嘌呤类药物

茶碱及其衍生物均能松弛支气管平滑肌,但其作用机制仍未完全阐明。体外试验证明,茶碱能抑制磷酸二酯酶(PDE)活性,使 cAMP 破坏减少,细胞中的 cAMP 水平增高。曾认为这一作用可能与其松弛支气管平滑肌作用有关。然而茶碱抑制磷酸二酯酶的浓度 20 倍高于使支气管平滑肌松弛的浓度,再加上其他很强的磷酸二酯酶抑制剂均无支气管扩张作用,故目前对上述解释有异议,并提出了其他的几种可能性。其一是茶碱的支气管平滑肌松弛作用与其和内源性腺苷 A_1 和 A_2 受体结合,拮抗腺苷的支气管平滑肌收缩作用有关,但不能解释的是 PDE 抑制剂恩丙茶碱有支气管扩张作用,但无腺苷受体拮抗作用。其二是茶碱刺激肾上腺髓质释放内源性儿茶酚胺,间接发挥似肾上腺素作用。其三是茶碱可增强膈肌和肋间肌的收缩力,消除呼吸肌的疲劳。

(一)氨茶碱

其他名称:茶碱乙烯双胺,茶碱乙二胺盐,AMINODUR,Diaphylline,Theophylline,Euphyllin,Ethylenediamine。

ATC 编码：R03DA05。

1.性状

本品为白色至微黄色的颗粒或粉末；易结块；微有氨臭，味苦。在空气中吸收二氧化碳，并分解成茶碱。水溶液呈碱性反应。在水中溶解，在乙醇中微溶，在乙醚中几乎不溶。熔点 269～274 ℃。

2.药理学

本品为茶碱和乙二胺的复合物，含茶碱 77%～83%。乙二胺可增加茶碱的水溶性，并增强其作用。主要作用如下：①松弛支气管平滑肌，抑制过敏介质释放。在解痉的同时还可减轻支气管黏膜的充血和水肿。②增强呼吸肌（如膈肌、肋间肌）的收缩力，减少呼吸肌疲劳。③增强心肌收缩力，增加心排血量，低剂量一般不加快心率。④舒张冠状动脉、外周血管和胆管平滑肌。⑤增加肾血流量，提高肾小球滤过率，减少肾小管对钠和水的重吸收，具有利尿作用。⑥中枢神经兴奋作用。

茶碱口服吸收完全，其生物利用度为 96%。用药后 1～3 小时血浆浓度达峰值，有效血浓度为 10～20 μg/mL。血浆蛋白结合率约 60%。V_d 为 (0.5±0.16) L/kg。80%～90% 的药物在体内被肝脏的混合功能氧化酶代谢。本品的大部分代谢物及约 10% 原形药均经肾脏排出。正常人 $t_{1/2}$ 为 (9.0±2.1) 小时，早产儿、新生儿、肝硬化、充血性心功能不全、肺炎、肺心病等 $t_{1/2}$ 延长，如肝硬化患者 $t_{1/2}$ 为 7～60 小时，急性心功能不全患者 $t_{1/2}$ 为 3～80 小时。

3.适应证

用于：①支气管哮喘和喘息性支气管炎，与 β 受体激动剂合用可提高疗效。在哮喘持续状态，常选用本品与肾上腺皮质激素配伍进行治疗。②治疗急性心功能不全和心源性哮喘。③胆绞痛。

4.用法和用量

口服：成人，常用量，每次 0.1～0.2 g，每天 0.3～0.6 g；极量，一次 0.5 g，每天 1 g。肌内注射或静脉注射：成人，常用量，每次 0.25～0.5 g，每天 0.5～1 g；极量，一次 0.5 g。以 50% 葡萄糖注射液 20～40 mL 稀释后缓慢静脉注射（不得少于 10 分钟）。静脉滴注：以 5% 葡萄糖注射液 500 mL 稀释后滴注。直肠给药：栓剂或保留灌肠，每次 0.3～0.5 g，每天 1～2 次。

5.不良反应

常见恶心、呕吐、胃部不适、食欲减退、头痛、烦躁、易激动、失眠等。少数患者可出现皮肤变态反应。

6.禁忌证

禁用于：①对本品、乙二胺或茶碱过敏者。②急性心肌梗死伴有血压显著降低者。③严重心律失常者。④活动性消化性溃疡者。

7.注意

(1)本品呈较强碱性，局部刺激作用强。口服可致恶心、呕吐。一次口服最大耐受量 0.5 g。餐后服药、与氢氧化铝同服，或服用肠衣片均可减轻其局部刺激作用。肌内注射可引起局部红肿、疼痛，现已极少用。

(2)静脉滴注过快或浓度过高（血浓度＞25 μg/mL）可强烈兴奋心脏，引起头晕、心悸、心律失常、血压剧降，严重者可致惊厥。故必须稀释后缓慢注射。

(3)其中枢兴奋作用可使少数患者发生激动不安、失眠等。剂量过大时可发生谵妄、惊厥。

可用镇静药对抗。

(4)肝、肾功能不全,甲状腺功能亢进症患者慎用。

(5)可进入胎盘及乳汁,故妊娠期妇女及乳母慎用。

(6)不可露置空气中,以免变黄失效。

8.药物相互作用

(1)红霉素、罗红霉素、四环素类、依诺沙星、环丙沙星、氧氟沙星;克拉霉素、林可霉素等可降低氨茶碱清除率,增高其血药浓度。

(2)苯巴比妥、苯妥英、利福平、西咪替丁、雷尼替丁等可刺激氨茶碱在肝中代谢,使其清除率增加;氨茶碱也可干扰苯妥英的吸收,两者血浆浓度均下降,合用时应调整剂量。

(3)维拉帕米可干扰氨茶碱在肝内的代谢,增加血药浓度和毒性。

(4)氨茶碱可加速肾脏对锂的排泄,降低锂盐疗效。

(5)咖啡因或其他黄嘌呤类药物可增加氨茶碱作用和毒性。

(6)本品可提高心肌对洋地黄类药物的敏感性,合用时后者的心脏毒性增强。

(7)普萘洛尔可抑制氨茶碱的支气管扩张作用。

(8)稀盐酸可减少氨茶碱在小肠吸收。酸性药物可增加其排泄,碱性药物减少其排泄。

(9)静脉输液时,应避免与维生素 C、促皮质激素、去甲肾上腺素、四环素族盐酸盐配伍。

9.制剂

片剂:每片 0.05 g、0.1 g、0.2 g。肠溶片:每片 0.05 g、0.1 g。注射液:①肌内注射用每支 0.125 g (2 mL)、0.25 g(2 mL)、0.5 g(2 mL)。②静脉注射用每支 0.25 g(10 mL)。栓剂:每粒 0.25 g。

氨茶碱缓释片:每片 0.1 g、0.2 g。每 12 小时口服一次,每次 0.2～0.3 g。

复方长效氨茶碱片:白色外层含氨茶碱 100 mg、氯苯那敏 2 mg、苯巴比妥 15 mg、氢氧化铝 30 mg;棕色内层含氨茶碱和茶碱各 100 mg。外层在胃液内迅速崩解,而呈速效;内层为缓释层,在肠液内缓慢崩解以维持药效。口服,每次 1 片,每天 1 或 2 次。

阿斯美胶囊剂(ASMETON):每粒含氨茶碱 25 mg,那可丁 7 mg,盐酸甲氧那明 12.5 mg,氯苯那敏 2 mg。口服,成人一次 2 粒,每天 3 次。15 岁以下儿童剂量减半。

止喘栓:成人用,每个含氨茶碱 0.4 g,盐酸异丙嗪 0.025 g,苯佐卡因 0.045 g;小儿用,每个含量减半,每次 1 个,睡前塞入肛门。喘静片:含氨茶碱、咖啡因、苯巴比妥、盐酸麻黄碱、远志流浸膏。每次 1～2 片,每天 3 次。极量,每天 8 片。

10.贮法

密封、避光、存干燥处。

(二)多索茶碱

其他名称:枢维新,ANSIMAR。

ATC 编码:R03DA11。

1.性状

多索茶碱是茶碱的 N-7 位上接 1,3-二氧环戊基-2-甲基的衍生物。本品为白色针状结晶粉末,在水、丙酮、乙酸乙酯、三氯甲烷、苯溶剂中可溶解 1%,加热可溶于甲醇和乙醇,不溶于乙醚和石油醚。

2.药理学

本品对磷酸二酯酶有显著抑制作用。其支气管平滑肌松弛作用较氨茶碱强 10～15 倍,并有镇咳作用,且作用时间长,无依赖性。本品为非腺苷受体拮抗剂,因此无类似茶碱所致的中枢和胃肠道等肺外系统的不良反应,也不影响心功能。但大剂量给药后可引起血压下降。

3.适应证

用于支气管哮喘、喘息性支气管炎及其他伴支气管痉挛的肺部疾病。

4.用法和用量

口服:每天2片或每12小时1～2粒胶囊,或每天1～3包散剂冲服。急症可先注射100 mg,然后每6小时静脉注射1次,也可每天静脉滴注300 mg。

5.不良反应

少数人用药后可见头痛、失眠、易怒、心悸、心动过速、期前收缩、食欲缺乏、恶心、呕吐上腹不适或疼痛、高血糖及尿蛋白。

6.制剂

片剂:每片200 mg、300 mg、400 mg。胶囊剂:每粒200 mg、300 mg。散剂:每包200 mg。注射液:每支100 mg(10 mL)。葡萄糖注射液:每瓶0.3 g与葡萄糖5 g(100 mL)。

(三)二羟丙茶碱

其他名称:喘定,甘油茶碱 Dyphylline,Glyphylline,Neothylline,Lufyllin。

ATC编码:R03DA01。

1.性状

本品为白色粉末或颗粒,无臭,味苦。在水中易溶,在乙醇中微溶,在三氯甲烷或乙醚中极微溶解。熔点160～164 ℃。

2.药理学

平喘作用与氨茶碱相似。本品pH近中性,对胃肠刺激性较小,口服易耐受。肌内注射疼痛反应轻。心脏兴奋作用仅为氨茶碱的1/20～1/10。

3.适应证

用于支气管哮喘、喘息性支气管炎,尤适用于伴有心动过速的哮喘患者。亦可用于心源性肺水肿引起的喘息。

4.用法和用量

口服:每次0.1～0.2 g,每天3次。极量,一次0.5 g,每天1.5 g。肌内注射:每次0.25～0.5 g,静脉滴注:用于严重哮喘发作,每天0.5～1 g加于5%葡萄糖液1 500～2 000 mL中滴入。直肠给药:每次0.25～0.5 g。

5.不良反应

偶有口干、恶心、头痛、烦躁、失眠、易激动、心悸、心动过速、期前收缩、食欲减退、呕吐、上腹不适或疼痛、高血糖及尿蛋白。

6.注意

(1)哮喘急性发作的患者不宜首选本品。

(2)静脉滴注速度过快可致一过性低血压和外周循环衰竭。

(3)大剂量可致中枢兴奋,甚至诱发惊厥,预服镇静药可防止。

7.药物相互作用

(1)与拟交感胺类支气管扩张药合用具有协同作用。

(2)苯妥英钠、卡马西平、西咪替丁、咖啡因及其他黄嘌呤类合用可增强本品的作用和毒性。

（3）克林霉素、林可霉素、大环内酯类及喹诺酮类抗菌药可降低本品的肝脏清除率，使血药浓度升高，甚至出现毒性反应。

（4）碳酸锂加速本品清除，降低本品疗效。本药也可使锂从肾脏排泄增加，影响其疗效。

（5）与普萘洛尔合用可降低本品的疗效。

8.制剂

片剂：每片 0.1 g、0.2 g。注射液：每支 0.25 g（2 mL）。葡萄糖注射液：每瓶 0.25 g 与葡萄糖 5.0 g（100 mL）。栓剂：每粒 0.25 g。

（四）茶碱

其他名称：迪帕米，ETIPRAMID。

ATC 编码：R03DA04，R03DA54，R03DA74，R03DB04。

药理学及适应证同氨茶碱。

茶碱控释片（舒弗美）：含无水茶碱 100 mg。早晚各服 1 次，成人每天 200～400 mg，儿童 8～10 mg/kg。茶碱缓释胶囊（茶喘平 THEOVENT-LA）：为无水茶碱的微粒制剂，长效、缓释。口服后在胃肠内吸收慢，约 5 小时达血药浓度峰值。作用持续 12 小时，血药浓度平稳持久。胶囊剂：每粒125 mg，250 mg。口服：成人及 17 岁以上青年，每次 250～500 mg；13～16 岁，每次 250 mg；9～12 岁，每次125～250 mg；6～8 岁，每次 125 mg。每 12 小时服 1 次，餐后服，勿嚼碎。

四、过敏介质阻释剂

以色甘酸钠为代表的抗过敏平喘药，其主要作用是稳定肺组织肥大细胞膜，抑制过敏介质释放；对多种炎性细胞如巨噬细胞、嗜酸性粒细胞及单核细胞活性亦有抑制作用。此外，尚可阻断引起支气管痉挛的神经反射，降低哮喘患者的气道高反应性。

（一）色甘酸钠

其他名称：色甘酸二钠，咽泰，咳乐钠，CromolynSodium，INTAL，NALCROM。

1.性状

本品为白色结晶性粉末；无臭，有引湿性，遇光易变色。在水中溶解，在乙醇或氯仿中不溶。

2.药理学

本品无松弛支气管平滑肌作用和 β 受体激动作用，亦无直接拮抗组胺、白三烯等过敏介质作用和抗感染症作用。但在抗原攻击前给药，可预防速发型和迟发型过敏性哮喘，亦可预防运动和其他刺激诱发的哮喘。目前，认为其平喘作用机制可能是通过以下几点。①稳定肥大细胞膜，阻止肥大细胞释放过敏介质：可抑制肺组织肥大细胞中磷酸二酯酶活性，致使肥大细胞中 cAMP 水平增高，减少 Ca^{2+} 向细胞内转运，从而稳定肥大细胞膜，抑制肥大细胞裂解、脱颗粒、阻止组胺、白三烯、5-羟色胺、缓激肽及慢反应物质等过敏介质释放，从而预防变态反应的发生。②直接抑制由于兴奋刺激感受器而引起的神经反射，抑制反射性支气管痉挛。③抑制非特异性支气管高反应性（BHR）。④抑制血小板活化因子（PAF）引起的支气管痉挛。

本品口服极少吸收。干粉喷雾吸入时，其生物利用度约 10%。吸入剂量的 80% 以上沉着于口腔和咽部，并被吞咽入胃肠道。吸入后 10～20 分钟即达峰血浆浓度（正常人为 14～91 ng/mL，哮喘患者为1～36 ng/mL）。血浆蛋白结合率为 60%～75%。迅速分布到组织中，特别是肝和肾。V_d 为 0.13 L/kg。血浆 $t_{1/2}$ 为 1～1.5 小时。经胆汁和尿排泄。

3.适应证

支气管哮喘:可用于预防各型哮喘发作。对外源性哮喘疗效显著,特别是对已知抗原的年轻患者疗效更佳。对内源性哮喘和慢性哮喘亦有一定疗效,约半数患者的症状改善或完全控制。对依赖肾上腺皮质激素的哮喘患者,经用本品后可减少或完全停用肾上腺皮质激素。运动性哮喘患者预先给药几乎可防止全部病例发作。一般应于接触抗原前一周给药,但运动性哮喘可在运动前 15 分钟给药。与β肾上腺素受体激动剂合用可提高疗效。过敏性鼻炎,季节性花粉症,春季角膜、结膜炎,过敏性湿疹及某些皮肤瘙痒症。溃疡性结肠炎和直肠炎:本品灌肠后可改善症状,内镜检和活检均可见炎症及损伤减轻。

4.用法和用量

(1)支气管哮喘:粉雾吸入,每次 20 mg,每天 4 次;症状减轻后,每天 40～60 mg;维持量,每天 20 mg。气雾吸入,每次 3.5～7 mg,每天 3～4 次,每天最大剂量 32 mg。

(2)过敏性鼻炎:干粉吸入或吹入鼻腔,每次 10 mg,每天 4 次。

(3)季节性花粉症和春季角膜、结膜炎:滴眼,2%溶液,每次 2 滴,每天数次。

(4)过敏性湿疹、皮肤瘙痒症:外用 5%～10%软膏。

(5)溃疡性结肠炎、直肠炎:灌肠,每次 200 mg。

5.不良反应

少数患者因吸入的干粉刺激,出现口干、咽喉干痒、呛咳、胸部紧迫感,甚至诱发哮喘,预先吸入β肾上腺素受体激动剂可避免其发生。

6.禁忌证

对本品过敏者禁用。

7.注意

(1)原来用肾上腺皮质激素或其他平喘药治疗者,用本品后应继续用原药至少 1 周或至症状明显改善后,才能逐渐减量或停用原用药物。

(2)获明显疗效后,可减少给药次数。如需停药,亦应逐步减量后再停。不能突然停药,以防哮喘复发。

(3)用药过程中如遇哮喘急性发作,应立即改用其他常规治疗如吸入β肾上腺素受体激动剂等,并停用本品。

(4)肝、肾功能不全者和妊娠期妇女慎用。

8.制剂

粉雾剂胶囊:每粒 20 mg,装于专用喷雾器内吸入。气雾剂:每瓶 700 mg(200 揿),每揿 3.5 mg。软膏:5%～10%。滴眼剂:0.16 g/8 mL(2%)。

9.贮法

本品有吸湿性,应置避光干燥处保存。

(二)酮替芬

其他名称:噻喘酮,甲哌噻庚酮,Benzocycioheptathiophene,ZADITEN,ZASTEN。

ATC 编码:R06AX17。

1.性状

常用其富马酸盐,为类白色结晶性粉末;无臭,味苦。在甲醇中溶解,在水或乙醇中微溶,在丙酮或三氯甲烷中极微溶解。熔点 191～195 ℃。

2.药理学

本品为强效抗组胺和过敏介质阻释剂。本品不仅能抑制抗原诱发的人肺和支气管组织肥大细胞释放组胺和白三烯等炎症介质,还可抑制抗原、血清或钙离子介导的人嗜碱性粒细胞及中性粒细胞释放组胺及白三烯。还有强大的 H_1 受体拮抗作用。此外,本品还抑制哮喘患者的气道高反应性,但其不改变痰的性质,亦不影响黏液纤毛运动。

口服迅速从胃肠道吸收,3~4 小时达血药浓度峰值,作用持续时间较长,每天仅需给药 2 次。

3.适应证

支气管哮喘,对过敏性、感染性和混合性哮喘均有预防发作效果。喘息性支气管炎、过敏性咳嗽。过敏性鼻炎、过敏性结膜炎及过敏性皮炎。

4.用法和用量

(1)口服:①片剂,成人及儿童均为每次 1 mg,每天 2 次,早、晚服用。②小儿可服其口服溶液,每天1~2 次(一次量:4~6 岁,2 mL;6~9 岁,2.5 mL;9~14 岁,3 mL)。

(2)滴鼻:一次 1~2 滴,每天 1~3 次。

(3)滴眼:滴入结膜囊,每天 2 次,一次 1 滴,或每 8~12 小时滴 1 次。

5.不良反应

口服或滴鼻后可见镇静、嗜睡、疲倦、乏力、头晕、口(鼻)干等不良反应,少数患者出现变态反应,表现为皮肤瘙痒、皮疹、局部水肿等。

6.禁忌证

禁用于对本品过敏者。

7.注意

(1)妊娠期妇女慎用。3 岁以下儿童不推荐使用。

(2)用药期间不宜驾驶车辆、操作精密机器、高空作业等。

(3)出现严重不良反应时,可暂将本品剂量减半,待不良反应消失后再恢复原剂量。

(4)应用本品滴眼期间不宜佩戴隐形眼镜。

8.药物相互作用

(1)本品与抗组胺药有协同作用。

(2)与酒精及镇静催眠药合用可增强困倦、乏力等症状,应避免合用。

(3)与抗胆碱药合用可增加后者的不良反应。

(4)与口服降血糖药合用时,少数糖尿病患者可见血小板数减少,故二者不宜合用。

(5)本品抑制齐多夫定肝内代谢,避免合用。

9.制剂

片剂:每片 0.5 mg、1 mg。胶囊剂:每粒 0.5 mg、1 mg。口服溶液:1 mg(5 mL)。滴鼻液:15 mg(10 mL)。滴眼液:2.5 mg(5 mL)。

五、肾上腺皮质激素

肾上腺糖皮质激素是目前最为有效的抗变态反应炎症药物,已作为一线平喘药物用于临床。其平喘作用机制:①抑制参与炎症反应的免疫细胞如 T 或 B 淋巴细胞、巨噬细胞、嗜酸性粒细胞的活性和数量。②干扰花生四烯酸代谢,减少白三烯和前列腺素的合成。③抑制炎性细胞因子如白细胞介素(IL-1β)、肿瘤坏死因子(TNF-α)及干扰素(IFN-γ)等的生成。④稳定肥大细胞溶酶体膜,减少细胞黏附分子、趋化因子等炎性介质的合成与释放。⑤增强机体对儿茶酚胺的反应性,减少血管渗出及通透性。此外还可能与抑制磷酸二酯酶,增加细胞内 cAMP 含量,增加肺组织中 β 受体的密度,具有黏液溶解作用等有关。

根据哮喘患者病情,糖皮质激素类给药方式可有以下两种。①全身用药:当严重哮喘或哮喘持续状态经其他药物治疗无效时,可通过口服或注射给予糖皮质激素控制症状,待症状缓解后改为维持量,直至停用。常用泼尼松、泼尼松龙及地塞米松。②局部吸入:为避免长期全身用药所致的严重不良反应,目前多采用局部作用强的肾上腺糖皮质激素如倍氯米松、布地奈德、氟替卡松等气雾吸入。因上述两种方式给药后均需潜伏期,即在哮喘急性发作时不能立即奏效,故应作为预防性平喘用药或与其他速效平喘药联合应用。

(一)倍氯米松

其他名称:倍氯松,必可酮,双丙酸酯,二丙酸倍氯松,AKDEClN,Proctisone,BECONASE,BE COTIDE。

ATC 编码:R03BA01。

1.性状

本品为倍氯米松的二丙酸酯。白色或类白色粉末,无臭。在丙酮或三氯甲烷中易溶,在甲醇中溶解,在乙醇中略溶,在水中几乎不溶。

2.药理学

本品是局部应用的强效肾上腺糖皮质激素。因其亲脂性强,气雾吸入后,可迅速透过呼吸道和肺组织而发挥平喘作用。其局部抗感染、抗过敏疗效是泼尼松的 75 倍,是氢化可的松的 300 倍。每天 $200 \sim 400 \mu g$ 即能有效地控制哮喘发作,平喘作用可持续 $4 \sim 6$ 小时。

本品气雾吸入方式给药后,进入呼吸道并经肺吸收入血,其生物利用度为 $10\% \sim 20\%$。另有部分沉积于咽部,咽下后在胃肠道吸收,$40\% \sim 50\%$ 经肝脏首过效应灭活。本品在循环中由肝脏连续代谢而逐渐减少。因其含有亲脂性基团利于透过肝细胞膜,更易与细胞色素 P450 药物代谢酶结合,故具有较高清除率,较口服用药的糖皮质激素类高 $3 \sim 5$ 倍,故全身不良反应较小。V_d 为 0.3 L/kg。$t_{1/2}$ 为 3 小时,肝脏疾病时可延长。其代谢产物 70% 经胆汁、$10\% \sim 15\%$ 经尿排泄。

3.适应证

本品吸入给药可用于慢性哮喘患者;鼻喷用于过敏性鼻炎;外用治疗过敏所致炎症性皮肤病如湿疹、神经性或接触性皮炎、瘙痒症等。

4.用法和用量

气雾吸入,成人开始剂量每次 $50 \sim 200 \mu g$,每天 2 次或 3 次,每天最大剂量 1 mg。儿童用量依年龄酌减,每天最大剂量 0.8 mg。长期吸入的维持量应个体化,以减至最低剂量又能控制症状为准。

粉雾吸入,成人每次 $200 \mu g$,每天 $3 \sim 4$ 次。儿童每次 $100 \mu g$,每天 2 次或遵医嘱。

5.不良反应

少数患者发生声音嘶哑和口腔咽喉部念珠菌感染。每次用药后漱口,不使药液残留于咽喉部可减少发病率。

6.注意

(1)在依赖口服肾上腺皮质激素的哮喘患者,由于本品奏效较慢,在吸入本品后,仍需继续口服肾上腺皮质激素,数天后再逐渐减少肾上腺皮质激素的口服量。

（2）哮喘持续状态患者,因不能吸入足够的药物,疗效常不佳,不宜用。

（3）长期大量吸入时(每天超过 1 000 μg),仍可抑制下丘脑-垂体-肾上腺皮质轴,导致继发性肾上腺皮质功能不全等不良反应。

（4）活动性肺结核患者慎用。

7.制剂

气雾剂:每瓶 200 喷(每喷 50 μg、80 μg、100 μg、200 μg、250 μg);每瓶 80 喷(每喷 250 μg)。粉雾剂胶囊:每粒 50 μg、100 μg、200 μg。喷鼻剂:每瓶 10 mg(每喷 50 μg)。软膏剂:2.5 mg/10 g。霜剂:2.5 mg/10 g。

（二）布地奈德

其他名称:普米克,普米克令舒,英福美,PULMICORT,PULMICORTRESPULES,IN-FLAMMIDE。

ATC 编码:R03BA02。

1.性状

本品为白色或类白色粉末,无臭,几乎不溶于水,略溶于乙醇,易溶于二氯甲烷。

2.药理学

本品是局部应用的不含卤素的肾上腺糖皮质激素类药物。因与糖皮质激素受体的亲和力较强,故局部抗感染作用更强,约为丙酸倍氯米松的 2 倍,氢化可的松的 600 倍。其肝脏代谢清除率亦高,成人消除 $t_{1/2}$ 约为 2 小时,儿童约 1.5 小时,因而几无全身肾上腺皮质激素作用。

3.适应证

用于肾上腺皮质激素依赖性或非依赖性支气管哮喘及喘息性支气管炎患者,可有效地减少口服肾上腺皮质激素的用量,有助于减轻肾上腺皮质激素的不良反应。用于慢性阻塞性肺疾病。

4.用法和用量

气雾吸入:成人,开始剂量每次 200～800 μg,每天 2 次,维持量因人而异,通常为每次 200～400 μg,每天 2 次;儿童,开始剂量每次 100～200 μg,每天 2 次,维持量亦应个体化,以减至最低剂量又能控制症状为准。

5.不良反应

吸入后偶见咳嗽、声音嘶哑和口腔咽喉部念珠菌感染。每次用药后漱口,不使药液残留于咽喉部可减少发病率。偶有变态反应,表现为皮疹、荨麻疹、血管神经性水肿等。极少数患者喷鼻后,出现鼻黏膜溃疡和鼻中隔穿孔。

6.禁忌证

对本品过敏者。中度及重度支气管扩张症患者。

7.注意

活动性肺结核及呼吸道真菌、病毒感染者慎用。

8.制剂

气雾剂:每瓶 10 mg(100 喷、200 喷),每喷 100 μg、50 μg;每瓶 20 mg(100 喷),每喷 200 μg;每瓶 60 mg(300 喷),每喷 200 μg。粉雾剂:每瓶 20 mg、40 mg,每喷 200 μg。

（三）氟替卡松

其他名称:辅舒酮,辅舒良,FLOVENT,FLIXOTIDE,FLIXONASE。

ATC 编码:R03BA05。

1.药理学

本品为局部用强效肾上腺糖皮质激素药物。其脂溶性在目前已知吸入型糖皮质激素类药物中为最高,易于穿透细胞膜与细胞内糖皮质激素受体结合,与受体具有高度亲和力。本品在呼吸道内浓度和存留时间较长,故其局部抗感染活性更强。吸入后30分钟作用达高峰,起效较布地奈德快60分钟。口服生物利用度仅为21%,分别是布地奈德的1/10和倍氯米松的1/20。肝清除率亦高,吸收后大部分经肝脏首过效应转化成为无活性代谢物,消除半衰期为3.1小时。全身不良反应在常规剂量下很少。

2.适应证

雾化吸入用于慢性持续性哮喘的长期治疗,亦可治疗过敏性鼻炎。

3.用法和用量

(1)支气管哮喘:雾化吸入。成人和16岁以上青少年起始剂量:①轻度持续,每天200～500 μg,分2次给予。②中度持续,每天500～1 000 μg,分2次给予。③重度持续,每天1 000～2 000 μg,分2次给予。16岁以下儿童起始剂量,根据病情及身体发育情况酌情给予,每天100～400 μg;5岁以下每天100～200 μg。维持量亦应个体化,以减至最低剂量又能控制症状为准。

(2)过敏性鼻炎:鼻喷,一次50～200 μg,每天2次。

4.制剂

气雾剂:每瓶60喷、120喷(每喷25 μg、50 μg、125 μg、250 μg)。喷鼻剂:每瓶120喷(每喷50 μg)。

舒利迭复方干粉吸入剂(SERETIDE):每瓶60喷、120喷(每喷含昔萘酸沙美特罗/丙酸氟替卡松分别为50 μg/100 μg、50 μg/250 μg、50 μg/500 μg)。

(高淑芳)

第五节　呼吸兴奋药

呼吸兴奋药与抢救呼吸系统危重症密切相关,但目前的观点认为保持气道通畅是抢救呼吸衰竭的首要和最有效的措施。因重症患者使用中枢兴奋药只会消耗体内有效的能源,组织缺氧可更严重,弊多利少,因此呼吸兴奋药的应用已逐步减少。

目前常用的有尼可刹米、洛贝林、二甲弗林等,这些药物作用时间一般较短,口服可吸收,主经肝代谢。主要用于以中枢抑制为主、通气不足引起的呼吸衰竭,对于肺炎、肺气肿、弥漫性肺纤维化等病变引起的以肺换气功能障碍为主所导致的呼吸衰竭不宜使用呼吸兴奋剂。

一、应用原则与注意事项

(一)应用原则

呼吸兴奋剂的使用需根据呼吸衰竭的轻重、意识障碍的深浅而定。若病情较轻、意识障碍不重,应用后多能收到加深呼吸幅度、改善通气的效果;对病情较重、支气管痉挛、痰液引流不畅的患者,在使用呼吸兴奋剂的同时必须强调配合其他有效的改善呼吸功能的措施,如建立人工气道、清除痰液并进行机械通气等,一旦有效改善通气功能的措施已经建立,呼吸兴奋剂则可停用。

(二)注意事项

(1)应用呼吸兴奋剂的目的是兴奋呼吸、增加通气、改善低氧血症及二氧化碳潴留等,否则不必应用,应用中达不到上述目的则应停用,改为其他措施。

(2)应在保持呼吸道通畅、减轻呼吸肌阻力的前提下使用,否则不仅不能纠正低氧血症和二氧化碳潴留,且会因增加呼吸运动而增加耗氧量。

(3)应用在抢救呼吸衰竭时,除针对病因外应采取综合措施,包括控制呼吸道感染、消除呼吸道阻塞、适当给氧、纠正酸碱失衡及电解质紊乱、人工呼吸机的应用。

(4)大部分呼吸兴奋剂的兴奋呼吸作用的剂量与引起惊厥的剂量相近,在惊厥之前可有不安、自口周开始的颤抖、瘙痒、呕吐、潮红等,所以应用此药时应密切观察。

(5)部分呼吸兴奋剂持续应用时会产生耐药现象,所以一般应用3~5天,或给药12小时、间歇12小时。

(6)为了克服呼吸兴奋剂的不良反应,发挥其兴奋剂的作用,可采用联合两种药物的交替给药的方法。

二、药物各论

(一)尼可刹米

1.其他名称

二乙烟酰胺,可拉明,烟酸二乙胺,烟酸乙胺。

2.药理作用

本药能直接兴奋延髓呼吸中枢,使呼吸加深加快。也可通过刺激颈动脉窦和主动脉体的化学感受器,反射性地兴奋呼吸中枢,并提高呼吸中枢对二氧化碳的敏感性。对大脑皮质、血管运动中枢及脊髓也有较弱的兴奋作用。本药对阿片类药物中毒的解救效力较戊四氮强,而对巴比妥类药中毒的解救效力较印防己毒素、戊四氮弱。

3.药动学

本药易吸收,起效快,作用时间短暂。单次静脉注射作用只能维持5~10分钟,经肾排泄。

4.适应证

(1)用于中枢性呼吸功能不全、各种继发性呼吸抑制、慢性阻塞性肺疾病伴高碳酸血症。

(2)也用于肺源性心脏病引起的呼吸衰竭,以及麻醉药或其他中枢抑制药的中毒解救。

5.用法用量

(1)成人。①皮下、肌内及静脉注射:一次0.25~0.5 g,必要时每1~2小时重复用药;极量为一次1.25 g。②静脉滴注:3~3.75 g本品加入500 mL液体中,滴速为25~30滴/分。如出现皮肤瘙痒、烦躁等不良反应,须减慢滴速;若经4~12小时未见效,或出现肌肉抽搐等严重不良反应,应停药。

(2)儿童:6个月以下的婴儿一次0.075 g,1岁一次0.125 g,4~7岁一次0.175 g。

6.不良反应

(1)常见烦躁不安、抽搐、恶心等。

(2)较大剂量时可出现打喷嚏、呛咳、心率加快、全身瘙痒、皮疹。

(3)大剂量时可出现多汗、面部潮红、呕吐、血压升高、心悸、心律失常、震颤、惊厥,甚至昏迷。

7.禁忌证

抽搐、惊厥患者,小儿高热而无中枢性呼吸衰竭时禁用。

8.药物相互作用

(1)与其他中枢神经兴奋药合用有协同作用,可引起惊厥。

(2)本药与鞣酸、有机碱的盐类及各种金属盐类配伍均可能产生沉淀;遇碱类物质加热可水解,并脱去乙二胺基生成烟酸盐。

9.注意事项

(1)本药对呼吸肌麻痹者无效。

(2)本药的作用时间短暂,应视病情间隔给药,且用药时须配合人工呼吸和给氧措施。

(3)出现血压升高、心悸、多汗、呕吐、震颤及肌僵直时,应立即停药以防出现惊厥。

(4)过量的处理:出现惊厥时,可静脉注射苯二氮䓬类药或小剂量的硫喷妥钠、苯巴比妥钠等;静脉滴注 10％葡萄糖注射液,促进药物排泄;给予对症和支持治疗。

10.特殊人群用药

(1)孕妇及哺乳期妇女用药的安全性尚不明确。

(2)6 个月以下的婴儿一次 0.075 g,1 岁一次 0.125 g,4～7 岁一次 0.175 g。

(二)洛贝林

1.其他名称

半边莲碱,芦别林,祛痰菜碱,山梗菜碱。

2.药理作用

本药为呼吸兴奋药,可刺激颈动脉窦和主动脉体的化学感受器(均为 N_1 受体),反射性地兴奋延髓呼吸中枢而使呼吸加快,但对呼吸中枢无直接兴奋作用。本药对迷走神经中枢和血管运动中枢也有反射性兴奋作用,对自主神经节先兴奋后阻断。

3.药动学

静脉注射后作用持续时间短,通常为 20 分钟。

4.适应证

主要用于各种原因引起的中枢性呼吸抑制。常用于新生儿窒息、一氧化碳中毒、吸入麻醉药或其他中枢抑制药(如阿片、巴比妥类)中毒、传染病(如肺炎、白喉等)引起的呼吸衰竭。

5.用法用量

(1)成人:皮下、肌内注射,一次 10 mg,极量为一次 20 mg,一天 50 mg;静脉注射,一次 3 mg,极量为一次 6 mg,一天 20 mg。

(2)儿童:皮下或肌内注射,一次 1～3 mg;静脉注射,一次 0.3～3 mg,必要时 30 分钟后可重复 1 次;新生儿窒息可注入脐静脉内,用量为 3 mg。

6.不良反应

(1)可见恶心、呕吐、呛咳、头痛、心悸等。

(2)大剂量用药可出现心动过缓(兴奋迷走神经中枢);剂量继续增大可出现心动过速(兴奋肾上腺髓质和交感神经)、传导阻滞、呼吸抑制、惊厥等。

7.禁忌证

尚不明确。

8.药物相互作用

(1)用药后吸烟可导致恶心、出汗及心悸。

(2)本药禁止与碘、鞣酸及铅、银等盐类药配伍,与碱性药物配伍可产生山梗素沉淀。

9.注意事项

(1)静脉给药应缓慢。

(2)用药过量可引起大汗、心动过速、低血压、低体温、呼吸抑制、强直性阵挛性惊厥、昏迷、死亡。

10.特殊人群用药

可用于婴幼儿、新生儿;妊娠与哺乳期、老年人,尚无试验数据。

(三)多沙普仑

1.其他名称

佳苏仑,吗啉吡咯酮,吗乙苯吡酮,吗乙苯咯,盐酸多普兰。

2.药理作用

本药为呼吸兴奋药,作用比尼可刹米强。小剂量时可刺激颈动脉窦化学感受器,反射性地兴奋呼吸中枢;大剂量时可直接兴奋延髓呼吸中枢、脊髓及脑干,使潮气量增加,也可使呼吸频率有限增快,但对大脑皮质可能无影响。本药还有增加心排血量的作用。

3.药动学

静脉给药后20~40秒起效,1~2分钟达到最大效应,药效持续5~12分钟。主要在肝脏代谢,可能会产生多种代谢产物(其中酮多沙普仑有药理活性)。0.4%~4%经肾脏排泄,母体化合物的清除半衰期在成人和早产儿体内分别为3.4小时、6.6~9.9小时。

4.适应证

(1)用于全麻药引起的呼吸抑制或呼吸暂停(排除肌松药的因素),也用于自发呼吸存在但通气量不足的患者。

(2)用于药物过量引起的轻、中度中枢神经抑制。

(3)可用于急救给氧后动脉血氧分压低的患者。

(4)也可用于慢性阻塞性肺疾病引起的急性呼吸功能不全、呼吸窘迫、潮气量低等。

(5)还可用于麻醉术后,加快患者苏醒。

5.用法用量

(1)中枢抑制催醒:一次1~2 mg/kg,必要时5分钟后可重复1次。维持剂量为每1~2小时注射1~2 mg/kg,直至获得疗效。总量不超过一天3 000 mg。

(2)呼吸衰竭:一次0.5~1 mg/kg,必要时5分钟后可重复1次,1小时内的用量不宜超过300 mg。或用葡萄糖氯化钠注射液稀释静脉滴注,一次0.5~1 mg/kg,滴注直至获得疗效。总量不超过一天3 000 mg。

6.不良反应

(1)可见头痛、乏力、呼吸困难、心律失常、恶心、呕吐、腹泻、尿潴留、胸痛、胸闷、血压升高,以及用药局部发生血栓性静脉炎(红、肿、痛)等。

(2)少见呼吸频率加快、喘鸣、精神紊乱、呛咳、眩晕、畏光、感觉奇热、多汗等。

(3)有引起肝毒性的个案报道。

(4)大剂量时可引起喉痉挛。

7.禁忌证

甲状腺功能亢进、嗜铬细胞瘤、重度的高血压或冠心病、颅内高压、脑血管病、脑外伤、脑水肿、癫痫或惊厥发作、严重的肺部疾病患者及对本药过敏者(国外资料)禁用。

8.药物相互作用

(1)与碳酸氢钠合用时本药的血药浓度升高,毒性明显增强,有因此导致惊厥的报道。

(2)与咖啡因、哌甲酯、匹莫林、肾上腺素受体激动药等有协同作用,合用时应注意观察紧张、激动、失眠、惊厥或心律失常等不良反应。

(3)与单胺氧化酶抑制药及升压药合用可使升压效应更显著,与单胺氧化酶抑制药合用须谨慎。

(4)肌松药可使本药的中枢兴奋作用暂不体现。

9.注意事项

(1)用于急救给氧后动脉血氧分压低的患者时,应同时在2小时内解除其症状的诱因。

(2)对于麻醉后或药物引起的呼吸抑制,用药前应确保气道通畅和氧气充足。

(3)用药前后及用药时应当检查或监测:①常规测血压、脉搏,检查肌腱反射,以防用药过量;②给药前和给药后半小时测动脉血气,以便及早发现气道堵塞者或高碳酸血症患者是否有二氧化碳蓄积或呼吸性酸中毒。

(4)过量时的处理:无特殊解毒药,主要是进行支持、对症治疗。可短期静脉给予巴比妥类药,必要时可给氧和使用复苏器。透析无明显效果。

10.特殊人群用药

(1)孕妇及哺乳期妇女:国内的资料建议孕妇慎用本药。美国FDA对本药的妊娠安全性分级为B级。本药是否经乳汁分泌尚不清楚,哺乳期妇女应慎用。

(2)儿童:12岁以下儿童使用本药的有效性和安全性尚未确定,用药应谨慎。

(四)二甲弗林

1.其他名称

回苏灵。

2.药理作用

本药为中枢兴奋药,对呼吸中枢有较强的兴奋作用,其作用强度比尼可刹米强约100倍,促苏醒率高。用药后可见肺换气量明显增加,二氧化碳分压下降。

3.药动学

口服吸收迅速、完全,起效快,作用维持时间为2~3小时。

4.适应证

(1)用于各种原因引起的中枢性呼吸衰竭,以及麻醉药、催眠药引起的呼吸抑制。

(2)也可用于创伤、手术等引起的虚脱和休克。

5.用法用量

(1)口服:一次8~16 mg,一天2~3次。

(2)肌内注射:一次8 mg,一天1~2次。

(3)静脉注射:一次8~16 mg,临用前用5%葡萄糖注射液稀释。

(4)静脉滴注:常规用法为一次8~16 mg,用于重症患者时一次16~32 mg。临用前用氯化钠注射液或5%葡萄糖注射液稀释。

6.不良反应

可出现恶心、呕吐、皮肤烧灼感等。

7.禁忌证

有惊厥病史或痉挛病史者,吗啡中毒者,肝、肾功能不全者,孕妇和哺乳期妇女禁用。

8.药物相互作用

尚不明确。

9.注意事项

(1)给药前应准备短效巴比妥类药物,作为惊厥时的急救用药。

(2)用药过量可引起肌肉震颤、惊厥。过量的处理:①洗胃、催吐;②静脉滴注 10％葡萄糖注射液,促进排泄;③出现惊厥时可用短效巴比妥类药(如异戊巴比妥)治疗;④给予相应的对症治疗。

10.特殊人群用药

(1)孕妇及哺乳期妇女禁用。

(2)儿童大剂量用药易发生抽搐、惊厥,应谨慎。

三、药物特征比较

(一)药理作用比较

上述呼吸兴奋药物的药理作用特征各异,具体药物的药理作用特点详见表5-3。

表 5-3　呼吸兴奋药物的药理作用比较

药理作用	尼可刹米	洛贝林	多沙普仑	二甲弗林
兴奋延髓呼吸中枢	++	−	+++	++++
颈动脉窦化学感受器	++	++	+++	−
主动脉体化学感受器	++	++	−	−
兴奋大脑皮质	+			−
兴奋血管运动中枢及脊髓	+	++	++	−

注:＋代表作用强度;一代表未有相应的药理作用。

(二)主要不良反应比较

呼吸兴奋类药物多作用于中枢神经系统,故精神神经类不良反应多见。

(1)尼可刹米:烦躁不安、抽搐,大剂量时可出现震颤、惊厥,甚至昏迷;恶心、呕吐;心率加快,大剂量时可出现血压升高、心悸、心律失常;全身瘙痒、皮疹。

(2)洛贝林:头痛;恶心、呕吐、呛咳;心悸,大剂量用药可出现心动过缓,剂量继续增大可出现心动过速、传导阻滞;呼吸抑制。

(3)多沙普仑:头痛、乏力,眩晕、畏光、感觉奇热;恶心、呕吐、腹泻;心律失常、血压升高;呼吸困难、胸痛、胸闷,少见呼吸频率加快、喘鸣;尿潴留。

(4)二甲弗林:恶心、呕吐和皮肤烧灼感。

(张红霞)

第六章

消化系统常用药物

第一节　抗酸药及治疗消化性溃疡药

一、复方氢氧化铝

（一）别名

达胃宁,胃舒平。

（二）作用与特点

本品有抗酸、吸附、局部止血、保护溃疡面等作用,效力较弱、缓慢而持久。

（三）适应证

本品主要用于胃酸过多、胃及十二指肠溃疡、反流性食管炎及上消化道出血等。由于铝离子在肠内与磷酸盐结合成不溶解的磷酸铝自粪便排出,故尿毒症患者服用大剂量氢氧化铝后可减少磷酸盐的吸收,减轻酸血症。鸟粪石型尿结石患者服用本品,可因磷酸盐吸收减少而减缓结石的生长或防止其复发。也可用于治疗甲状旁腺功能减退症和肾病型骨软化症患者,以调节钙磷平衡。

（四）用法与用量

口服:每次 2～4 片,每天 3 次,饭前 30 分钟或胃痛发作时嚼碎后服。

（五）不良反应与注意事项

本品可致便秘。因本品能妨碍磷的吸收,故不宜长期大剂量使用。便秘者、肾功能不全者慎用。

（六）药物相互作用

本品含多价铝离子,可与四环素类形成络合物而影响其吸收,故不宜合用。可通过多种机制干扰地高辛、华法林、双香豆素、奎宁、奎尼丁、氯丙嗪、普萘洛尔、吲哚美辛、异烟肼、维生素及巴比妥类的吸收或消除,使上述药物的疗效受到影响,应尽量避免同时使用。

（七）制剂与规格

片剂:每片含氢氧化铝 0.245 g、三硅酸镁 0.105 g、颠茄流浸膏 0.002 6 mL。

（八）医保类型及剂型

甲类:口服常释剂。

二、碳酸氢钠

(一)别名

重碳酸钠,酸式碳酸钠,重曹,小苏打。

(二)作用与特点

本药口服后能迅速中和胃中过剩的胃酸,减轻疼痛,但作用持续时间较短。口服易吸收,能碱化尿液,与某些磺胺药同服,可防止磺胺在尿中结晶析出。

(三)适应证

胃痛,苯巴比妥、阿司匹林等的中毒解救。代谢性酸血症、高钾血症及各种原因引起的伴有酸中毒症状的休克,早期脑栓塞及严重哮喘持续状态经其他药物治疗无效者。真菌性阴道炎。

(四)用法与用量

口服:每次 0.5～2.0 g,每天 3 次,饭前服用。静脉滴注:5％溶液,成人每次 100～200 mL,小儿 5 mL/kg。4％溶液阴道冲洗或坐浴:每晚 1 次,每次 500～1 000 mL,连用 7 天。

(五)不良反应与注意事项

本品可引起继发性胃酸分泌增加,长期大量服用可能引起碱血症。静脉滴注本品时,低钙血症患者可能产生阵发性抽搐,而对缺钾患者可能产生低钾血症的症状。严重胃溃疡患者慎用,充血性心力衰竭、水肿和肾衰竭的酸中毒患者,使用本品应慎重。

(六)药物相互作用

不宜与胃蛋白酶合剂,维生素 C 等酸性药物合用,不宜与重酒石酸间羟胺、庆大霉素、四环素、肾上腺素、多巴酚丁胺、苯妥英钠、钙盐等同瓶静脉滴注。

(七)制剂与规格

(1)片剂:每片 0.3 g、0.5 g。

(2)注射液:0.5 g/10 mL、12.5 g/250 mL。

(八)医保类型及剂型

甲类:口服常释剂。

三、硫糖铝

(一)别名

胃溃宁、素得。

(二)作用与特点

本品能与胃蛋白酶络合,抑制该酶分解蛋白质;并能与胃黏膜的蛋白质(主要为清蛋白及纤维蛋白)络合形成保护膜,覆盖溃疡面,阻止胃酸、胃蛋白酶和胆汁酸的渗透、侵蚀,从而利于黏膜再生和溃疡愈合。本品在溃疡区的沉积能诱导表皮生长因子积聚,促进溃疡愈合。同时本品还能刺激胃黏膜合成前列腺素,改善黏液质量,加速组织修复。服用本品后,仅 2％～5％的硫酸二糖被吸收,并由尿排出。

(三)适应证

胃及十二指肠溃疡。

(四)用法与用量

口服:每次 1 g,每天 3～4 次,饭前 1 小时及睡前服用。

（五）不良反应与注意事项

不良反应主要为便秘。个别患者可出现口干、恶心、胃痛等。治疗收效后，应继续服药数月，以免复发。

（六）药物相互作用

不宜与多酶片合用，否则两者疗效均降低。与西咪替丁合用时可能使本品疗效降低。

（七）制剂与规格

(1)片剂：0.25 g、0.5 g。

(2)分散片：0.5 g。

(3)胶囊剂：0.25 g。

(4)悬胶剂：5 mL(含硫糖铝 1 g)。

（八）医保类型及剂型

乙类：口服常释剂、口服液体剂。

四、铝碳酸镁

（一）别名

铝碳酸镁。

（二）作用与特点

本品为抗酸药。抗酸作用迅速且作用温和，可避免 pH 过高引起的胃酸分泌加剧。作用持久是本品的另一特点。

（三）适应证

胃及十二指肠溃疡。

（四）用法与用量

一般每次 1 g，每天 3 次，饭后 1 小时服用。十二指肠壶腹部溃疡 6 周为 1 个疗程，胃溃疡 8 周为 1 个疗程。

（五）不良反应与注意事项

本品不良反应轻微，但有个别患者可能出现腹泻。

（六）药物相互作用

本品含有铝、镁等多价金属离子，与四环素类合用时应错开服药时间。

（七）制剂与规格

片剂：0.5 g。

（八）医保类型及剂型

乙类：口服常释剂。

五、奥美拉唑

（一）别名

洛赛克、奥克。

（二）作用与特点

本品高度选择性地抑制壁细胞中的 H^+-K^+-ATP 酶(质子泵)，使胃酸分泌减少。其作用依赖于剂量。本品对乙酰胆碱或组胺受体均无影响。除了本品对酸分泌的作用之外，临床上未观察到明显的药效学作用。本品起效迅速,每天服 1 次即能可逆地控制胃酸分泌,持续约24 小时。本品口服后 3 小时达血药浓度峰值。血浆蛋白结合率为 95%,分布容积 0.34~0.37 L/kg。本品主要由肝脏代谢后由尿及粪中排出。其血药浓度与胃酸抑制作用无明显相关性。每天服用 1 次即能可逆地控制胃酸分泌,持续约 24 小时。

(三)适应证

十二指肠溃疡、胃溃疡、反流性食管炎、卓-艾综合征。

(四)用法与用量

口服:每次 20 mg,每天 1 次。十二指肠溃疡患者,能迅速缓解症状,大多数病例在 2 周内愈合。第 1 个疗程未能完全愈合者,再治疗 2 周通常能愈合。①胃溃疡和反流性食管炎患者能迅速缓解症状,多数病例在 4 周内愈合。第 1 个疗程后未完全愈合者,再治疗 4 周通常可愈合。对一般剂量无效者,改每天服用本品 1 次,40 mg,可能愈合。②卓-艾综合征:建议的初始剂量为 60 mg,每天 1 次。剂量应个别调整。每天剂量超过 80 mg 时,应分 2 次服用。

(五)不良反应与注意事项

本品耐受性良好,罕见恶心、头痛、腹泻、便秘和肠胃胀气,少数出现皮疹。这些作用均较短暂且轻微,并与治疗无关。因酸分泌明显减少,理论上可增加肠道感染的危险。本品尚无已知的禁忌证。孕妇及儿童用药安全性未确立,本品能延长地西泮和苯妥英的消除。与经 P450 酶系代谢的其他药物如华法林,可能有相互作用。

(六)制剂与规格

胶囊剂:20 mg。

(七)医保类型及剂型

乙类:口服常释剂、注射剂。

六、泮托拉唑

(一)别名

潘妥洛克,泰美尼克。

(二)作用与特点

泮托拉唑是第 3 个能与 H^+-K^+-ATP 酶产生共价结合并发挥作用的质子泵抑制药,它与奥美拉唑和兰索拉唑同属苯并咪唑的衍生物,与奥美拉唑和兰索拉唑相比,泮托拉唑与质子泵的结合选择性更高,而且更为稳定。泮托拉唑口服生物利用度为 77%,达峰时间为 2.5 小时,半衰期为 0.9~1.9 小时,但抑制胃酸的作用一旦出现,即使药物已经从循环中被清除以后,仍可维持较长时间。泮托拉唑无论单次、多次口服或静脉给药,药动学均呈剂量依赖性关系。

(三)适应证

本品主要用于胃及十二指肠溃疡、胃-食管反流性疾病、卓-艾综合征等。

(四)用法与用量

常用量每次 40 mg,每天 1 次,早餐时间服用,不可嚼碎;个别对其他药物无反应的病例可每天服用2 次。老年患者及肝功能受损者每天剂量不得超过 40 mg。十二指肠溃疡疗程 2 周,必要时再服 2 周;胃溃疡及反流性食管炎疗程 4 周,必要时再服 4 周。总疗程不超过 8 周。

(五)不良反应与注意事项

偶可引起头痛和腹泻,极少引起恶心、上腹痛、腹胀、皮疹、瘙痒及头晕等。个别病例出现水肿、发热和一过性视力障碍。神经性消化不良等轻微胃肠疾病不建议使用本品;用药前必须排除胃与食管恶性病变。肝功能不良患者慎用;妊娠初期 3 个月和哺乳期妇女禁用本品。

(六)制剂与规格
肠溶片:40 mg。

(七)医保类型及剂型
乙类:口服常释剂、注射剂。

七、法莫替丁

(一)作用与特点
本品拮抗胃黏膜壁细胞的组胺 H_2 受体而显示强大而持久的胃酸分泌抑制作用。本品的安全范围广,又无抗雄激素作用及抑制药物代谢的作用。本品的 H_2 受体拮抗作用比西咪替丁强 10～148 倍,对组胺刺激胃酸分泌的抑制作用比西咪替丁约强 40 倍,持续时间长 3～15 倍。能显著抑制应激所致大鼠胃黏膜中糖蛋白含量的减少。对大鼠实验性胃溃疡或十二指肠溃疡的发生,其抑制作用比西咪替丁强,连续给药能促进愈合,效力比西咪替丁强。对失血及给予组胺所致大鼠胃出血具有抑制作用。本品口服后2～3 小时达血浓度峰值,口服及静脉给药半衰期均约 3 小时。尿中仅见原形及其氧化物,口服时,后者占尿中总排量的 5%～15%,静脉给药时占 80%,人给药后 24 小时内原形药物的尿排泄率,口服时为35%～44%,静脉给药为 88%～91%。

(二)适应证
口服用于胃溃疡、十二指肠溃疡、吻合口溃疡、反流性食管炎;口服或静脉注射用于上消化道出血(消化性溃疡、急性应激性溃疡、出血性胃炎所致)及卓-艾综合征。

(三)用法与用量
口服:每次 20 mg,每天 2 次(早餐后、晚餐后或临睡前)。静脉注射或静脉滴注:每次 20 mg 溶于生理盐水或葡萄糖注射液 20 mL 中缓慢静脉注射或滴注,每天 2 次,通常 1 周内起效,患者可口服时改口服。

(四)不良反应与注意事项
不良反应较少。最常见的有头痛、头晕、便秘和腹泻,发生率分别为 4.7%、1.3%、1.2%、1.7%。偶见皮疹、荨麻疹(应停药)、白细胞计数减少、氨基转移酶升高等。罕见腹部胀满感、食欲缺乏及心率增加、血压上升、颜面潮红、月经不调等。本品慎用于有药物过敏史、肾衰竭或肝病患者。孕妇慎用。哺乳期妇女使用时应停止哺乳。对小儿的安全性尚未确立。本品应在排除恶性肿瘤后再行给药。

(五)制剂与规格
(1)片剂:10 mg、20 mg。

(2)注射剂:20 mg:2 mL。

(3)胶囊剂:20 mg。

(六)医保类型及剂型
乙类:口服常释剂、注射剂。

八、西咪替丁

(一)别名
甲氰咪胍。

(二)作用与特点
本品属组胺 H_2 受体阻滞剂的代表性药品,能抑制基础胃酸及各种刺激引起的胃酸分泌,并能减少胃蛋白酶的分泌。本品口服生物利用度约 70%,口服后吸收迅速,1.5 小时血药浓度达峰值,半衰期约为 2 小时,小部分在肝脏氧化为亚砜化合物或 5-羟甲基化合物,50%～70% 以原形从尿中排出,可排出口服量的 80%～90%。

(三)适应证
本品适用于治疗十二指肠溃疡、胃溃疡、反流性食管炎、复发性溃疡病等。本品对皮肤瘙痒症也有一定疗效。

(四)用法与用量
口服:每次 200 mg,每天 3 次,睡前加用 400 mg;注射:用葡萄糖注射液或葡萄糖氯化钠注射液稀释后静脉滴注,每次 200～600 mg;或用上述溶液 20 mL 稀释后缓慢静脉注射,每次 200 mg,4～6 小时 1 次。每天剂量不宜超过 2 g。也可直接肌内注射。

(五)不良反应与注意事项
少数患者可能有轻度腹泻、眩晕、嗜睡、面部潮红、出汗等。停药后可恢复。极少数患者有白细胞减少或全血细胞减少等。少数肾功能不全或患有脑病的老年患者可有轻微精神障碍。少数患者可出现中毒性肝炎,转氨酶一过性升高,血肌酐轻度升高或蛋白尿等,一般停药后可恢复正常。肝、肾功能不全者慎用,应根据肌酐清除率指标调整给药剂量。肌酐清除率为 0～15 mL/min 者忌用。

(六)药物相互作用
本品为一种强效肝微粒体酶抑制药,可降低华法林、苯妥英钠、普萘洛尔、地西泮、茶碱、卡马西平、美托洛尔、地高辛、奎尼丁、咖啡因等药物在肝内的代谢,延迟这些药物的排泄,导致其血药浓度明显升高,合并用药时需减少上述药物的剂量。

(七)制剂与规格
(1)片剂:每片 200 mg。
(2)注射剂:每支 200 mg。

(八)医保类型及剂型
甲类:口服常释剂、注射剂。

九、大黄碳酸氢钠

(一)作用与特点
抗酸、健胃。

(二)适应证
本品可用于胃酸过多、消化不良、食欲缺乏等。

(三)用法与用量
口服,每次 1～3 片,每天 3 次,饭前服。

（四）制剂与规格

片剂：每片含碳酸氢钠、大黄粉各 0.15 g，薄荷油适量。

（五）医保类型及剂型

甲类：口服常释剂。

十、碳酸钙

（一）别名

兰达。

（二）作用与特点

本品为中和胃酸药，可中和或缓冲胃酸，作用缓和而持久，但对胃酸分泌无直接抑制作用，并可因提高胃酸 pH 而消除胃酸对壁细胞分泌的反馈性抑制。本品与胃酸作用产生二氧化碳与氯化钙，前者可引起嗳气，后者在碱性液中再形成碳酸钙、磷酸钙而引起便秘。本品在胃酸中转化为氯化钙，小肠吸收部分钙，由尿排泄，其中大部分由肾小管重吸收。本品口服后约 85% 转化为不溶性钙盐如磷酸钙、碳酸钙，由粪便排出。

（三）适应证

缓解由胃酸过多引起的上腹痛、反酸、胃部烧灼感和上腹不适。

（四）用法与用量

2～5 岁儿童（11.0～21.9 kg）每次 59.2 mg，6～11 岁儿童（22.0～43.9 kg）每次 118.4 mg，饭后1 小时或需要时口服 1 次，每天不超过 3 次，连续服用最大推荐剂量不超过 14 天。

（五）不良反应与注意事项

偶见嗳气、便秘。大剂量服用可发生高钙血症。长期大量服用本品应定期测血钙浓度。心、肾功能不全者慎用。

（六）药物相互作用

本品与噻嗪类利尿药合用，可增加肾小管对钙的重吸收。慎与洋地黄类药物联合使用。

（七）制剂与规格

(1)混悬剂：11.84 g∶148 mL。

(2)片剂：0.5 g。

十一、盐酸雷尼替丁

（一）别名

西斯塔，兰百幸，欧化达，善卫得。

（二）作用与特点

本品为一选择性的 H 受体阻滞剂，能有效地抑制组胺、五肽胃泌素及食物刺激后引起的胃酸分泌，降低胃酸和胃酶的活性，但对胃泌素的分泌无影响。作用比西咪替丁强 5～8 倍，对胃及十二指肠溃疡的疗效高，具有速效和长效的特点。本品口服生物利用度约 50%，半衰期为 2～2.7 小时，静脉注射 1 mg/kg 体重，瞬间血药浓度为 3 000 ng/mL，维持在 100 ng/mL 以上可达4 小时。大部分以原形药物从肾排泄。

（三）适应证

临床上主要用于治疗十二指肠溃疡、良性溃疡病、术后溃疡、反流性食管炎及卓-艾综合征等。

(四)用法与用量

口服:每天 2 次,每次 150 mg,早晚饭时服。

(五)不良反应与注意事项

较轻,偶见头痛、皮疹和腹泻。个别患者有白细胞或血小板计数减少。有过敏史者禁用。除必要外,妊娠哺乳妇女不用本品。8 岁以下儿童禁用。肝、肾功能不全者慎用。对肝有一定毒性,个别患者转氨酶升高,但停药后即可恢复。

(六)药物相互作用

本品与普鲁卡因、N-乙酰普鲁卡因合用,可减慢后者从肾的清除速率。本品还能减少肝血流,使经肝代谢的普萘洛尔、利多卡因和美托洛尔的代谢减慢,作用增强。

(七)制剂与规格

(1)片剂:0.15 g。

(2)胶囊剂:0.15 g。

(八)医保类型及剂型

甲类:口服常释剂、注射剂。

十二、尼扎替定

(一)别名

爱希。

(二)作用与特点

本药是一种组胺 H_2 受体阻滞剂,和组胺竞争性地与组胺 H_2 受体相结合,可逆性地抑制其功能,特别是对胃壁细胞上的 H_2 受体,可显著抑制夜间胃酸分泌达 12 小时,亦显著抑制食物、咖啡因、倍他唑和五肽胃泌素刺激的胃酸分泌。口服后并不影响胃分泌液中胃蛋白酶的活性,但总的胃蛋白酶分泌量随胃液分泌量的减少相应的减少,此外可增加他唑刺激的内因子分泌,本药不影响基础胃泌素分泌。口服生物利用度为 70% 以上。口服 150 mg,0.5～3.0 小时后达到血药浓度峰值,为 700～1 800 $\mu g/L$,与血浆蛋白结合率约为 35%,半衰期为 1～2 小时。90% 以上口服剂量的尼扎替定在 12 小时内从尿中排出,其中约 60% 以原形排出。

(三)适应证

活动性十二指肠溃疡。胃食管反流性疾病,包括糜烂或溃疡性食管炎,缓解胃灼热症状。良性活动性胃溃疡。

(四)用法与用量

(1)活动性十二指肠溃疡及良性活动性胃溃疡:300 mg/d,分 1～2 次服用;维持治疗时150 mg,每天 1 次。

(2)胃食管反流性疾病:150 mg,每天 2 次。中、重度肾功能损害者剂量酌减。

(五)不良反应与注意事项

患者可有头痛、腹痛、肌痛、无力、背痛、胸痛、感染和发热及消化系统、神经系统、呼吸系统不良反应,偶有皮疹及瘙痒。罕见肝功异常,贫血,血小板减少症及变态反应。开始治疗前应先排除恶性溃疡的可能性。对本品过敏者及对其他 H_2 受体阻滞剂有过敏史者禁用。

（六）药物相互作用

本药不抑制细胞色素 P450 关联的药物代谢酶系统。与大剂量阿司匹林合用会增加水杨酸盐的血浓度。

（七）制剂与规格

胶囊剂：150 mg。

十三、雷贝拉唑钠

（一）别名

波利特。

（二）作用与特点

本品具有很强的 H^+-K^+-ATP 酶抑制作用，胃酸分泌抑制作用及抗溃疡作用。健康成年男子在禁食情况下口服本剂 20 mg，3.6 小时后达血药浓度峰值 437 ng/mL，半衰期为 1.49 小时。

（三）适应证

胃溃疡、十二指肠溃疡、吻合口溃疡、反流性食管炎、卓-艾综合征。

（四）用法与用量

成人推荐剂量为每次 10～20 mg，每天 1 次。胃溃疡、吻合口溃疡、反流性食管炎的疗程一般以 8 周为限，十二指肠溃疡的疗程以 6 周为限。

（五）不良反应与注意事项

严重的不良反应有休克、血象异常、视力障碍。其他不良反应有变态反应，血液系统异常，肝功异常，循环系统、精神神经系统异常。此外有水肿，总胆固醇、中性脂肪、尿素氮（BUN）升高，蛋白尿。

（六）药物相互作用

本品与地高辛合用时，可升高其血中浓度。与含氢氧化铝凝胶、氢氧化镁的制酸剂同时或其后 1 小时服用，本药平均血药浓度和药时曲线下面积分别下降 8％和 6％。

（七）制剂与规格

薄膜衣片：10 mg、20 mg。

十四、枸橼酸铋钾

（一）别名

胶体次枸橼酸铋，德诺，丽珠得乐，得乐，可维加。

（二）作用与特点

本品在胃酸条件下，以极微沉淀覆盖在溃疡表面形成一层保护膜，从而隔绝了胃酸、酶及食物对溃疡黏膜的侵蚀，促进黏膜再生，使溃疡愈合。本品还有良好的抗幽门螺杆菌作用。因而本品具有明显的抗溃疡作用，给药后在胃底、胃窦部、十二指肠、空肠及回肠均有铋的吸收，其中以小肠吸收为多。血药浓度与给药剂量呈相关性，一般于给药后 4 周血药浓度达稳态。血浆浓度通常小于 50 μg/L。分布主要聚集在肾脏（占吸收的 60％）。有关本品吸收后的代谢与排泄资料较少。一些铋剂中毒患者血与尿的排泄半衰期分别为 4.5 天和 5.2 天，脑脊液中可达 13.9 天。

（三）适应证

本品适用于治疗胃溃疡、十二指肠壶腹部溃疡、多发溃疡及吻合口溃疡等多种消化性溃疡。

（四）用法与用量

480 mg/d，分 2～4 次服用。除特殊情况，疗程不得超过 2 个月。若需继续用药，在开始下 1 个疗程前 2 个月须禁服任何含铋制剂。

（五）不良反应与注意事项

主要表现为胃肠道症状，如恶心、呕吐、便秘和腹泻。偶见一些轻度变态反应。服药期间舌及大便可呈灰黑色。肾功能不全者禁用。

（六）药物相互作用

本品与四环素同时服用会影响四环素的吸收。不得与其他含铋制剂同服。不宜与制酸药及牛奶合用，因牛奶及制酸药可干扰其作用。

（七）制剂与规格

（1）片剂：120 mg。

（2）胶囊剂：120 mg。

（3）颗粒剂：每小包 1.2 g（含本品 300 mg）。

（八）医保类型及剂型

乙类：口服常释剂、颗粒剂。

（张红霞）

第二节　助消化药

一、胰酶

（一）作用与特点

本品为多种酶的混合物，主要为胰蛋白酶，胰淀粉酶和胰脂肪酶。本品在中性或弱碱性环境中活性较强，促进蛋白质和淀粉的消化，对脂肪亦有一定的消化作用。

（二）适应证

本品主要用于消化不良、食欲缺乏及肝、胰腺疾病引起的消化障碍。

（三）用法与用量

每次 0.3～0.6 g，每天 3 次，饭前服。

（四）不良反应与注意事项

不宜与酸性药物同服。与等量碳酸氢钠同服可增加疗效。

（五）制剂与规格

肠溶片：0.3 g、0.5 g。

（六）医保类型及剂型

乙类：口服常释剂。

二、慷彼申

(一)作用与特点

本品可取代和补充人体本身分泌之消化酶,刺激胃和胰之天然分泌,对消化食物有重大的作用。米曲菌酶促使蛋白质及糖类在胃及十二指肠降解。在空肠及回肠中释放出的胰酶继续完成食物蛋白质、糖类及脂肪的降解。所包含的植物性酶和动物性胰酶,能在任何不同的酸碱度中发挥其最佳的效果。

(二)适应证

肠胃之消化酶不足,消化不良,受胆囊、肝或胰腺病影响而引起之消化失常。其他药物所引起的肠胃不适。高龄所致消化功能衰退。促进病后初愈,尤其是传染病或手术后之消化功能障碍,促进食物吸收,帮助咀嚼功能受限或食物限制等特种病情之消化能力。

(三)用法与用量

成人每天口服 50 mg(1 粒),每天 3 次,进食时服用。如未见效,剂量可加倍。

(四)不良反应与注意事项

急性胰腺炎和慢性胰腺炎的急性发作期禁用。

(五)制剂与规格

糖衣片:每片含胰酶 220 mg、脂肪酶 7 400 U、蛋白酶 420 U、淀粉酶 7 000 U、米曲菌中提取的酶 120 mg、纤维素酶 70 U、蛋白酶 10 U 和淀粉酶 170 U。

(张红霞)

第三节 促胃肠动力药

一、多潘立酮

(一)剂型规格

片剂:10 mg。分散片:10 mg。栓剂:10 mg、30 mg 和 60 mg。注射液:2 mL∶10 mg。滴剂:1 mL∶10 mg。混悬液:1 mL∶1 mg。

(二)适应证

本品适用于由胃排空延缓、胃-食管反流、慢性胃炎和食管炎引起的消化不良。外科、妇科手术后的恶心、呕吐。抗帕金森综合征药物引起的胃肠道症状和多巴胺受体激动剂所致的不良反应。抗癌药引起的呕吐。但对氮芥等强效致吐药引起的呕吐疗效较差。胃炎、肝炎和胰腺炎等引起的呕吐,以及其他疾病,如偏头痛、痛经、颅脑外伤和尿毒症等,胃镜检查和血液透析、放射治疗(简称放疗)引起的恶心、呕吐。儿童各种原因(如感染等)引起的急性和持续性呕吐。

(三)用法用量

肌内注射:每次 10 mg,必要时可重复给药。口服:每次 10~20 mg,每天 3 次,饭前服。直肠给药:每次 60 mg,每天 2~3 次。

（四）注意事项

1 岁以下小儿慎用、哺乳期妇女慎用。

（五）不良反应

偶见头痛、头晕、嗜睡、倦怠和神经过敏等。如使用较大剂量可能引起非哺乳期泌乳,并且在一些更年期后妇女及男性患者中出现乳房胀痛现象;也可致月经失调。消化系统偶有口干、便秘、腹泻和短时的腹部痉挛性疼痛现象。皮肤偶见一过性皮疹或瘙痒症状。

（六）禁忌证

对本药过敏者,嗜铬细胞瘤、乳腺癌、机械性肠梗阻、胃肠道出血患者及孕妇。

（七）药物相互作用

增加对乙酰氨基酚、氨苄西林、左旋多巴、四环素等药物的吸收速度。对服用对乙酰氨基酚的患者,不影响其血药浓度。胃肠解痉药与本药合用,可能发生药理拮抗作用,减弱本药的治疗作用,两者不宜联用。与 H_2 受体阻滞剂合用,由于 H_2 受体阻滞剂改变了胃内 pH,减少本药在胃肠道的吸收,故两者不宜合用。维生素 B_6 可抑制催乳素的分泌,减轻本药泌乳反应。制酸药可以降低本药的口服生物利用度,不宜合用。口服含铝盐或铋盐的药物(如硫糖铝、胶体枸橼酸铋钾、复方碳酸铋等)后能与胃黏膜蛋白结合,形成络合物以保护胃壁,本药能增强胃部蠕动,促进胃内排空,缩短该类药物在胃内的作用时间,降低药物的疗效。

（八）药物过量

用药过量可出现困倦、嗜睡、心律失常、方向感丧失、锥体外系反应及低血压等症状,但以上反应多数是自限性的,通常在 24 小时内消失。本药过量时无特殊的解药或特效药。应予对症支持治疗,并密切监测。给患者洗胃和(或)使用药用炭,可加速药物清除。使用抗胆碱药、抗帕金森病药及具有抗副交感神经生理作用的抗组胺药,有助于控制与本药毒性有关的锥体外系反应。

二、西沙必利

（一）剂型规格

片剂:5 mg、10 mg。胶囊:5 mg。干混悬剂:100 mg。

（二）适应证

本品可用于由神经损伤、神经性食欲缺乏、迷走神经切断术或部分胃切除引起的胃轻瘫。也用于X线、内镜检查呈阴性的上消化道不适;对胃-食管反流和食管炎也有良好作用,其疗效与雷尼替丁相同,与后者合用时其疗效可能得到加强;还可用于假性肠梗阻导致的推进性蠕动不足和胃肠内容物滞留及慢性便秘;对于采取体位和饮食措施仍不能控制的幼儿慢性、过多性反胃及呕吐也可试用本品治疗。

（三）注意事项

由于本品促进胃肠活动,可能发生瞬时性腹部痉挛、腹鸣或腹泻,此时可考虑酌减剂量。当幼儿或婴儿发生腹泻时应酌减剂量。本品对胃肠道功能增加的患者可能有害,必须使用时应注意观察。本品可能引起心电图 Q-T 间期延长、昏厥和严重的心律失常。当过量服用或与酮康唑同服时可引起严重的尖端扭转型室性心动过速。本品无胚胎毒性,也无致畸作用,但小于 34 周的早产儿应慎重用药。对于老年人,由于半衰期延长,故治疗剂量应酌减。肝、肾功能不全患者开始剂量可减半,以后可根据治疗结果及可能发生的不良反应及时调整剂量。本品虽不影响精神运动功能,不引起镇静和嗜睡,但加速中枢抑制剂如巴比妥类和乙醇等的吸收,因此使用时应注意。

（四）不良反应

曾有过敏、轻度短暂头痛或头晕的报道。偶见可逆性肝功能异常，并可能伴有胆汁淤积。罕见惊厥性癫痫、锥体外系反应及尿频等。

（五）禁忌证

对本品过敏者禁用，哺乳期妇女勿用本品。

（六）药物相互作用

由于本品是通过促进肠肌层节后神经释放乙酰胆碱而发挥胃肠动力作用，因此抗胆碱药可降低本品效应。服用本品后，胃排空速率加快，如同服经胃吸收的药物，其吸收速率可能降低，而经小肠吸收的药物其吸收速率可能会增加（如苯二氮䓬类、抗凝剂、对乙酰氨基酚及 H_2 受体阻滞剂等）。对于个别与本品相关的药物需确定其剂量时，最好监测其血药浓度。

三、伊托必利

（一）剂型规格

片剂：50 mg。

（二）适应证

本品主要适用于功能性消化不良引起的各种症状，如上腹部不适、餐后饱胀、早饱、食欲缺乏、恶心和呕吐等。

（三）用法用量

口服，成人每天 3 次，每次 1 片，饭前服用。可根据年龄、症状适当增减或遵医嘱。

（四）注意事项

高龄患者用药时易出现不良反应，用时注意。严重肝、肾功能不全者和孕妇、哺乳期妇女慎用，儿童不宜使用。

（五）不良反应

主要不良反应有变态反应，如皮疹、发热、瘙痒感等；消化道症状，如腹泻、腹痛、便秘、唾液增加等；神经系统症状，如头痛、刺痛感、睡眠障碍等；血液系统症状，如白细胞减少，当确认异常时应停药。偶见血尿素氮（BUN）或肌酐升高、胸背部疼痛、疲劳、手指发麻和手抖等。

（六）禁忌证

对本药过敏者。胃肠道出血穿孔、机械性梗阻的患者禁用。

（七）药物相互作用

抗胆碱药可能会对抗伊托必利的作用，故两者不宜合用；本品可能增强乙酰胆碱的作用，使用时应注意。

（八）药物过量

药物过量表现为出现乙酰胆碱作用亢进症状，应采取对症治疗，可采用阿托品解救。

四、莫沙必利

（一）剂型规格

片剂：5 mg。

（二）适应证

慢性胃炎或功能性消化不良引起的消化道症状，如上腹部胀满感、腹胀和上腹部疼痛；嗳气、恶心、呕吐和胃烧灼感等。

（三）用法用量

常用剂量每次 5 mg，每天 3 次，饭前或饭后服用。

（四）注意事项

服用本品 2 周后，如消化道症状无变化，应停止服用。孕妇和哺乳期妇女、儿童及青少年、有肝、肾功能障碍的老年患者慎用。

（五）不良反应

不良反应的发生率约为 4%。主要表现为腹泻、腹痛、口干、皮疹、倦怠、头晕、不适、心悸等。另有约 3.8% 的患者出现检验指标异常变化，表现为嗜酸性粒细胞增多、甘油三酯升高、ALT 升高等。

（六）禁忌证

对本药过敏者。胃肠道出血者或肠梗阻患者。

（七）药物相互作用

与抗胆碱药物合用可能减弱本品的作用。

（张红霞）

第四节　止吐及催吐药

一、甲氧氯普胺

（一）剂型规格

片剂：5 mg。注射液：1 mL：10 mg。

（二）适应证

本品可用于因脑部肿瘤手术、肿瘤的放疗及化疗、脑外伤后遗症、急性颅脑损伤及药物所引起的呕吐。对于胃胀气性消化不良、食欲缺乏、嗳气、恶心、呕吐有较好疗效。也可用于海空作业引起的呕吐及晕车症状。增加食管括约肌压力，从而减少全身麻醉时胃肠道反流所致吸入性肺炎的发生率；可减轻钡餐检查时的恶心、呕吐反应现象，促进钡剂通过；十二指肠插管前服用，有助于顺利插管。对糖尿病性胃轻瘫、胃下垂等有一定疗效；也用于幽门梗阻及对常规治疗无效的十二指肠溃疡。可减轻偏头痛引起的恶心，并可能由于提高胃通过率而促进麦角胺的吸收。本品的催乳作用可试用于乳量严重不足的产妇。可用于胆管疾病和慢性胰腺炎的辅助治疗。

（三）用法用量

口服：一次 5～10 mg，一天 10～30 mg。饭前半小时服用。肌内注射：一次 10～20 mg。每天剂量一般不宜超过 0.5 mg/kg 体重，否则易引起锥体外系反应。

（四）注意事项

注射给药可能引起直立位低血压。本品大剂量或长期应用可能因阻断多巴胺受体，使胆碱能受体相对亢进而导致锥体外系反应(特别是年轻人)。主要表现为帕金森综合征,可出现肌震颤、头向后倾、斜颈、阵发性双眼向上注视、发声困难、共济失调等。可用苯海索等抗胆碱药治疗。遇光变成黄色或黄棕色后,毒性增高。

(五)不良反应

本品主要为镇静作用,可有倦怠、嗜睡、头晕等。其他有便秘、腹泻、皮疹及溢乳、男子乳房发育等,但较为少见。

(六)禁忌证

孕妇禁用。禁用于嗜铬细胞瘤、癫痫、进行放疗或化疗的乳腺癌患者,也禁用于胃肠道活动增强可导致危险的病例。

(七)药物相互作用

吩噻嗪类药物能增强本品的锥体外系不良反应,不宜合用。抗胆碱药(阿托品、丙胺太林、颠茄等)能减弱本品增强胃肠运动功能的效应,两药合用时应予注意。可降低西咪替丁的口服生物利用度,两药若必须合用,服药时间应至少间隔1小时。能增加对乙酰氨基酚、氨苄西林、左旋多巴和四环素等的吸收速率,地高辛的吸收因合用本品而减少。

(八)药物过量

患者表现为深昏睡状态,神志不清;肌肉痉挛,如颈部及背部肌肉痉挛、拖曳步态、头部及面部抽搐样动作,以及双手颤抖摆动等锥体外系症状。处理:用药过量时,使用抗胆碱药物(如盐酸苯海索)、治疗帕金森病药物或抗组胺药(如苯海拉明),可有助于锥体外系反应的制止。

二、盐酸昂丹司琼

(一)剂型规格

片剂:4 mg、8 mg。胶囊:8 mg。注射剂:1 mL∶4 mg、2 mL∶4 mg、2 mL∶8 mg。

(二)适应证

本品适用于治疗由化疗和放疗引起的恶心呕吐,也可用于预防和治疗手术后引起的恶心、呕吐。

(三)用法用量

1.治疗由化疗和放疗引起的恶心、呕吐

(1)成人:给药途径和剂量应视患者情况因人而异。剂量一般为8~32 mg;对可引起中度呕吐的化疗和放疗,应在患者接受治疗前,缓慢静脉注射8 mg;或在治疗前1~2小时口服8 mg,之后间隔12小时口服8 mg。对可引起严重呕吐的化疗和放疗,可于治疗前缓慢静脉注射本品8 mg,之后间隔2~4小时再缓慢静脉注射8 mg,共2次;也可将本品加入50~100 mL生理盐水中于化疗前静脉滴注,滴注时间为15分钟。对可能引起严重呕吐的化疗,也可于治疗前将本品与20 mg地塞米松磷酸钠合用静脉滴注,以增强本品的疗效。对于上述疗法,为避免治疗后24小时出现恶心呕吐,均应持续让患者服药,每次8 mg,每天2次,连服5天。

(2)儿童:化疗前按体表面积计算,每平方米静脉注射5 mg,12小时后再口服4 mg,化疗后应持续给予患儿口服4 mg,每天2次,连服5天。

(3)老年人:可依成年人给药法给药,一般不需调整。

2.预防或治疗手术后呕吐

(1)成人:一般可于麻醉诱导同时静脉滴注4 mg,或于麻醉前1小时口服8 mg,之后每隔

8 小时口服 8 mg,共 2 次。已出现术后恶心、呕吐时,可缓慢滴注 4 mg 进行治疗。

（2）肾衰竭患者：不需调整剂量、用药次数或用药途径。

（3）肝衰竭患者：由于本品主要自肝脏代谢,对中度或严重肝衰竭的患者每天用药剂量不应超过 8 mg。静脉滴注时,本品在下述溶液中是稳定的（在室温或冰箱中可保持稳定 1 周）：0.9% 氯化钠注射液、5% 葡萄糖注射液、复方氯化钠注射液和 10% 甘露醇注射液,但本品仍应于临用前配制。

（四）注意事项

怀孕期间（尤其妊娠早期）不宜使用本品。哺乳期妇女服用本品时应停止哺乳。

（五）不良反应

常见有头痛、头部和上腹部发热感、静坐不能、腹泻、皮疹、急性张力障碍性反应、便秘等；部分患者可有短暂性氨基转移酶升高；少见有支气管痉挛、心动过速、胸痛、低钾血症、心电图改变和癫痫大发作。

（六）禁忌证

有过敏史或对本品过敏者不得使用。胃肠道梗阻患者禁用。

（七）药物相互作用

本品与地塞米松或甲氧氯普胺合用,可以显著增强止吐效果。

（八）药物过量

过量可引起幻视、血压升高,此时适当给予对症和支持治疗。

三、托烷司琼

（一）剂型规格

注射剂：1 mL：5 mg。胶囊剂：5 mg。

（二）适应证

本品主要用于治疗癌症化疗引起的恶心、呕吐。

（三）用法用量

每天 5 mg,总疗程 6 天。静脉给药,在化疗前将本品 5 mg 溶于 100 mL 生理盐水、林格氏液或 5% 葡萄糖注射液中静脉滴注或缓慢静脉推注。口服给药,每天 1 次,每次 1 粒胶囊（5 mg）,于进食前至少 1 小时服用或于早上起床后立即用水送服。疗程 2～6 天,轻症者可适当缩短疗程。

（四）注意事项

哺乳期妇女不宜应用,儿童暂不推荐使用。本品可能对血压有一定影响,因此高血压未控制的患者每天剂量不宜超过 10 mg。

（五）不良反应

常规剂量下的不良反应多为一过性,常见有头痛、便秘、头晕、疲劳及胃肠功能紊乱,如腹痛和腹泻。

（六）禁忌证

对本品过敏者及妊娠妇女禁用。

（七）药物相互作用

本品与食物同服可使吸收略延迟。本品与利福平或其他肝酶诱导剂合用可使本品血浆浓度降低,因此代谢正常者需增加剂量。

四、阿扎司琼

(一)剂型规格
注射剂:2 mL:10 mg。片剂:10 mg。

(二)适应证
本品主要用于抗恶性肿瘤药引起的消化系统症状,如恶心、呕吐等。

(三)用法用量
成人一般用量为 10 mg,每天 1 次静脉注射。

(四)注意事项
严重肝、肾功能不全者慎用。有引起过敏性休克的可能,所以需要注意观察,一旦出现异常时应马上停药并给予适当处理。

(五)不良反应
精神系统方面有时出现头痛、头重或烦躁感;消化系统方面出现口渴,ALT、AST 和总胆红素上升;循环系统有时出现颜面苍白、冷感或心悸;其他方面有时出现皮疹、全身瘙痒、发热、乏力、双腿痉挛、颜面潮红及血管痛等。

(六)禁忌证
对本药及 5-HT$_3$ 受体阻滞剂过敏者。胃肠道梗阻患者禁用。

(七)药物相互作用
本品与碱性药物,如呋塞米、甲氨蝶呤、氟尿嘧啶、吡咯他尼或依托泊苷等配伍时,有可能出现混浊或析出结晶,也可能降低本品的含量,因此本品应先与生理盐水混合后方可配伍,配伍后应在 6 小时内使用。

五、阿扑吗啡

(一)剂型规格
注射剂:1 mL:5 mg。

(二)适应证
本品用于抢救意外中毒及不能洗胃的患者。

(三)用法用量
皮下注射:一次 2~5 mg,1 次最大剂量 5 mg。

(四)注意事项
儿童、老年人、过度疲劳者及有恶心、呕吐的患者慎用。

(五)不良反应
患者可出现持续的呕吐、呼吸抑制、急促和急性循环衰竭等。

(六)禁忌证
(1)与吗啡及其衍生物有交叉过敏。

(2)有心力衰竭或心力衰竭先兆的患者、醉酒状态明显者、阿片及巴比妥类中枢神经抑制药所导致的麻痹状态患者。

（七）药物相互作用

如先期服用止吐药,可降低本药的催吐作用。

（张红霞）

第五节 利 胆 药

一、非布丙醇(Febuprol)

(一)剂型规格、用法用量

片剂 50 mg,0.1 g;胶囊剂 50 mg,0.1 g。口服:一次 0.1～0.2 g,一天 3 次,饭后服。

(二)作用用途

本品具有明显的利胆作用,动物实验证明,无论肝实质是否损伤,均可使胆汁分泌增加。本品也有松弛胆管平滑肌及奥狄括约肌、降低血中胆固醇的作用。本品 90％以上经胃肠道吸收,代谢率达 99％。血浆蛋白结合率为 70％。本品 85％由胆汁排出,4％由尿排泄。原形药在胆汁及尿中仅占 0.2％及 0.1％。本品毒性较低,亚急性毒性试验未见对循环系统及其他器官损害。用于治疗胆囊炎、胆石症及其他高脂血症、脂肪性消化不良和急慢性肝炎。

(三)不良反应

个别可见一过性胃部不适。

二、羟甲烟胺(Nicotinylmethylamide)

(一)剂型规格、用法用量

片剂 0.5 g;胶囊剂 0.5 g。口服:一次 1 g,一天 3 次,连服 2～4 天后改为一天 2 次;儿童,一次 0.25～0.5 g,一天 3 次。注射剂 10 mL:0.4 g;静脉注射;一次 0.4～0.8 g,一天 1 次,维持用药一次 0.4 g,隔天 1 次。

(二)作用用途

本品为利胆、保肝、抑菌药。促进胆汁分泌,增加胆盐浓度,具有利胆保肝作用。本品亦能有效地抑制胆管及肠道中的双球菌、化脓链球菌、肠球菌及大肠埃希菌,具有明显的消炎作用。可用于胆管炎、胆囊炎、胆石症、传染性肝炎、肝源性黄疸、肝功障碍、胃及十二指肠炎、急性肠炎、结肠炎等。

(三)不良反应

少数患者可见胃部不适。

三、胆酸钠(Cholate Sodium)

(一)剂型规格、用法用量

片剂 0.2 g;胶囊 0.2 g。口服:一次 0.2～0.4 g,一天 3 次;儿童,3 岁以上一次 0.1 g,一天 3 次。溶解胆结石:一次 0.25～0.5 g,一天 3 次。

（二）作用用途

本品系从牛胆或猪胆中提得的胆盐混合物，为天然胆汁酸的甘氨酸和牛磺酸结合物的混合钠盐。能刺激肝细胞分泌胆汁，促进脂肪的乳化及吸收，兼有利胆作用，溶解富含胆固醇的结石，并有助于脂溶性维生素 D、维生素 K 的吸收和增加胰酶的活性。用于胆囊或胆管瘘管的长期引流患者及胆汁缺乏、脂肪消化不良和胆囊炎。

（三）不良反应

有缓泻作用。

（四）注意事项

胆总管完全阻塞而未做体位引流前的患者禁用。

四、去氢胆酸（Dehydrocholic Acid）

（一）剂型规格、用法用量

片剂 0.25 g。口服：一次 0.25～0.50 g，一天 3 次，饭后服；儿童，1 岁以下一次 0.01～0.02 g，1～5 岁一次 0.03～0.10 g，一天 3 次。（钠盐）注射剂 5 mL：0.5 g，5 mL：1 g；静脉注射；一天 0.5 g，必要时可逐渐增加到一天 2 g。

（二）作用用途

本品为胆酸的合成衍生物，具有利胆、促进胆汁分泌的作用。起效迅速，静脉注射后 20～30 分钟达最大效应，维持时间长。本品能促进肝脏分泌大量黏度较低的胆汁，增加胆汁容量，但不改变胆盐及其色素的含量，可使胆管畅通，起到清洗胆管和利胆的作用。这与天然胆盐的作用不同，后者分泌量及其固体成分均有增加，并能促进脂肪和脂溶性维生素的吸收，而本品的这一作用很弱。本品还有促进肝脏血流及胆红素排泄和利尿作用。本品口服吸收较好，可由粪便排出。用于慢性功能性或器质性胆囊（如慢性肝炎）胆管病变，如胆囊或胆管功能失调、胆囊切除后综合征、慢性胆囊炎、胆石症及某些肝脏疾病。

（三）不良反应

不良反应可有口干、口苦及皮肤瘙痒、缓泻等，可出现呼吸困难、心搏骤停、心律失常、肌痉挛、极度疲乏无力，一般轻微短暂，但如长期应用或一时用量过大，可导致电解质失平衡。

（四）注意事项

(1)胆管完全阻塞，严重肝、肾功能不全，阑尾炎或肠梗阻，诱因不明的直肠出血，充血性心力衰竭等患者禁用。对哮喘及有过敏史的患者慎用。可用本品 20% 溶液 0.2 mL 做皮试，阳性反应者不可静脉滴注。

(2)长期应用会出现胆汁减少，出现所谓"肝疲劳"现象。

(3)如出现嗳气、打嗝、腹泻、恶心、痉挛、直肠区周围皮肤刺激等症状时应进行对症处理。

(4)因本品代谢产物羟基酮和胆酸有增加结肠分泌水分的作用，因而可有缓泻。

（张红霞）

第七章

心血管系统常用药物

第一节 强 心 药

一、概述

强心苷主要包括洋地黄类制剂,以及从其他植物提取的强心苷,如毒毛花苷 K、羊角拗苷、羚羊毒苷、黄夹苷和福寿草总苷等,是一类具有选择性作用于心脏的强心苷,在临床上已经使用了二百多年,积累了丰富的经验。虽然仍有许多问题有待进一步研究,但临床实践和研究表明,洋地黄类制剂仍是目前治疗心力衰竭的最常用、最有效的药物之一。尽管新的增强心肌收缩力的药物不断问世,但没有任何一种强心药物能取代洋地黄的位置。洋地黄类强心苷不仅能减轻心力衰竭患者的症状,改善患者的生活质量,而且能降低心力衰竭患者的再住院率,对死亡率的影响是中性的,这是儿茶酚胺类和磷酸二酯酶类强心剂所不能比拟的。

洋地黄类制剂现已有三百余种,但临床上经常使用的只有 5～6 种。在临床实践中,如果能掌握好一种口服制剂和一种静脉制剂,就能较好地处理充血性心力衰竭。为此,应掌握好洋地黄的负荷量、维持量、给药方法、适应证、特殊情况下的临床应用、中毒的临床表现及处理方法。

洋地黄类制剂是通过增强心肌收缩力的药理作用而发挥其治疗心力衰竭作用的,因此,它不能治疗那些只有心力衰竭症状和体征却并非因心肌收缩力减低所致病状的患者;它也不能用于治疗因舒张功能障碍所致心力衰竭的患者,特别是那些心腔大小和射血分数正常的患者。也就是说,使用洋地黄类制剂治疗心力衰竭只适用于那些心腔增大和射血分数降低的心力衰竭患者。使用洋地黄类制剂治疗室上性心动过速、心房扑动和心房颤动时,必须除外预激综合征和室性心动过速,否则可能招致致命性后果。

本节重点介绍临床上常用、疗效肯定的一些制剂。

二、药理作用

(一)正性肌力作用

洋地黄的正性肌力作用是由其抑制心肌细胞膜上的 Na^+-K^+-ATP 酶,阻抑 Na^+ 和 K^+ 的主动转运,结果使心肌细胞内 K^+ 减少,Na^+ 增加。细胞内 Na^+ 增加能刺激 Na^+,Ca^{2+} 交换增加。

结果,进入细胞的 Ca^{2+} 增加,Ca^{2+} 具有促进心肌细胞兴奋-收缩偶联的作用,故心肌收缩力增强。已知心肌耗氧量主要取决心肌收缩力、心率和室壁张力这 3 个因素。虽然洋地黄使心肌收缩力增强可导致心肌耗氧量增加,但同时又使衰竭的心脏排空充分,室腔内残余的血量减少,心脏容积随之缩小,室壁张力下降,这又降低了心肌耗氧量。而且,心肌收缩力增强,心排血量增加,又能反射性地使心率下降和降低外周血管阻力,使心排血量进一步增加,这都有利于进一步降低心肌耗氧量。因此,对心力衰竭来说,使用洋地黄后心肌总的耗氧量不是增加而是减少,心脏工作效率提高。

(二)电生理影响

治疗剂量的洋地黄略降低窦房结的自律性、减慢房室传导、降低心房肌的应激性及缩短心房肌的不应期而延长房室结的不应期。中毒剂量的洋地黄使窦房结的自律性明显降低、下级起搏点的自律性增强、浦肯野纤维的舒张期除极坡度变陡,形成后电位震荡幅度增大,窦房、房室间及心房内传导减慢,心房肌、房室结和心肌不应期延长。中毒剂量的洋地黄所引起的电生理改变,为冲动形成或传导异常所致的心律失常创造了条件。

(三)自主神经系统效应

洋地黄可通过自主神经系统作用于心肌,具有拟迷走和拟交感作用。其拟迷走神经系统作用使窦性心律减慢、房室传导减慢、心房异位起搏点自律性降低,心房不应期缩短。洋地黄的拟交感作用使心肌收缩力增强。大剂量的洋地黄还能兴奋中枢神经系统,并可因交感神经冲动增强而诱发异位性心律失常。

鉴于不同的洋地黄制剂的拟迷走和拟交感神经作用不同,故提出了极性和非极性洋地黄的概念。极性洋地黄的拟迷走作用较强,如毒毛花苷 K、毛花苷 C、地高辛等。非极性强心苷的拟交感作用较强,具有较强的正性肌力作用,但易诱发或加重异位激动形成,如洋地黄叶、洋地黄毒苷等。

(四)外周血管作用

洋地黄本身具有增加外周阻力的作用。但心力衰竭患者使用洋地黄后心肌收缩力增强,心排血量增加,故反射性地使交感神经活性降低,小动脉和小静脉扩张,外周阻力反较使用洋地黄前下降,因而有助于使心排血量进一步增加。

(五)对肾脏的作用

心力衰竭患者使用洋地黄后尿量增加。洋地黄对肾脏的作用可能是通过:①心排血量增加而使肾血流量增加,肾小球滤过率增加。②肾血流量增加后,肾素-血管紧张素-醛固酮系统活性下降,这既可以使外周阻力进一步下降,又可使尿量增加;尿量增加可能不是洋地黄对肾脏直接作用的结果。

(六)对心率的影响

治疗剂量的洋地黄可使心力衰竭患者的心率下降,其主要机制:洋地黄的拟迷走神经作用使窦房结的自律性降低;在心肌收缩力增加的同时,心排血量增加,通过颈动脉窦、主动脉弓的压力感受器的反射机制,使交感神经紧张性下降;心排血量增加使肾血流量增加,因而肾素-血管紧张素-醛固酮系统的活性降低。

三、临床应用

(一)常用强心苷简介

临床上经常使用的强心苷有 5 种,分别是洋地黄叶、洋地黄毒苷、地高辛、毛花苷 C 和毒毛花苷 K。

使用上述任何一种洋地黄制剂,都需熟练掌握其剂量、负荷量、给药方法及维持量的补充方法,及时判断洋地黄的体存量是否不足或过量;这就要求用药医师随时观察心脏病患者用药后的治疗反应,必要时测定血液中洋地黄的浓度,以供用药时参考。

(二)有关强心苷的基本概念

近年来药代动力学研究表明,任何一种药物,只要用药剂量和时间间隔不变,那么经过该药的 5~6 个半衰期以后,该药在体内的血药浓度就会达到一个稳态水平,称之为"坪值"水平,即坪值浓度。此后,即使继续用药,体内的总药量也不会再改变。"坪值"是一个随着用药剂量和时间间隔变化的量。例如,每天用药剂量较大或用药间隔较短,坪值就高;反之则低。以地高辛为例,其半衰期为 36 小时,每天服用0.25 mg,经过 7 天就会达到坪值水平,此时地高辛的血清浓度为1.0~1.5 ng/mL,是发挥强心作用的最佳水平。但是,药物的吸收、代谢、排泄受体内多种因素的影响;因此,药物的血浓度或坪值也不是绝对不变的。因此,在定时定量服用地高辛一段时间后,有可能发生地高辛用量不足或过量中毒的情况。这就要求用药过程中密切观察患者的治疗反应,监测地高辛的血药浓度。

以往过分强调在短时间内给患者较大剂量的洋地黄,以达到最大疗效而不出现中毒反应,此时体内蓄积的洋地黄的量称之为"化量""饱和量"或"全效量"。近年来研究表明,洋地黄的作用与其血浓度的关系并非"全和无"的关系,而是小剂量(低浓度)小作用,大剂量(较高浓度)大作用,即两者呈线性关系。为此,又提出"负荷量"的概念和"每天维持量"疗法,以达到有效血浓度的给药方法。

(1)体存量:指患者体内洋地黄的蓄积量。

(2)化量、饱和量、全效量:三者含义基本相似,指达到最大或最好疗效时洋地黄的体存量。

(3)有效治疗量、负荷量:两者含义相近,指发挥较好疗效时最小的洋地黄体存量,相当于洋地黄总量的 1/2~2/3。临床上采用负荷量的概念后,大大减少了洋地黄中毒的发生率,而治疗心力衰竭的疗效并未降低。负荷量概念及用药方法尤其适用于慢性充血性心力衰竭的患者。

(4)维持量及维持量疗法:维持量是指每天必须给适当剂量的洋地黄,以补充药物每天在体内代谢及排泄的量,从而保持洋地黄的有效血浓度相对稳定。

洋地黄的维持量疗法是指每天给予维持量的洋地黄剂量,经过该药的 5 个半衰期后,其体内的洋地黄浓度便达到有效治疗水平。然后继续给予维持量,以补充每天的代谢和排泄量。显而易见,每天维持量疗法只适用于半衰期较短(如地高辛)的洋地黄制剂,而不适用于半衰期较长(如洋地黄叶)的洋地黄制剂;因为若采用地高辛每天维持量疗法,达到有效治疗浓度 7 天,而洋地黄毒苷则需要 28 天。每天维持量疗法只适用于那些轻、中度慢性充血性心力衰竭的患者。

(三)给药方法

1.速给法

在 24 小时内达到负荷量,以静脉注射为好,亦可采用口服途径。适用于急危重患者,如急性左心衰竭,阵发性室上速和快速性心房颤动等。

2.缓给法

在 2~3 天达到负荷量,以口服为好,适用于轻症和慢性患者。

3.每天维持量疗法

每天服用维持量的洋地黄,经过该药的 5 个半衰期以后,即可达到该药的有效治疗浓度。地高辛的半衰期短,所以每天口服 0.25 mg,5～7 天即可达到负荷量的要求;而洋地黄毒苷的半衰期长,需经一个月才能达到负荷量的要求;故每天维持量疗法只适用于地高辛,而不适用于洋地黄毒苷。慢性或轻度心功能不全患者用这种方法较好。

4.补充维持量

每一例患者每天补充多少及维持给药多长时间,应根据患者的治疗反应来决定。例如,地高辛的维持量,有的患者只需要 0.125 mg,而个别患者可达 0.5 mg。

(四)制剂的选择

1.根据病情轻重缓急选

病情紧急或危重者,易选用起效快,经静脉给药的制剂,如毛花苷 C、毒毛花苷 K;反之,可选用地高辛或洋地黄毒苷口服。

2.根据洋地黄的极性非极性特点选

极性强心苷包括毒毛花苷 K、毛花苷 C 和地高辛,其拟迷走神经作用较强,容易引窦性心动过缓,房室传导阻滞及恶心呕吐等反应,因而适用于阵发性室上性心动过速、快速性心房颤动或心房扑动等。非极性强心苷包括洋地黄毒苷、洋地黄叶,其拟交感作用较强,很少引起恶心、呕吐;发生窦性心动过缓或房室传导阻滞也较少,能更充分地发挥正性肌力作用,使心力衰竭症状得到更好的改善。

(五)适应证和禁忌证

1.适应证

(1)各种原因引起的急、慢性心功能不全。

(2)室上性心动过速。

(3)快速心室率的心房颤动或心房扑动。

洋地黄是治疗收缩功能障碍所致心功能不全最好的强心药,大系列临床试验研究表明,洋地黄不仅能显著改善心力衰竭的症状和体征,改善患者生活质量,而且能减少住院率,对死亡率的影响为中性的。这是任何其他类别的强心剂所不能比拟的。目前认为,只要患者有心力衰竭的症状和体征,就应长期使用洋地黄治疗。

2.禁忌证

(1)预激综合征合并室上性心动过速、快速性心房颤动或心房扑动(QRS 波群宽大畸形者)。

(2)室性心动过速。

(3)肥厚性梗阻型心肌病。

(4)房室传导阻滞。

(5)单纯二尖瓣狭窄、窦性心律时发生的肺淤血症状。

(6)电复律或奎尼丁复律时。

(六)特殊情况下强心苷的临床应用

(1)高输出量心力衰竭患者,洋地黄的疗效较差,纠正原有的基础病变更为重要。高输出量心脏病常见于甲状腺功能亢进、脚气性心脏病、贫血性心脏病、动静脉瘘、慢性肺心病、急性肾小球肾炎、妊娠、类癌综合征和高动力性心血管综合征。

(2)肺心患者由于慢性缺氧及感染,对洋地黄的耐受性很低,疗效较差,且易发生心律失常,故与处理一般心力衰竭有所不同。强心剂的剂量宜小,一般为常规剂量的 1/2～2/3,同时宜选用作用快、排泄快的强心剂,如毒毛花苷 K 或毛花苷 C。低氧血症和感染均可使心律增快,故不宜以心率作为衡量强心药疗效的指标。用药期间应注意纠正缺氧,防治低钾血症。应用洋地黄的指征:①感染已控制,呼吸功能已改善,利尿药不能取得良好疗效而反复水肿的心力衰竭患者;②以右心衰竭为主要表现而无明显急性感染的诱因者;③出现急性左心衰竭者。

(3)预激综合征合并心房颤动或扑动时,由于大部分激动经旁路下传心室,故可引起极快的心室率。若此时使用洋地黄,则可使旁路不应期进一步缩短,使房室传导进一步减慢,心房激动大部分经旁路传到心室,可引起极快的心室率,使 R-R 间期有可能缩小到 0.20~0.25 秒,此时室上性激动很容易落在心室易损期上,从而引起心室颤动。故凡有条件的医院在使用洋地黄以前应常规描记心电图,以排除心房颤动合并预激的可能。

(4)预激综合征合并室上性心动过速、QRS 波群宽大畸形者,不宜使用洋地黄治疗;因为患者有可能转变为预激合并心房颤动,进而引起心室颤动。

(5)治疗室性期前收缩一般不选用洋地黄治疗,但若室性期前收缩是由于心力衰竭引起、且的确与洋地黄无关时,则使用洋地黄治疗不但无害,反而有利于消除室性期前收缩。由洋地黄中毒引起的室性期前收缩应立即停用洋地黄。

(6)急性心肌梗死合并心房颤动或室上性心动过速者,一般不首选洋地黄治疗,因洋地黄增加心肌耗氧量和心肌应激性,不仅可能引起梗死面积扩大,而且还可能引起室性心律失常或猝死。但急性心肌梗死合并心房颤动及充血性心力衰竭时,仍可慎用洋地黄制剂。

(7)急性心肌梗死合并充血性心力衰竭时,若无快速性心房颤动或阵发性室上性心动过速,头 24 小时内不主张使用洋地黄。还有的学者认为急性心肌梗死前 6 小时内为使用洋地黄的绝对禁忌证,12 小时内为相对禁忌证,24 小时后在其他治疗无效的情况下才考虑使用洋地黄。还有的学者认为,心肌梗死 1 周内使用洋地黄也不能发挥有益作用。急性心肌梗死后早期使用洋地黄治疗其合并的心力衰竭,疗效不佳的主要原因:心室尚未充分重塑,心室腔尚未扩大,此时心力衰竭的主要原因是由心室舒张功能障碍所致,因此,使用洋地黄治疗无效,反而有害。

(8)室性心动过速是使用洋地黄的禁忌证,但若室性心动过速确是由心力衰竭引起的,并且与洋地黄中毒无关,使用多种抗心律失常药物无效者,仍可使用洋地黄治疗。

(9)二尖瓣狭窄患者在窦性心律情况下发生心力衰竭,由二尖瓣口过小,导致肺淤血所致。此时使用洋地黄对二尖瓣口的大小无影响,却使右心室心肌收缩力增强,右心室排血量增多,故肺淤血更为严重。二尖瓣狭窄合并快速性心房颤动时使用洋地黄,是为了控制心室率、延长心室充盈期,故心排血量增加。

(10)病窦综合征合并心功能不全的患者是否使用洋地黄治疗仍有争议。近年来的研究表明,洋地黄并不抑制窦房传导,反而促进其传导,缩短窦房结恢复时间,并可防治心力衰竭;特别是对慢快综合征的防治有重大作用。一般来说,病窦综合征患者发作快速性心律失常时,可使用洋地黄,但剂量宜偏小;如果是病窦综合征合并心力衰竭,应慎用洋地黄,对这种患者可选用非强心苷类正性肌力药物,如多巴胺或多巴酚丁胺,必要时应安置人工心脏起搏器。

(11)房室传导阻滞合并充血性心力衰竭是否可使用洋地黄仍有争议。一般认为一度房室传导阻滞的心力衰竭患者可以慎用洋地黄,二度房室传导阻滞的心力衰竭患者最好不用洋地黄,以防发展为三度房室传导阻滞;三度房室传导阻滞的心力衰竭患者不应使用洋地黄。二度、三度房室传导阻滞的心力衰竭患者,可使用多巴胺或多巴酚丁胺治疗;如必需使用洋地黄治疗应先安置人工心脏起搏器。

(12)室内传导阻滞常指左或右束支阻滞,或双束支阻滞。治疗剂量的洋地黄不抑制室内传导;因此,室内传导阻滞不是使用洋地黄的反指征。洋地黄不增加室内传导阻滞发展为三度房室传导阻滞的发生率。

(13)肥厚性梗阻型心肌病患者一般禁忌使用洋地黄,因为洋地黄增强心肌收缩力,加重梗阻症状。但肥厚型心肌病合并快速性心房颤动或心力衰竭时,可使用洋地黄,因此时心排血量下降,梗阻症状已不突出,故可使用洋地黄治疗,但剂量应减少。

(14)心内膜弹力纤维增生症合并心力衰竭时,强调长期使用洋地黄维持治疗,一直到症状、X线、心电图恢复正常二年后才逐渐停药。不应突然停药,以防死亡。但患者对洋地黄的耐受性较低,易发生洋地黄中毒,故洋地黄的用量应偏小,并应密切观察治疗反应。

(15)法洛四联症患者应慎重使用洋地黄,因洋地黄可以加重右心室漏斗部的肌肉痉挛,使右心室进入肺动脉的血流进一步减少,加重缺血症状。

(16)心绞痛患者一般不使用洋地黄缓解症状。但夜间心绞痛患者发作前常有血流动力学改变,如肺毛细血管楔压和肺动脉压升高,外周血管阻力增加,心脏指数下降,提示夜间心绞痛可能与夜间心功能不全有关;故夜间心绞痛可试用洋地黄治疗。卧位心绞痛可能与卧位时迷走神经张力增高致冠状动脉痉挛有关;也可能与卧位时回心血量增多致心功能不全有关,故卧位心绞痛仍可试用洋地黄治疗。此外,伴有心脏肥大及左心室功能不全的患者,在发生心肌梗死前使用洋地黄能减少心肌缺血程度和减少心肌梗死面积。

(17)高血压病患者发作急性左心衰竭或伴有充血性心力衰竭时,不应首选洋地黄治疗。对这种患者应首先使用血管扩张剂和利尿药,迅速降低心脏前后负荷。若患者血压降为正常水平以后仍有心力衰竭症状存在时,才考虑使用洋地黄制剂。

(18)电复律及奎尼丁复律前必需停用地高辛1天以上,停用洋地黄毒苷3天以上,以防转复心律过程中发生严重室性心律失常或心室颤动。

(19)缩窄性心包炎患者使用洋地黄不能缓解症状,但在心包剥离术前使用洋地黄可防止术后发生严重心力衰竭和心源性休克。

(20)无心力衰竭的心脏病患者是否需要使用洋地黄应具体情况具体分析。一般认为心脏病患者处于分娩、输血输液、并发肺炎时,可预防性给予洋地黄。感染性休克患者经补液、纠正酸中毒、合用抗生素和激素后,休克仍未满意纠正时,可给予洋地黄。有的学者认为,心脏增大的幼儿,特别是心胸比例>65%者,应预防性给予洋地黄。

(21)快速性心房颤动合并或不合并心力衰竭的患者,使用洋地黄控制心室率时,应将心室率控制在休息时70~80次/分,活动后不超过100次/分。单独使用洋地黄控制心室率疗效不好时,可用维拉帕米或普萘洛尔。近年来有的学者提出,维拉帕米与洋地黄合用可引起致命性房室传导阻滞,且维拉帕米有诱发洋地黄中毒的危险,故不主张两药合用;而普萘洛尔与洋地黄合用,有诱发或加重心力衰竭的危险,故提出硫氮䓬酮与洋地黄合用疗效较好。使用洋地黄控制快速性心房颤动患者的心室率时,洋地黄的用量可以稍大一些,如未使用过洋地黄的患者在头24小时内可分次静脉注射毛花苷C总量达1.2 mg。此外,个别患者在静脉注射毛花苷C 0.2~0.4 mg后,心室率反而较用药前增快,此时应做心电图检查,若除外预激综合征后,再静脉注射毛花苷C 0.2~0.4 mg,可使心率有明显下降。

(22)窦性心律的心力衰竭患者使用洋地黄时,不应单纯以心率的快慢来指导用药,若在使用比较足量的洋地黄以后心率仍减慢不明显时,应注意寻找有无使心率加快的其他诱因,如贫血、感染、缺氧、甲状腺功能亢进、血容量不足、风湿活动、心肌炎、发热等。心力衰竭患者达到洋地黄化的指标应是综合性的,下列指标可供用药时参考:窦性心律者,心率减少到 70～80 次/分,活动后为 80～90 次/分。心房颤动者,心率应减少到 70～90 次/分。尿量增多,水肿消退,体重减轻;呼吸困难减轻,发绀减轻;肺水肿减轻,肺部啰音减退;肿大的肝脏缩小;患者的一般状况改善,如精神好转、体力增加、食欲增进等。

(23)妊娠心脏病患者,在妊娠期间应避免过劳、保证休息、限盐、避免并治疗心力衰竭的其他诱因。一般认为,风湿性心脏病心功能 Ⅱ～Ⅳ级、过去有心力衰竭史、心脏中度扩大或严重二尖瓣狭窄、心房颤动或心率经常在 110 次/分以上者,应给予适当剂量的洋地黄。在分娩期,若心率>110 次/分,呼吸>20 次/分,有心力衰竭先兆者,为防止发生心力衰竭,应快速洋地黄化。孕妇已出现心力衰竭时,如心力衰竭严重,应选择作用快速制剂。使用快速制剂使症状改善后,可改用口服制剂。

(24)甲状腺功能亢进引起的心脏病,绝大多数合并快速性心房颤动,在使用洋地黄类制剂控制心室率的同时,应特别注意甲亢的治疗。这种患者对洋地黄的耐受性大,如果使用了足量的洋地黄以后,心室率控制仍不满意者,加用 β 受体阻滞剂可收到良好疗效。如果甲亢合并心房颤动的患者无心力衰竭,单独使用 β 受体阻滞剂控制心室率就可获得良效。

四、强心苷中毒

洋地黄的治疗量大是洋地黄中毒量的 60％,洋地黄的中毒量大是洋地黄致死量的 60％。心力衰竭患者洋地黄中毒的发生率可达 20％,并且是患者的死亡原因之一。洋地黄中毒的诱发因素很多,但最重要的是心功能状态和心肌损害的严重程度。有学者报告,正常人一次口服地高辛100 片,经治疗后好转,治疗过程中未出现或仅出现一度房室传导阻滞等心脏表现;换言之,在常规使用洋地黄的过程中,若患者出现洋地黄中毒的心脏表现,常提示其心肌损害严重。下面讨论洋地黄中毒的诱因、临床表现及防治方法。

(一)强心苷中毒的诱发因素

1.洋地黄过量

常见于较长期使用洋地黄而剂量未做适当调整的患者。只要剂量及用药间隔不变,其"坪值"应稳定在某一水平上。但洋地黄的吸收、代谢及排泄受许多因素的影响,特别是受肝、肾功能状态的影响,故长期服用固定剂量的洋地黄者,可发生洋地黄不足或中毒。也有个别患者在短期内使用过多的洋地黄而引起中毒。

2.严重心肌损害

严重心肌炎、心肌病、大面积心肌梗死及顽固性心力衰竭等严重心肌损害的患者,对洋地黄的耐受性降低,其中毒量与治疗量十分接近,有的患者甚至中毒量小于治疗量,故很容易发生洋地黄中毒,并且其中毒表现几乎都是心脏方面的。健康人对洋地黄的耐受性很强,即使一次误服十几倍常用量的洋地黄(如地高辛),也很少发生心脏方面的毒性表现。

3.肝、肾功能损害

洋地黄毒苷、毛花苷 C 等主要经肝脏代谢;如地高辛、毒毛花苷 K 等主要经肾脏代谢。故肝肾功能不全的患者仍按常规剂量使用洋地黄时,易发生中毒。肝脏病变时使用地高辛,肾脏病变时使用洋地黄毒苷,可减少中毒的发生率。

4.老年人和瘦弱者

老年人和瘦弱者,身体肌肉总量减少,而肌肉可以结合大量洋地黄,故肌肉瘦弱者易发生洋地黄中毒。肥胖者和瘦弱者,只要他们的肌肉净重相似,则他们的洋地黄治疗量和中毒水平也相似。老年人不仅肌肉瘦弱,而且常有不同程度的肝、肾功能减退,故易发生洋地黄中毒。此外,老年人易患病窦综合征,也是容易发生中毒的原因之一。许多学者建议,老年心力衰竭患者服用洋地黄的剂量应减半,如地高辛每天口服 0.125 mg。

5.甲状腺功能减退

甲状腺功能减退的患者,对洋地黄的敏感性增高,故易发生中毒。使用洋地黄治疗甲状腺功能减退合并心力衰竭的患者时,应使用 1/2～2/3 的常规剂量;并且同时加用甲状腺素。甲状腺素应从小剂量开始服用,若剂量过大,反而会诱发或加重心力衰竭。

6.电解质紊乱

低钾、低镁、高钙时易发生洋地黄中毒。故使用洋地黄过程中应避免低钾、低镁和高钙血症。使用排钾性利尿药时,应注意补钾。只要不是高镁血症,常规静脉补镁还有助纠正心力衰竭。长期使用糖皮质激素的心力衰竭患者,容易发生低钾血症;故这种患者使用洋地黄过程中,一般不易补钙,以防诱发洋地黄中毒,甚至发生心室颤动。但若患者发生明显的低钙症状,如低钙抽搐,则可以补钙。低钙患者经补钙后还可以提高洋地黄的疗效。补钙途径可经口服、静脉滴注或静脉注射,但应避免同时静脉注射洋地黄和钙剂,如果需要静脉注射这两种药物,则两药间隔应为6 小时以上,最好在 8 小时以上。

7.缺氧

缺氧可使心肌对洋地黄的敏感性增高,从而诱发洋地黄中毒。肺心病患者洋地黄的治疗量应较一般患者减少1/2。

8.严重心力衰竭

严重心力衰竭提示心肌损害严重,故易发生洋地黄中毒。心力衰竭的程度越重,使用洋地黄越要小心谨慎。

9.风湿活动

有风湿活动的患者常合并风湿性心肌炎,使心肌损害进一步加重,故易发生洋地黄中毒。风湿性心脏瓣膜病合并风湿活动常不易诊断,下列各项指标提示合并风湿活动:常患感冒、咽炎并伴有心悸、气短;出现不明原因的肺水肿;血沉增快或右心衰竭时血沉正常,心力衰竭好转时血沉反而增快;有关节不适感;常出现心律失常,如期前收缩、阵发性心动过速、心房颤动等;低热或体温正常但伴有明显出汗;无任何其他原因的心功能恶化;出现新的杂音或心音改变(需除外感染性心内膜炎);洋地黄的耐受性低,疗效差,容易中毒。

(二)强心苷中毒的表现

1.胃肠道反应

厌食、恶心、呕吐,有的患者表现为腹泻,极少表现为呃逆,上述症状若发生在心力衰竭一度好转后或发生在增加洋地黄剂量后,排除其他药物的影响,应考虑为洋地黄中毒。

2.心律失常

在服用洋地黄过程中,心律突然转变,如由规则转变为不规则、由不规则转变为规则、突然加速或显著减慢,都是诊断洋地黄中毒的重要线索。强心苷中毒可表现为各种心律失常,其中房室传导阻滞的发生率为 42%。但具有代表性的心律失常是房性心动过速伴房室传导阻滞及非阵发性交界性心动过速伴房室分离。房室传导阻滞伴异位心律提示与洋地黄中毒有关。心房颤动患者若出现成对室性期前收缩,应视为洋地黄中毒的特征性表现。多源性室性期前收缩呈二联律及双向性或双重性心动过速也具有诊断意义。

3.心功能再度恶化

经洋地黄治疗后心力衰竭一度好转,但在继续使用洋地黄的过程中,无明显原因的心功能再度恶化,应疑及强心苷中毒。

4.神经系统表现

头痛、失眠、忧郁、眩晕、乏力甚至精神错乱。

5.视觉改变

黄视、绿视及视觉改变。

在服用洋地黄的过程中,心电图可出现鱼钩形的 ST-T 变化,这并不表示为洋地黄中毒的毒性作用,只表示患者已使用过洋地黄。而且,在洋地黄中毒引起心律失常时,心电图上一般不出现这种特征性的 ST-T 改变。

应用洋地黄制剂治疗心力衰竭时,测定其血清浓度,对诊断洋地黄中毒有一定参考价值。一般地高辛治疗浓度在 0.5～2.0 ng/mL。如地高辛浓度 1.5 ng/mL,多表示无中毒。但患者的病情各异,心肌对洋地黄的敏感性和耐受性差异很大。因此,不能单凭测定其血清浓度作出有无中毒的结论,必须结合临床表现进行全面分析。

(三)强心苷中毒的处理

1.停用强心苷

如有低钾、低镁等电解质紊乱,应停用利尿药。胃肠道反应常于停药后 2～3 天消失,

2.补钾

洋地黄中毒常伴有低钾,但血清钾正常并不代表细胞内不缺钾,故低钾和血钾正常者都应补钾。心电图上明显 u 波与低钾有关,但低钾并不一定都出现高大 u 波;心电图上 u 波高大者一般提示低钾,故 u 波高大者可以补钾。补钾可采用口服或静脉滴注,静脉补钾的浓度不宜超过 5‰,最好不超过 3‰。补钾量应视病情及治疗反应而定。补钾时切忌静脉注射,以防发生严重心律失常而死亡。但有学者报告 2 例患者因低钾(血清钾分别为 2.0 mmol/L 及 2.2 mmol/L)发生心室颤动,各种治疗措施(包括反复电除颤)均不能终止室颤发作,最后将 10% 氯化钾 1～2 mL 加入 5% 葡萄糖注射液 20 mL 中静脉注射而终止了心室颤动发作。

3.补镁

镁是 ATP 酶的激动剂,缺镁时钾不易进入细胞内,故顽固性低钾经补钾治疗仍无效时,常表明患者缺镁,此时应予补镁。有的学者认为洋地黄中毒时,不论血钾水平如何,也不论心律失常的性质如何,只要不是高镁血症,均可补镁。补镁后洋地黄中毒症状常很快消失。补镁还有助于纠正心力衰竭、增进食欲。肾功能不全、神志不清和呼吸功能抑制者应慎重补镁,以防加重昏迷及诱发呼吸停止。补镁方法为 25% 硫酸镁 10 mL 稀释后静脉注射或静脉滴注,但以静脉滴注较安全,每天一次,7～10 天为 1 个疗程。

4.苯妥英钠

为治疗洋地黄中毒引起的各种期前收缩和快速性心律失常最安全最有效的药物,治疗室速更为适用。服用洋地黄患者必需紧急电复律时,也常在复律前给予苯妥英钠,以防引起更为严重的心律失常。给药方法:首次剂量 100～200 mg 溶于注射用水 20 mL 静脉注射。每分钟 50 mg。必要时每隔 10 分钟静脉注射 100 mg,但总量不能超过 250～300 mg。继之口服,每次 50～100 mg,每 6 小时一次,维持 2～3 天。

5.利多卡因

适用于室性心律失常。常用方法:首次剂量为 50～100 mg 溶于 10% 葡萄糖注射液 20 mL 静脉注入;必要时每隔 10～15 分钟重复注射一次,但总量不超过 250～300 mg。继之以 1～4 mg静脉滴注。

洋地黄中毒引起的快速性心律失常也可以选用美西律、普萘洛尔、维拉帕米、普鲁卡因胺、奎尼丁、溴苄胺、阿普林定等治疗。有学者报告使用酚妥拉明、胰高血糖素及氯氮等治疗亦有效。

6.治疗缓慢型心律失常

一般停用洋地黄即可,若心律＜50 次/分,可皮下、肌内或静脉注射阿托品 0.5～1.0 mg 或 654-2 10 mg,或口服心宝等。一般不首选异丙肾上腺素,以防引起或增加室性异位搏动。

7.考来烯胺

在肠道内络合洋地黄,打断洋地黄的肝肠循环,从而减少洋地黄的吸收和血液浓度。用药方法:4～5 克/次,每天 4 次。

8.特异性地高辛抗体

用于治疗严重的地高辛中毒,它可使心肌地高辛迅速转移到抗体上,形成失去活性的地高辛片段复合物。虽然解毒效应迅速而可靠,但可致心力衰竭的恶化。

9.电复律和心脏起搏

洋地黄中毒引起的快速性心律失常一般不采用电复律治疗,因为电复律常引起致命性心室颤动。只有在各种治疗措施均无效时,电复律才作为最后一种治疗手段。在电复律前应静脉注射利多卡因或苯妥英钠,复律应从低能量(5 瓦秒)开始,无效时逐渐增加除颤能量。洋地黄中毒引起的严重心动过缓(心室率＜40 次/分),伴有明显的脑缺血症状或发生晕厥等症状、药物治疗无效时,可考虑安置人工心脏起搏器。为预防心室起搏时诱发严重心律失常,易同时使用利多卡因或苯妥英钠。

五、与其他药物的相互作用

(一)抗心律失常药物

1.奎尼丁

地高辛与奎尼丁合用,可使 90% 以上患者的血清地高辛浓度升高,有的甚至升高 2～3 倍,并可由此引起洋地黄中毒的症状及有关心电图表现。奎尼丁引起血清地高辛浓度升高的机制:竞争组织结合部,使地高辛进入血液;减少地高辛经肾脏及肾外的排除;可能增加胃肠道对地高辛的吸收速度。两药合用时,为避免发生地高辛中毒,应将地高辛的剂量减半,或采用替代疗法,即将地高辛改为非糖苷类强心剂,或将奎尼丁改为普鲁卡因胺或丙吡胺等。

2.普鲁卡因胺

两药合用时,血清地高辛浓度无明显改变。普鲁卡因胺可用于治疗洋地黄中毒引起的快速性心律失常。但普鲁卡因胺为负性肌力、负性频率及负性传导药物,与地高辛合用仍应慎重,特别是静脉注射时更应注意。

3.利多卡因

洋地黄与利多卡因合用,无不良相互作用。利多卡因常用于洋地黄中毒引起的快速性室性心律失常。

4.胺碘酮

胺碘酮与洋地黄合用,血清地高辛浓度升高 69%,最高可达 100%。血清地高辛浓度升高值与胺碘酮的剂量及血药浓度呈线性关系,停用胺碘酮两周,血清地高辛浓度才逐渐降低。胺碘酮使血清地高辛浓度升高的机制:减少肾小管对地高辛的分泌;减少地高辛的肾外排泄;将组织中的地高辛置换出来,减少了地高辛的分布容积。两药合用时,地高辛用量应减少 1/3,并密切观察治疗反应 1～2 周。

5.美西律

美西律对地高辛的血清浓度无明显影响,故美西律常用于治疗已使用地高辛患者发生的室性心律失常。

6.普萘洛尔

地高辛与普萘洛尔合用治疗快速性心房颤动时有协同作用,但两药合用时可发生缓美西律失常;对心功能不全者可能会加重心力衰竭,两药合用时,普萘洛尔的剂量要小,逐渐增加剂量,并应密切观察治疗反应。

7.苯妥英钠

苯妥英钠是目前治疗地高辛中毒引起的各种快速性心律失常的首选药物。苯妥英钠为肝药酶诱导剂,与洋地黄毒苷合用时可促进洋地黄毒苷的代谢,因地高辛主要经肾脏代谢,故苯妥英钠对其代谢影响较小。

8.丙吡胺

丙吡胺属ⅠA类抗心律失常药物,药理作用与普鲁卡因胺相似,对房室交界区有阿托品样作用,可使不应期缩短。因此,两药合用治疗快速性心房颤动时,有可能使地高辛失去对心室律的保护作用和使心室律增加的潜在危险,故两药不宜合用,更不适用于老年患者。丙吡胺对地高辛的血清浓度并无明显影响。

9.普罗帕酮

普罗帕酮与地高辛合用,可使地高辛的血清浓度增加 31.6%,这是由于普罗帕酮可减低地高辛的肾清除率。

10.溴苄胺

溴苄胺具有阻滞交感神经、提高心肌兴奋阈值的作用,可用于消除地高辛所致的各种快速性心律失常,如室性期前收缩二联律、多源性室性期前收缩、室性心动过速、心室颤动等。但亦有报告,两药合用引起新的心律失常。

11.阿义马林

地高辛与阿义马林合用,血清地高辛浓度无明显改变。

12.哌甲酯

地高辛与哌甲酯合用,血清地高辛浓度无明显改变。

13.西苯唑林

西苯唑林的药理作用与奎尼丁相似,但西苯唑林与地高辛合用时,血清地高辛浓度改变不明显,两药合用时不必调整剂量。

(二)抗心肌缺血药物

1.硫氮䓬酮

硫氮䓬酮与地高辛合用后,地高辛血清浓度增高 22%～30%。这是由于硫氮䓬酮可使地高辛的体内总清除率减低,半衰期延长所致。

2.硝苯地平

硝苯地平与地高辛合用,地高辛的肾清除率减少 29%,血清地高辛浓度增加 43%。但有人认为硝苯地平对血清地高辛浓度无明显影响。

3.维拉帕米

动物实验和临床观察表明,维拉帕米与地高辛合用 7～14 天,地高辛的血清浓度增加 70%以上,因而可诱发洋地黄中毒。中毒的主要表现是房室传导阻滞和非阵发性结性心动过速。临床上两药合用的主要适应证是单用地高辛仍不能较好控制快速性心房颤动的心室率时。为防止两药合用时发生洋地黄中毒,应将这两种药物适当减量。由于维拉帕米抑制肾脏对地高辛的清除率,肾功能不全时两药合用后更易致地高辛浓度显著而持久的升高。维拉帕米和洋地黄毒苷合用,也可使洋地黄毒苷的血药浓度升高,但不如与地高辛合用时那样显著,因洋地黄毒苷主要经肝脏代谢。

4.硝酸甘油

硝酸甘油与地高辛合用后,肾脏对地高辛的清除率增加 50%,血清地高辛浓度下降。故两药合用时应适当增加地高辛的剂量。

5.心可定

心可定属钙通道阻滞剂,具有扩血管作用,与地高辛合用未见不良反应,并且普尼拉明可抵消地高辛对室壁动脉血管的收缩作用。

6.潘生丁

潘生丁能改善微循环,扩张冠状动脉,有利于改善心功能,增强地高辛治疗心力衰竭的效果。但潘生丁有冠脉窃血作用,故两药合用时应注意心电图变化。

7.马导敏

马导敏又称马多明,具有扩张冠状动脉和舒张血管平滑肌的作用,故能减轻心脏前后负荷;与地高辛合用适用于缺血性心肌病合并心力衰竭的治疗。

(三)抗高血压药物

1.利血平

利血平具有对抗交感神经、相对增强迷走神经兴奋性、减美西律和传导的作用;与地高辛合用时可引起严重心动过缓及传导阻滞,有时还能诱发异位节律。但在单用地高辛控制快速性心房颤动的心室率不够满意时,加用适量利血平可获得一定疗效。

2.肼屈嗪

肼屈嗪具有扩张小动脉、减轻系统血管阻力和心脏后负荷的作用,与地高辛合用治疗心力衰竭有协同作用。肼屈嗪可增加肾小管对地高辛的总排泄,两药合用后地高辛的总清除率增加 50%。但两药长期合用是否需要增加地高辛的剂量尚无定论。

3.利尿药

氢氯噻嗪不改变地高辛的药代动力学,但非保钾性利尿药与地高辛合用后,可因利尿药致低钾血症而增加地高辛的毒性。低钾能降低地高辛的清除率,使其半衰期延长,当血钾低至 2～3 mmol/L 时,肾小管几乎停止排泄地高辛。故两药合用时应注意补钾。螺内酯能抑制肾小管分泌地高辛,口服 100 mg 螺内酯,可使血清地高辛浓度平均增高 20%,但个体差异很大。

4.卡托普利

卡托普利与地高辛合用治疗充血性心力衰竭具有协同作用,但两药合用两周后血清地高辛浓度增加 1.5 倍,使地高辛中毒的发生率明显增加。这是由于卡托普利抑制地高辛的经肾排泄,并且能把地高辛从组织中置换到血液中。两药合用时应尽量调整地高辛的剂量。

5.胍乙啶

胍乙啶能增强颈动脉窦压力感受器对地高辛的敏感性,两药合用后易发生房室传导阻滞。

(四)血管活性药物

1.儿茶酚胺类

肾上腺素、去甲肾上腺素、异丙肾上腺素与地高辛合用,易引起心律失常。若使用洋地黄的患者发生病窦综合征或房室传导阻滞时,静脉滴注异丙肾上腺素可收到一定疗效,但应密切观察治疗反应。

2.非糖苷类强心剂

多巴胺、多巴酚丁胺与地高辛合用治疗充血性心力衰竭,可取得协同强心作用。低剂量的多巴胺[$\leqslant 2\ \mu g/(kg \cdot min)$]还具有减低外周阻力、增加肾血流量的作用。但两药合用易诱发心律失常。洋地黄与磷酸二酯酶抑制剂(如氨力农、米力农)合用可取得协同强心作用,且氨力农还具有扩张外周血管、减轻心脏负荷作用。胰高血糖素与地高辛合用,不仅可取得治疗心力衰竭的协同作用,并且还可抑制地高辛中毒所致的心律失常。

3.酚妥拉明

酚妥拉明与地高辛合用治疗心力衰竭可取得协同疗效,并且患者心律改变也不明显。但有时可引起快速性心律失常。

4.硝普钠

硝普钠与地高辛合用,可使肾小管排泄地高辛增多,血清地高辛浓度下降。但两药合用是否需补充地高辛的剂量,尚有不同看法。

5.抗胆碱能药物

阿托品、山莨菪碱、东莨菪碱、溴丙胺太林、胃疡平等抗胆碱能药物与地高辛同服,由于前者抑制胃肠蠕动,延长地高辛在肠道内的停留时间,致使肠道吸收地高辛增多,血清地高辛浓度增高。抗胆碱能药物与地高辛合用,治疗急性肺水肿可能有协同作用,但应注意不能使患者心率过于加速。该类药物还用于治疗洋地黄中毒诱发的缓慢心律失常。由于该类药物能阻断地高辛的胆碱能反应,故有进一步加强心肌收缩力和增加心排血量的作用。

6.糖皮质激素

糖皮质激素与地高辛合用治疗顽固性心力衰竭所致水肿有一定疗效。这是由于糖皮质激素能反馈性抑制垂体分泌抗利尿激素,从而产生利尿作用;抑制心肌炎性反应,改善心肌对洋地黄的治疗反应。糖皮质激素具有保钠排钾倾向,长期使用可引起低钾血症,增加对洋地黄的敏感性,故两药合用时应注意补钾。

7.氯丙嗪

氯丙嗪能阻断肾上腺素能受体和 M 胆碱能受体,具有利尿和减轻心脏负荷的作用,与洋地黄合用,可加强心力衰竭治疗效果。但氯丙嗪可引起血压下降,老年人尤应注意。氯丙嗪可增加肠道对地高辛的吸收,致使血清地高辛浓度升高,以致诱发洋地黄中毒。有人认为两药不宜合用;必须合用强心苷时,可选用毒毛花苷 K。

(五)钾、镁、钙盐

1.钾盐

钾离子与洋地黄竞争洋地黄受体,减弱强心苷的作用。低钾时,心肌对洋地黄的敏感性增加,易发生洋地黄中毒,长期使用利尿药和洋地黄的患者,应注意补钾。已发生洋地黄中毒的患者,只要不是高钾血症或伴有严重肾衰竭者,均应补钾。

2.镁盐

长期心力衰竭患者,易发生缺镁。缺镁是低钾血症不易纠正、洋地黄效果不佳和易发生洋地黄中毒的重要原因之一。洋地黄中毒患者,只要不是高镁血症,无昏迷及严重肾功能障碍者,均可补镁治疗。

3.钙盐

洋地黄的正性肌力作用是通过钙而实现的,低钙可致洋地黄疗效不佳,高钙又能诱发洋地黄中毒。使用洋地黄的患者发生低钙抽搐时应予补钙。补钙时应注意:首先测定血钙,明确为低钙血症时再予补钙;补钙以口服最为安全。但口服起效慢,故紧急情况下仍以静脉补钙为好,一般先予静脉注射,继之给以静脉滴注;静脉注射洋地黄和钙剂绝不能同时进行,可于静脉注射洋地黄制剂后 4~6 小时再注射钙制剂,或在静脉注射钙剂 2 小时后再使用洋地黄。

(六)洋地黄自身

不同的洋地黄类制剂的用药剂量、用药途径及半衰期不同,但治疗心力衰竭的机制无本质区别。临床上选用洋地黄制剂的种类,主要依据病情的轻重缓急和医师本人的经验。心力衰竭患者对一种洋地黄制剂的治疗反应不佳时,换用另一种制剂或加用另一种制剂并不能提高疗效,反而使问题复杂化。下列情况可出现先后使用两种洋地黄制剂的情况。

(1)长期口服一定剂量的地高辛,但心力衰竭在近期内恶化,估计为地高辛用量不足时,慎重静脉注射毛花苷 C 0.2 mg 或毒毛花苷 K 0.125 mg,若心力衰竭症状好转,则证实为地高辛用量不足,可继续口服地高辛并相应增加剂量。但如果能测定血清地高辛浓度,则应先测定之,证实为地高辛浓度未达到治疗浓度时,再注射上述药物,则更为安全可靠。

(2)两周内未使用过洋地黄的急性心力衰竭患者,可先予静脉注射毛花苷 C 等快速制剂,待心力衰竭控制后,再给予口服地高辛维持治疗效果。

(3)长期使用地高辛控制快速性心房颤动的心室率,心室率突然加速,估计地高辛剂量不足者,可静脉注射毛花苷 C 0.2~0.4 mg,常可使心室率满意控制。

(七)其他药物

1.甲巯咪唑

顽固性心力衰竭,经常规治疗效果不佳时可加用甲巯咪唑联合治疗。联合用药时,地高辛的剂量维持不变,甲巯咪唑的用法为每次 10 mg 口服,每天 3 次,连用 2 周。

2.抗凝剂

在使用地高辛治疗心力衰竭的基础上,每天静脉滴注肝素 50~100 mg,对心力衰竭治疗有一定疗效。有人报告,强心苷与口服抗凝剂或肝素合用时,可减弱抗凝剂的作用。故两药合用时应注意监测凝血指标的变化。

3.抗生素

地高辛与青霉素、四环素、红霉素、氯霉素等同服时,由于肠道内菌丛的变化,使地高辛在肠道内破坏减少,吸收增加,生物利用度增高,使血清地高辛浓度升高 1 倍以上。地高辛与新霉素同服,因新霉素损伤肠黏膜,减少肠道对地高辛的吸收,使地高辛的血清浓度下降25%。

4.甲氧氯普胺

地高辛与甲氧氯普胺等促进胃肠道蠕动的药物合用,因肠蠕动加快,地高辛在肠道内停留时间缩短,减少了地高辛在肠道内的吸收率,故血清地高辛浓度下降,其疗效也随之减弱。

5.考来烯胺

洋地黄毒苷参与肠肝循环,考来烯胺在肠道内与洋地黄结合,干扰其肝肠循环,影响洋地黄毒苷的吸收,使其血药浓度下降,疗效减弱。考来烯胺亦可与地高辛发生络合反应,减少其吸收,降低其生物利用度。两药如需口服,应间隔2～3小时。

6.琥珀胆碱

琥珀胆碱能释放儿茶酚胺并引起组织缺氧,与洋地黄制剂合用易发生室性期前收缩。

7.苯巴比妥、保泰松、苯妥英钠

上述三药均为肝药酶诱导剂,与洋地黄制剂合用时血药浓度降低。由于洋地黄毒苷主要经肝脏代谢,地高辛主要经肾脏排泄,故上述三药对洋地黄毒苷的影响远大于对地高辛的影响。

8.抗结核药物

利福平为肝药酶诱导剂,与洋地黄制剂合用后,可加速洋地黄制剂的代谢,使其血药浓度下降,异烟肼和乙胺丁醇也可使洋地黄毒苷的血药浓度下降,但它们对地高辛的影响较小。

9.抗酸剂

氢氧化铝、三硅酸镁、碳酸钙、碳酸铋等抗酸剂与地高辛同服时,均能减少肠道对地高辛的吸收。为避免这种不良的相互影响,两药服用的间隔应在2小时以上。

10.西咪替丁

西咪替丁与地高辛合用,对地高辛的血药浓度无明显影响。西咪替丁与洋地黄毒苷合用因前者延缓洋地黄毒苷的经肝代谢,致使洋地黄毒苷的血药浓度升高。故两药合用应减少洋地黄毒苷的剂量。

(张晓莉)

第二节 抗 休 克 药

一、概述

休克是由各种有害因素的强烈侵袭作用于机体内而导致的急性循环功能不全综合征,临床主要表现为微循环障碍、组织和脏器灌注不足及由此而引起的细胞和器官缺血、缺氧、代谢障碍和功能损害。如不及时、恰当地进行抢救,休克可逐渐发展到不可逆阶段甚至引发死亡。因此,临床必须采取紧急措施进行处理。近年来,随着研究的逐渐深入,对休克复杂的病理生理过程的认识不断提高,尤其是休克病程中众多的体液因子包括神经递质和体内活性物质、炎症介质及细胞因子等在休克发生发展中作用的确立,使休克的治疗水平跃上了一个崭新的台阶。如今,对休克的治疗已不再单纯局限于改善血流动力学的处理,而是以稳定血压为主、全面兼顾的综合治疗措施。

(一)休克的病理生理与发病机制

休克的发生机制较为复杂,不同原因引起的休克其病理生理变化也不尽一致。然而,无论休克的病因如何,在休克初期均可因心排血量减少、循环血量不足或血管扩张而出现血压降低。于是,机体迅速启动交感肾上腺素能神经系统的应激反应使体内儿茶酚胺分泌急剧增加而引起细小动、静脉和毛细血管前后括肌痉挛,周围血管阻力增加并促进动静脉短路开放。此外,肾素-血管紧张素-醛固酮系统的兴奋、抗利尿激素分泌增多及局部缩血管物质的产生,均有助于血压和循环血量的维持及血流在体内的重新分配,以保证重要脏器供血(此阶段常被冠之为"微循环痉挛期",也称之为"休克代偿期")。若初期情况未能及时纠治,则微循环处于严重低灌注状态,此时组织中糖的无氧酵解增强,乳酸等酸性代谢产物堆积而引起酸中毒。微动脉和毛细血管前括肌对酸性代谢产物刺激较为敏感呈舒张效应,而微静脉和毛细血管后括肌则对酸性环境耐受性强而仍呈持续性收缩状态,因而毛细血管网开放增加,大量体液淤滞在微循环内,使有效循环血量锐减。随着组织细胞缺血、缺氧的加重,微血管周围的肥大细胞释放组胺增加,ATP分解产物腺苷及从细胞内释放出的 K^+ 也增加,机体应激时尚可产生内源性阿片样物质(如内啡肽),这些物质均有血管扩张作用,可使毛细血管通透性增大,加之毛细血管内静水压显著增高,大量体液可渗入组织间隙,由此引起血液流变性能改变;此外,革兰阴性杆菌感染释放内毒素及机体各种代谢产物也加剧细胞和组织损伤、加重器官功能障碍(此阶段常被冠之为"微循环淤滞期",也称之为"休克进展期")。若此时休克仍未获治疗则继续发展进入晚期,由于持续组织缺氧和体液渗出,可使血液浓缩和黏滞性增高;酸性代谢产物和体液因素,如各种血小板因子激活、血栓素 A_2 释放,均可使血小板和红细胞易于聚集形成微血栓;肠、胰及肝脏的严重缺血可导致休克因子(如MDF)的释放,进而加剧组织和器官结构及功能的损伤。此外,损伤的血管内皮细胞使内皮下胶原纤维暴露,进而可激活内源性凝血系统而引起弥散性血管内凝血(DIC),使休克更趋恶化、进入到不可逆阶段(此期被冠之为"微循环衰竭期",也称之为"休克难治期")。

总之,休克是致病因子侵袭与机体内在反应相互作用的结果,机体在抵御这些侵害因素并作出调整、代偿和应激反应的过程中,常常伴发一系列的病理生理变化。同时,在这些病理生理过程中相随产生和释放的许多血管活性物质、炎症介质、休克因子等又反过来作用于机体,进一步加剧循环障碍及组织、器官功能损害,使休克进入恶性循环,这就是休克的发生机制。

(二)休克的治疗原则

1.一般治疗

(1)患者应置于光线充足、温度适宜的房间,尤其冬季病房内必须温暖,或在患者两腋下及足部放置热水袋,但要注意避免烫伤,急性心肌梗死患者应尽可能在冠心病监护病房(CCU)内监测,保持安静并避免搬动。

(2)除气喘或不能平卧者外,应使患者处于平卧位并去掉枕头,以有利于脑部供血。

(3)给氧,可低流量鼻导管给氧,或酌情采用面罩吸氧。

(4)镇痛,尤其是急性心肌梗死或严重创伤等并发剧烈疼痛引起休克时应注意止痛,一般可用吗啡 5~10 mg 或哌替啶 50~100 mg 肌内注射,必要时可给予冬眠疗法。

(5)昏迷、病情持续时间较长或不能进食的重症患者最好尽早插入胃管,给予清淡饮食或混合奶,能由胃管给的药尽量从胃管给,为防止呕吐,可给予甲氧氯普胺、多潘立酮或西沙必利。这样,不仅能使患者自然吸收代谢,有利于水、电解质平衡,增加患者营养,降低因大量静脉输液而给心脏带来过度负荷以防心力衰竭,同时对保持肺部清晰、预防肺部感染、防止呼吸衰竭也有一定好处。另外,通过胃管给清淡饮食将胃酸或胃肠道消化液冲淡或稀释,对预防消化道应激性溃疡或消化道糜烂及消化道大出血也不无裨益。

2.特殊治疗

某些重要脏器的功能障碍或衰竭,往往成为休克的始动因素或其发展过程中的关键环节,在休克的治疗中,借助于某些特殊方法或在药物治疗难以奏效时将这些方法应用于休克,可能会起到令人满意的治疗效果。这些特殊治疗如下。

(1)机械辅助通气:机械通气给氧并不适于一般的休克患者,因使用机械通气,尤其是应用呼气末正压(PEEP)及持续气道正压(CPAP)时,由于胸腔压力增加,可明显减少回心血量及肺循环血量,从而可能加剧休克和缺氧。但若二氧化碳潴留及缺氧明显,出现顽固性低氧血症(如ARDS)及由于中毒或药物作用出现呼吸抑制时,则应果断建立人工气道,进行机械通气。应用人工气道时要注意清洁口腔、固定插管、防止管道及气囊压迫造成黏膜损伤,合理选择通气模式及正确调控参数,并做好呼吸道湿化、及时吸除呼吸道分泌物及定时更换或消毒机器管道、插管、气管套管、雾化器等,以防止交叉感染。

(2)机械性辅助循环:对心源性休克或严重休克继发心功能衰竭者,可应用主动脉内球囊反向搏动术(IABP)、左心室或双室辅助循环,以帮助患者渡过难关、赢得时间纠治病因。

(3)溶栓及心脏介入性治疗:对急性心肌梗死并心源性休克者尽早行溶栓或经皮冠脉腔内成形术(PTCA)开通闭塞血管、挽救濒死心肌、改善心脏功能,新近应用证明已取得显著效果;单纯二尖瓣狭窄导致急性肺水肿、心源性休克时,可急诊行经皮球囊二尖瓣扩张术(PBMV);若明确心源性休克由心脏压塞引起时应立即行心包穿刺抽液。

(4)血液净化疗法:休克并发肾衰竭时,除药物治疗外,可采用腹膜透析来纠正肾衰竭。

(5)手术治疗:外科疾病导致的感染性休克,如化脓性胆管炎、肠梗阻、急性胃肠穿孔所致的腹膜炎、深部脓肿等,必须争取尽早手术。出血性休克患者,在经药物治疗难以止血时也应尽快手术;心源性休克由急性心肌梗死、心脏压塞或二尖瓣狭窄引起者,一旦介入性治疗失败或不能介入治疗解决时,宜迅速行冠脉搭桥术(CABG)、心包切开术或二尖瓣闭式分离术。

3.药物治疗

药物治疗是休克处理中最为关键的措施之一,针对不同的休克类型及具体情况选择用药,以及时祛除病因,维持适宜的血压水平,在提高血压水平的同时维持好末梢循环,注意保持水、电解质及酸碱平衡,保证心、脑、肾等重要脏器的供血并预防DIC和多器官功能衰竭,这是各型休克药物治疗的共同原则,具体治疗措施有以下几项。

(1)祛除病因和预防感染:休克发生后,针对病因及时用药可以阻止休克发展甚或使休克逆转,如失血性休克的止血、止痛,感染性休克的抗感染治疗,过敏性休克的抗过敏等。应该指出,抗生素不仅适用于感染性休克,其他休克患者也应选用适当的抗生素预防感染,尤其是病情较重或病程较长者,在选药中必须注意选择不良反应小、对肾脏无明显影响的抗生素,一般可选用哌拉西林2～4 g静脉滴注,每天2次,也可选用其他抗生素。感染性休克则应根据不同的感染原进行抗感染治疗。

(2)提高组织灌流量、改善微循环。

1)补充血容量:低血容量性休克存在严重的循环血量减少,其他各型休克也程度不同地存有血容量不足问题,这是因为休克患者不仅向体外丢失液体,毛细血管内淤滞和向组织间隙渗出也使体液在体内大量分流,若不在短期内输液,则循环血量难以维持。因而,各型休克均需补充循环血量,心源性休克在补充液体时虽顾虑有加重心脏负荷的可能,但也不能列为补液的禁忌。有条件者最好监测 CVP 和 PCWP 指导补液。一般说来,CVP$<$4 cmH$_2$O 或 PCWP$<$1.1 kPa(8 mmHg)时,表明液量不足;CVP 在 3~9 cmH$_2$O 时可大胆补液,PCWP$<$2.0 kPa(15 mmHg)时补液较为安全;但当 PCWP 达 2.0~2.4 kPa(15~18 mmHg)时补液宜慎重,若 CVP$>$15 cmH$_2$O、PCWP$>$2.7 kPa(20 mmHg)时应禁忌补液。无条件监测血流动力学指标时,可根据患者临床表现酌情补液,若患者感口渴或口唇干燥、皮肤无弹性、尿量少、两下肢不肿,说明液体量不足,应给予等渗液;若上述情况好转,且两肺部出现湿性啰音和(或)两小腿水肿,表明患者体内水过多,宜及时给予利尿药或高渗液,或暂停补液观察,切忌输入等渗或低渗液体。

2)合理应用血管活性药物:血管活性药物有稳定血压、提高组织灌注、改善微循环血流及增加重要脏器供血作用,包括缩血管药和扩血管药。在实际应用过程中,应注意以下两点:①血管活性药物的浓度不同,作用迥异,应予密切监测,并适时适度调整。例如,血管收缩药去甲肾上腺素及多巴胺高浓度静脉滴注时常引起血管强烈收缩,而低浓度时则可使心排血量增加、外周血管阻力降低。根据多年的临床经验,去甲肾上腺素应低浓度静脉滴注,以防血管剧烈收缩、加剧微循环障碍和肾脏缺血,诱发或加剧心、肾功能不全。②血管收缩药与血管扩张药虽作用相反,但在一定条件下又可能是相辅相成的,两者适度联用已广泛用于休克的治疗。多年的临床实践经验证明,单用血管收缩药或血管扩张药疗效不佳及短时难以明确休克类型和微循环状况的患者,先后或同时应用两类药物往往能取得较好效果。

3)纠正酸中毒,维持水、电解质平衡:酸中毒是微循环障碍恶化的重要原因之一,纠正酸中毒可保护细胞、防止 DIC 的发生和发展。碱性药物可增强心肌收缩力、提高血管壁张力及增加机体对血管活性药物的反应。扩容时应一并纠正酸中毒。常用碱性药物为 5%碳酸氢钠,一般每次静脉滴注 150~250 mL,或根据二氧化碳结合力和碱剩余(BE)计算用量,先给 1/3~1/2,其余留待机体自身调整,过量则损害细胞供氧、对机体有害无益。此外,尚应注意水、电解质平衡,防止水、电解质紊乱。

4)应用细胞保护剂:除糖皮质激素外,细胞保护剂尚包括自由基清除剂、能量合剂、莨菪碱等。其中,莨菪类药物(尤其是山莨菪碱)对感染性休克具有多方面保护作用,可提高细胞对缺氧的耐受性、稳定溶酶体膜、抑制血栓素 A$_2$生成及血小板、白细胞聚集等,宜早期足量应用。辅酶 A、细胞色素 C、极化液等可为组织和细胞代谢提供能量,对休克有一定疗效。自由基清除剂也已用于休克治疗,其疗效尚待评价。

5)纠正 DIC:DIC 一旦确立,应及早给予肝素治疗。肝素用量为 0.5~1.0 mg/kg 静脉滴注,每 4~6 小时 1 次,保持凝血酶原时间延长至对照的 1.5~2.0 倍,DIC 完全控制后可停药。感染性休克患者,早期应用山莨菪碱有助于防治 DIC。此外,预防性治疗 DIC 尚可给予双嘧达莫 25 mg,每天 3 次;或阿司匹林肠溶片 300 mg,每天 1 次;或华法林 2.5 mg,每天 2 次;或噻氯匹定 250 mg,每天 1~2 次。如果出现纤溶亢进时,应加用抗纤溶药物治疗。

(3)防治多器官功能衰竭:休克时如出现器官功能衰竭,除了采取一般治疗措施外,尚应针对不同的器官衰竭采取相应措施,如出现心力衰竭时,除停止或减慢补液外,尚应给予强心、利尿和扩血管药物治疗;如发生急性肾功能不全,则可采用利尿甚或透析治疗;如出现呼吸衰竭时,则应给氧或呼吸兴奋剂,必要时使用呼吸机,以改善肺通气功能;休克合并脑水肿时,则应给予脱水、激素及脑细胞保护剂等措施。

二、抗休克药物分类

抗休克药物是指对休克具有防治作用的许多药物的共称,过去常单纯指血管活性药物。所谓血管活性药物,可概括地分为收缩血管抗休克药(血管收缩剂)和舒张血管抗休克药(血管扩张剂)。目前,休克治疗中除选择性使用上述两类药物外,还常应用强心药物、糖皮质激素、阿片受体阻滞剂等,此外,还有一些药物已试用于临床,初步结果表明效果良好,有的尚处于试验阶段、或疗效不能肯定,距离临床仍有一段距离。

三、舒张血管抗休克药

(一)血管扩张药的抗休克作用

(1)扩张阻力血管和容量血管,使血管总外围阻力及升高的中心静脉压下降,心肌功能改善,心搏量及心脏指数增加,血压回升。

(2)可扩张微动脉、解除微循环痉挛,使血液重新流入真毛细血管,增加组织血流供应、减轻细胞缺氧、改善细胞功能,使细胞代谢障碍及酸血症的情况好转。

(3)促进外渗的血浆逆转至血管内,有助于恢复血容量,改善肺水肿、脑水肿及肾脏功能。

(4)使毛细血管内血流灌注量增加,流速增快,血液淤滞解除,血浆外渗减少,且代谢及酸血症状改善。从而使休克时血液浓缩,红细胞凝聚的现象得以纠正,有助于防治 DIC。

(二)血管扩张药的应用指征

(1)冷休克或休克的微血管痉挛期,常有交感神经过度兴奋,体内儿茶酚胺释放过多,毛细血管中的血流减少,组织缺血缺氧。临床表现为皮肤苍白、四肢厥冷、发绀、脉压低、脉细、眼底小动脉痉挛、少尿甚至无尿。

(2)补充血容量后,中心静脉压已达到正常值或升高至 1.5 kPa(11 mmHg),无心功能不全的临床表现,且动脉血压仍持续低下,提示有微血管痉挛。

(3)休克并发心力衰竭、肺水肿、脑水肿、急性肾功能不全或发生 DIC 者。

(三)血管扩张药的应用注意事项

(1)用药前必须补足血容量,用药后血管扩张,血容量不足可能再现,此时应再补液。

(2)血管扩张后淤积于毛细血管床的酸性代谢物可较大量地进入体循环,导致 pH 明显下降,应予补碱,适当静脉滴注碳酸氢钠注射液。

(3)用药过程中,应密切注意药物的不良反应,并注意纠正电解质紊乱。

(4)用药过程中如出现心力衰竭,可给予毛花苷 C 0.4 mg,以 25%葡萄糖注射液 20 mL 稀释后缓慢静脉注射。

(5)如用药后疗效不明显或病情恶化,应及时换用其他药物治疗。

四、血管收缩药

(一)血管收缩药的应用指征

(1)休克早期,限于条件无法补足血容量,而又需维持一定的血压,以提高心、脑血管灌注压力,增加其血流量。

(2)已用过血管扩张药,并采取了其他治疗措施而休克未见好转。

(3)由于广泛的血管扩张,血管容积和血容量间不相适应,全身有效循环血量急剧降低,血压下降,如神经源性休克和过敏性休克。

(二)血管收缩药在各类休克中选择应用

(1)低血容量休克早期,一般不宜应用血管收缩药。但在一些紧急情况下,由于血压急剧下降,而有明显的心、脑动脉血流量不足或伴有心、脑动脉硬化时,在尚未确立有效的纠正休克的措施之前,可应用小剂量血管收缩药如间羟胺或去甲肾上腺素,以提高冠状动脉和脑动脉灌注压,防止因严重供血不足而危及生命。但此仅为一种临时紧急措施,不能依靠其维持血压,否则弊多利少。

(2)心源性休克时,心肌收缩力减弱,心排血量下降,全身有效循环血量减少。小剂量血管收缩药(间羟胺或去甲肾上腺素)对低阻抗型心源性休克,可避免外周阻力过度下降,且能使心排血量增高。但收缩压升至 12.0 kPa(90 mmHg)以上,心排血量将降低。因此,收缩压必须控制在 12.0 kPa(90 mmHg)。对高阻抗型的心源性休克,可并用酚妥拉明治疗。

(3)对感染性休克使用血管收缩药,应注意以下几点:①应在积极控制感染、补充血容量、纠正酸中毒及维持心、脑、肾、肺等主要器官功能的综合治疗基础上适当选用。②除早期轻度休克或高排低阻型休克可单独应用外,凡中、晚期休克或低排高阻型休克,宜采用血管扩张药或将血管收缩药与血管扩张药并用。③血管收缩药单独应用时宜首选间羟胺,但也可以用去甲肾上腺素,两者的剂量均不宜大,以既能维持一定的血压又不使外周阻力过度上升并能保持一定尿量的最低剂量为宜。④血压升高不宜过度,宜将收缩压维持在 12.0～13.3 kPa(90～100 mmHg)(指原无高血压者),脉压维持在 2.7～4.0 kPa(20～30 mmHg)。⑤当病情明显改善,血压稳定在满意水平持续 6 小时以上,应逐渐减量(可逐渐减慢滴速或逐渐降低药物浓度),不可骤停。

(4)神经源性休克与过敏性休克时,由于小动脉扩张,外周阻力降低,血压下降,给予血管收缩药可得到很好的疗效。神经源性休克可选用间羟胺或去甲肾上腺素,过敏性休克应首选肾上腺素。由于这两类休克均有相对血容量不足,所以同时补充血容量是十分必要的。

五、阿片受体阻滞剂

随着神经内分泌学的发展及对休克病理生理研究的不断深入,内源性阿片样物质在休克发病中的作用越来越受到重视。内源性阿片样物质包括内啡肽和脑啡肽等,前者广泛存在于脑、交感神经节、肾上腺髓质和消化道,休克时其在脑组织及血液内含量迅速增多,作用于 u 受体、k 受体,可产生心血管抑制作用,表现为心肌收缩力减弱、心率减慢、血管扩张和血压下降,进而使微循环淤血加剧,因此,内啡肽已被列为一类新的休克因子。1978 年,Holoday 和 Faden 首次报道阿片受体阻滞剂——纳洛酮治疗内毒素性休克取得较好疗效,其后,Gullo 等将纳洛酮应用于经输液、拟交感胺药物及激素治疗无效的过敏性休克患者也获得显著效果,使纳洛酮已成为休克治疗中重要而应用广泛的药物之一。

(一)治疗学

1.药理作用

阻断内源性阿片肽与中枢和外周组织阿片受体的结合,抑制脑垂体释放前阿皮素和外周组织释放阿片肽。

拮抗内源性阿片肽与心脏阿片受体的直接结合,逆转内阿片肽对心脏的抑制作用,加强心肌收缩力、增加心排血量,提高动脉压及组织灌注,改善休克的血流动力学。

明显改善休克时的细胞代谢,预防代谢性酸中毒,对休克伴发的电解质紊乱(如高血钾)有调节作用、纠正细胞缺血缺氧。

通过稳定组织细胞的溶酶体膜、抑制中性粒细胞释放超氧自由基对组织的脂氧化损伤,从细胞水平上发挥抗休克作用。

纠正微循环紊乱、降低血液黏度,改善休克时细胞内低氧和膜电位,促进胞内 cAMP 增多,有利于心肌细胞的能量代谢。

纳洛酮通过上述机制逆转了 β-内啡肽大量释放产生的低血压效应,并防止低血容量和休克所致的肾功能衰退,增加重要器官的血流量,缩短休克病程,迅速改善休克症状并降低死亡率。

2.临床应用

纳洛酮对各种原因所致的休克均有效,尤其适用于感染中毒性休克,对经其他治疗措施无效的心源性、过敏性、低血容量性、创伤性及神经源性休克也有较好疗效。有研究认为早期、大剂量、重复使用,在休克出现 3 小时内使用效果最好。

3.用法及用量

首剂用 0.4~0.8 mg 稀释后静脉注射,继后可以 4 mg 加入 5% 葡萄糖液中持续维持静脉滴注,滴速为每小时 0.25~0.30 μg/kg。

(二)不良反应与防治

治疗剂量无明显的毒性作用,超大剂量应用时尚可阻断 δ 受体,对呼吸和循环系统产生轻微影响。偶见恶心、呕吐、血压升高、心动过速甚或肺水肿等。对于需要麻醉性镇痛药控制疼痛、缓解呼吸困难的病例,不宜使用本品,因为止痛效果可为本品对抗。

(三)药物相互作用

(1)儿茶酚胺类药物如肾上腺素、异丙肾上腺素及血管紧张素转化酶抑制剂(ACEI)对纳洛酮有协同效应;布洛芬干扰机体前列腺素合成,可加强纳洛酮的药理作用。

(2)胍乙啶(交感神经节阻滞剂)、普萘洛尔(β 受体阻滞剂)可降低交感神经兴奋性和肾上腺素的作用,拮抗纳洛酮的药理效应;维拉帕米可阻滞细胞膜的钙离子通道而干扰纳洛酮的作用。

(四)制剂

注射剂:0.4 mg(1 mL)。

(张晓莉)

第三节　调血脂及抗动脉粥样硬化药

一、概述

动脉粥样硬化的发生和发展是一个复杂的动态过程,其始动步骤可能与动脉内皮功能障碍有关,涉及因素有血脂异常、高血压、吸烟及糖尿病等。其中,血脂异常最为重要。流行病学调查研究表明,不同国家或地区人群中的血清总胆固醇(TC)水平与冠心病的发病率和死亡率呈正相关。如芬兰 TC 水平最高,则冠心病发病率也最高;而日本 TC 水平最低,则冠心病发病率也最低。大系列临床研究和长时间随访观察表明,高胆固醇血症在动脉粥样硬化发生和发展过程中,所起的危害性作用,明显大于高血压和糖尿病,如果高胆固醇血症合并高血压和(或)糖尿病,则其危害性增加数倍。动脉内皮功能障碍导致其分泌一氧化氮、选择性通透、抗白细胞黏附、抑制平滑肌细胞增殖及抗凝与纤溶等功能受损，致使血浆中脂质与单核细胞积聚于内皮下间隙，低密度脂蛋白胆固醇氧化为 OX-LDL，单核细胞变为巨细胞，经清道夫受体成为泡沫细胞，形成脂质核心，而血管平滑肌细胞迁移到内膜而增殖形成纤维帽。脂质核心有很强的致血栓作用，纤维帽含致密的细胞外基质，它能使质核与循环血液分隔，从而保持斑块的稳定。

粥样斑块可分为两类：一类为稳定斑块，其特点是纤维帽厚、血管平滑肌细胞含量多，脂质核心小，炎症细胞少，不易破裂；另一类为脂质含量多（占斑块总体积的 40％以上）、纤维薄、胶原与血管平滑肌细胞少，炎症细胞多，故易于破裂。1995 年公布的 Falk 等 4 项研究分析表明，急性冠状动脉综合征（包括心肌梗死、不稳定性心绞痛）的主要原因是粥样斑块破裂或糜烂引起血栓形成，并最终导致冠脉血流阻断所致。在急性冠脉综合征的患者中。其血管犯罪病变狭窄＜50％者占 68％，而狭窄＞70％者仅占 14％，这说明，稳定斑块可以减少心血管病事件。此外，多项临床试验证明，调脂治疗可使一部分冠状动脉粥样斑块进展减慢或回缩。因此，调脂治疗是防治动脉粥样硬化的最重要措施之一。

血脂是指血浆或血清中的中性脂肪或类脂。中性脂肪主要是甘油三酯，而类脂主要是磷脂、非酯化胆固醇、胆固醇酯及酯化脂肪酸。

脂质必须与蛋白质结合成脂蛋白才能在血液循环中运转，脂蛋白是由蛋白质、胆固醇、甘油三酯和磷脂组成的复合体。脂蛋白中的球蛋白称为载脂蛋白（Apo）。正常血浆利用超速离心法可分出 4 种主要脂蛋白，即乳糜微粒（CM）、极低密度脂蛋白（VLDL），低密度脂蛋白（LDL）和高密度脂蛋白（HDL），载脂蛋白的组成分为 ApoA、B、C、D、E。每一型又可分若干亚型，如 ApoA 可分 AⅠ、AⅡ、AⅥ；ApoB 可分 B48、B100；ApoC 可分 CⅠ、CⅡ、CⅢ；ApoE 可分 EⅠ、EⅢ 等。用区带电泳法可将脂蛋白分为 CM、前 β（pre-β）、β 及 α 脂蛋白 4 种。

脂蛋白代谢需要酶的参与，主要的酶有脂蛋白脂酶（LPL）和卵磷脂胆固醇转酰酶（LCAT）。如果这些酶缺乏，就会产生脂代谢紊乱。血脂过高是由于血浆脂蛋白移除障碍或内源性产生过多，或两者同时存在而引起。

血脂异常一般是指血中总胆固醇（TC）、低密度脂蛋白-胆固醇（LDL-C）、甘油三酯（TG）超过正常范围和（或）高密度脂蛋白-胆固醇（HDL-C）降低，也常称高脂血症，主要是指 TC 和（或）LDL-C 和（或）TG 增高及 HDL-C 降低。

血脂异常是脂蛋白代谢异常的结果。研究表明，高胆固醇血症、低密度脂蛋白血症、ApoB 水平增高和高密度脂蛋白水平降低 TG 升高是冠心病的重要危险因素。血脂水平长期异常，冠心病事件的发生率增加。长期控制血脂于合适的水平，可以预防动脉粥样硬化，而控制血脂水平可以减轻动脉粥样硬化斑块，减少心血管病事件。北欧辛伐他汀生存研究（4S）表明，心肌梗死后和心绞痛患者，接受为期 6 年的辛伐他汀治疗，与安慰组相比较，治疗组主要冠状动脉性事件发作的危险性降低 34％，死亡危险性降低 30％，使需要接受冠脉搭桥手术的患者减少 37％。Hebert 等分析他汀类使 LDL-C 下降 30％，非致死性和致死性冠心病下降 33％，脑卒中下降 29％，心血管疾病死亡率下降 28％，总死亡率下降 22％。最近 Goud 等汇总分析出现 TC 下降 10％，冠心病死亡危险性下降 15％，各种原因死亡危险下降 11％。

近年来，对高甘油三酯（TG）血症在动脉粥样硬化中的意义的认识正在加深，目前认为，单纯高脂血症也是心血管病的独立危险因素，降低血甘油三酯水平，可降低心血管病临床事件及死亡率。但当高脂血症伴有高胆固醇血症或低高密度脂蛋白血症时，则冠心病事件和死亡率显著增加。研究发现富含 TG 的脂蛋白(TRL)与富含胆固醇的脂蛋白(CRL)之间通过脂质交换机制取得平衡,每一种脂蛋白都有很大的变异。LDL-C 为致动脉粥样硬化最强的脂蛋白,但其危害性因其颗粒大小而不同。LDL-C 可分为三个亚型,LDL-C$_3$ 即为小而密 LDL(SLDL),对 LDL 受体亲和力低于大而松的 LDL-C$_1$ 和 LDL-C$_2$,在血浆中停留时间长,不易从血液中清除,半衰期较其他亚型长,且易进入动脉内膜,易被氧化,被巨噬细胞吞噬形成泡沫细胞,成为动脉粥样硬化的脂肪,有高度的致动脉粥样硬化作用。而通过脂质交换机制,LDL-C 大小及分型比例受 TG 水平的控制。当 TG 增高时,LDL-C 亚型分布有变化,SLDL 增加而 HDL-C 减少,形成高 TG、HDL-C 低及 SLDL 升高三联症。这种三联症有极强的致动脉粥样硬化作用。目前已普遍认为甘油三酯水平升高是独立的心血管疾病危险因素。人们在以往使用他汀类或贝特类调血脂药物治疗血脂异常及冠心病一、二级预防中所获得的益处,很可能也是得益于这些药物在降低 TC 的同时,也降低了 TG。

我们已经认识到 HDL-C 是种"好的胆固醇",这是因为 HDL-C 具有逆转运胆固醇的作用,它可以将动脉壁中多余的胆固醇直接或间接地转运给肝脏,经相应受体途径进行分解代谢。因此升高 HDL-C 水平不仅有降低 TC 水平的作用,而且还具有防治动脉粥样硬化的作用。VAHIT 试验表明,吉非贝齐可使 HDL-C 上升,TG 水平下降,使冠心病及心肌梗死的死亡率下降 22%。

二、血脂异常的分型

血脂异常可分为原发性和继发性两大类。

继发性血脂异常的基础疾病:主要有甲状腺机能过低、糖尿病、慢性肾病和肾病综合征、阻塞性肝胆疾病、肝糖原贮存疾病、胰腺炎、乙醇中毒、特发性高血钙、退行球蛋白血症(多发性骨髓瘤、巨球蛋白血症及红斑狼疮)、神经性厌食症等。另外,还有一些药物如噻嗪类利尿药、含女性激素的口服避孕药、甲状腺素、促进合成代谢的类固醇激素、黄体内分泌素及某些 β 受体阻滞剂等,也能引起继发性脂质代谢异常。妊娠血脂代谢的变化属生理性。

(一)世界卫生组织(WTO)分型

将高脂蛋白血症分为以下五型,各型的实验室检查、特点及其与临床的联系见表 7-1。

表 7-1　高脂蛋白血症分型

表型	试管内血清 4℃冰箱过夜	区带脂蛋白电泳谱	血脂	备注
I	血清透明,顶端有"奶油层"	CM↑	TC↑,TG↑	不发或少发冠心病,易发胰腺炎
IIa	血清透明,顶端无"奶油层"	LDL-C↑	TC↑↑	易发冠心病
IIb	血清透明,顶端无"奶油层"	LDL-C↑,VLDL-C↑	TC↑↑,TG↑	易发冠心病
III	血清透明,顶端有"奶油层"	介于 LDL-C 与 VLDL-C 间的 β-VLDL-C↑	TC↑↑,TG↑	易发冠心病,需超速离心后才能确诊
IV	血清透明,顶端无"奶油层"	VLDL-C↑	TC↑,TG↑↑	易发生冠心病
V	血清透明,顶端有"奶油层"	CM↑,VLDL-C↑	TC↑,TG↑↑	少发冠心病

(二)血脂异常简易分型

惯用的高脂蛋白血症分型并不是病因学诊断,它常可因膳食、药物或其他环境因素的改变而变化。同时,它所需检测的项目繁多,个别类型的确诊,还需复杂的技术和昂贵的设备。因此,除少数特别难治性顽固性血脂异常患者外,为一般性临床治疗,可不必进行高脂蛋白血症的分型,也无须烦琐地进行其他分类,仅做血脂异常简易分型即可。实际上,血脂异常简易分型已包括了常见的与冠心病发病关系较大的高脂蛋白血症类型。血脂异常简易分型的主要目的在于指导临床医师有针对性地选用各种血脂调节药物。

三、血脂异常的治疗

高脂血症的治疗包括非药物治疗和药物治疗。非药物治疗包括饮食和其他生活方式的调节,如保持合适的体重;降低脂肪,尤其是胆固醇和饱和脂肪酸的摄入量,适当增加蛋白质和碳水化合物的比例,控制总热量;减少饮酒和戒烈性酒,运动锻炼和戒烟;注意抗高血压药物对血脂的影响;此外,血液净化亦用于高脂血症治疗。

高脂血症的药物治疗包括一级预防和二级预防,以及已有动脉硬化疾病患者的血脂水平控制。

继发性血脂异常的治疗应以治疗基础疾病为主,当这些疾病被治愈或控制后,或停用某些有关药物后,血脂异常未改善或不满意时,应按原发性血脂异常做进一步处理。另外,当血脂异常继发于某种一时难以治愈或控制的疾病,可在治疗基础疾病的同时,进行调脂治疗。

(一)病因治疗

凡是能找到高脂血症病因的患者,均应积极对病因进行治疗。高血压病者、吸烟者由于血管内皮受损,致使 LDL-C 更容易进入血管壁内;而糖尿病患者由于 LDL-C 被糖化,故容易黏附于血管壁上而进入血管壁内;肥胖和缺乏体力活动也是高脂血症的重要促发因素。

(二)一般治疗

非药物治疗是所有血脂异常患者治疗的基础。不论是冠心病的一级预防或二级预防都需要非药物治疗。

1.饮食治疗

饮食治疗是治疗高脂血症的首选措施,目前是降低已升高的血清胆固醇,同时维持营养上的合理要求。饮食治疗的方案:脂肪酸的热量＜总热量的 30%,饱和脂肪酸占总热量的 7% 以下,每天胆固醇＜200 mg。应减少食谱中的全脂奶、奶油、动物脂肪、动物内脏、饱和植物油和棕榈油及椰子油,少吃或不吃蛋黄。限制食盐、减少饮酒和戒烈性酒。超重或肥胖病患者的饮食应按"肥胖病"的要求进行。

2.戒烟

吸烟可损伤血管内皮的天然屏障作用,降低血浆 HDL-C 水平,降低其自然抗氧化能力。

3.增加体力活动

体力活动可增加能量物质的消耗,促使血浆 LDL-C 及甘油三酯水平降低,同时升高 HDL-C 水平。每周步行 13 公里,大可提高 HDL-C 水平 10%。

4.减轻体重

对于体重超过标准的患者,应减轻体重。减轻体重可降低 LDL-C 水平和提高 HDL-C 水平,降低高血压、糖尿病和冠心病的发病率。

(三)药物治疗

调血脂和抗动脉硬化药物可分为五大类,分别是胆酸螯合剂、贝特类、他汀类、烟酸类及其他。

药物治疗适用于不能进行饮食调节及非药物治疗后疗效不满意的患者。对于冠心病二级预防尤其是急性冠脉综合征的患者,应以他汀类调脂药物治疗,应越早开始治疗越好。原发性血脂异常常常与遗传因素及环境因素有关,治疗应该是长期的,尤其是冠心病二级预防,应根据患者的经济情况选择用药种类、剂量及时间,首要目标要达到靶目标。达到靶目标后,有条件者减量长期服用,无条件者应监测血脂水平,血脂水平异常后重新开始治疗。

两种或三种调血脂药物联合应用,较单一药物疗效更佳,而且由于联合用药时剂量减少而使不良反应减轻。故目前主张,对于较为明显的血脂异常,应尽早联合用药。下列联合用药方式可供参考。

(1)胆酸螯合剂与烟酸类合用:适用于 LDL-C 增高伴或不伴有 TG 增高者。

(2)贝特类与胆酸螯合剂合用:适用于 LDL-C 增高、HDL-C 降低伴或不伴有 TG 增高者。

(3)胆酸螯合剂与他汀类合用:适用于 LDL-C 增高者。

(4)胆酸螯合剂、烟酸类、他汀类联合应用:适用严重家族性高胆固醇血症,可使 LDL-C 水平降低,HDL-C 水平显著升高。

(5)诺衡与美调脂合用:有增加发生肌炎的危险,故应慎用。

某些抗高血压药物可使血脂成分发生异常改变,故使用抗高血压药物过程中应注意其对脂代谢的不良影响。

四、调血脂药的临床应用

(一)胆酸螯合剂

该类药物包括考来烯胺、考来替泊和地维烯胺。

1.作用机制

该类药物为胆汁酸结合树脂,通过阻断胆酸肝肠循环,干扰胆汁重吸收,降低胆汁酸重返肝脏,刺激肝细胞内的胆固醇降解合成新的胆汁酸,从而降低肝细胞中胆固醇浓度。而肠道内的胆酸与药物结合后由大便排出,使血中胆酸量减少,促使肝细胞表面 LDL 受体从血液中摄取胆固醇以合成胆酸,因而降低血浆 LDL 水平,平均下降 15%～30%,同时升高 HDL-C 水平(升高 5%)。

2.临床应用

该类药物主要用于治疗单独 LDL-C 水平升高者(Ⅱa 型),以 LDL-C 轻、中度升高疗效较好;严重升高者需与其他类调血脂药物合用。该类药物还可与其他类调血脂药物合用治疗混合型高脂血症。

3.不良反应及注意事项

不良反应可有异味、恶心、腹胀、食欲缺乏及便秘。多进食纤维素可缓解便秘。罕见的不良反应有腹泻、脂肪泻、严重腹痛及肠梗阻、高氯性酸中毒等。还有升高甘油三酯的作用,严重高脂血症禁用此类药物,因此时有诱发急性胰腺炎的可能。

4.药物相互作用

(1)可减少地高辛、噻嗪类利尿药、四环素、甲状腺素、普萘洛尔及华法林的吸收。上述药物应在服用胆酸螯合剂前 1～4 小时或服用胆酸螯合剂后 4 小时服用。

(2)可干扰普罗布考、贝特类调血脂药物的吸收,两类药物同服应有 4 小时间隔。

（3）影响叶酸的吸收，故处于生长期的患者服用该类药物时，每天应补充叶酸 5 mg。孕妇及哺乳期妇女需补充更多一些；应于服药前 1～2 小时服叶酸。

（4）减少脂溶性维生素的吸收，长期服用该类药物者，应适当补充维生素 A、维生素 D、维生素 K 及钙剂。

（二）他汀类调血脂药物

该类药物包括洛伐他汀、辛伐他汀、普伐他汀、氟伐他汀、阿托伐他汀、西伐他汀等。

1.作用机制

通过对胆固醇生物合成早期限速酶 HMG-CoA（β-羟 β-甲基戊二酰辅酶 A）还原酶的抑制作用而起作用，在 HMG-CoA 还原酶的作用下，HMG-CoA 转变为甲基二羟戊酸，此为胆固醇生物合成的重要中间环节，从而减少了内源性胆固醇合成，使血浆总胆固醇下降，刺激 LDL 的肝摄取，降低 LDL-C 及 VLDL 的浓度。一般可降低 LDL 30%～40%，是目前已知最强的降低胆固醇药物；还可轻度升高 HDL-C 2%～10%。此外，某些他汀类药物显示抑制巨噬细胞中胆固醇的积聚。现已明确，他汀类药物有多向性效应。他汀类药物的非调脂作用主要包括改善血管内皮功能和细胞功能（平滑肌细胞的迁移、增生、分化），抗氧化过程，加强斑块纤维帽，缩小富含脂质的核心，减轻炎症反应、抑制促凝活性、抑制血小板功能；从而防止斑块破裂、出血及血栓形成，终使斑块稳定，减少冠状动脉事件和减少心血管病死亡率。

2.临床应用

本品可用于治疗严重的原发性高胆固醇血症、有冠心病或其他心血管病危险因素的中等度高胆固醇血症者。还可有胃胀气、胃灼热感、便秘、腹泻、眩晕、头痛、视物模糊、肾衰竭。禁用于活动性肝病、妊娠及哺乳期妇女、对本药过敏者。

3.不良反应及注意事项

不良反应主要为肝脏损害和横纹肌溶解，后者随拜尔公司宣布在全球范围内暂停销售西立伐他汀钠（拜斯停），再度引起人们重视。近年来已多有报道指出他汀类药物（β-羟基-β-甲基戊二酰辅酶 A 还原酶，简称 HMG-CoA 还原酶抑制剂）中的洛伐他汀、辛伐他汀、普伐他汀及西立伐他汀单用或与烟酸、贝特类降脂药（如吉非贝齐）大环内酯类抗生素（如红霉素、克拉霉素）、环孢菌素 A、左甲状腺素、米贝地尔等合用时均引起危及生命的横纹肌溶解症。尤其是他汀类药物与贝特类药物联用，可使横纹肌溶解的危险性增加已是公认的事实，故在美国已禁止这两类药物合用。据报道，全球有 600 万人服用过拜斯停，其中有 34 人怀疑因剂量过大或与吉非贝齐合用导致横纹肌溶解而死亡。一旦疑及由他汀类药物引起的横纹肌溶解症应立即停药，停药后肌痛等症状多在 3 天至 3 个月后消失，CK 多在短期内恢复正常，肌无力可持续至 1 年后消失。有人给辅酶 Q_{10} 每天 250 mg 口服，可较快减缓症状。国内有西立伐他汀引起肝功能损害的报道，但未见引起横纹肌溶解症的报道，可能与国内上市晚，使用例数少，剂量小有关。影响细胞存活的潜在试验表明，同等剂量的他汀类药物中，普伐他汀毒性最小，其次为辛伐他汀，而洛伐他汀肌毒性最大。当使用此类药物时，应尽量不与其他药物合用，并嘱患者注意乏力、肌无力、肌痛等症状，并应定期监测血清 CK，一旦有横纹肌溶解症状或血清 CK 明显升高（横纹肌溶解症，血清 CK 可升高至正常值 10 倍以上），应即停药，预后多较好。

4.药物相互作用

（1）与免疫抑制剂（如环孢霉素）、吉非贝齐、烟酸合用，可引起肌病。

（2）与红霉素合用可致肾损害。

（3）可中度提高香豆素类药物的抗凝效果,故两药合用时应适当降低香豆素类药物的用量。

（三）贝特类调血脂药物

该类药物包括氯贝丁酯、苯扎贝特、益多酯、非诺贝特、吉非贝齐等。

1.作用机制

（1）增强肌肉、脂肪、肝脏的 LPL 活性,加速 VLDL 中 TG 的分解代谢,使 VLDL 形成减少,降低血浆 TG 浓度。

（2）降低脂肪组织释放游离脂肪酸数量,并抑制 HMG-CoA 还原酶,减少细胞内胆固醇合成。

（3）增加肝细胞膜上 LDL 受体数量,加速 LDL 由血液中转移到肝细胞内,从而促进血液中胆固醇的清除。

（4）改善葡萄糖耐量。

（5）诱导 HDL-C 产生,使胆固醇进入 HDL-C。

（6）降低血浆纤维蛋白原含量和血小板黏附性。

临床试验表明,诺衡能明显降低血浆甘油三酯（降低 40%～50%）、总胆固醇及 LDL-C,并可升高 HDL-C（升高 20%）水平,使冠心病发病率减少 34%,死亡率减少 26%,对癌症的发生没有影响。力平脂口服吸收良好,若与胆酸螯合剂合用,对降低总胆固醇及 LDL-C 比他汀类的辛伐他汀强,降低 VLDL 和甘油三酯更突出。

2.临床应用

降低 TG 作用较降低 TC 作用强。临床上主要用于降低 TG,如严重高脂血症（如Ⅲ、Ⅳ、Ⅴ型高脂血症）及复合性高脂血症患者。此外,本品还能减少血小板聚积,抑制血小板源生长因子,预防和延缓动脉粥样硬化进程。

3.不良反应及注意事项

患者可有恶心、呕吐、食欲缺乏、一过性肝功能异常、肌炎、阳痿、中性粒细胞减少、皮疹等不良反应发生。本品可使胆石症的发病率增加;可通过胎盘,故孕妇禁用。有报道指出,氯贝丁酯可使非冠心病的各种疾病的死亡率明显增加,故氯贝丁酯已不适用于临床应用,一些国家已禁用此药。目前主要应用诺衡和力平脂。

4.药物相互作用

本品有降低凝血作用,与抗凝剂合用时要调整后者的剂量;与他汀类合用可发生横纹肌溶解,甚至死亡,美国禁止两类药合用。

（四）烟酸类调血脂药物

该类药物包括烟酸、烟酸肌醇和阿昔莫司。

1.作用机制

其主要作用是增加脂肪细胞磷酸二酯酶活性,使 cAMP 减少,脂酶活性降低,脂肪分解减少,血浆游离脂肪酸浓度下降,肝脏合成及释放 VLDL 随之减少。同时,抑制肝脏酶活性,减少 HDL 异化作用,提高血 HDL 浓度。本品对 VLDL、IDL 及 LDL 过高的患者均有效。此外,烟酸还有较强的外周血管扩张作用。乐脂平调脂作用平缓,还有抑制血小板聚集及改善葡萄糖代谢等功能,故适用于糖尿病性血脂异常。常用剂量的烟酸类药物可使 LDL 降低 15%～30%,TG 下降 20%,HDL-C 升高 30%。

2.临床应用

该类药物可用于大多数类型的血脂异常,如Ⅱa、Ⅱb、Ⅲ、Ⅳ、Ⅴ型高脂血症,既可降低LDL-C及TG,又能升高HDL-C。与其他调脂药物合用,效果更明显。

3.不良反应及注意事项

该类药物中以烟酸的不良反应较多见。

(1)皮肤潮红、皮疹、瘙痒及胃肠道反应,如呕吐、腹泻及消化不良。

(2)心悸、肝功能减退、视觉异常。

(3)可能刺激溃疡病发作,溃疡病患者禁用。

(4)可升高血糖及引起糖耐量异常,肝病、糖尿病及痛风患者慎用。

(5)长期治疗可出现色素过度沉着,黑色棘皮症及皮肤干燥。

(6)可能加强降压药引起的血管扩张作用,有可能引起直立性低血压。

(7)肾功能不全者慎用阿昔莫司。

(张晓莉)

第四节　硝酸酯类药

硝酸酯类药物是临床上应用的最古老的心血管药物之一,问世一百多年以来广泛应用于临床。1867年,英国爱丁堡的一名医师Lauder Brunton发现亚硝酸戊酯有扩张小血管的作用,建议用于抗心肌缺血治疗。1879年William Murrell首次将硝酸甘油用于缓解心绞痛发作,并首先在Lancet上发表了硝酸酯类药物缓解心绞痛的文章,这一年也因此被确立为硝酸酯的首次临床应用年,迄今已有130多年的历史。随着时间的推移,人们对硝酸酯类药物的作用机制不断有了新的认识,如扩张冠状动脉血管的作用、扩张静脉血管的作用和抑制血小板聚集作用。近年来随着内皮源性舒张因子(EDRF)的研究进展,一氧化氮(NO)的形成在硝酸酯类作用机制中的地位日益受到重视,从而使硝酸酯成为与其他抗心绞痛药物有不同作用机制的一类药物。

随着对其作用机制的逐步认识,硝酸酯类药物的临床应用也越来越广泛。最初仅用于心绞痛的防治,后来扩大到心力衰竭和高血压的治疗。现在临床上硝酸酯类药物主要应用于心肌缺血综合征——心绞痛、冠状动脉痉挛、无痛性心肌缺血、急性心肌梗死等;充血性心力衰竭——急性或慢性;高血压——高血压急症,围术期高血压,老年收缩期高血压等。迄今为止,硝酸酯类药物仍是治疗冠心病中应用最广泛,疗效最可靠的一线药物。

硝酸酯类药物的常用剂型包括口服剂、舌下含化剂、吸入剂、静脉注射剂、经皮贴膜及贴膏等。目前国内外仍不断有新的不同的硝酸酯剂型的研制,硝酸酯在临床的应用仍大有前途。

目前将一氧化氮(NO)和不含酯键的硝普钠称为无机硝酸盐,而将含有酯键的硝酸酯类药物称为有机硝酸盐。

一、硝酸酯的作用机制

(一)血管扩张作用

硝酸酯能扩张心外膜狭窄的冠状动脉和侧支循环血管,使冠脉血流重新分布,增加缺血区域尤其是心内膜下的血流供应。在临床常用剂量范围内,不引起微动脉扩张,可避免"冠脉窃血"现象的发生。同时硝酸酯能降低肺静脉压力和肺毛细血管楔压,增加左心衰竭患者的每搏输出量和心排血量,改善心功能。

不同剂量的硝酸酯类药物作用于血管可产生不同的效应。

1.小剂量

小剂量扩张容量血管(静脉),使静脉回流减少,左心室舒张末压下降。

2.中等剂量

中等剂量扩张传输动脉(如心外膜下的冠状动脉)。

3.大剂量

大剂量扩张阻力小动脉,可降低血压。

(二)血管受体作用

硝酸酯是非内皮依赖性的血管扩张剂,无论内皮细胞功能是否正常,均可发挥明确的血管平滑肌舒张效应。因此,"硝酸酯受体"可能位于平滑肌细胞而不是在内皮细胞。硝酸酯进入血液循环后,通过特异性的代谢酶转化为活性的一氧化氮分子(NO),与血管平滑肌细胞膜上 NO 受体结合后,激活细胞内鸟苷酸环化酶(sGC),使环磷酸鸟苷(cGMP)浓度增加,Ca^{2+} 水平下降,引起血管平滑肌舒张。

(三)降低心肌氧耗量

硝酸酯扩张静脉血管,使血液贮存于外周静脉血管床,从而减少回心血量,降低心脏前负荷和室壁张力;扩张外周阻力小动脉,使动脉血压和心脏后负荷下降,从而降低心肌氧耗量。

(四)抗血小板作用

硝酸酯具有抗血小板聚集、抗栓、抗增殖、改善冠脉内皮功能和主动脉顺应性、降低主动脉收缩压等机制,亦可能在硝酸酯的抗缺血和改善心功能等作用中发挥协同效应。

新近研究表明,以治疗剂量静脉滴注硝酸甘油可在健康志愿者、不稳定性心绞痛及急性心肌梗死中抑制血小板聚集,但临床并未能证实其改善了心肌梗死患者的预后,说明硝酸酯这种抗血栓的作用临床意义十分有限。除静脉滴注给药途径外,硝酸甘油贴片亦可有效抑制血小板聚集,但口服硝酸甘油给药途径未能证实有抑制血小板聚集的作用。

二、硝酸酯类药物的分类与特点

(一)硝酸酯的生物利用度和半衰期

不同的硝酸酯剂型有不同的特点,因区别很大必须区别对待。作为一类药物,硝酸酯可以从黏膜、皮肤和胃肠道吸收。其基本剂型硝酸甘油的药代动力学特点很独特,半衰期仅有几分钟,可迅速从血液中消失,大部分在肝脏外转化为更长效的活性二硝基硝酸酯——二硝基异山梨醇酯。但是后者必须首先在肝脏转化为单硝基硝酸酯,其半衰期变为 4～6 小时并最终经肾脏排泄。因此单硝基硝酸酯制剂没有肝脏首过效应,生物利用度完全,目前被临床广泛应用。

(二)硝酸酯的分类与药代动力学特点

1.硝酸甘油

硝酸甘油经皮肤和口腔黏膜吸收,较少从消化道吸收。有舌下含片、静脉、口腔喷剂和透皮贴片等多种剂型。口服硝酸甘油,药物在肝脏内迅速代谢("首关效应"),生物利用度极低,约为 10％,因此口服硝酸甘油无效。舌下含服该药吸收迅速完全,生物利用度可达 80％,2～

3 分钟起效,5 分钟达最大效应,作用持续 20～30 分钟,半衰期仅数分钟。硝酸甘油在肝脏迅速代谢为几乎无活性的两个中间产物 1,2-二硝酸甘油和 1,3-二硝酸甘油经肾脏排出,血液透析清除率低。

硝酸甘油含片性质不稳定,有效期约 3 个月,需避光保存于密闭的棕色小玻璃瓶中,每 3 个月更换一瓶新药。如舌下黏膜明显干燥需用水或盐水湿润,否则含化无效。含服时应尽可能取坐位,以免加重低血压反应。对心绞痛发作频繁者,应在大便或用力劳动前 5～10 分钟预防性含服。

硝酸甘油注射液须用 5%的葡萄糖注射液或生理盐水稀释混匀后静脉滴注,不得直接静脉注射,且不能与其他药物混合。由于普通的聚氯乙烯输液器可大量吸附硝酸甘油溶液,使药物浓度损失达 40%～50%,因而需适当增大药物剂量以达到其血药浓度,或选用玻璃瓶及其他非吸附型的特殊输液器,静脉给药时须同时尽量避光。静脉滴注硝酸甘油起效迅速,清除代谢快,剂量易于控制和调整,加之直接进入血液循环,避免了肝脏首关清除效应等优点,因此在急性心肌缺血发作,急性心力衰竭和肺水肿等治疗中占据重要地位,但大量或连续使用可导致耐药,因而需小剂量、间断给药。长期使用后需停药时,应逐渐减量,以免发生反跳性心绞痛等。因药物过量而导致低血压时,应抬高双下肢,增加静脉回流,必要时可补充血容量及加用升高血压药物。

硝酸甘油贴膏是将硝酸甘油储在容器或膜片中经皮肤吸收向血中释放,给药 60～90 分钟达最大血药浓度,有效血药浓度可持续 2～24 小时或更长。尽管贴膏中硝酸甘油含量不一样,但 24 小时内释放的硝酸甘油量取决于贴膏覆盖的面积而不是硝酸甘油的含量。无论其含量如何,在 24 小时内所释放的硝酸甘油总量是 0.5 mg/cm²。

硝酸甘油喷雾剂释放量为每次 0.4 mg,每瓶含 200 次用量。

2.硝酸异山梨酯

硝酸异山梨酯的常用剂型包括口服平片、缓释片,舌下含片及静脉制剂等。口服吸收完全,肝脏的首关清除效应明显,生物利用度为 20%～25%,平片 15～40 分钟起效,作用持续 2～6 小时;缓释片约 60 分钟起效,作用可持续 12 小时。舌下含服生物利用度约 60%,2～5 分钟起效,15 分钟达最大效应,作用持续 1～2 小时。硝酸异山梨酯母药分子的半衰期约 1 小时,活性弱,主要的药理学作用源于肝脏的活性代谢产物 5-单硝酸异山梨酯,半衰期 4～5 小时,而另一个代谢产物 2-单硝酸异山梨酯几乎无临床意义。代谢产物经肾排出,不能经血液透析清除。其静脉注射、舌下含服和口服的半衰期分别为 20 分钟、1 小时和 4 小时。

3.5-单硝基异山梨醇酯

5-单硝酸异山梨酯是晚近研制的新一代硝酸酯药物,临床剂型有口服平片和缓释片,在胃肠道吸收完全,无肝脏首关清除效应,生物利用度近乎 100%。母药无需经肝脏代谢,直接发挥药理学作用,平片 30～60 分钟起效,作用持续 3～6 小时,缓释片 60～90 分钟起效,作用可持续约 12 小时,半衰期为 4～5 小时。在肝脏经脱硝基为无活性产物,主要经肾脏排出,其次为胆汁排泄。肝病患者无药物蓄积现象,肾功能受损对本药清除亦无影响,可由血液透析清除。

由于 5-单硝酸异山梨酯口服无肝脏首关清除效应,静脉滴注的起效、达峰和达稳态的时间亦与同等剂量的口服片相似,因此 5-单硝酸异山梨酯静脉剂型缺乏临床应用前景。欧美国家亦无该剂型用于临床。

三、硝酸酯的应用范围与选用原则

(一)冠状动脉粥样硬化性心脏病

1.急性冠状动脉综合征

硝酸酯在急性 ST 段抬高型、非 ST 段抬高型心肌梗死及不稳定型心绞痛中的使用方法相似。对无禁忌证者应立即舌下含服硝酸甘油 $0.3\sim0.6$ mg,每 5 分钟重复 1 次,总量不超过 1.5 mg,同时评估静脉用药的必要性。在最初 $24\sim48$ 小时内,进行性缺血、高血压和肺水肿可静脉滴注硝酸甘油,非吸附性输液器起始剂量 $5\sim10$ μg/min(普通聚氯乙烯输液器 25 μg/min),每 $3\sim5$ 分钟以 $5\sim10$ μg/min 递增剂量,剂量上限一般不超过 200 μg/min。剂量调整主要依据缺血症状和体征的改善及是否达到血压效应。缺血症状或体征一旦减轻,则无须增加剂量,否则逐渐递增剂量至血压效应,既往血压正常者收缩压不应降至 14.7 kPa(110 mmHg)以下,基础为高血压者,平均动脉压的下降幅度不应超过 25%。连续静脉滴注 24 小时,即可产生耐药,临床若需长时间用药,应小剂量间断给药,缺血一旦缓解,即应逐渐减量,并向口服药过渡。在应用硝酸酯抗缺血治疗的同时,应尽可能加用改善预后的 β 受体阻滞剂和(或)ACEI。当出现血压下降等限制上述药物合用的情况时,应首先减停硝酸酯,为 β 受体阻滞剂或 ACEI 的使用提供空间。

在溶栓未成为急性心肌梗死常规治疗前的 10 个随机临床试验结果显示,硝酸酯可使急性心肌梗死病死率降低 35%。而 GISSI-3 和 ISIS-4 两项大规模溶栓临床研究结果显示,在溶栓的基础上,加用硝酸酯没有进一步显著降低急性心肌梗死的病死率。PCI 围术期应用硝酸酯能否降低心肌梗死的病死率尚需更多临床研究证实。但因硝酸酯抗缺血、缓解心绞痛症状、改善心功能等作用明确,因此仍是目前急性心肌梗死抗缺血治疗不可或缺的药物之一。

2.慢性稳定性心绞痛

在慢性稳定性心绞痛的抗缺血治疗中,应首选 β 受体阻滞剂,当其存在禁忌证,或单药疗效欠佳时,可使用硝酸酯及或钙通道阻滞剂。临床实践中,通常采用联合用药进行抗心绞痛治疗。β 受体阻滞剂与硝酸酯联合可相互取长补短。硝酸酯降低血压和心脏后负荷后,可反射性增加交感活性,使心肌收缩力增强、心率增快,削弱其降低心肌耗氧量的作用,而 β 受体阻滞剂可抵消这一不良反应;β 受体阻滞剂通过抑制心肌收缩力、减慢心室率等,可显著降低心肌做功和耗氧量,但心率减慢,伴随舒张期延长,回心血量增加,使左心室舒张末期容积和室壁张力增加,部分抵消了其降低心肌氧耗的作用,硝酸酯扩张静脉血管,使回心血量减少,可克服 β 受体阻滞剂的这一不利因素。因此,两者合用较单独使用其中的任何一种可发挥更大的抗缺血效应。表 7-2 列出了用于心绞痛治疗的常用硝酸酯药物及剂量。

表 7-2　抗心绞痛常用的硝酸酯剂量

药物名称	用药途径	常用剂量(mg)	起效时间(分钟)	作用持续时间
硝酸甘油				
	舌下含服	$0.3\sim0.6$ mg	$2\sim3$	$20\sim30$ 分钟
	喷剂	0.4 mg	$2\sim3$	$20\sim30$ 分钟
	透皮贴片	$5\sim10$ mg	$30\sim60$	$8\sim12$ 小时
硝酸异山梨酯				
	舌下含服	$2.5\sim15.0$ mg	$2\sim5$	$1\sim2$ 小时

续表

药物名称	用药途径	常用剂量(mg)	起效时间(分钟)	作用持续时间
	口服平片	5～40 mg,2～3 次/天	15～40	4～6 小时
	口服缓释制剂	40～80 mg,1～2 次/天	60～90	10～14 小时
5-单硝酸异山梨酯				
	口服平片	10～20 mg,2 次/天	30～60	3～6 小时
	口服缓释制剂	60～120 mg,1 次/天	60～90	10～14 小时
		或 50～100 mg,1 次/天	同上	同上

3.无症状性心肌缺血

无症状性心肌缺血亦称隐匿性心肌缺血,是指患者存在明确的缺血客观依据而无相应的临床症状,广泛存在于各类冠心病中。有典型心绞痛症状的心肌缺血仅是临床缺血事件的一小部分,大部分缺血事件均为隐匿性的,尤以老年、糖尿病、女性和合并心力衰竭时多见。大量研究证明,频繁发作的一过性缺血(大部分为隐匿性)是急性冠脉综合征近期和远期不良预后的一个显著独立预测因素,可使死亡、再梗和再次血管重建术的危险增加 3～5 倍。因而,在临床实践中,尤其针对高危患者制定诊断和治疗策略时,只要缺血存在,无论是有症状的,还是隐匿性的,都应使用 β 受体阻滞剂、硝酸酯和(或)钙通道阻滞剂等进行长期的抗缺血治疗。

预防和控制缺血发作是各类冠心病治疗的重要目标,硝酸酯是其中的重要组成部分,与改善生活方式,积极控制危险因素,合并使用抗血小板药、他汀类、β 受体阻滞剂和 ACEI 或 ARB 等药物,以及在高危患者中实施血管重建手术等综合措施联合应用,可明确改善冠心病患者的生活质量和预后。

(二)心力衰竭

1.慢性心力衰竭

在 β 受体阻滞剂、ACEI 或 ARB 及利尿药等标准治疗的基础上,对仍有明显充血性症状的慢性收缩性心力衰竭患者可加用硝酸酯,以减轻静息或活动时的呼吸困难症状,改善运动耐量。临床研究证实肼屈嗪与硝酸异山梨酯联合应用(H-ISDN)可降低非洲裔美国慢性收缩性心力衰竭患者的病死率。因而目前指南推荐,左心室射血分数≤40％的中重度非洲裔美国心力衰竭患者,在 β 受体阻滞剂、ACEI 或 ARB 和利尿药等标准治疗的基础上,如仍然存在明显临床症状,可加用 H-ISDN 改善预后。对于因低血压或肾功能不全无法耐受 ACEI 或 ARB 的有症状性心力衰竭患者,可选用 H-ISDN 作为替代治疗。但对于既往未使用过 ACEI 或 ARB,或对其可良好耐受者,不应以 H-ISDN 取而代之。硝酸酯亦可减轻左心室射血分数正常的舒张性心功能不全患者的呼吸困难等症状。

2.急性心力衰竭

硝酸甘油对不同原因包括 AMI 引起的急性肺水肿,有显著的疗效,但也含有加重血压下降及引起心动过速或过缓的危险。静脉硝酸甘油主要通过扩张静脉血管,降低心脏前负荷而迅速减轻肺瘀血,是治疗急性心力衰竭最为广泛的血管扩张药物之一,尤其适宜于合并高血压、冠状动脉缺血和重度二尖瓣关闭不全者。静脉应用硝酸甘油可以迅速根据临床和血流动力学反应增加或减少滴入量,常以 10～20 $\mu g/min$ 作为起始剂量,最高可增至 200 $\mu g/min$。硝酸酯与常规方法联合应用治疗急性肺水肿已经成为临床常规疗法。

(三)高血压危象和围术期高血压

静脉硝酸甘油是指南推荐的为数不多的治疗高血压危象的静脉制剂之一,从 5 μg/min 起始,用药过程中持续严密监测血压,逐渐递增剂量,上限一般为 100 μg/min,尤其适用于冠状动脉缺血伴高血压危象者,但切忌使血压急剧过度下降。静脉硝酸甘油亦常用于围术期的急性高血压治疗,尤其是实施冠状动脉旁路移植术者。

(四)不良反应与硝酸酯耐药性

1.不良反应及硝酸酯治疗无效

无效的原因很多,或因心绞痛严重性增加;或由于患者对硝酸酯治疗心肌缺血产生耐药性;也可能由于药片失效;或用法不当(有些含化剂不能口服,有些口服剂不能含化);动脉低氧血症,特别是在慢性肺部疾病(由于静脉血混入增加引起);及不能耐受(通常由于头痛)。也可能因口腔黏膜干燥影响药物吸收。硝酸酯若能在预计心绞痛发作前给予则更有效。当由于心动过速而影响硝酸酯疗效时,加用 β 受体阻滞剂结果更佳。在预防性应用长效作用硝酸酯时,耐受性往往是失效的原因。硝酸酯的常见不良反应及禁忌证见表 7-3。

表 7-3 硝酸酯应用中的不良反应与禁忌证

项目	分类	内容
不良反应		
	严重不良反应	前后负荷减少可引起晕厥和低血压;若饮酒或与其他血管扩张剂合用尤甚,须平卧治疗。心动过速常见,但偶在 AMI 时见到意外的心动过缓。低血压可引起脑缺血。长期大剂量应用可引起罕见正铁血红蛋白血症,须用静脉亚甲蓝治疗。大剂量静脉注射硝酸酯,可引起对肝素的耐药性
	其他不良反应	头痛、面潮红等,舌下用药可引起口臭,少见的皮疹
	产生耐受性	连续性疗法及大剂量频繁疗法可导致耐受性,低剂量间断疗法可避免,不同类型的硝酸酯之间存在交叉耐受性
	减药综合征	已见于军火工人,减去硝酸酯后可加重症状及猝死,临床也可见到类似证据因此,长期硝酸酯治疗必须逐渐停药。用偏心剂量法时,停药间期心绞痛复发率很低
禁忌证		
	绝对禁忌证	对硝酸酯过敏;急性下壁合并右心室心肌梗死;收缩压<12.0 kPa(90 mmHg)的严重低血压状态;肥厚性梗阻型心肌病伴左心室流出道重度固定梗阻;重度主动脉瓣和二尖瓣狭窄;心脏压塞或缩窄性心包;已使用磷酸二酯酶抑制剂者;颅内压增高
	相对禁忌证	循环低灌注状态;心室率<50 次/分,或>110 次/分;青光眼;肺心病合并动脉低氧血症;重度贫血

使用长效硝酸酯失效的两个主要原因如下。

(1)出现耐药性:处理办法是逐渐减少给药剂量和次数直到造成没有硝酸甘油的间期。

(2)病情加重:处理办法是在去除诱因(如高血压、心房颤动或贫血)的同时联合用药,以及考虑介入或手术治疗。

2.硝酸酯耐药性

硝酸酯的耐药性是指连续使用硝酸酯后血流动力学和抗缺血效应的迅速减弱乃至消失的现象。可分为假性耐药、真性耐药亦称血管性耐药及交叉性耐药三类。假性耐药发生于短期

(1 天)连续使用后,可能与交感-肾素-血管紧张素-醛固酮系统等神经激素的反向调节和血管容量增加有关。血管性耐药最为普遍,发生于长期(3 天以上)连续使用后引起血管结构和功能的改变。交叉性耐药是指使用一种硝酸酯后,抑制或削弱其他硝酸酯或 NO 供体性血管扩张剂及内源性 NO 等的作用,两者发生机制相似,可能与血管内过氧化物生成过多及生物活化/转化过程异常等有关,如巯基耗竭可导致硝酸酯在血管内的生物转化异常而引发耐药。硝酸酯一旦发生耐药不仅影响临床疗效,而且可能加剧内皮功能损害,对预后产生不利影响,因此长期使用硝酸酯时必须采用非耐药方法给药。

任何剂型的硝酸酯使用不正确均可导致耐药,如连续 24 小时静脉滴注硝酸甘油,或不撤除透皮贴剂,以非耐药方式口服几个剂量的硝酸异山梨酯或 5-单硝酸异山梨酯等。早在 1888 年这一现象即被报告,随着硝酸酯的广泛应用,这一问题日益突出,但确切机制目前仍未明确。已有大量的证据说明,如果持续维持血液中高浓度硝酸酯则必定出现对硝酸酯的耐药性,因此偏心剂量法间歇治疗已成为标准治疗法。

3.硝酸酯耐药性的预防

预防硝酸酯耐药性的常用方法如下。

(1)小剂量、间断使用静脉硝酸甘油及硝酸异山梨酯,每天提供 10～12 小时的无药期。

(2)每天使用 12 小时硝酸甘油透皮贴剂后及时撤除。

(3)偏心方法口服硝酸酯,保证 10～12 小时的无硝酸酯浓度期或低硝酸酯浓度期,给药方法可参考表 7-4。上述方法疗效确切,在临床中使用最为广泛。

表 7-4　避免硝酸酯耐药性的偏心给药方法

药物名称	用药途径	给药方法
硝酸甘油		
	静脉滴注	连续点滴 10～12 小时后停药,空出 10～12 小时的无药期
	透皮贴片	贴敷 10～12 小时后撤除,空出 10～12 小时的无药期
硝酸异山梨酯		
	静脉滴注	连续点滴 10～12 小时后停药,空出 10～12 小时的无药期
	口服平片	每天 3 次给药,每次给药间隔 5 小时;如 8 AM*,1 PM*,6 PM
		每天 4 次给药,每次给药间隔 4 小时;如 8 AM,12 AM,4 M,8 PM
	口服缓释制剂	每天 2 次给药:8 AM,2 PM
5-单硝酸异山梨酯		
	口服平片	每天 2 次给药间隔 7～8 小时;如 8 AM,3 PM
	口服缓释制剂	每天 1 次给药:如 8 AM

* AM,上午;PM,下午。

(4)有研究表明,巯基供体类药物、β 受体阻滞剂、他汀、ACEI 或 ARB 及肼屈嗪等药物可能对预防硝酸酯的耐药性有益,同时这些又多是改善冠心病和心力衰竭预后的重要药物,因此提倡合并使用。在无硝酸酯覆盖的时段可加用 β 受体阻滞剂、钙通道阻滞剂等预防心绞痛和血管效应,心绞痛一旦发作可临时舌下含服硝酸甘油等终止发作。

四、药物间的相互作用

(一)药代动力学相互作用引起低血压

硝酸酯的药物相互作用主要是药代动力学方面的,例如,心绞痛三联疗法(硝酸酯、β受体阻滞剂和钙通道阻滞剂)的合用疗效可能因其降压作用相加导致低血压而减弱,这种反应的个体差异很大。有时仅用两种抗心绞痛药如地尔硫䓬和硝酸酯就可以引起中度低血压。另外常见的低血压反应是在急性心肌梗死,如发病早期 ACEI 与硝酸酯合用时,在下壁心梗或与 β 受体阻滞剂或溶栓剂合用时。

(二)与西地那非相互作用

硝酸酯与西地那非合用可引起严重的低血压,以至于西地那非的药物说明书中将其合用列为禁忌证。西地那非的降低血压作用平均可以达到 1.2/0.7 kPa(8.4/5.5 mmHg),当与硝酸酯合用时下降更多。性交的过程本身对心血管系统是增加负荷,若同时应用两药导致低血压时,偶可引起急性心肌梗死的发生。慎用西地那非的患者包括有心梗史、卒中史、低血压、高血压[22.7/14.7 kPa(170/110 mmHg)]及心力衰竭或不稳定心绞痛史者。当硝酸酯与西地那非合用发生低血压反应时,α 受体阻滞剂或甚至肾上腺素的应用都有必要。近期服用西地那非的患者发生急性冠脉综合征包括不稳定型心绞痛时,24 小时内最好不要用硝酸酯以防止低血压的发生。

(三)大剂量时与肝素相互作用

在不稳定心绞痛硝酸酯与肝素合用时,肝素的用量有可能会加大,原因是静脉硝酸酯制剂常含有丙二醇,大剂量应用可引起肝素抵抗。如静脉硝酸甘油＞350 $\mu g/min$ 时,会见到上述反应,而低剂量如 50～60 $\mu g/min$ 或用二硝酸异山梨酯时,均未见到肝素抵抗现象。

(四)与组织型纤溶酶激活剂(t-PA)的相互作用

有报告应用 t-PA 溶栓的过程中,如果静脉应用较大剂量硝酸甘油(＞100 $\mu g/min$)时,t-PA 疗效下降,再灌注率降低,临床事件增多,但尚需要更多的临床资料证实。

(王　静)

第五节　钙通道阻滞剂

钙通道阻滞剂是一类选择性作用于慢通道、抑制 Ca^{2+} 跨膜内流,进而影响 Ca^{2+} 在细胞内作用而使整个细胞功能发生改变的药物。该类药物自 20 世纪 60 年代问世以来,其作用机制、药理及临床应用取得了重大进展,现钙通道阻滞剂已广泛用于高血压、冠心病、心绞痛、心律失常及肥厚性心肌病等心血管疾病的治疗。此外,人们在临床实践中还发现钙通道阻滞剂对多种器官均可产生效应,提示钙通道阻滞剂具有潜在广泛的治疗作用。尽管近年来某些临床资料提出了一些不利于钙通道阻滞剂的观点和证据,从而引发了对钙通道阻滞剂临床应用的争议和再评价,但此类药物仍是心血管疾病治疗中最为常用的药物之一。

一、分类

钙通道阻滞剂物繁多,由于具有共同的钙拮抗作用而被归列在一起,但其化学结构、与慢通道结合程度、相对选择性及对组织器官的药理效应等方面均有所不同甚或差异极大,因而目前尚缺乏令人满意的分类方法。现较常用的分类法如下。

(一)按化学结构分类

1.苯烷胺类

苯烷胺类如维拉帕米、盖洛帕米、泰尔帕米、Devapamil、Anipamil、Empoamil、Falipamil 和 Ronipamil。

2.二氢吡啶类

二氢吡啶类如硝苯地平、尼伐地平、尼卡地平、非洛地平、伊拉地平、达罗地平、尼鲁地平、尼莫地平、尼索地平、马尼地平、贝尼地平、拉西地平、巴尼地平、Diperdipine、Oxodipine、Riodipine、Ryosidipine、Flordipine、Foridipine、Iodipine、Mesudip-ine、Tiamdipine、Franidipine、OPC13340、R023-6152。

3.苯噻氮唑类

苯噻氮唑类如地尔硫䓬、Fostedil。

4.其他

如氟桂利嗪、桂利嗪、Lidoflazine、哌克昔林、卡普地尔、普尼拉明、特罗地林、芬地林、Caronerine、匹莫齐特、五氟利多和氟斯匹灵。

(二)按有无电生理作用分类

按有无电生理作用分类分为有电生理作用与无电生理作用两大类。前者具有负性变时、负性变力及负性变传导作用,可减轻心肌收缩力和降低氧耗量,主要药物有维拉帕米、盖洛帕米、硫氮䓬酮和卡普地尔等,常用于快速性心律失常及伴有心率增快的高血压或冠心病患者;后者无或有轻微电生理作用,对心脏传导系统和心肌收缩力无明显影响,其中某些药物可因扩血管作用而反射性地引起心率增快,主要药物有硝苯地平及其二氢吡啶类药物、氟桂利嗪和哌克昔林等,可用于高血压及血管痉挛性疾病的治疗。此种分类法虽然过于笼统和简单,但对于临床选择用药尚有一定指导意义。

(三)按作用部位及用途分类

(1)主要作用于心肌细胞:如维拉帕米。

(2)主要作用于窦房结和房室结:如维拉帕米、硫氮䓬酮。

(3)主要作用于血管平滑肌:①主要作用于冠状动脉,如硝苯地平、硫氮䓬酮;②主要作用于脑血管,如尼卡地平、尼莫地平;③主要作用于周围血管,如利多氟嗪、氟桂利嗪。

(四)按生化及电生理特点分类

1982 年,Fleckenstein 提议分为两类,以后又增补为 3 类。

A 类:药效及特异性高,对电压依赖性通道选择性强,可抑制 90% Ca^{2+} 内流而不影响 Na^+ 及 Mg^{2+} 内流,包括维拉帕米、甲氧帕米、硫氮䓬酮、硝苯地平及其他二氢吡啶类衍生物。

B 类:选择性稍差,可抑制 $50\%\sim70\%$ 的 Ca^{2+} 内流,同时可抑制 Na^+、Mg^{2+} 内流,包括普尼拉明、哌克昔林、异搏静、芬地林、氟桂利嗪、桂利嗪、特罗地林、双苯丁胺及卡罗维林。

C 类:有轻度钙拮抗作用的某些局麻、除颤及抗心律失常药物,如氯丙嗪及某些 β 受体阻滞剂。

(五)WHO 分类法

1985 年,WHO 专家委员会按钙通道阻滞剂的结合部位及选择性、精确的细胞与药理学作用机制分为两组 6 个亚类,包括以下几种。

(1)对慢通道有选择性作用者 Ⅰ 类为维拉帕米及其衍生物,Ⅱ 类为硝苯地平及其他二氢吡啶衍生物,Ⅲ 类为硫氮䓬酮类。

(2)对慢通道呈非选择性作用者 Ⅳ 类,如氟桂利嗪、桂利嗪等二苯哌嗪类;Ⅴ 类如普尼拉明类;Ⅵ 类如哌克昔林、卡普地尔和卡罗维林等。

(六)其他分类法

1992 年,Spedding 和 Paoletti 又提出如下分类法,将钙通道阻滞剂分为五大类。

Ⅰ 类:选择性作用于 L 型通道上明确位点的药物,又细分为以下几种。①1,4-二氢吡啶类结合点(受体):硝苯地平、尼群地平和尼卡地平等。②苯噻氮唑类结合位点:硫氮䓬酮等。③苯烷胺类结合位点:维拉帕米、盖洛帕米和泰尔帕米等。

Ⅱ 类:作用于 L 型通道上未知位点的化合物:如 SR33557、HOE166 和 McN6186 等。

Ⅲ 类:选择性作用于其他亚型电压依赖性通道(VDC)的药物(迄今未发现对此类通道具有高选择性的药物)。①T 型通道:氟桂利嗪、粉防己碱等。②N 型通道:ω-conotoxin。③P 型通道:漏斗网型蜘蛛毒素。

Ⅳ 类:非选择性通道调节药物,如芬地林、普尼拉明和苄普地尔等。

Ⅴ 类:作用于其他类型钙离子通道的药物如下。①肌浆网 Ca^{2+} 释放通道:兰诺丁。②受体控制性钙离子通道(ROC),可被相应受体阻滞剂阻断:兴奋性氨基酸通道;α 受体偶联通道;血管紧张素偶联通道;核苷酸/核苷酸偶联通道。

二、作用机制与药理效应

(一)作用机制

钙通道阻滞剂作用的精确部位及机制尚不十分清楚,但它们的化学结构各不相同、立体构型也不一样,提示钙通道阻滞剂之间不可能以任何相同机制或简单的构效关系作用于单一受体部位。钙通道阻滞剂可能对 Ca^{2+} 转运与结合的所有环节与调控机制均有抑制和影响。目前已知细胞内外 Ca^{2+} 的平衡与调节(离子转运)有以下几种方式。

(1)经慢通道发生慢内向离子流(SIC)。慢通道对 Ca^{2+} 的通透性除受 Ca^{2+} 浓度的控制外,还受神经介质的调控,因而慢通道又分为 VDC 和 ROC。VDC 有两个闸门,外闸门受电位控制,内闸门则受环磷酸腺苷(cAMP)的调节。当细胞膜去极到一定水平(如在心肌为 $-40\sim$ $+10$ mV)时此通道即被激活开放,产生 SIC 形成动作电位平台,激活后由于内向 Ca^{2+} 电流的增加与膜电位降低,随即开始较激活速率更慢的失活过程,即该通道存在"开""关"和"静息"3 种状态。VDC 至少存在 4 个亚型:L、T、N、P,它们的电生理与药理学特征有所不同,其中 L 亚型最受重视,因为该通道是主要对 Ca^{2+} 兴奋或阻滞剂敏感的钙离子通道亚型,其活化阈值高(-10 mV)、灭活慢、与心血管系统、平滑肌、内分泌细胞及某些神经元的兴奋——收缩偶联有关,L 亚型通道又有 α_1、α_2、β、γ 和 δ 5 个亚单位组成,α_1 亚单位具有钙离子通道及受体结合功能,α_2 及 β 亚单位具通道阻滞作用;ROC 存在于多种细胞尤其是血管平滑肌的胞质膜上,能对去甲肾上腺素、组胺和 5-羟色胺等发生反应,产生 Ca^{2+} 内流及细胞内贮存 Ca^{2+} 的释放,ROC 激活后对后者作用更大。

（2）Ca^{2+}渗入：当胞外Ca^{2+}浓度低时，可使胞质膜通透性改变，发生"渗漏"，增加Ca^{2+}流入，此可能与某些血清Ca^{2+}不足所并发的高血压有关。

（3）Na^+/Ca^{2+}交换：具双向性，取决于细胞内外两种离子浓度梯度，当胞内Na^+浓度高而胞外Ca^{2+}浓度高时两者可发生交换，此机制与心肌糖苷的正性肌力作用有关。

（4）胞质膜上Ca^{2+}-ATPase，可利用ATP分解的能量将Ca^{2+}逆离子梯度由胞内泵出胞外。

（5）肌浆网系膜上的Ca^{2+}，Mg^{2+}-ATPase将Ca^{2+}泵入肌浆网，而跨膜Ca^{2+}内流可触发肌浆网（SR）按离子浓度释放Ca^{2+}（SR内Ca^{2+} 10^{-4}M，胞质内为10^{-7}M），这一过程与心肌纤维的兴奋-收缩偶联有关。

（6）线粒体可吸收胞质内Ca^{2+}，而通过Na^+、Ca^{2+}交换释放Ca^{2+}。

以上为Ca^{2+}的平衡与调控机制，其中（1）、（2）、（3）、（4）为Ca^{2+}细胞内外的跨膜转运，（5）、（6）为细胞内转运过程；不同类型的组织，这些机制有不同的重要性。心肌和内脏平滑肌肌浆内Ca^{2+}的浓度正是基于上述转运系统的精确调控，才得以发挥正常的心脏血管效应。钙通道阻滞剂也正是通过对Ca^{2+}运转的影响，使细胞内Ca^{2+}减少，可兴奋细胞电位发生改变或钙与心肌内收缩蛋白、血管平滑肌内钙调蛋白等钙敏蛋白的结合受抑或Ca^{2+}-蛋白复合物的调节作用减弱，从而发挥一系列的药理学效应。

尽管理论上推测钙通道阻滞剂的作用部位绝非一处，但绝大部分钙通道阻滞剂是通过阻滞慢钙离子通道和慢钙-钠通道而减少Ca^{2+}进入胞内的，事实上，只有对钙离子通道有阻滞作用的药物也才真正具有治疗价值。现已有足够的证据表明，钙通道阻滞剂实际上具有药理学与治疗学的抑制部位仅是VDC中的L通道。不同钙通道阻滞剂对通道蛋白的结合位点可能不同，有学者认为硝苯地平等二氢吡啶类衍生物作用于通道外侧的膜孔蛋白，维拉帕米类药物作用于通道内侧的膜孔蛋白而与外侧膜孔蛋白受体的亲和力极低，硫氮䓬酮则主司通道的变构部位，从而改变钙离子通道的构象等。当然这一学说有待于更进一步证实。

各种不同组织及相同组织的不同部位（如心肌、冠状动脉、脑血管及外周血管）Ca^{2+}转运途径不同、钙离子通道被活化的途径不一（VDC或ROC）、活化机制迥异（有的以Ca^{2+}内流为主、有的以胞内贮存Ca^{2+}释放为主）、膜稳定性不同（钙离子通道存在"静息""开放"和"灭活"3种状态）及与药物的亲和力、离散度的差异，构成了钙通道阻滞剂对不同组织敏感性及临床适应证不同的基础，也是钙通道阻滞剂理效应不一的重要原因。

（二）药理作用

钙不仅为人体生理功能所必需，而且也参与或介导许多病理过程。细胞内Ca^{2+}过多（亦称钙"超载"），在高血压起病、心律失常形成、动脉粥样硬化发病及血管与心肌的脂氧化损伤等病理过程中起着重要作用。钙通道阻滞剂虽然作用不尽相同、作用机制未完全明了，但多种钙通道阻滞剂在不同程度上具有下述作用。

（1）抑制心肌Ca^{2+}跨膜SIC，使胞质内游离Ca^{2+}浓度下降、心肌收缩力减弱呈负性肌力作用，降低心肌耗能及耗氧。应当指出，不同的钙通道阻滞剂在整体动物实验中表现出来的负性肌力作用差异甚大，如硝苯地平由于舒张血管作用较强、甚至出现反射性增强心肌收缩力。

（2）抑制窦房结自律性及减慢房室传导，呈现负性变时及负性变传导作用。

（3）防止心肌细胞内Ca^{2+}"超负荷"、保护心肌免遭脂氧化损伤，对缺血心肌有保护作用。

（4）扩张冠状动脉、脑血管及肾动脉，促进冠状动脉侧支循环形成，改善心、脑和肾等重要脏器供血。

（5）扩张肺及周围血管、降低总外周阻力，使血压、肺动脉压降低及心脏前、后负荷减轻；总体来讲，钙通道阻滞剂舒张动脉血管作用强于舒张静脉血管。

（6）在某种程度上可减轻血管及心脏的重塑作用，使管壁顺应性增加、靶器官结构改变及功能损害减小。

（7）抑制支气管、肠道及泌尿生殖道平滑肌、缓解平滑肌痉挛。

（8）抑制血小板聚集，改进低氧血症时血流变异常，改善红细胞开变性。

（9）对血脂代谢无不良影响，某些钙通道阻滞剂可升高高密度脂蛋白胆固醇（HDL-ch）或降低低密度脂蛋白胆固醇（LDL-ch）。

（10）改善胰岛素抵抗、增加组织对胰岛素的敏感性。

（11）可抑制血管平滑肌细胞增殖及向内膜下迁移，此与抑制动脉粥样硬化有关，二氢吡啶类药物有抑制和延缓粥样硬化进程的作用。

（12）抑制兴奋-分泌偶联，影响多种腺体的分泌。

（13）抑制内皮素分泌、减少前嘌呤物质丧失，维持细胞 Ca^{2+}、Na^+ 和 K^+ 平衡，减轻血管切应力损伤。

（14）逆转心室肥厚及有轻度利钠、利尿作用。

（15）硝苯地平、硫氮䓬酮、氨氯地平和维拉帕米对高血压患者的肾功能有短期良好作用。硫氮䓬酮对胰岛素依赖型和非依赖型糖尿病、肾病患者有减少尿蛋白分泌的作用。

需要指出的是，钙通道阻滞剂的上述作用除因药物不同而表现各异外，其在体内的净效应还取决于各种作用的相对强度及用药途径、剂量、体内反射机制等影响因素。

三、临床应用

近年来，随着临床与基础研究的不断深入，钙通道阻滞剂的应用范围越来越广，已由最初单纯治疗心血管疾病发展到应用于多个系统的多种疾病。

（一）高血压病

目前，钙通道阻滞剂已广泛用于高血压病的治疗，尤其是二氢吡啶类药物，由于其显效快、效果明显，血压下降平稳，长期使用有效，且对血脂、血糖、尿酸、肌酐及电解质等无不良影响，已被列为高血压治疗的一线药物。与其他降压药相比，钙通道阻滞剂更适合于年龄大、基础血压高、低肾素型及外周血管阻力高者，一般单用钙通道阻滞剂 50%～70% 患者即可获得满意效果。钙通道阻滞剂与 β 受体阻滞剂、ACEI 及利尿药配伍应用时其降压效果更好，可根据病情酌予选用。对高血压合并冠心病、心绞痛、心律失常、脑血管疾病及外周血管病者，选用相应的钙通道阻滞剂不仅能降低血压，而且对其并发症治疗也十分有效。但钙通道阻滞剂远期应用能否降低心血管并发症的发生，国际上尚未取得一致意见，仍有待于前瞻性大规模长效钙通道阻滞剂抗高血压临床试验加以验证。国内近期已结束的一项临床多中心研究观察了尼群地平对老年单纯收缩期高血压的影响，初步表明钙通道阻滞剂对高血压病脑血管并发症有降低发生率作用，但对心血管并发症的发生似乎影响不明显。

近来，有人认为在预防高血压患者主要心血管事件中，钙通道阻滞剂的作用不及 β 受体阻滞剂或小剂量噻嗪类利尿药。美国一权威性荟萃资料分析了 9 个临床试验共 27 743 例患者，结果发现在降低血压方面，钙通道阻滞剂与 β 受体阻滞剂、ACEI 及噻嗪类利尿药没有明显差异；但服用钙通道阻滞剂组的患者中,急性心肌梗死和心力衰竭发生的危险性分别增加了26%,主要心血管事件危险增加了11%。因此,Furburger等认为,β受体阻滞剂、ACEI及小剂量噻嗪类利尿药仍然是治疗高血压的首选药物,只有在这些药物治疗失败或患者不能耐受时,才考虑换用钙通道阻滞剂。然而,2000年公布的NORDIL试验便很快否定此说。NORDIL试验证实,硫氮草酮在治疗高血压时与利尿药、β受体阻滞剂比较,不仅同样具有显著减少心血管事件发生和死亡的效果,而且比利尿药、β受体阻滞剂减少了20%的脑卒中发生率。硫氮草酮的良好疗效,可能与其逆转左心室肥厚、交感神经激活作用小及抑制心律失常等发生有关。针对伴有至少一项心血管高危因素的高血压患者进行治疗的INSIGHT试验更进一步证实,拜新同(一种长效的硝苯地平制剂)组和利尿药(氢氯噻嗪和米吡嗪联用)组的终点事件(包括心肌梗死、中风、心血管病死亡和心力衰竭等)发生率没有差别,总的事件的发生率均为12%,且拜新同单药治疗即可有效控制血压,长期用药无增加癌症和严重出血的危险性,从而确立了钙通道阻滞剂用药的安全性。上述资料充分说明,钙通道阻滞剂仍是可供选用的一线抗高血压药物,特别是其价格低廉、疗效可靠,更适合于国内治疗高血压病的应用。

目前,钙通道阻滞剂降压应用的新趋势:①第3代二氢吡啶类药物如氨氯地平、非洛地平等,降压有效而作用时间长;②非二氢吡啶类药物如维拉帕米,尤其是其缓释型制剂,虽然对心脏的选择性强,但能降低血浆去甲肾上腺素,因此,对应激状态及扩张周围血管,降压有独特作用;③短效的硝苯地平在降压治疗中对无明显并发症的老年人疗效较好,由于其交感激活作用,对大多数中青年患者不适用,已有两项前瞻性的临床试验对短效硝苯地平及利尿药与ACEI的降压效果进行比较,发现三类药物的降压作用相同,但前者防止心血管事件的发生明显较后两者减少。此外,人们在临床实践中还发现,若二氢吡啶类药物降压无效时通常加服利尿药不能增强其疗效;相反,高Na^+饮食可加强其疗效,可能与钙通道阻滞剂有内源性钠利尿作用有关,当摄取Na^+增加、体内Na^+增高时也可调节钙通道阻滞剂受体的结合率。

降压谷峰值比率(T:P)是1988年由美国食品药品监督管理局(FDA)提出的一项评价降压药优劣的指标,近年来已被作为降压药筛选与审批新药的标准。T:P亦即降压药最小与最大疗效之比率,提出此概念的目的在于强调稳态给药结束后血压应控制满意且降压作用须平稳维持24小时之久,以避免血压的过大波动。FDA认为,理想的降压药谷值效应至少应为峰值效应的50%,即T:P≥50%。据报道缓释硝苯地平10～30 mg,每天1次,T:P为50%;氨氯地平5～10 mg,每天1次,T:P为66%;拉西地平的T:P≥60%,提示钙通道阻滞剂是一类较为理想的降压药物。

(二)快速型心律失常

目前,用于治疗心律失常的钙通道阻滞剂均为有电生理效应的药物,如维拉帕米、盖洛帕米、硫氮草酮及哌克昔林等。其中,维拉帕米可抑制慢反应细胞的V_{max},延缓房室结慢径路的传导,从而终止房室结双径路的折返激动,已成为目前治疗房室结内折返性心动过速的首选药物。对于房性心动过速、心房扑动和心房颤动患者,钙通道阻滞剂可通过抑制房室传导而减慢其心室率,一部分患者可转复为窦性心律。此外,钙通道阻滞剂尚可减轻延迟后除极的细胞内Ca^{2+}超负荷,阻断早期后除极的除极电流,抑制触发活动性心律失常,对部分室性心律失常有效。近年来,屡有报道,维拉帕米或硫氮草酮对缺血性再灌注心律失常有预防作用,对左心室肥厚所合并的恶性室性心律失常也有潜在的治疗价值,可防止患者猝死。

(三)缺血性心绞痛及动脉粥样硬化

大多数钙通道阻滞剂具有扩张冠状动脉、解除冠状动脉痉挛、增加冠脉血流作用,并能降低心脏前、后负荷及减弱心肌收缩力,从而减少心肌氧耗量、恢复氧供需平衡,因此可用于各种类型的心绞痛治疗,尤其对变异性心绞痛效果较好。目前,多数学者更趋向于选择维拉帕米、硫氮草酮及长效二氢吡啶类制剂,短效的硝苯地平已较少应用,因有报道部分患者用硝苯地平后心绞痛症状加重,这可能与用药后血压下降太大、冠状动脉血流灌注减少或反射性心率加快、不利于氧供求平衡有关,也可能系冠状动脉侧支循环再分布产生"窃血现象"所致。近年来,某些实验及临床研究提示,钙通道阻滞剂有"心血管保护作用",可抑制氧自由基所致的脂质过氧化作用,减轻缺血与再灌注损伤。已有资料证实,钙通道阻滞剂用于经皮冠脉腔内血管成形术(PTCA)及溶栓后的缺血再灌注治疗取得较好效果。

自 1981 年国外学者 Henry 和 Bentley 首次报道硝苯地平对实验性动脉粥样硬化的抑制作用以来,10 余年间钙通道阻滞剂的抗动脉粥样硬化作用日益受到关注。动脉粥样硬化是一缓慢的发病过程,其病理改变主要为动脉管壁的 Ca^{2+} 沉积(钙化)及由 Ca^{2+} 作为信息物质所介导的内皮细胞损害、脂质沉积、动脉中层平滑肌细胞增殖及迁移、血小板聚集,甚或血栓形成为其特征。钙通道阻滞剂通过减少 Ca^{2+} 沉积及细胞内 Ca^{2+} 超负荷,可有效地保护血管内皮细胞、维持胞膜的完整性与通透性,抑制血栓烷素 A_2(TXA_2)及内皮素(ET)形成、刺激前列环素(PGI_2)的释放,以此延缓或削弱动脉粥样硬化的发病。维拉帕米、硫氮草酮及大多数二氢吡啶类钙通道阻滞剂的抗动脉粥样硬化作用均曾有过报道。国际硝苯地平抗动脉粥样硬化研究(INTACT)发现,与安慰剂组比较,治疗 3 年时冠状动脉粥样硬化新生病灶的危险性降低 28%,继续治疗 3 年则新生病灶的危险性进一步减少 78%,证实硝苯地平可有效抑制冠状动脉粥样硬化的进程。

(四)心肌肥厚

钙通道阻滞剂应用于高血压性心脏病或肥厚性心肌病,不但能增加心肌活动的顺应性、改善心脏舒张功能,而且可减轻甚或逆转心肌肥厚,目前已证实对心肌纤维增殖有抑制作用的药物中,钙通道阻滞剂较大多数药物作用强而仅次于 ACEI 类。对于肥厚性梗阻型心肌病,钙通道阻滞剂治疗时并不增加其收缩期流出道的压力阶差。

(五)脑血管及中枢神经系统疾病

正常情况下大脑具有稳定的较高的氧代谢,维持人体中枢机能必须有充足的脑血流,否则,脑灌注不足经一定时间可迅速产生乳酸,酸中毒又使脑血流调节功能丧失,进而引起脑细胞代谢衰竭甚至导致坏死。已知,休息时神经元细胞内 Ca^{2+} 较胞外低 10^4 倍,胞内 Ca^{2+} 浓度常在脑缺血损伤时增加,而胞内 Ca^{2+} 超负荷则又加剧脑细胞损伤死亡,从而形成恶性循环。近年来大量研究证实,钙通道阻滞剂可抑制这一过程,并通过脑血管扩张作用改善脑血流供应,因而用于脑缺血、蛛网膜下腔出血、脑复苏及偏头痛取得一定效果,几组大型临床试验已就尼莫地平对缺血性脑卒中的作用得出肯定结论;最近,ASCZEPIOS 试验及 FIST 试验正分别对伊拉地平和氟桂利嗪的作用进行观察,希望不久即可得出结论。

(六)肺与肺动脉疾病

许多呼吸道疾病、肺循环障碍及急性微血管性肺损伤的病理生理均与 Ca^{2+} 有关,如过敏性哮喘时 IgE 介导的肥大细胞释放化学物质及炎症介质(兴奋-分泌偶联)、气管平滑肌痉挛与收缩(兴奋-收缩偶联)、某些血管活性介质的合成及神经冲动的传导等均受细胞内外 Ca^{2+} 的调节,Ca^{2+} 还影响某些趋化作用物质(如白细胞介素)的合成与释放,因而,钙通道阻滞剂对呼吸系统疾病的治疗及预防价值受到广泛重视。实验研究及临床观察发现,钙通道阻滞剂可抑制化学递质及气管平滑肌组胺的释放、TXA_2 和 PGF_2 等所诱发的气道平滑肌痉挛,并能抑制冷空气及运动诱导的支气管痉挛,从而减轻支气管哮喘发作。但总的说来,钙通道阻滞剂对呼吸道平滑肌的舒张效应较小,现今仍不能作为一线药物应用。不过,其新一代制剂尤其是气雾剂可能有更大作用。

目前,钙通道阻滞剂对原发性或继发性肺动脉高压的作用虽然报告不多,对病程及预后的影响尚缺乏长期对照研究,但钙通道阻滞剂尤其是硝苯地平对慢性阻塞性肺病的肺动脉高压可降低肺血管阻力,在选择性病例确可改善症状及血流动力学效应,其次研究较多的药物为硫氮䓬酮,但药物的选用剂量及投药方式各家报道不一,尚有待于进一步探讨。

(七)其他

钙通道阻滞剂对肾脏的保护作用、在胃肠道及泌尿生殖系统疾病中的应用等也受到广泛重视并取得重大进展,但仍需不断完善资料及进行长期的对照观察。

四、钙通道阻滞剂在某些心脏疾病应用中的争议与评价

(一)心肌梗死

钙通道阻滞剂能否用于急性心肌梗死(AMI),目前意见不一。部分学者认为,钙通道阻滞剂用于 AMI 早期可限制或缩小梗死面积。1990 年的丹麦维拉帕米二次心肌梗死试验(DAVIT Ⅱ)表明维拉帕米可减少再梗死;DAVIT Ⅰ及 DAVIT Ⅱ的汇集资料证实了维拉帕米治疗组患者心血管事件、死亡率及再梗死率均降低,其疗效类似于多数 β 受体阻滞剂。对于心电图显示的无 Q 波性心肌梗死,早期(24～72 小时)应用硫氮䓬酮可显著减少再次心肌梗死及梗死后难治性心绞痛的发生率,目前已引起临床广泛注意。新近,有人观察了维拉帕米与非洛地平对 AMI 后心率变异性的影响,提示维拉帕米能增加副交感神经活性、恢复交感与副交感神经的平衡,对 AMI 早期心率变异性有较好影响,而非洛地平则无此作用,这可能是维拉帕米改善 AMI 患者预后的重要原因之一。但也有相反报道认为,钙通道阻滞剂非但不能减少心肌梗死患者死亡与再梗死危险,反而能增加其死亡率,1995 年 3 月,Psaty 等在美国第 35 届心血管病流行病学与预防年会上提出,使用硝苯地平者与用利尿药、β 受体阻滞剂比较,心肌梗死危险增加 60%;Furburger 等也收集了 16 个硝苯地平用于冠心病治疗的随机二级预防试验资料,于同年 9 月再次报告中等到大剂量的短效钙通道阻滞剂硝苯地平能增加冠心病死亡率,有学者并由此推及其他钙通道阻滞剂(特别是二氢吡啶类)也有类似的不良作用,曾一度引起学者们的关注。尽管 Braun 等曾于次年在世界著名的《美国学院心脏病杂志》撰文不支持所谓钙通道阻滞剂在治疗各类慢性冠心病时将会增加其死亡危险比率或对心肌梗死存活有不利影响的观点,Norman 也认为将大剂量短效硝苯地平(每天用量≥80 mg)的假定危险等同于已被证实对高血压和心绞痛有效而安全的合理剂量的长效钙通道阻滞剂,这种盲目扩大及不合理应用是错误的,但对于心肌梗死患者应用钙通道阻滞剂,医药界目前已引起重视并持审慎态度。多数学者认为,AMI 早期除非有适应证,否则不应常规使用钙通道阻滞剂,如需选用时当充分估计所选药物的负性肌力及对心率、血压及传导系统的影响。

(二)心功能不全

维拉帕米、硫氮䓬酮等有负性肌力的药物一般应避免应用于收缩功能障碍的充血性心力衰竭(CHF)患者,此早已成为人们的共识。已有研究证实维拉帕米可使 CHF 恶化,MDPIT 试验

也表明硫氮䓬酮可增加心肌梗死后伴有左心室功能不全患者的病死率。然而,二氢吡啶类钙通道阻滞剂能否应用于 CHF 仍存有较大争议。起先人们认为,钙通道阻滞剂可使血管扩张、降低心脏前、后负荷以利于心脏做功,且可改善心肌缺血、防止心肌病变时的心肌细胞内 Ca^{2+} 积聚及局部微血管痉挛而出现的心肌局灶性坏死,因而钙通道阻滞剂可能有助于 CHF 的治疗,钙通道阻滞剂曾被推荐为治疗轻、中度 CHF 的首选药物,寄希望于 CHF 早期应用能阻止原发病的进一步发展恶化,在晚期则可降低心脏后负荷、改善心脏作功能力使 CHF 缓解,有学者观察到氨氯地平、非洛地平等可改善 CHF 患者的血流动力学效应;不过,随后的进一步观察却发现硝苯地平及某些二氢吡啶类药物使心功能恶化,究其原因时许多学者把钙通道阻滞剂对 CHF 的不利影响归咎于其负性肌力作用及反射性兴奋交感神经和激活肾素——血管紧张素系统的作用。目前尚无大规模的临床试验评价硝苯地平对 CHF 的远期影响。初步研究表明,新一代的血管选择性钙通道阻滞剂可缓解症状、提高运动耐量,其神经内分泌激活不明显。前瞻性随机氨氯地平存活评价(PRAISE)及 PRAISE 2 分别对氨氯地平在严重充血性心力衰竭中的作用及氨氯地平用于治疗心力衰竭患者的高血压或心绞痛的安全性进行了评价,试验结果提示人们:①尽管氨氯地平未加重患者的心力衰竭及增加心肌梗死、致命性心律失常或因严重心血管事件的住院率,但该药亦未能进一步改善心力衰竭患者预后,因而,在充分使用心力衰竭现代药物治疗的基础上,不宜将氨氯地平作为针对心力衰竭的常规治疗药物。②心力衰竭患者常合并控制不满意的高血压或心绞痛,此时,应首选 ACEI、利尿药、β 受体阻滞剂等进行治疗。如果这些药物仍不能控制心力衰竭患者的高血压或心绞痛,或患者不能耐受这些药物时,使用长效钙通道阻滞剂氨氯地平是安全的,它与传统的短效钙通道阻滞剂不同,该药并不恶化心力衰竭患者的心功能或预后。

近些年来,随着对心脏功能研究的不断深入,对心功能不全的认识也有了较大提高,心脏舒张功能障碍及无症状心功能不全逐渐受到重视。肥厚性心肌病或高血压、冠心病的早期,心脏收缩功能可能正常,而心脏舒张功能已有损害,此时洋地黄等正性肌力药物的应用受到限制,越来越多的研究表明,维拉帕米、硫氮䓬酮及氨氯地平等可改善患者的舒张功能,显示了钙通道阻滞剂在改善心脏舒张功能方面的良好应用前景。

五、药物介绍

(一)维拉帕米及其同系物

本品为人工合成的罂粟碱衍化物,系最早被研究应用的钙通道阻滞剂,1962 年由 Hass 首先合成并用于临床。

1.化学结构

见图 7-1。

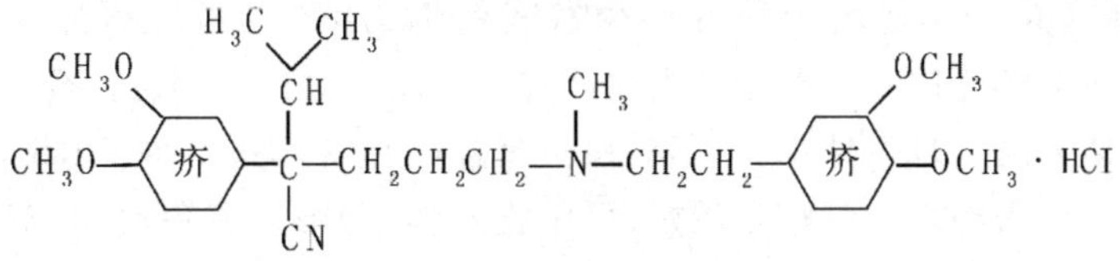

图 7-1 维拉帕米化学结构

2.理化性质

本品为白色或类白色结晶性粉末,无臭、味苦,熔点为 141～145 ℃,溶于水、乙醇或丙酮,易溶于甲醇、氯仿,不溶于乙醚。5%水溶液 pH 为 4.5～6.5。

3.药动学

静脉给予维拉帕米后 1～2 分钟即可测出血流动力学效应(血压降低)和电生理效应(P-R 间期延长),但前者效应时间短暂,5 分钟时低血压效应即达高峰,10～20 分钟作用消失;后者作用时间较长,其负性传导作用 10～20 分钟为顶峰,6 小时仍可测出,提示房室结组织对该药有明显的亲和力。维拉帕米血浆浓度＞75 ng/mL 时,阵发性室上性心动过速即可转复为窦性心律,一次静脉给药 0.10～0.15 mg/kg 即可达此浓度,继后按每分钟 0.005 mg/kg 静脉滴注,能较长时间地维持血浆治疗浓度。

口服维拉帕米几乎从胃肠道完全吸收,但由于通过肝脏时的首过效应,其生物利用度已降至 10%～35%。因此,欲得到与静脉注射给药相等的药理效果,口服剂量与静脉注射剂量应有明显差别,即口服剂量要比静脉注射大 8～10 倍才能达到相应的血液浓度。血清中 90% 的维拉帕米与蛋白结合,半衰期为 3～7 小时不等。口服或静脉注射药物 70% 以代谢产物的形式由肾脏排泄,15% 经胃肠道排出,只有 3%～4% 以原形在尿中出现。维拉帕米经肝脏通过 N-脱甲基作用和 N-脱羟基作用产生多种代谢产物,其主要代谢物去甲基维拉帕米的血流动力学效应和冠状动脉扩张作用强度较弱,活性仅为母体成分的 20%。此外,服用相同剂量的维拉帕米时,患者之间血浆中的浓度可有差异,但血浆浓度＞100 ng/mL 时,血浆浓度与疗效之间的相关性已甚小。

4.治疗学

(1)室上性快速型心律失常:维拉帕米阻抑心肌细胞膜钙慢通道,使钙内流受阻,可抑制窦房结和房室结慢反应细胞动作电位 4 位相自动除极化速率,降低其自律性并抑制动作电位 0 相除极速度和振幅,减慢冲动传导、延长房室传导时间,尤其使房室结有效不应期显著延长,使单向阻滞变为双向阻滞,从而消除折返,临床上用于阵发性室上性心动过速(PSVT),能有效地使其转复为窦性心律(有效率达 80%～90%),尤其是对房室结折返性 PSVT 更为有效,是紧急治疗 PSVT 患者的首选药物。对心房扑动或心房颤动患者,可减慢其心室率,个别患者可转复为窦性心律(心房颤动转复率仅 2%～3%)。

用法及用量:一般于 PSVT 发作时,首次静脉给予维拉帕米 3～5 mg(小儿)和 5～10 mg(成人),稀释于 10～20 mL 葡萄糖注射液中缓慢静脉推注,如无效时 20～30 分钟后可重复注射,总量不宜超过 20 mg。频繁发作 PSVT 的患者,继后以每天 320～480 mg 口服,可有效地预防复发;心房颤动或心房扑动患者,于初始注射 5～10 mg 后通常能减慢心室率至 80～110 次/分,此后可继续静脉滴注或口服维持此心率。

Fleckenstein 曾观察过 18 例心房扑动患者静脉注射维拉帕米 10 mg 的治疗效果,发现用药后 15 例心室率减慢(其中 4 例转为窦性心律),有效率为 83.3%,心房扑动转复率为 22.2%(4/18)。注意静脉注射给药期间应严密监测血压与心电图。对预激综合征合并的快速心律失常应根据电生理检查结果决定是否选用,本药对预激综合征并发 PSVT 而 QRS 波群不增宽者(心房激动经房室结正向传入心室),则疗效较好,可中止发作,否则应避免使用;对心房颤动或心房扑动合并预激综合征时,由于本药可使更多的心房激动经旁路传入心室,以致心室率增快甚或诱发心室颤动,故应忌用。本药对房性期前收缩有一定效果,对室性心律失常则效果较差。

(2)缺血性心脏病:维拉帕米通过 Ca^{2+} 拮抗作用松弛血管平滑肌,能有效地降低血管阻力、减轻心脏射血负荷及预防冠状动脉痉挛。另外,该药的负性变时及负性变力作用有利于降低心肌氧耗及增加舒张期冠状动脉血流灌注,对缺血性心脏病治疗有效,临床可用于劳力性心绞痛、变异性心绞痛及不稳定型心绞痛。劳力性心绞痛患者,平均每天剂量240～480 mg,可有效地缓解劳力性心绞痛,其用量每天320～480 mg的疗效类似或优于β受体阻滞剂,对变异性心绞痛(平均口服剂量每天450 mg)及不稳定型心绞痛(口服剂量每天320～480 mg)也收到良好效果,其心绞痛发作次数和硝酸甘油用量减少,暂时性ST段偏移得以改善。一般应用方法:维拉帕米开始口服40～80 mg,每8小时1次,以后递增至每天240～360 mg或更大耐受剂量。

(3)肥厚性心肌病:临床研究证实,维拉帕米不仅降低心脏后负荷、左心室与流出道间压力阶差及直接抑制心肌收缩力,而且能减轻甚或逆转心肌肥厚。近期一项研究观察了7例肥厚型心肌病患者每天口服维拉帕米360 mg,连服1年、1年半及2年时的治疗效果,发现患者不但临床症状(心前区疼痛、劳力性呼吸困难、晕厥)减轻,左心室顺应性改善,而且经电镜检查显示治疗后心肌细胞结构较前清晰、肌束走向紊乱变轻、肌原纤维排列仅轻度异常。还有研究报告维拉帕米在减轻左心室肥厚的同时可减少74％室性心律失常,并降低其严重性。

(4)轻、中度高血压:尤其适合于老年高血压患者的治疗。一般,治疗剂量为每天80～320 mg。治疗初期可口服维拉帕米40 mg,每天3次,若1周后无效渐增至80 mg,每天4次,一般于用药4周后血压趋于稳定在正常水平,其总有效率可达92.5％,心率由治疗前平均86次/分降至72次/分。血压稳定4周后可逐渐减至最小有效剂量维持治疗。

(5)应激状态或窦性心动过速:心率增加是处于应激状态的重要指标之一,心率增快常与高血压、TC及TG升高、体重指数升高、胰岛素抵抗、血糖升高及HDL-ch降低等密切相关,故心率增快是心血管病和死亡的一个独立危险因素。人心率的快慢与寿命的长短呈反比,故控制心率、祛除应激状态十分必要。目前认为,使用维拉帕米控制心率较使用β受体阻滞剂可能更好,因维拉帕米不会引起继发性血儿茶酚胺或去甲肾上腺素水平升高。用药方法:口服维拉帕米,使心率控制在50～60次/分。

(6)特发性室性心动过速:特发性室性心动过速主要指无器质性心脏病基础的分支性室性心动过速,室速发作时常表现为左束支阻滞合并电轴左偏或右偏。该类室速有时对其他抗心律失常药物反应不佳,而对维拉帕米的治疗反应良好,故有人又称之为"维拉帕米敏感性室速"。

5.药物相互作用

(1)与地高辛合用:维拉帕米可使地高辛的肾脏和非肾脏清除减少,它虽不影响肾小球滤过率,但可使地高辛的肾小管分泌明显下降,两药合用时,地高辛总清除率平均降低35％,血药浓度增加40％。有人指出,地高辛血药浓度增加发生在两药合用的7～14天之后。血清地高辛浓度的增加易导致洋地黄中毒,故有人主张两药应避免联合用药。若必须合用时应彼此减少各自的用量,或地高辛减少35％。

(2)与普萘洛尔合用:维拉帕米和普萘洛尔均有Ca^{2+}拮抗作用,前者可阻碍Ca^{2+}通过细胞膜,后者能抑制Ca^{2+}在肌浆网内摄取和释放,故两药合用时可产生相加的负性肌力、负性频率及负性传导作用,易诱发低血压、呼吸困难、心动过缓、心力衰竭甚或心脏停搏。一般应于维拉帕米停药2周后方可应用普萘洛尔。

(3)与硝酸酯类合用:维拉帕米与硝酸甘油合用,后者增加心率的不良反应可为前者所抵消,而治疗作用相加,故两者合用对治疗难治性心绞痛效果较好,但合并用药可引起血压轻度下降,应用时宜注意。

(4)与某些抗心律失常药合用:维拉帕米和奎尼丁合用时可发生直立性低血压,两者合用治疗肥厚型心肌病时更是如此,这种不良反应可能是奎尼丁、α肾上腺素的阻滞效应和维拉帕米周围血管扩张的联合作用结果;同理丙吡胺与维拉帕米合用时也应小心;维拉帕米与胺碘酮合用,由于两者均可抑制窦房结自律性、房室传导和心肌收缩力,故可诱发心率减慢、房室传导阻滞、低血压和心力衰竭。

(5)与其他药物合用:维拉帕米增加血清卡马西平浓度,对血清卡马西平浓度稳态患者应避免长期使用;长期口服锂剂治疗者应用维拉帕米后血清锂浓度常可降低;维拉帕米还可增加异烷的心肌抑制作用及神经肌肉阻滞剂的作用,亦增加茶碱的血浓度;肝酶诱导剂(如利福平、巴比妥类、苯妥英钠、扑痫酮和卡马西平)可使维拉帕米血浓度降低;磺吡酮明显增加维拉帕米的清除率,口服维拉帕米的生物利用度可从27%降低至10%;抗癌药物COPD(环磷酰胺、长春新碱、丙卡巴肼和泼尼松)或VAC(长春地辛、阿霉素和顺铂)化疗方案与维拉帕米合用时,维拉帕米的浓度-时间曲线下面积(AUC)降低35%。

6.不良反应与防治

不良反应发生率为9%～10%,严重反应需停药者仅占1%。口服维拉帕米耐受良好,不良反应轻微,较常见的主要为胃部不适、便秘、眩晕、面部潮红、头痛、神经过敏和瘙痒,其中便秘和无症状的一度房室传导阻滞常超过半数,两种不良反应无须改变其用药,便秘可用缓泻剂(如麻仁丸)加以控制,其余不良反应大多较轻,可稍减量或加用其他药物。个别患者可伴发踝部水肿,通常并非充血性心力衰竭的表现,可用缓和的利尿药治疗。

静脉注射维拉帕米时,血压常有一过性轻度下降,偶可发生严重的低血压和房室传导障碍。有窦房结功能不良、传导系统疾病或已给予β受体阻滞剂的患者,静脉注射给药可引起严重的窦性心动过缓、心脏传导阻滞甚或心脏停搏。此外,充血性心力衰竭患者,维拉帕米可引起血流动力学恶化。上述情况一旦发生,应立即进行抢救。在大多数情况下,静脉注射阿托品(1 mg)可改善房室传导,葡萄糖酸钙1～2 g静脉注射(以等量25%葡萄糖注射液稀释至10～20 mL,以小于每分钟2 mL速度注射)然后以5 mmol/h静脉滴注维持,有助于改善心力衰竭。血压低者可静脉滴注多巴胺,发生严重心动过缓时可肌内注射或静脉滴注异丙肾上腺素。药物治疗无效时应采用胸外心脏按压及心脏起搏暂时维持,直到维拉帕米短时间的作用消失为止。

充血性心力衰竭、病窦综合征、二度至三度房室传导阻滞、洋地黄中毒和低血压患者应忌用。曾有维拉帕米引起肝脏毒性的报道,因此肝功能不良者应慎用。

7.制剂

(1)片剂:40 mg。

(2)注射剂(粉):5 mg。

(二)硝苯地平及其他二氢吡啶衍生物

1.化学结构

见图7-2。

2.理化性质

本品为黄色针状结晶或结晶粉末,无臭、无味,熔点171.5～173.5 ℃。不溶于水,微溶于甲醇、乙醇和乙醚,易溶于丙酮、氯仿和醋酸乙酯。遇光不稳定。

3.药动学

口服或舌下含服硝苯地平后几乎完全被吸收(＞90%),仅20%～30%经门静脉为肝脏所摄取代谢,生物可用度达65%以上。口服给药15分钟起效,1.0～1.5小时血药浓度达高峰,作用时间可持续4～8小时;舌下给药2～3分钟起效,15～20分钟达高峰。硝苯地平大部分与蛋白结合,转变为无活性的极性形式,其中绝大部分经氧化而成为一种"游离酸",小部分被转变为内环酯。代谢产物几乎80%经肾排泄(其中90%在24小时内排出);也有一部分经肠肝循环而被吸收,经胃肠道排泄的代谢产物占15%;只有微量的原形硝苯地平在尿中出现。生物半衰期4～5小时,需多次给药始能达到有效血浓度。长期服用期间该药或其代谢产物无蓄积作用,对其他药物血浆浓度也不构成明显影响,故可与硝酸盐、β受体阻滞剂、地高辛、呋塞米、抗凝剂、抗高血压药及降血糖药合用。

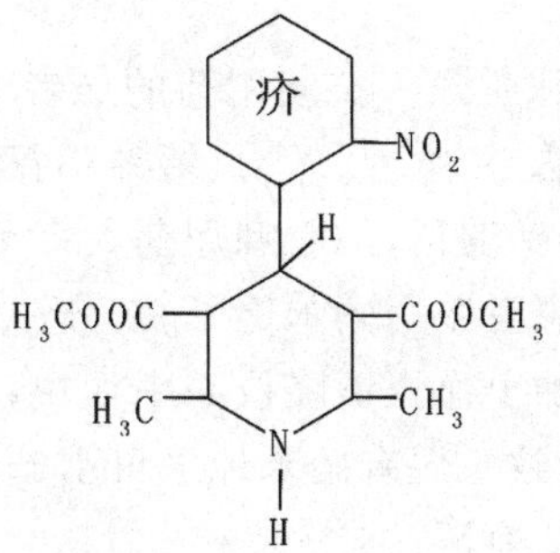

图7-2 硝苯地平化学结构

拜新同控释片具有推拉渗透泵系统,可使药物恒定释放16～18小时,口服吸收好,一次给药后6小时达血药峰值并可使血药浓度平稳地维持24小时,生物利用度达75%～85%。由于药物缓慢释放,血药浓度恒定而无普通制剂给药后的波峰效应,因而更适于临床应用。

4.治疗学

(1)药理作用:与维拉帕米不同,硝苯地平对心肌电生理特别是对传导系统没有明显的抑制作用,所以缺乏抗心律失常作用。它在整体条件下也不抑制心脏,其直接负性肌力作用可为交感神经系统反射性兴奋所完全抵消甚或表现为正性肌力作用。硝苯地平的突出效应在于松弛血管平滑肌、降低周围血管阻力,使动脉压下降,减轻左心室工作负荷及心室壁张力,从而降低心肌氧耗;同时使冠状动脉扩张、增加冠状动脉血流和改善对心肌的供氧。此外,硝苯地平尚有促进冠状动脉侧支循环及抗血小板聚集作用。

(2)临床应用如下。

轻、中度高血压及急症高血压:降压作用强大、迅速而完全,一般在给药后30～60分钟见效,维持时间达3小时。一般高血压患者,每天20～60 mg,分3～4次口服,控释片30～60 mg,每天1次;高血压危象或高血压伴有急性左心衰竭者,可立即舌下含服10～20 mg,待血压下降并平稳后改为口服维持。

各种类型的心绞痛:硝苯地平广泛应用于变异型心绞痛,疗效高,能显著减少心绞痛的发作次数和硝酸甘油用量,长期口服治疗可控制50%心绞痛患者的发作,90%的患者症状得以减轻;对慢性稳定型心绞痛效果亦佳,可使70%患者心绞痛改善,运动耐量增加30%;不稳定型心绞痛(冠状动脉阻塞兼痉挛)患者,当住院用β受体阻滞剂或静脉滴注硝酸甘油无效时,选用硝苯地平通常可收到良好效果。此外,伴有窦房结功能不良、房室传导障碍的心绞痛患者,这些不适于维拉帕米治疗者仍可选用硝苯地平。剂量与用法:舌下、口服及静脉给药均可。舌下含服每次

10 mg,10 分钟即可起效;口服每次 10～20 mg,每天 3 次;静脉注射每次 1 mg。控释片每天 1 次给药 30～90 mg。

肺动脉高压:适于伴左至右分流的先心病肺动脉高压及原发性肺动脉高压,患者舌下含服硝苯地平1 小时后,肺动脉压、肺总阻力指数及肺血管阻力指数明显下降,心排血量、心排血指数及氧输送量明显增加,血流动力学指标有所改善。推荐用药剂量:体重＜30 kg 者一次 10 mg,30～60 kg 者一次 20 mg,＞60 kg 者一次 30 mg,碾碎舌下含化或口服,若耐受良好可长期服用,每天 120～240 mg,分次口服。

雷诺病:硝苯地平口服,每次 10～20 mg,每天 3 次,有效率可在 60％～88％。

5.不良反应与防治

不良反应主要由其扩张周围动脉所致。长期用药的患者 5％出现头痛,其他不良反应尚有头晕、面色潮红、低血压、肢端麻木、恶心、呕吐、乏力、精神不振、牙龈肿胀及踝部水肿,因反应轻微,一般无须停药。硝苯地平所致的钠潴留,加服利尿药大多可以防止。长期用药只有 4.7％的患者因不良反应严重而停药。少数患者服用硝苯地平 30 分钟后心绞痛或心肌缺血加重,可能系由于严重的冠状动脉固定性狭窄再加上血压下降或心率加快,使冠状动脉灌注不足致心肌氧供求失衡,也可能是冠状动脉"窃血"所致。偶有硝苯地平可引起红斑性肢痛和粒细胞缺乏症的报道。硝苯地平唯一的绝对禁忌证是低血压。

6.药物相互作用

(1)与 β 受体阻滞剂合用:两药合用时,由于 β 受体阻滞剂减弱了硝苯地平的反射性心动过速作用,常有良好效果且不良反应减少,适用于高血压或缺血性心脏病的治疗。

(2)与硝酸酯类合用:两药均可引起头痛、面红、心率加快及血压下降,当合用治疗心绞痛时虽正性作用相加,但同时不良反应加重,故一般不提倡两药合用。

(3)与阿司匹林合用:与阿司匹林并用能明显增强阿司匹林的抗血小板聚集和抗血栓形成作用,并减少其用量和不良反应。两者并用的体内效果优于体外,此可能与硝苯地平促使 PGI_2 生成、抑制 Ca^{2+} 内流及扩张血管作用有关,但亦应注意,两者合用易诱发出血倾向。

(4)与其他药物:可使血清奎尼丁浓度明显降低,从而减弱奎尼丁的抗心律失常作用,但停用硝苯地平后,血清奎尼丁浓度会反跳性增加;动物试验中,硝苯地平与氟烷对离体大鼠心肌有相加的负性变力作用;西咪替丁可降低肝血流量,是肝细胞微粒体药物代谢氧化酶的强力抑制剂,与硝苯地平联用时可降低硝苯地平的清除率,合用时硝苯地平剂量应减少 40％。

7.制剂

片剂:10 mg。控释片:20 mg、30 mg。胶囊剂:5 mg。

(王　静)

第六节　β 受体阻滞剂

肾上腺素 β 受体阻滞剂的出现是近代药理学的一项重大进展,是药理学发展的典范。自第一代 β 受体阻滞剂——普萘洛尔问世以来,新的 β 受体阻滞剂不断涌现,加速了受体学说的深入发展,目前 β 受体阻滞剂治疗指征已扩大到多种脏器系统疾病,近年来又有重要进展。

　　β受体阻滞剂属抗肾上腺素药,能选择性地与肾上腺素受体中的β受体相结合,从而妨碍去甲肾上腺素能神经递质或外源性拟肾上腺素药与β受体结合,产生抗肾上腺素作用。根据β受体的药理特征可将其分为选择性和非选择性两类,部分β受体阻滞剂具有内源性拟交感活性。

一、β受体阻滞剂的药理作用及应用

(一)药理作用

1.受体选择性

　　受体选择性也称心脏选择性作用。β受体分布于全身脏器血管系统,中枢β受体兴奋时,心率加快,肾交感神经冲动增加,尿钠减少;突触前膜β受体兴奋时,可使血压升高。突触后膜β受体包括心脏β受体和血管β受体。肠道、心房和心室以β_1受体为主,左心室的β_2受体占全部β受体的1/4;心脏β受体兴奋时,使心率加快,心肌收缩力增强;肠道β_1受体兴奋时,肠道松弛。血管床、支气管、子宫和胰岛等部位的β受体,以β_2受体为主,当β_2受体兴奋时,支气管和血管床扩张,子宫松弛,胰岛素分泌增加。β受体经典地被分为心肌内的β_1受体和支气管及血管平滑肌上的β_2受体,目前对某些β受体尚难分类。近年来研究表明,β_2受体与腺苷酸环化酶的偶联效率高于β_1受体,但由于β_1在数目上比β_2高4倍,且最重要的心脏神经递质-去甲肾上腺素与β_1的亲和力是β_2受体的30~50倍,因此调节正常心肌收缩力的主要受体是β_1受体。位于细胞膜上的β受体是腺苷酸环化酶系统的一部分。它们与鸟苷酸调节蛋白(G),共同组成腺苷酸环化酶系统(RGC复合体:受体-G蛋白-腺苷酸环化酶)。动物离体心房和离体气管试验表明普拉洛尔、阿替洛尔、美托洛尔等对心房肌的效应比对气管平滑肌的效应强10~100倍,故它们为选择性β_1受体阻滞剂。非选择性β受体阻滞剂如普萘洛尔对不同部位的β_1、β_2受体的作用无选择性,故称之为非选择性β受体阻滞剂。它还可以增强胰岛素的降血糖和延缓血糖的恢复,并可致外周血管痉挛。这些不良反应都与β_2受体阻断有关;而β_1受体选择性阻断却不同,例如,阿替洛尔没有增强胰岛素降血糖和延缓血糖恢复的作用,普拉洛尔的肢端动脉痉挛反应较普萘洛尔为少。

2.内源性拟交感活性(ISA)

　　内源性拟交感活性指其部分激动肾上腺素能受体的能力。在交感神经张力很低的情况下,某些β受体阻滞剂,如氧烯洛尔、吲哚洛尔、醋丁洛尔等具有部分内源性交感激动活性。其激动过程缓慢而弱,远低于纯激动剂,如吲哚洛尔的部分激动作用足以抗衡静息时阻断交感神经冲动所引起的心脏抑制作用,而在运动时交感神经活动增加,β阻断作用表现得较强,于是ISA就显示不出来。

3.膜稳定作用

　　一些β受体阻滞剂具有局部麻醉作用。例如,普萘洛尔、醋丁洛尔等,在电生理研究中表现为奎尼丁样稳定心肌细胞电位作用,即膜稳定效应;表现为抑制细胞膜上钠离子运转,降低O相上升速度,而对静息电位和动作电位时间无影响。膜稳定作用与β受体阻滞剂作用及治疗作用无关,其主要临床意义仅在于局部滴眼用以治疗青光眼时,局部麻醉作用成为不良反应。因此,不具膜稳定作用β受体阻断较强的噻吗洛尔就成为适宜的治疗青光眼的滴眼剂。

　　β受体阻滞剂的分类方法很多,国内多采用杨藻宸的受体亚型的选择性和ISA为纲的分类方法。近年,许多学者根据药物对受体的阻断部位而分为3代β受体阻滞剂,例如,β受体无选择性为第一代,β_1受体选择阻滞剂为第二代,β_1受体+α_1或α_2受体阻滞剂为第三代。这种分类方法已被广大临床医师所接受。

(二)临床应用

各种β受体阻滞剂的药效学和药代动力学彼此不同,作用机制大致相似。目前,对β受体阻滞剂的研究旨在寻找不良反应少,特别是对脂质代谢无不良影响的高效品种,寻找对心脏有选择性、兼有α受体阻断活性和直接扩张血管作用的β受体阻滞剂,以及半衰期短的超短效品种。

β受体阻滞剂可用于治疗下列疾病。

1.心律失常

β受体阻滞剂抗心律失常机制,主要是通过阻断儿茶酚胺对心脏β受体介导的肾上腺素能作用,从而延长房室结不应期;其次是阻断细胞钙离子内流,此与β受体阻断效应无关。β受体阻滞剂既有轻度镇静作用,又可阻断儿茶酚胺的心脏效应。具有膜稳定作用的β受体阻滞剂,比具有 ISA 者更有优越性,因为后者对β受体的内在轻度兴奋作用不利于室性心律失常的控制。现已证明,β受体阻滞剂对于因运动而增加的或由运动引起的室性期前收缩,具有显著的抑制作用。长程普萘洛尔或美托洛尔治疗,可预防急性心肌梗死后 3 个月内室性期前收缩次数及复杂心律失常的发生率,并可抑制短阵室性心动过速复发,使梗死后 1 年内死亡率降低 25%。而β受体阻滞剂对溶栓再灌注早期心律失常未见明显效果,但不排除降低再通后心室颤动发生的可能性。β受体阻滞剂还可用于治疗窦性心动过速、快速性室上性心动过速(包括心房颤动、心房扑动)。

2.心绞痛

β受体阻滞剂在治疗心绞痛时欲达到临床满意的效果,用量必须足以产生明显的β受体阻断效应。一般而论,β受体阻滞剂抗心绞痛作用是通过减慢心率、降低血压及抑制心肌收缩力,从而降低心肌需氧量而实现的。所有β受体阻滞剂治疗心绞痛的疗效可能是同等的,因此对没有其他疾病的患者选用何种药物亦不重要。理论上,β受体阻滞剂对变异型心绞痛不利,这是因为它使α受体的生物活性不受拮抗,导致血管收缩。心外膜大的冠脉内α受体数量多于β受体,用药后由于β受体抑制,而α受体相对活跃,使得冠状动脉痉挛。

3.心肌梗死

目前,临床越来越趋向将β受体阻滞剂用于急性心肌梗死的早期;特别是采用静脉给药的方法,β受体阻滞剂可能降低心室颤动的危险性,也可能使梗死面积不同程度地缩小,长程治疗可明显减少猝死,降低死亡率。β受体阻滞剂通过降低心率、心肌收缩力和血压而减少心肌耗氧量,还通过降低缺血心脏儿茶酚胺水平,促使冠脉血流发生有利的再分布。据文献报道,早期(胸痛开始 4～12 小时内)静脉注射,继以改口服,可降低磷酸激酶峰值。普萘洛尔、普拉洛尔和美托洛尔可改善心肌细胞的缺血损伤,减轻 ST 段抬高,阿替洛尔可保护 R 波,普萘洛尔和噻吗洛尔可减少 Q 波的发生,缩小梗死面积。

4.高血压

β受体阻滞剂被广泛用作降压药,单独应用时降压效果同利尿药,但降压的确切机制至今仍然不是十分明确,可能是早期抑制肾素释放及其活性,以减少心排血量。对于高肾素型高血压,特别是β受体功能较强的年轻高肾素型患者,疗效较佳。有血管扩张作用的β受体阻滞剂可降低全身血管阻力,如具有 ISA 效应的β受体阻滞剂。无血管扩张作用的常规β受体阻滞剂后期使血管阻力下降,其作用部位可能是抑制突触前膜的β受体。对心动过缓、肢体血管病变或老年人更为适宜。另一方面,在高血压合并心绞痛时,减慢心率者似乎更为可取。此外,长期使用β受体阻滞剂治疗高血压病可降低高血压患者的心血管病事件的发生率。

研究显示高血压病患者外周血淋巴细胞β受体密度较正常人明显增加,但受体亲和力不变(外周淋巴细胞β受体密度与心肌细胞β受体密度呈显著正相关,两者均受内源性儿茶酚胺的动态调节)。

研究观察到,Ⅰ、Ⅱ期高血压病患者β受体密度明显上调(30.8%与56.7%),对羟甲叔丁肾上腺素的敏感性显著增加(较对照组分别下降20.7%与37.9%),其中并发左心室肥厚者上述二项指标均明显高于无左心室肥厚者。提示心肌β受体密度及功能的变化可能与高血压及其并发左心室肥厚有关。在高血压适应性初期阶段,循环内分泌系统(交感-儿茶酚胺系统与肾素-血管紧张素系统)的活化启动了一系列临床型病理生理过程。Lands报道,原发性高血压(EH)患者心血管系统代偿阶段心肌β受体密度的上调与血浆肾上腺素及去甲肾上腺素浓度增加有关。心肌肥厚的实验显示血管紧张素转化酶抑制剂(ACEI)的mRNA转录,加速AngⅡ合成,通过三磷酸肌醇(IP)和二酯酰甘油(DAG)激活蛋白激酶C,促使转录因子蛋白磷酸化并与DNA相互作用。导致心肌蛋白与受体合成增加;心肌受体数目增加,循环内分泌中靶激素的心血管细胞生物活化作用随之增强,通过增加细胞内cAMP与蛋白激酶A含量,激活转录因子蛋白而参与心肌肥厚的病理过程。

Ⅲ期EH患者β受体密度明显下调,敏感性显著降低。Stiles等发现,随着循环内分泌的持续激活,心肌β受体可能对靶激素或对cAMP及蛋白激酶A发生同源或异源脱敏,导致其数目减少,敏感性降低。Katz提出,超负荷状态下心肌蛋白基因表达异常,也可引起心肌细胞寿命缩短,质量降低。Lejemtel等则认为,心肌细胞生化异常与能量耗竭是导致心肌受体数目减少、功能减退的主要原因。

这些研究结果为临床上使用β受体阻滞剂治疗高血压病提供了理论依据。β受体阻滞剂降压机制如下。

(1)心排血量降低:服用非内源性拟交感的β受体阻滞剂后,心排血量降低15%,周围血管自行调节使末梢血管阻力降低,血压下降。使用内源性拟交感作用的β受体阻滞剂后,心排血量仅轻度降低,但长期服药治疗可使末梢血管阻力明显降低,血压下降。

(2)肾素分泌受抑制:β受体阻滞剂可使肾素释放减少60%,血管紧张素Ⅱ及醛固酮分泌减少,去甲肾上腺素分泌受抑制。其中,醛固酮的分泌受抑制可能是主要降压机制。

(3)中枢性降压作用:脂溶性β受体阻滞剂容易通过血-脑屏障,刺激中枢α肾上腺素能受体,局部释放去甲肾上腺素,使交感神经张力降低,血压下降。

(4)拮抗突触前膜β受体:突触前膜β$_2$受体被阻滞后,去甲肾上腺素释放受抑制;但选择性β$_1$受体阻滞剂无此作用。

(5)其他:普萘洛尔的降压效果能被吲哚美辛所抑制,故其降压作用可能与前列腺素分泌有关。

5.心肌病

(1)肥厚型心肌病:β受体阻滞剂可减轻肥厚心肌的收缩,改善左心室功能,减轻流出道梗阻程度,减慢心率,从而增加心排血量,改善呼吸困难、心悸和心绞痛症状。目前,普萘洛尔仍为标准治疗药物,大剂量普萘洛尔(平均每天462mg)被认为可减少室性心律失常。较低剂量的β受体阻滞剂(平均每天280mg的普萘洛尔或相当剂量的其他β受体阻滞剂),对心律失常无效。对可能发生猝死的患者,可能需用其他抗心律失常药物。

(2)扩张型心肌病:近年来研究表明,长期服用β受体阻滞剂对某些扩张型心肌病患者有效,能够逆转心力衰竭及提高远期生存率。Swedberg 讨论了扩张型心肌病 β 受体阻滞剂应用的经验,认为传统的洋地黄和利尿药治疗基础上加用 β 受体阻滞剂可以改善扩张型心肌病患者的临床症状,提高心肌功能和改善预后。详细机制不明,这可能与其心肌保护作用有关。而 Yamada 认为,心肌纤维化的程度和类型可能是判断 β 受体阻滞剂治疗扩张型心肌病是否有效的重要预测指标。

6.慢性心力衰竭

20 世纪以来,心力衰竭的治疗决策经历了 4 个不同的阶段,尤其 20 世纪 80 年代以来,β 受体阻滞剂用于治疗心力衰竭,提高了心力衰竭患者远期生存率,降低了病死率。研究证明,心力衰竭不仅是血流动力学的紊乱,而且是神经介质系统的紊乱,心脏和血管的多种激素系统被激活,如交感神经系统、肾素-血管紧张素-醛固酮系统、心钠素及血管升压素,故用正性肌力药物有时会有害无利,加重心肌缺氧缺血而使心力衰竭恶化。

在心力衰竭病理状态下,β_1 受体减少,这时 β_2 受体密度不变或变化不明显;此时,β_2 受体可能发挥重要的代偿作用。使用 RT-PCR 技术研究证明,心力衰竭时,左心室 β_2 受体 mRNA 水平无变化,β_1 受体 mRNA 水平下降,且下降程度和心力衰竭的严重程度呈正相关。研究还证明,β_1 受体 RNA 水平的下降和受体蛋白的下降密切相关,说明 β 受体改变主要是其 mRNA 水平变化引起的 β 受体的改变,通过 G 蛋白(GS)下降——腺苷酸环化酶活性下降的道路,使水解蛋白激酶不激活或少激活,从而减弱正性肌力作用。

激动剂与受体结合引起信号传导与产生生物效应的同时,往往会发生对激动剂敏感性下降。这种负反馈机制在精确调节受体及自我保护中具有重要意义。β 受体对激动剂的反应敏感性降低,心肌收缩力减弱,这种改变叫 β 受体减敏。β 受体对儿茶酚胺的减敏,可维持应激情况下心肌细胞活力,减轻高浓度去甲肾上腺素引起钙超载后对心肌的损伤。但心力储备能力因此下降,使心力衰竭进一步恶化。

导致 β 受体敏感性下调的原因有两种:①受体数量下调;②受体功能受损。

受体数量下降发生较慢,常发生在激动剂刺激数小时到数天,一般 24 小时后才能达到高峰。引起 β 受体数量下降的主要原因如下:①受体生成减少减慢,是因基因转录成 mRNA 减少,且受体 mRNA 的半衰期也缩短,导致合成减少;②受体降解增多增快。至于为什么只有 β_1 受体 mRNA 水平下降,而 β_2 受体改变不明显,这主要是由于在对内源性激动剂的亲和力方面,β_1 受体对肾上腺素的亲和力远远小于对去甲肾上腺素的亲和力,而 β_2 受体则相反。心力衰竭时,交感神经兴奋,β_1 受体受到交感神经末梢释放的去甲肾上腺素的强烈刺激,使 β_1 受体数目显著减少,而 β_2 受体仅受到血循环中肾上腺素的轻微刺激,数目减少不明显,故仅表现为轻微功能受损。β 受体功能受损主要因为与 G 蛋白分离,使受体快速减敏,通过这种机制可使受体功能下降 70%。另一种途径是通过蛋白激酶 A 使受体磷酸化,从而直接引起受体脱联与减敏。在受体快速减敏中上述二种酶的活性作用各占 60% 和 40%。

β_1 受体数量下降和功能抑制,导致 β 受体反应性下降,尽管这种下降会保护心肌避免过度刺激,但同时会使心脏对活动的耐受性降低,使心力衰竭进一步恶化。

据此提出心力衰竭用 β 受体阻滞剂治疗的理论:①上调心肌细胞膜的 β 受体数目,增加对儿茶酚胺的敏感性。Heilbram 报告 14 例原发性心肌病并重度心力衰竭患者,使用美托洛尔治疗 6 个月后 β 受体上调到 105%,对 β 受体激动剂的反应性明显提高,使心肌收缩力加强。②降低肾素、血管紧张素 II 和儿茶酚胺的水平。③增加心肌修复中的能量,防止心肌细胞内 Ca^{2+} 超负荷。④改善心肌舒张期弛张、充盈和顺应性。⑤抗缺血和抗心律失常作用。还可能有通过部分交感神经作用调节免疫功能。近年来许多学者认为，β受体阻滞剂，特别是具有额外心脏作用的第三代β受体阻滞剂，如卡维地洛、拉贝洛尔等，可能使心力衰竭的患者血流动力学和左心室功能改善。卡维地洛治疗心力衰竭的机制除了与β受体阻滞剂应有关以外，还与其α阻滞剂效应及抗氧化作用和保护心肌作用有关。目前，至少已有20个较大系列临床试验证明，β受体阻滞剂治疗慢性充血性心力衰竭可降低病死率、延长患者寿命、改善患者生活质量、减少住院率。临床上经常使用的β受体阻滞剂有美托洛尔和卡维地洛等。β受体阻滞剂适用于缺血性和非缺血性心力衰竭患者，但NYHA Ⅳ级严重心力衰竭患者暂不适用于本品，应待心功能达Ⅱ级、Ⅲ级后再加用本品。使用时，应自小剂量开始（如康可1.25 mg/d，倍他乐克每次6.25 mg），逐渐增加剂量（每1~2周增加1次剂量），发挥最好疗效时需3个月，故短期内无效者不宜轻易停药。若用药过程中病情恶化则可减量或暂停β受体阻滞剂，待心功能好转后，再恢复用药。现主张，慢性心力衰竭患者应坚持长期甚至终身服用β受体阻滞剂，洋地黄、利尿药、ACEI及β受体阻滞剂是目前治疗慢性充血性心力衰竭的常规四联疗法。

β受体阻滞剂治疗心力衰竭的作用机制：①减慢心室率；②减少心肌耗氧和左心室做功；③使循环中儿茶酚胺浓度不致过度升高，并能对抗其毒性作用；④有一定抗心律失常作用；⑤膜稳定作用；⑥上调心肌β肾上腺素能受体，使受体密度及反应性增加。

β受体阻滞剂治疗收缩性和舒张性心力衰竭均有一定疗效，可试用于下列疾病：①瓣膜性心脏病，特别是合并心室率明显增快者；②冠心病或急、慢性心肌梗死合并轻中度心功能不全者；③原发性心肌病，包括扩张型、肥厚型和限制型；④高血压性心脏病；⑤甲状腺功能亢进性心脏病等。合并下列疾病者不宜使用：支气管哮喘；明显的心动过缓；慢性阻塞性肺疾病；周围血管疾病；心功能Ⅳ级症状极严重者。

1999年8月在巴塞罗那召开的第21届欧洲心脏病学会会议及1999年6月在瑞典哥登伯格举行的欧洲心脏病学会心力衰竭组第三届国际会议上，均充分肯定了β受体阻滞剂治疗充血性心力衰竭的疗效。会议主要围绕以下几个问题进行了讨论。

（1）β受体阻滞剂治疗心力衰竭的疗效。与对照组相比，β受体阻滞剂治疗组：①全因死亡率降低34%；②猝死率下降44%；③全因住院率下降20%；④因心力衰竭恶化住院下降36%。

（2）β受体阻滞剂治疗心力衰竭的适应证：①各种原因（包括缺血性和非缺血性）引起的充血性心力衰竭；②无年龄限制（各种年龄组，最高年龄达80岁）；③无性别差异；④不论是否合并糖尿病或高脂血症；⑤各种级别的心功能（NYHA分级），但严重的Ⅳ级心功能患者除外。

（3）作用机制：①对抗交感神经及儿茶酚胺类物质的不良作用；②减慢心率作用；③减轻心肌缺血；④抗心律失常作用，尤其是减少猝死的发生率；⑤心肌保护作用；⑥降低肾素分泌；⑦改善外周阻力。

（4）用药方法：在具体用药过程中应注意以下几点。①首先使用洋地黄、利尿药和（或）ACEI作为基础治疗，待患者症状及体征改善后，再使用β受体阻滞剂。②β受体阻滞剂应从小剂量开始用药，如康可1.25 mg/d，倍他乐克每次6.25 mg，阿替洛尔每次6.25 mg，逐渐增加剂量。经过15周加大至最大剂量，如康可10 mg/d，倍他乐克每次25~50 mg。③β受体阻滞剂治疗心力衰竭发挥疗效较慢，常需3~6个月，故短时期内无效或病情轻微加重时，不宜贸然停药。④部分心力衰竭患者用药过程中，病情明显加重，此时应减量β受体阻滞剂或停药，待心力衰竭症状改善后再使用β受体阻滞剂。⑤β受体阻滞剂需长期甚至终身服用。⑥β受体阻滞剂与ACEI均可降低心力衰竭患者的死亡率,但β受体阻滞剂优于 ACEI;若两药合并则优于单用任一药物,故两药合用疗效更好。

值得注意的是,一种无内源性拟交感活性的非选择性β受体阻滞剂——卡维地洛,近年来在心力衰竭的治疗中倍受重视。目前,至少已有四组临床试验都在使用洋地黄、ACEI 和利尿药的基础上加用卡维地尔,剂量为 3.125~6.25 mg,每天 2 次开始,逐渐加量至 25~50 mg,每天 2 次,6~12 个月,结果卡维地尔组死亡危险性较对照组降低 65%,住院危险性降低 27%,显示了良好的临床效果。卡维地尔治疗充血性心力衰竭的主要机制:①β受体阻断作用;②α受体阻断作用;③抗氧化作用。卡维地尔主要适用于慢性充血性心力衰竭 NYHA Ⅱ～Ⅲ级患者;忌用于严重或需住院治疗的心力衰竭患者,高度房室传导阻滞、严重心动过缓者,休克患者,哮喘患者,慢性阻塞性肺病患者,肝功能减退患者。目前认为,使用卡维地尔治疗充血性心力衰竭应在使用洋地黄、利尿药和 ACEI 基础上进行,剂量大小应以患者能耐受为准。卡维地尔不宜与硝苯地平合用,以防引起血压突然下降;卡维地尔还能掩盖低血糖症状,故糖尿病患者使用卡维地尔应监测血糖。

7.其他心脏病

(1)二尖瓣狭窄并心动过速:β受体阻滞剂在休息及活动时都使心率减慢,从而使舒张期充盈时间延长,改善工作耐量。但合并心房颤动的患者,有时需加用地高辛来控制心室率。

(2)二尖瓣脱垂综合征:β受体阻滞剂已成为治疗此病伴随的室性心律失常的特效药。

(3)夹层动脉瘤:夹层动脉瘤高度紧急状态时,静脉注射β受体阻滞剂,可降低高儿茶酚胺状态、降低血压、减慢心率,阻止夹层扩展,减少临床死亡率。

(4)法洛四联症:应用普萘洛尔,每天 2 次,每次 2 mg/kg,往往可有效地控制发绀的发作,可能是抑制了右心室的收缩力。

(5)Q-T 间期延长综合征:神经节间失调是 Q-T 间期延长的重要原因,而普萘洛尔预防性治疗可使病死率由 71%降至 6%,通常应从小剂量开始,无效时逐渐加量,直至有效或不能耐受。

8.非心脏作用

(1)甲状腺毒症:β受体阻滞剂与抗甲状腺药物或放射性碘合用或单独应用,可作为手术前的重要用药。β受体阻滞剂已成为手术前治疗甲状腺毒症的常用药物。因它能控制心动过速、心悸、震颤和神经紧张,减轻甲状腺内的多血管性,故有利于手术治疗。

(2)偏头痛:偏头痛的机制目前尚不清楚,原发性血小板、5-HT 异常学说在偏头痛理论中占据重要位置,广谱的β受体阻滞剂普萘洛尔作为偏头痛防治的一代药已使用多年。而血小板膜表面是 β_2 受体,故近年又有学者提出用 β_2 受体阻滞剂和美托洛尔 β_1 受体阻滞剂治疗偏头痛同样收到良好的临床效果。

(3)门静脉高压及食道静脉曲张出血:肝硬化患者的重要死亡原因之一,死亡率高达28%~80%。既往曾应用普萘洛尔治疗以降低门静脉压力,减少食道静脉曲张再次破裂出血的危险性,但有一定的不良反应,如可使血氨增高,诱发或加重肝性脑病。近年,临床使用纳多洛尔治疗效果较普萘洛尔好,不良反应少。

9.抗精神病作用

β受体阻滞剂能与去甲肾上腺素或拟交感药物竞争β受体,可抑制交感神经兴奋引起的脂肪和糖原分解,从而能促进胰岛素降血糖的作用。普萘洛尔脂溶性高,故易通过血-脑屏障,因而在中枢能发挥β受体阻断作用,它不仅作用于突触后膜,亦可作用于突触前膜的β受体,故可减少中枢神经系统去甲肾上腺素的释放。

(1)配合胰岛素治疗精神病:可减少精神患者的心动过速、多汗、焦虑、躁动不安、震颤和癫痫样发作等症状。

(2)躁狂性精神病的冲动行为:普萘洛尔可使行为障碍明显减轻,因而可试用于难治性精神分裂症的患者,与氯丙嗪有协同作用。

(3)慢性焦虑症:患者不但伴有自主神经功能紊乱的精神症状,而且往往伴有明显的躯体症状,两者可相互促进构成恶性循环。普萘洛尔对缓解躯体症状如肌紧张、心律失常、震颤及精神症状,如易怒、伤感和恐惧等均有一定效果。

(4)震颤综合征:普萘洛尔对各种震颤均有治疗效果,包括药源性震颤(尤其是锂盐和异丙肾上腺素所致的震颤)、静止性震颤、老年性及家族性震颤,脑外伤及乙醇中毒戒断后震颤。

(5)可卡因吸收过量:可卡因是表面麻醉剂,吸收过量主要表现为心血管及精神方面的症状,普萘洛尔可起到挽救患者生命的作用。

10.蛛网膜下腔出血

在蛛网膜下腔出血早期,经普萘洛尔治疗长期随访显示有益的疗效,近几年钙通道阻滞剂有取代 β 受体阻滞剂的趋势。

11.青光眼

青光眼表现为眼内压增高,视神经萎缩,视盘变化及视野丧失。对原发性开角型青光眼及高眼压症,静脉注射 β 受体阻滞剂或滴眼可降低眼内压,但滴眼作用更明显。目前临床常用药物有噻吗洛尔、倍他洛尔和左布洛尔等。

二、β 受体阻滞剂的不良反应

(一)心功能不全

心功能不全初期,交感神经兴奋以维持心排血量,但与此同时,也开始了神经内分泌激素等对心肌的损害过程;因此当心功能不全时,须首先用正性肌力的药物或利尿药、扩血管药初步纠正心功能不全后尽早使用 β 受体阻滞剂;如心功能不全严重,则慎用 β 受体阻滞剂;当心功能为 NYHA Ⅱ～Ⅲ级时,可自小剂量开始使用 β 受体阻滞剂,以后逐渐加量,达到最大耐受量或靶剂量后,继续维持治疗。严重心脏反应常在治疗开始时发生,这可能由于维持心脏正常功能的 β 受体机制突然被阻断的缘故,即使开始用小剂量 β 受体阻滞剂,有时也会发生。但近年来新的阻滞剂,如具有 β 受体和 α 受体双重阻断作用的第三代 β 受体阻滞剂,如卡维地洛,更适用于心功能不全的患者,其特点:①选择性 β 受体阻断;②通过阻断 α_1 肾上腺素能作用,扩张血管平滑肌;③抗氧化和保护心肌作用。

(二)哮喘

无选择性 β 受体阻滞剂禁用于哮喘患者,即使应用 β_1 选择性药和具有 ISA 的吲哚洛尔也应慎用。正在发作和近期发作的哮喘患者禁用任何 β 受体阻滞剂。

(三)停药反应

长期应用 β 受体阻滞剂,突然停药,可使心绞痛加剧,甚至诱发心肌梗死。其发病机制可能有各种因素:①心绞痛患者长期应用 β 受体阻滞剂特别是无选择性的药物,突然停药所致运动耐受量降低,由于心血管交感神经阻断作用的终止,引起心肌需氧量的急剧增加所致;②长期应用 β 受体阻滞剂可增加 β 受体数量,突然停药,β 效应升高。因此,心脏缺血患者,长期应用 β 受阻滞剂停药必须逐渐减量。减药过程以 2 周为宜。

(四)外周血管痉挛

外周血管痉挛主要表现为四肢冰冷,脉细弱或不能触及及雷诺氏现象等,可能是由于心排血量减少和外周血管收缩所致。应用选择性作用于 β_1 受体和具有 ISA 或第三代 β 受体阻滞剂可能会好一些。

(五)低血糖

人的肌糖原分解主要经 β_2 受体调节,而肝糖原分解除 β 受体外,尚有 α 受体参与,β 受体阻滞剂可使非糖尿病和糖尿病患者的糖耐量降低,使餐后血糖水平增高 $20 \sim 30$ mg/L,诱发高渗性高血糖昏迷。停用 β 受体阻滞剂后,其对血糖的影响可持续达 6 个月之久。β 受体阻滞剂影响糖代谢的主要机制是直接抑制胰岛 B 细胞分泌胰岛素,其可能的原因是 β 受体阻滞剂影响微循环血流,从而干扰了 B 细胞的去微粒过程;也可能是由于 β 受体阻滞剂改变了机体细胞膜的稳定性,使其对胰岛素的敏感性降低。β 受体阻滞剂还可以使低血糖持续的时间延长,甚至加重低血糖;这是由于 β 受体阻滞剂可掩盖患者震颤和心动过速症状。在使用 β 受体阻滞剂过程中若发生低血糖,由于 α 刺激效应缺乏 β 刺激效应的拮抗,患者可发生严重高血压危象。健康人用普萘洛尔对血糖无影响,只有运动所致血糖升高可被普萘洛尔抑制。对于胰岛素所致低血糖及饥饿或疾病等原因引起的肝糖原降低时,普萘洛尔可延缓血糖恢复正常。选择性 β_1 受体和具有 ISA 的阻滞剂,影响血糖作用可能较轻。

(六)血脂水平的影响

β 受体阻滞剂影响脂代谢的机制,多数学者认为是肾上腺素能机制起的作用。脂蛋白代谢时有几种主要酶参加,其中脂蛋白酯酶(LPL)和卵磷脂-胆固醇酰基转移酶剂(LCAT)被抑制,使脂蛋白代谢产生不利的影响,LPL 能促进血浆蛋白的甘油三酯(TG)分解,LCAT 能够使卵磷脂 β 位的脂酰基转移到胆固醇的分子并分别生成溶血卵磷脂和胆固醇。激活人体内 α 受体时将抑制 LPL 和 LCAT 的活性。使用 β 受体阻滞剂尤其使用部分激动活性的 β 受体阻滞剂较大剂量时,将使 β 受体明显抑制,而 α 受体的活性相对增强,继而抑制了 LPL 和 LCAT 的活性,产生对脂代谢的不利影响。Day 早在 1982 年对 β 受体阻滞剂影响脂代谢的解释是组织中 LPL 被抑制也许就是 α 受体相对兴奋的结果,因而延长了 TG 的清除时间,使血浆 TG 水平升高,同时降低肝脏产生高密度脂蛋白(HDL)。使用 β 受体阻滞剂还降低胰岛素的分泌使糖代谢紊乱,间接使脂代谢发生变化。而兼有 α、β 阻断作用的拉贝洛尔对脂代谢无影响,这进一步提示肾上腺素能机制。

(七)中枢神经系统反应

脂溶性高的 β 受体阻滞剂如普萘洛尔、丙烯洛尔等可引起神经系统反应,是因为它们较易透过血-脑屏障。长期应用大剂量普萘洛尔可致严重的抑郁症、多梦、幻觉和失眠等。

(八)消化道反应

用 β 受体阻滞剂可致腹泻、恶心、胃痛、便秘和腹胀等不良反应。

(九)骨骼肌反应

普萘洛尔具有神经肌肉阻滞作用,发生长时间的箭毒样反应,可能与阻断骨骼肌 β_2 受体有关。此外吲哚洛尔、普萘洛尔和普拉洛尔都可致肌痛性痉挛,其机制不明。

(十)眼、皮肤综合征

此征主要表现为干眼症、结膜炎和角膜溃疡伴有皮肤病变,如牛皮癣样皮疹,少数尚有硬化性腹膜炎。

(十一)心动过缓和房室传导阻滞

β受体阻滞剂降低窦房结和房室结细胞的自律性,引起窦性心动过缓和心脏传导阻滞。所以心脏传导阻滞,如二度以上传导阻滞、病窦或双结病变患者应禁忌使用。

(十二)β受体阻滞剂停药综合征

β受体阻滞剂停药综合征是指服用β受体阻滞剂的患者,突然停服药物后出现的一组临床症状和体征。

1.产生机制

可能与下列因素有关:①使用β受体阻滞剂后,体内β受体数目增加,即向上调节;一旦停用β受体阻滞剂后,则数目增多的β受体对儿茶酚胺的总反应增加、敏感性增高。②突然停用β受体阻滞剂后,心肌耗氧量增加、血小板的黏着性和聚积性增加、血液循环中的儿茶酚胺和甲状腺素水平升高、氧离解曲线移位、血红蛋白向组织内释放氧减少、肾素-血管紧张素-醛固酮系统活性增强。

2.临床表现

患者可表现为焦虑、不安、神经质、失眠、头痛、心悸、心动过速、乏力、震颤、出汗、厌食、恶心、呕吐和腹痛,有的患者还可出现严重的高血压、脑疝、脑血管意外、甲状腺功能亢进、快速性心律失常、急性冠状动脉供血不足和原有的冠心病恶化,如心绞痛由稳定型转变为不稳定型,甚至发生急性心肌梗死及猝死等。本征可发生在停药后1～2天或延迟到数周。

3.防治方法

(1)避免突然中断使用的β受体阻滞剂。需要停药者,应在2周内逐渐减量,最后完全停药。

(2)在减量及停药期间应限制患者活动,避免各种精神刺激。

(3)一旦发生停药综合征,要立即给予原先使用过的β受体阻滞剂,剂量可比停药前的剂量要小一些,并根据临床表现给予相应处理。

(十三)中毒

服用过量的β受体阻滞剂可引起心动过缓、血压下降、室性心律失常、眩晕、思睡及意识丧失等。中毒症状一般是在服药后半小时开始出现,12小时最为严重,可持续72小时。

(十四)其他

少数患者出现乏力、血CPK升高、SGOT升高、白细胞总数下降、感觉异常、皮疹和尿素氮(BUN)增高等。妊娠期使用β受体阻滞剂,可使胎儿生长迟缓、呼吸窘迫、心动过缓和低血糖。

三、β受体阻滞剂与其他药物的相互作用

(一)洋地黄

洋地黄为正性肌力药物,β受体阻滞剂为负性肌力药物,两药合用对心肌收缩力有拮抗作用。

地高辛与艾司洛尔合用可使地高辛血清浓度增加9.6%,因此合并用药时应慎重,以防洋地黄中毒。

阿替洛尔与地高辛合用治疗慢性心房颤动,可以控制快速的心室率,使患者静息及运动心室率平均减少24%,心功能改善,不良反应轻微。

(二)酸酯类

1.异山梨酯

β受体阻滞剂与异山梨酯合用适用于治疗心绞痛。普萘洛尔较大剂量时可减少心绞痛的发作及异山梨酯用量,并能增加运动耐受量,能对抗异山梨酯引起的反射性心动过速,而异山梨酯能对抗普萘洛尔引起的心室容积增加及心室收缩时间延长。两药作用时间相似,合用可提高抗心绞痛的疗效。但两药合用剂量不宜过大,否则会使压力感受器的反应、心率和心排血量调节发生障碍,导致血压过度下降,冠脉血流反而减少,从而加剧心绞痛。

2.硝酸甘油

使用β受体阻滞剂的心绞痛患者仍发作心绞痛时,可舌下含化或静脉滴注硝酸甘油,一般可取得满意疗效。两药合用应注意发生直立性低血压(初次试用时宜取坐位)。近来有人报告,艾司洛尔与硝酸甘油合用治疗心绞痛疗效好,不良反应少。

硝酸甘油不宜与具有内源性拟交感活性的β受体阻滞剂合用,以防出现心率明显加速的不良反应。

(三)钙通道阻滞剂

1.硝苯地平

许多临床研究证实,普萘洛尔与硝苯地平是治疗心绞痛的有效药物,β受体阻滞剂与硝苯地平合用为心绞痛患者的有效联合。普萘洛尔可抵消硝苯地平反射性增快心率的作用,硝苯地平可抵消普萘洛尔增加的外周阻力,两药合用特别对劳力型心绞痛,尤其为单用疗效较差时,合用疗效更佳。

2.维拉帕米

有报道β受体阻滞剂与维拉帕米合用,可引起低血压、心动过缓和房室传导阻滞,甚至导致不可逆性房室传导阻滞和猝死,故两药禁忌合用。但有的学者仍认为,合用对高血压病、心绞痛有效,且具有安全性,但只限于服用普萘洛尔未引起严重左心功能不全、临界低血压、缓慢心律失常或传导阻滞者。

3.硫氮䓬酮

β受体阻滞剂与硫氮䓬酮均具有负性肌力和负性传导作用,两药合用可诱发心力衰竭、窦性心动过缓、窦性静止、房室传导阻滞和低血压等。对已有心功能不全、双结病变者不宜合用这两种药物,以防引起严重后果。

(四)抗心律失常药物

1.美西律

普萘洛尔与美西律合用治疗心律失常有明显的协同作用。美西律治疗无效的室性期前收缩、室性心动过速和两药合用有协同效果。有学者报道,单用美西律治疗室性期前收缩,其有效率为14%,合用普萘洛尔有效率为30%。

2.利多卡因

β受体阻滞剂可降低心排血量及肝血流,β受体阻滞剂对肝微粒体药物代谢酶有抑制作用,特别是拉贝洛尔、氧烯洛尔、噻吗洛尔和美托洛尔等的抑制作用更为明显;而阿替洛尔、索他洛尔的抑制作用较小。故β受体阻滞剂与利多卡因合用后,利多卡因经肝脏代谢减弱,半衰期延长,血药浓度升高,甚至出现毒性反应。两者合用时,应减少利多卡因的剂量。此外,利多卡因又能使β受体阻滞剂减弱心肌收缩力的作用进一步加重,两药合用时,应注意心功能变化。

3.奎尼丁

普萘洛尔与奎尼丁合用常用于心房颤动的复律治疗。普萘洛尔对心肌细胞的电生理作用与奎尼丁有相似之处,故两药合用可减少奎尼丁的用量,并增加其安全性。普萘洛尔可加快心肌复极、缩短动作电位时程及 Q-T 间期,故可抵消奎尼丁所致的 Q-T 间期延长。普萘洛尔可抑制房室结、减慢房室传导,并延长房室结的不应期,因而可避免单用奎尼丁在复律前由心房颤动变为心房扑动时出现的心室率加快现象。两药合用治疗预激综合征伴室上性心动过速有明显疗效;治疗室性心动过速亦有协同作用。但两药均有负性肌力作用,心功能不全者禁用。

4.普鲁卡因胺

临床上普鲁卡因胺与普萘洛尔合用较少。使用奎尼丁转复心房颤动时,如出现奎尼丁引起的金鸡纳反应(耳鸣、恶心、呕吐和头晕等),可使用普鲁卡因胺代替奎尼丁。有关普鲁卡因胺与普萘洛尔相互作用可参阅奎尼丁与普萘洛尔的相互作用。

5.丙吡胺

普萘洛尔和丙吡胺合用,对心肌的抑制作用增强,可使心率明显减慢,有发生心搏骤停和死亡的危险。有学者报道,使用普萘洛尔 10 mg 和丙吡胺 80 mg 静脉注射治疗心动过速,1 例恶化,1 例死亡。故两药合用应慎重。

6.胺碘酮

普萘洛尔与胺碘酮合用可引起心动过缓、传导阻滞,甚至心脏停搏。Derrida 报告,1 例心房扑动用胺碘酮+洋地黄后心室率仍快,服用 1 次剂量普萘洛尔后,引起心脏骤停。另 1 例急性心肌梗死静脉注射胺碘酮后口服普萘洛尔,2 次发生严重心动过缓迅即转为心室颤动。

7.氟卡尼

索他洛尔为新型 β 受体阻滞剂。单用氟卡尼疗效不佳的复杂性室早,用索他洛尔后室性期前收缩减少 85%。普萘洛尔与氟卡尼合用,两药血浆浓度均有增加(<30%),半衰期无改变,患者P-R间期延长,心率无明显改变,血压有所下降。

8.普罗帕酮

普罗帕酮属Ⅰ类抗心律失常药物,能抑制动作电位 O 相上升速度,延长动作电位时程,延长P-R、QRS 和 Q-T 间期,与美托洛尔合用可防止Ⅰ类药物提高儿茶酚胺的水平和由此而产生不利影响。因此,美托洛尔能增强普罗帕酮抗心律失常作用。

9.妥卡尼

普萘洛尔与妥卡尼合用,治疗室速的疗效满意。Esterbrooks 报告,两药合用治疗 6 例室性心动过速,5 例急性期得到控制,其中 4 例远期疗效满意。

(五)利尿药

普萘洛尔与氢氯噻嗪合用治疗高血压病有良好疗效。两药作用方式不同,普萘洛尔为弱碱性药物,氢氯噻嗪为弱酸性药物。两药的药动学及药效学互不相干,从不同的组织部位产生协同降压作用。苄氟噻嗪与普萘洛尔合用治疗高血压病,可互相克服各自限制降压的代偿机制。利尿药可拮抗普萘洛尔引起的体液潴留,普萘洛尔又可减弱利尿药引起的血浆肾素水平升高及低血钾症;两药合用后甚至不必补钾。

噻嗪类利尿药有使血脂和血糖升高的不良反应,与普萘洛尔合用后可使血脂升高更为明显,两药合用可促进动脉硬化,近年新型 β 受体阻滞剂问世克服了这方面的不良反应。例如,波吲洛尔、美托洛尔、醋丁洛尔和西利洛尔等药对血脂、血糖均无影响,甚至西利洛尔还有降低低密度脂蛋白和轻度升高高密度脂蛋白的作用。

(六)调节血压药物

1.甲基多巴

有报道普萘洛尔与甲基多巴合用治疗高血压病,可取得满意疗效。但有人观察,服用甲基多巴的高血压患者静脉注射普萘洛尔后血压升高,并出现脑血管意外。动物实验证明,普萘洛尔能增强甲基多巴的代谢产物 α-甲基去甲肾上腺素的升压作用;故两药合用应慎重。必须合用时,应适当调整剂量。

2.α-肾上腺素阻滞剂

妥拉苏林、酚苄明可分别与普萘洛尔合用治疗嗜铬细胞瘤,以防血压急剧上升。普萘洛尔能减弱妥拉苏林解除外周动脉痉挛的作用,这可能是由于普萘洛尔阻滞了可使外周血管舒张的 $β_2$ 受体所致。

哌唑嗪是一种高度选择性突触后膜 $α_1$-肾上腺素能受体阻滞剂,具有良好的降压作用。由于它降低血胆固醇和甘油三酯浓度,使高密度脂蛋白/低密度脂蛋白比例上升,故目前认为是治疗高血压的理想药物。哌唑嗪与普萘洛尔合用降压效果增强,前者可改变后者对血胆固醇和甘油三酯水平的不良影响。但普萘洛尔可加重哌唑嗪的首剂效应,即引起急性直立性低血压和心动过速等。相互作用的发生机制可能是普萘洛尔抑制哌唑嗪的代谢所致,故两药合用时应调整哌唑嗪的首次量。

3.利血平

利血平可使儿茶酚胺耗竭,导致普萘洛尔的 β 阻断作用增加,于是可发生广泛的交感神经阻滞,故两药合用时应密切注意患者的反应。

4.可乐定

普萘洛尔主要阻断心脏和肾脏的 β 受体,降低心脏泵血速率和肾素水平,因而发挥降压作用。可乐定主要通过兴奋中枢 α 受体、阻断交感胺的释放而降压。两药合用具有协同降压作用。但一旦停用可乐定可出现血压反跳现象,有时血压可超过治疗前水平。血压反跳的主要原因是普萘洛尔阻断了外周 β 受体扩血管作用,使 α 受体缩血管作用占优势。基于上述理由,目前临床上不主张两药合用。

5.肼屈嗪

普萘洛尔对抗肼屈嗪增快心率的不良反应。由于肼屈嗪减少肝血流量,故可减少普萘洛尔的经肝代谢,增加其生物利用度。两药合用时,可先用普萘洛尔,再加用肼屈嗪,以提高抗高血压的疗效。

6.肾上腺素

普萘洛尔能增强肾上腺素的升压作用,引起反射性迟脉和房室传导阻滞。这是由于普萘洛尔阻断 β 受体的扩血管作用后,再注射肾上腺素可兴奋 α 受体,引起血压上升、血流量减少、血管阻力增加,因而出现反射性心动过缓,有致命的危险。已使用普萘洛尔的非选择性 β 受体阻滞剂的患者,再使用肾上腺素时,必须注意血压的变化。

7.二氮嗪

二氮嗪是治疗高血压危象的有效和安全药物,但本品可引起心率加快,导致心肌缺血,使血浆肾素活性增高。加用普萘洛尔可使心率减慢、血浆肾素活性下降,减少心肌耗氧量及减轻心肌缺血。两药合用不会引起严重低血压,并能有效地控制心率,对伴有心绞痛或心肌梗死的患者尤为有利。

8.氯丙嗪

普萘洛尔与氯丙嗪合用可同时阻断 α 和 β 受体,故降压作用增强。两药合用后对彼此的药物代谢均有抑制作用,故两药合用时,剂量都要相应减少。有报道普萘洛尔可逆转氯丙嗪所致的心电图异常。

9.卡托普利

卡托普利治疗高血压的机制是通过抑制血管紧张素 I 转变为血管紧张素 II,从而使外周血管的 α 受体兴奋性降低而实现的。普萘洛尔为非选择性 β 受体阻滞剂,在阻滞心脏 β_1 受体而使心肌收缩力降低的同时,又阻断外周血管的 β_2 受体,这样就会使 α 受体兴奋占相对优势。因此,卡托普利与普萘洛尔合用治疗高血压疗效不佳。已使用卡托普利治疗高血压病过程中,若加用普萘洛尔后,有时可使降低的血压反见升高。而与选择性 β 受体阻滞剂合用,则可使降压效果增强。这是由于选择性 β 受体阻滞剂对外周血管的 β_2 受体阻断作用很轻微。

10.异丙肾上腺素

异丙肾上腺素为 β 受体兴奋剂,β 受体阻滞剂可抑制异丙肾上腺素的作用,故两药不宜同时使用。对需要使用 β 受体阻滞剂的支气管哮喘患者,可选用选择性 β_1 受体阻滞剂。

(七)内分泌有关的药物

1.胰高血糖素

β 受体阻滞剂有抑制胰高血糖素分泌和对抗胰高血糖素升高血糖的作用,故两药合用对低血糖者恢复正常血糖不利。

胰高血糖素具有促进心肌收缩力和提高心率的作用,能对抗普萘洛尔的抑制心肌作用,故对普萘洛尔引起的心力衰竭具有良好治疗效果。

2.口服降糖药

普萘洛尔能增加低血糖的发生率和严重程度;并且,由于 β 受体阻滞剂的作用,使低血糖的有关症状如心悸、焦虑等表现不明显,从而使低血糖恢复时间延长、血压增高和心率减慢。故有人建议,正在使用磺胺类降糖药的患者,不应再使用非选择性 β 受体阻滞剂;必须使用 β 受体阻滞剂时,可考虑使用选择性 β 受体阻滞剂。

3.胰岛素

糖尿病患者使用胰岛素过量可发生低血糖反应,严重者可危及生命。低血糖时,反射性肾上腺素释放增多,从而使血糖升高、血压增高及心率增快。非选择性 β 受体阻滞剂可抑制肾上腺素的升高血糖作用,阻断 β_2 受体作用及减弱 β_1 受体对心脏的兴奋,因而可掩盖低血糖症状和延缓低血糖的恢复。长期服用普萘洛尔,特别是与噻嗪类利尿药合用时,可致糖耐量降低,加重糖尿病的病情,使胰岛素的治疗效果不佳。β 受体阻滞剂可抑制胰岛素分泌,不仅使血糖升高,还可加重糖尿病患者的外周循环障碍,偶可引起肢体坏疽。对于必须使用 β 受体阻滞剂的糖尿病患者,可选用 β_1 受体阻滞剂,因其对胰腺分泌和外周血管的不良影响减小。

4.抗甲状腺药物

普萘洛尔与甲巯咪唑等抗甲状腺药物合用治疗原发性甲亢和甲状腺毒症时疗效增强,不仅可使心悸多汗、神经过敏等症状改善、震颤和心动过速得到控制,而且血清 T_3 和 T_4 水平下降较快而明显。甲状腺毒症患者进行甲状腺部分切除时,普萘洛尔可与卢戈液合用以做术前准备。

(八)中枢性药物

1.二氮䓬类

普萘洛尔减少肝血流量,抑制肝微粒体药物氧化酶的活性,从而降低地西泮等苯二氮䓬类的代谢清除率,延长其半衰期,普萘洛尔对劳拉西泮和阿普唑仑的药动学过程影响较小,只是减慢其胃肠道的吸收率。普萘洛尔与地西泮合用治疗焦虑症的疗效优于单用地西泮。

2.三环类抗抑郁剂及氯丙嗪

普萘洛尔与三环类抗抑郁剂合用,抗焦虑作用增强。普萘洛尔与氯丙嗪合用,互相促进血药浓度升高,引起低血压。

3.左旋多巴

普萘洛尔可对抗多巴胺β肾上腺素能作用,从而产生左旋多巴样作用。对伴有震颤的帕金森氏综合征,普萘洛尔可提高左旋多巴的疗效。普萘洛尔还可使左旋多巴诱导的生长激素分泌增多,长期合用者应定期监测血浆生长激素水平。

4.吗啡

吗啡与艾司洛尔合用,特别当心肌梗死时并发心律失常时联合用药,吗啡可增强艾司洛尔的稳态血浆浓度。所以艾司洛尔的静脉输注速度应当减慢。因艾司洛尔的半衰期极短,安全性可以得到保证。

普萘洛尔能增强吗啡对中枢神经系统的抑制作用,甚至引起死亡。

5.奋乃静

普萘洛尔与奋乃静合用,普萘洛尔的代谢受到损失。

6.苯妥英钠

普萘洛尔与苯妥英钠合用,心脏抑制作用增强。如需合用,特别是静脉注射苯妥英钠时,应特别慎重。

7.巴比妥类

巴比妥类可使β受体阻滞剂代谢加快。已服用普萘洛尔的患者,开始或停用巴比妥类药物时,应注意其对β受体阻滞剂经肝代谢的影响,而相应调整β受体阻滞剂的用量。巴比妥类对于以原形经肾脏排泄的β受体阻滞剂如索他洛尔等的影响不大,故可以合用。

8.麻醉剂

β受体阻滞剂与箭毒碱合用,神经肌肉阻断作用增强;特别是应用较大剂量的普萘洛尔时,应注意临床反应。

长期应用β受体阻滞剂患者,使用丁卡因、丁哌卡因做脊椎麻醉时,不应在麻醉前停用β受体阻滞剂,否则可引起心动过速、心律不齐和心绞痛。

已使用普萘洛尔等β受体阻滞剂患者,使用麻醉剂时最好不要使用含有肾上腺的局麻药物。

β受体阻滞剂不宜用于治疗那些由抑制心肌的麻醉剂(如氯仿和乙醚)所致的心律失常。非心肌抑制麻醉剂产生的心律失常可用普萘洛尔治疗,但要注意可能发生低血压。

(九)非甾体抗炎药

1.阿司匹林

有报道,普萘洛尔每次 20 mg,阿司匹林每次 0.5~1.0 g,均每天 3 次口服治疗偏头痛,有效率达 100%。两药合用治疗偏头痛有协同作用。方法安全有效,服用时间越长,效果越好,连服 6 个月疗效更显著。心率低于 60 次/分者应停药。

2.吲哚美辛

β受体阻滞剂的抗高血压作用与前列腺素有关,吲哚美辛是前列腺素抑制剂。所以,两药合用时,在开始使用或停用吲哚美辛时,应注意β受体阻滞剂降压作用的改变,并相应调整β受体阻滞剂的用量。

3.其他抗炎药

普萘洛尔能使氨基比林、水杨酸类、保泰松和肾上腺皮质激素等的抗炎作用减弱或消失。

(十)胃肠道药物

1.H_2受体阻滞剂

西咪替丁可使肝微粒体酶系对普萘洛尔等β受体阻滞剂的代谢减慢,减弱肝脏对普萘洛尔的首过效应。故两药合用时普萘洛尔的半衰期延长,血药浓度升高2~3倍。西咪替丁还能增加β受体阻滞剂降低心率的作用,结果产生严重的心动过缓、低血压等。因此,使用普萘洛尔、拉贝洛尔等β受体阻滞剂者,使用及停用西咪替丁时,应注意患者的反应。

雷尼替丁与普萘洛尔合用,雷尼替丁对普萘洛尔的代谢和药物影响很小。故普萘洛尔必须与 H_2受体阻滞剂合用时,为减少药物相互作用,可选用雷尼替丁。

2.氢氧化铝凝胶

氢氧化铝凝胶与β受体阻滞剂合用,可使β受体阻滞剂吸收减少,从而影响β受体阻滞剂的疗效,故两药不宜同时服用。

(十一)其他药物

1.氨茶碱

β受体阻滞剂可抑制肝微粒体药物代谢酶系,故氨茶碱与普萘洛尔或美托洛尔合用时,氨茶碱的清除率下降。但氨茶碱的药理作用为抑制磷酸二酯酶、影响环磷酸腺苷的灭活、兴奋β肾上腺素能受体,故可对抗普萘洛尔的作用。同时,普萘洛尔可因阻滞β受体而引起支气管平滑肌痉挛,加剧哮喘,两药合用发生药理拮抗。若氨茶碱类药必须与β受体阻滞剂合用,可选用$β_1$受体阻滞剂。

2.抗组胺药

普萘洛尔与抗组胺药有拮抗作用。氯苯那敏对抗普萘洛尔有阻断作用,这是因为氯苯那敏可阻断肾上腺素神经摄取递质。但氯苯那敏可加强普萘洛尔的奎尼丁样作用,两药合用对心肌的抑制作用增强。

3.呋喃唑酮

呋喃唑酮与普萘洛尔不宜同时服用,应在停服呋喃唑酮2周后再服用普萘洛尔。

4.麦角生物碱

麦角生物碱具有动脉收缩的作用,临床上经常用于治疗偏头痛,而β受体阻滞剂亦用于预防和治疗偏头痛,不良反应是抑制血管扩张,引起肢体寒冷。两药合用时可致协同效应,故这类药物合用应谨慎。

5.降脂酰胺

降脂酰胺与普萘洛尔合用后,普萘洛尔的β阻断作用减弱;而停用普萘洛尔时,又易发生普萘洛尔停药综合征,表现为心绞痛加重,患者可发生心肌梗死。

6.利福平

利福平可促进美托洛尔的经肝代谢,已使用美托洛尔的患者,再使用或停用利福平时,应注意其对美托洛尔的影响,并适当调整美托洛尔的剂量。

7.乙醇

乙醇对普萘洛尔的血浆浓度无显著影响。两药合用对心率的抑制作用并不比单用普萘洛尔时更强,对血压也无明显影响,有报道β受体阻滞剂可用于治疗醉酒所引起的谵妄和震颤。

四、剂量与用法

(一)剂量

使用任何一种β受体阻滞剂均应从小剂量开始,然后逐渐增加剂量,直到取得满意疗效或出现较明显的不良反应。每一种β受体阻滞剂的常规剂量至今仍无统一的规定,而且每例患者的个体反应不同,也不可能规定统一的用药剂量。例如,国内报道普萘洛尔的用药剂量范围为30～240 mg/d,国外有报告高达 400～800 mg/d。我们使用阿替洛尔治疗心绞痛的剂量达37.5～75.0 mg/d时,有的患者即可出现心动过缓;而治疗肥厚型心肌病时,用药剂量达 300 mg/d 时,患者未出现不适表现。无论使用多大剂量,都要密切观察治疗反应。逐渐加量和逐渐减量停药是使用β受体阻滞剂的一个重要原则。

(二)疗程

疗程应视治疗目的而定,如治疗心肌梗死的疗程为数月至数年,而治疗肥厚型心肌病和原发性 Q-T 间期延长综合征则可能需终生服药。

(王　静)

第七节　α受体阻滞剂

一、作用机制

人体的血管壁上分布着缩血管神经纤维,当交感神经兴奋时,其末梢释放去甲肾上腺素,去甲肾上腺素可作用于血管平滑肌上的 α 受体,引起血管平滑肌收缩,导致血压升高。α 受体阻滞剂能与 α 受体结合,阻断儿茶酚胺对血管的收缩作用,使血压降低。其本身不产生或较少产生拟肾上腺素作用,却能妨碍去甲肾上腺素能神经递质或外源性拟肾上腺素药与 α 受体的结合,从而产生抗肾上腺素作用。

二、分类与特点

α 受体又分为 $α_1$ 和 $α_2$ 受体两种亚型。α 受体阻滞剂有各种不同的药理作用,这些药物对 α 受体的不同亚型有不同的亲和力或选择性,因此,α 肾上腺素受体阻滞剂又可分为非选择性 α 受体阻滞剂、$α_1$ 受体阻滞剂和 $α_2$ 受体阻滞剂。

较早上市的非选择性的 α 受体阻滞剂,如酚苄明与酚妥拉明,在阻断 $α_1$ 受体的同时,也阻断了 $α_2$ 受体,可反馈性地引起神经末梢释放去甲肾上腺素,从而引起心率加快,并部分对抗了它阻断突触后 $α_1$ 受体引起的降压效应,因此,这一不足之处限制了这类药物的推广。选择性 $α_1$ 受体阻滞剂以哌唑嗪和特拉唑嗪为代表,则克服了这一缺点。这类药物对 $α_1$ 受体有高选择性阻断作用,不阻断突触前膜的 α_2 受体,故减少了心动过速的发生。

α 受体阻滞剂可降低动脉阻力,增加静脉容量,反射性地引起心率加快,增加血浆肾素活性。长期使用时其扩血管作用仍存在,而心率、肾素活性等可恢复正常。α 受体阻滞剂可降低血浆总胆固醇和 LDL-C 水平,同时还可降低血浆甘油三酯水平和升高 HDL-C 浓度。α 受体阻滞剂升高 HDL-C 水平的作用在老年人相对较弱,而对血浆总胆固醇和甘油三酯水平的作用则与其基础水平相关,基础水平越高者,其降低作用越明显。主要不良反应为首剂现象(低血压),用药数次后可消失。

三、应用范围与选用原则

非选择性的 α 受体阻滞剂如酚妥拉明及酚苄明常导致心动过速,且疗效不好,已不用于治疗高血压。而选择性的 α_1 受体阻滞剂仅作用于 α_1 受体,对 α_2 受体影响不大,不良反应较少,常用于高血压的治疗。

α_1 受体阻滞剂可用于各种程度的高血压,单独使用一般仅对轻中度高血压有明确疗效。该类药的最大优点是没有明显的代谢不良反应,而且对于血脂有良好影响。它能降低总胆固醇与低密度脂蛋白、甘油三酯,增加高密度脂蛋白,对于血浆 LDL-C 水平的降低作用,哌唑嗪较其他 α 受体阻滞剂更为显著,适用于糖尿病、周围血管病、哮喘病及高脂血症的高血压患者。与利尿药及 β 受体阻滞剂合用可增强其作用。

年龄 60 岁以上者,应避免使用利血平或作用在中枢的药物以防发生抑郁症,曾有中风或小中风史者,应避免使用能产生直立性低血压的药物。为防止直立性低血压,应慎用哌唑嗪、胍乙啶等。

有抑郁症史者避免使用利血平及其制剂,中枢作用药如甲基多巴、可乐定及 β 受体阻滞剂也可导致或加重忧郁症,因此宜选用血管紧张素转换酶抑制剂、利尿药、血管扩张剂、钙通道阻滞剂及 α 受体阻滞剂等。

四、药物间的相互作用

α 受体阻滞剂与利尿药、β 受体阻滞剂或其他血管扩张剂合用,可以提高疗效。在无左心衰竭的患者,α 受体阻滞剂与硝酸盐或其他强效利尿药合用时易发生前负荷降低所引起首剂晕厥。哌唑嗪与钙通道阻滞剂中的维拉帕米及硝苯地平同时应用可产生叠加作用导致低血压发生。

(王　静)

第八节　血管紧张素转换酶抑制剂

血管紧张素转换酶抑制剂(ACEI)的问世是过去 20 多年中心血管疾病治疗学最重要的进展之一。其适应证包括高血压、心力衰竭、左室功能异常、心肌梗死(急性心肌梗死及梗死后的二级预防)、糖尿病肾病以及冠心病高危患者,能显著降低病残率和病死率。

一、药物的作用机制

(一)肾素-血管紧张素系统

肾素-血管紧张素系统在人体中发挥调节各种生理功能和病理反应的重要作用,其关键组分是血管紧张素。血管紧张素是一个肽类家族,其前体蛋白是血管紧张素原。循环中的血管紧张素原主要来自肝细胞,也可在中枢神经系统、心脏、血管、肾脏和脂肪细胞中合成。血管紧张素原在肾素作用下经过蛋白酶解反应,降解成为 10 个肽的血管紧张素 I(Ang I)。Ang I 没有很大的生物学活性,但可在不同蛋白酶的作用下进一步降解,成为有活性的 8 个肽的血管紧张素 II(Ang II)或 7 个肽的血管紧张素 1-7(Ang1-7)。

Ang II 是靶器官最多、作用最强大的血管紧张素多肽。在血管内容量急骤减少时,Ang II 可引起一系列急性反应,包括:①直接作用于血管平滑肌、强力收缩血管以减小血管腔容积;②增强口渴感、刺激醛固酮分泌和抗利尿激素的释放以保留水分和钠盐;③增强心肌收缩力以维持心排血量;④与交感神经系统相互作用、刺激去甲肾上腺素释放,进一步强化血管收缩和心肌正变力性作用。这些急性反应帮助机体维持正常或接近正常的循环功能。但是在慢性心血管疾病时,肾素-血管紧张素系统持续异常地激活,Ang II 生成过多或活性过强,除引起上述反应外,还会导致各种有害的生物学后果。例如,在心力衰竭时,Ang II 可促进蛋白合成,从而引发或加速心室肥厚;Ang II 可促进心脏成纤维细胞的增生,从而引起或加速心肌纤维化;Ang II 还可诱导心肌细胞凋亡;加上血管收缩和容量负荷增加所导致的心室壁张力持续增高和心肌氧耗量的不断增加,最终引起心肌功能异常。心肌功能异常又进一步刺激肾素-血管紧张素系统和交感神经系统,形成恶性循环。

(二)血管紧张素转换酶

在 Ang I 降解为 Ang II 的过程中,血管紧张素转换酶(ACE)是最重要的限速酶。ACE 又称激肽酶 II,除少量循环于血浆之中外,90% 以上位于不同的组织和器官中,以内皮细胞中最多,称为组织型 ACE。已经发现,在容量负荷过重、心肌梗死和心力衰竭等多种心脏损伤模型中,ACE 的表达都明显增高。高血压、糖尿病、高胆固醇血症以及吸烟等危险因素和损伤因素都可造成内皮细胞功能异常,后者伴随着组织型 ACE 的激活,导致整体及局部血管收缩与血管舒张机制的平衡失调、血管平滑肌细胞生长的平衡失调以及血管壁炎症及氧化状态的平衡失调。组织型 ACE 在动脉粥样硬化斑块中的表达增加、在炎症细胞集聚的区域和易损斑块的肩部区域中浓度特别高,可能与斑块的不稳定性增加有关。此外,肾脏局部 Ang II 浓度增高可引起入球小动脉和出球小动脉舒缩功能的平衡失调、肾小球压力增高和肥厚、肾脏组织纤维化和肾功能的丧失。

ACE 是一种非特异的酶,除可使 Ang I 转化为 Ang II 外,还能催化缓激肽、P 物质等肽类物质的降解。缓激肽有重要的生理功能。在特定的组织或器官中,缓激肽可引起平滑肌收缩(如尿道和回肠)、增加血管壁渗透性和增加黏膜分泌等。更重要的是,缓激肽能通过在血管内皮中刺激花生四烯酸代谢产物、一氧化氮和内皮源性超极化因子的生成,引起血管扩张。在肾内,缓激肽通过直接肾小管作用引起尿钠排泄。缓激肽的这些效应正好与 Ang II 相拮抗。ACE 通过切除缓激肽 C 端的二肽,使缓激肽降解为无活性的碎片。

因此,ACE 通过催化 Ang II 的生成和缓激肽的降解,同时影响肾素-血管紧张素系统与激肽释放酶-激肽系统(图 7-3)。ACE 活性增强不仅增加循环及组织中的 Ang II 浓度,加重其对心血管系统的损害,而且减低缓激肽的水平,取消了缓激肽的保护作用,使心血管系统受到双重打击。

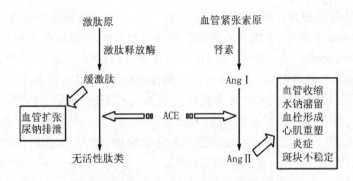

图 7-3　ACE 催化 Ang Ⅱ 的生成与缓激肽的降解

Ang Ⅱ可引起血管收缩等病理后果,缓激肽则有血管扩张等保护效益

(三)血管紧张素转换酶抑制剂的作用机制

ACEI 通过抑制 ACE 而减弱肾素-血管紧张素系统的作用。例如,Zhuo 等对 7 例缺血性心脏病患者用培哚普利治疗 5 周后,血浆 ACE 活性降低 70%($P<0.01$),血管内皮和外膜的 ACE 活性降低约 35%($P<0.01$)。因此,ACEI 能抑制循环和组织中的 ACE,从而减少 Ang Ⅱ生成、消除或减轻 Ang Ⅱ的心血管不利作用。

ACEI 通过抑制 ACE 还能提高循环中的缓激肽水平,发挥保护心血管系统的效益。例如,Gohlked 等报道,在自发高血压大鼠中,ACEI 治疗改善心功能、冠状动脉血流以及多种心肌代谢指标的效益,都可被缓激肽受体阻滞剂所取消。Witherow 等对 12 例接受长期 ACEI 治疗的心力衰竭患者静脉滴注缓激肽受体阻滞剂 B9340,并用静脉血管容积变化描计术测定前臂血流。结果显示,滴注 B9340 引起前臂血管收缩,且收缩程度呈剂量依赖性;停止 ACEI 治疗 1 周后,滴注 B9340 不能引起前臂血管收缩;恢复 ACEI 治疗 4 周后,滴注 B9340 又能引起前臂血管收缩。因此,缓激肽对于 ACEI 的治疗效益有重要贡献。

ACEI 的第三项作用机制是增加循环及组织中的 Ang1-7 的水平。如前所述,Ang Ⅰ可在不同蛋白酶的作用下降解生成 Ang Ⅱ或 Ang1-7。ACEI 抑制 ACE 后 Ang Ⅱ的生成减少,Ang Ⅰ就会更多地在内肽酶作用下生成 Ang1-7。此外,Ang1-7 需在 ACE 的作用下降解而失活,ACEI 抑制 ACE 后这一降解过程被阻断。因此,ACEI 在两个环节上抑制 ACE 的作用,可使 Ang1-7 的水平成倍增高。Ang1-7 的多种生物学效应与 Ang Ⅱ相拮抗,可发挥利尿、扩张血管、抑制平滑肌细胞增生等有益作用,还能增强缓激肽的作用。

ACEI 的其他作用机制包括增加组织型纤溶酶原激活物(t-PA)的产生和减少病理性纤溶酶原激活物抑制剂(PAI-1)的形成,从而具有抗血栓-栓塞效益。研究显示,血管紧张素受体 1(AT₁)或 2(AT₂)的特异性阻滞剂都不能阻止 Ang Ⅱ诱导的内皮细胞 PAI-1 表达,提示 ACEI 减少 PAI-1 的作用可能是通过血管紧张素受体 4(AT₄)来调节。ACEI 能显著改善左室收缩功能异常及心力衰竭患者的血流动力学状况,包括降低心脏前负荷(肺毛细血管楔压)、降低后负荷(体循环血管阻力及血压)、降低收缩期室壁张力和增加心排血量,减轻心力衰竭或左室收缩功能异常时常常伴发的功能性二尖瓣反流。至于对肾脏的影响,ACEI 能增加肾血流量、促进钠排泄,但通常不改变肾小球的过滤作用,因此滤过分数降低。

二、药物的分类与特点

1971 年问世的第一个 ACEI 替普罗肽(teprotide)有降压作用,但只能静脉注射,临床价值有限。1977年Ondetti等研制出口服有效的卡托普利(captopril),其临床效益很快得到证实,带动了该类药物的研发。迄今为止,美国食品药物管理局(FDA)已经批准临床使用的 ACEI 有卡托普利、贝那普利(benazepril)、依那普利(enalapril)、福辛普利(fosinopril)、赖诺普利(lisinopril)、莫昔普利(moexipril)、培哚普利(perindopril)、喹那普利(quinapril)、雷米普利(ramipril)和群多普利(trandolapril)等 10 种;在欧洲和日本使用的还有西拉普利(cilazapril)和咪达普利(imidapril)。除莫昔普利、喹那普利和群多普利外,其他 9 种 ACEI 都已经在国内上市。

各种 ACEI 制剂的不同,在于它们的活性部分化学结构、效力、生物利用度、血浆半衰期、排泄途径、分布和与组织 ACE 亲和度的不同,以及是否作为前体药物给药。例如,卡托普利的半衰期相对最短。除福辛普利、群多普利和螺普利(spirapril)外,多数 ACEI 主要经肾脏清除,因此在肾功能异常时需减少剂量。大多数 ACEI 作为前体药物给药,这些前体药物无活性或活性很低,在肝内酯化后转变为活性药物发挥作用。

从理论上来说,ACEI 能否起作用主要取决于其是否能够抑制组织中的 ACE,因此有人提出,组织 ACE 亲和力较强的 ACEI 疗效较好。但是,目前缺乏能准确定量评估组织 ACE 结合力的方法,也无临床试验表明各种 ACEI 的临床疗效与其组织亲和力相关。因此,对 ACEI 制剂的选择应当以临床试验结果为基础。

ACEI 可根据其活性部分的化学结构或其药代动力学特点进行分类。

(一)根据活性部分化学结构分类

ACE 的活性催化部位包含有锌离子(Zn^{2+}),而一种有效的 ACEI 需要在其 N-终端结构上含有一个能与 Zn^{2+} 结合的巯基、羧基或膦酸基团,才能与 ACE 的活性部位发生特异性的结合而发挥作用。因此,ACEI 可以根据其活性部分所含的特殊基团分成以下三类。

1.巯基类 ACEI

代表药物是卡托普利,其他还有芬替普利(fentiapril)、匹瓦普利(pivalopril)、佐芬普利(zofenopril)和阿拉普利(alacepril)。早年曾认为,巯基是 ACEI 引起咳嗽的原因,但随后的研究显示,其他 ACEI 同样存在这一不良反应。反之,巯基可能具有清除自由基和影响前列腺素代谢等有益的作用。

2.羧基类 ACEI

包括大多数常用的 ACEI,代表药物是依那普利,其他有贝那普利、西拉普利、咪达普利、赖诺普利、培哚普利、喹那普利、雷米普利、群多普利、螺普利和地拉普利(delapril)等。

3.膦酸基类 ACEI

代表药物是福辛普利,其他有西那普利(ceranapril)。

(二)根据药代动力学特点分类

1.卡托普利类 ACEI

代表药物是卡托普利,其他有芬替普利和匹瓦普利等。该类药物本身具有活性,进入人体后又经历进一步代谢。这种代谢转变产生有药理学活性的二硫化物,母体药物和二硫化物都经肾脏排泄。

2.前体药类 ACEI

代表药物是依那普利,其他有贝那普利、西拉普利、地拉普利、福辛普利、咪达普利、培哚普利、喹那普利、雷米普利、螺普利和群多普利等。例如,依那普利必须在肝脏内转变成二酸化合物依那普利拉后才具有活性。

3.不经历代谢的水溶性 ACEI

代表药物是赖诺普利,其他有西那普利。它们不须经过代谢即有活性,循环时不与血浆蛋白结合,以原形经肾脏排泄。

三、不良反应和禁忌证

(一)不良反应

总的来说,ACEI 的安全性良好,长期使用时可能发生的不良反应包括咳嗽、低血压、高钾血症、肾功能恶化和血管性水肿。

1.咳嗽

咳嗽是 ACEI 的最常见的不良反应,文献中报道的发生率为 1%～44%,女性较易发生,可能与用药后缓激肽或 P 物质浓度增高以及迷走神经 C 纤维受刺激有关。ACEI 引起的咳嗽多为无痰的阵发性干咳,伴咽后壁发痒感,无特效治疗药物,停药后咳嗽消失,无长期不良后果,但再次给予同一种或另一种 ACEI 后咳嗽常常复发。诊断时首先应尽可能排除其他原因引起的咳嗽。咳嗽程度较轻时,可鼓励患者坚持服药,部分患者的咳嗽会逐渐减轻甚至消失。对于慢性心力衰竭患者特别有必要进行这种尝试,因为 ACEI 长期治疗能够显著降低死亡危险。咳嗽严重者应停用 ACEI,改用血管紧张素Ⅱ受体阻滞剂或其他降压药物。

2.低血压

很常见,多数无症状。在低盐饮食、大量使用利尿药或腹泻等导致低钠和血容量不足时,以及在高龄老人和严重心力衰竭患者中,有症状的低血压、特别是首剂低血压反应的发生率较高。在这些情况下建议使用较小剂量的 ACEI,并在严密观察病情变化的基础上逐步上调剂量。

3.高钾血症

ACEI 减少 AngⅡ的生成,进而抑制醛固酮释放,因此有增高血钾的倾向。但是在肾功能正常的患者,血钾增高的幅度通常并不很大。但是,同时摄入钾盐(包括低钠饮食时的某些钾盐替代品)、补钾治疗或使用保钾利尿药时,有可能发生高钾血症,特别是合并有肾功能异常的患者。因此,应注意避免上述联合治疗。例如,在治疗高血压时,ACEI 通常不能与保钾利尿药氨苯蝶啶或复方阿米洛利合用,除非患者有低钾血症的证据。但是,严重心力衰竭和急性心肌梗死后心力衰竭的患者在使用 ACEI 等药物的基础上,加用醛固酮受体阻滞剂螺内酯或依普利酮能进一步降低病死率和病残率,临床得益远超过引起高钾血症的危险。因此在有适应证的心力衰竭患者中,如果基线血钾不超过5.0 mmol/L,可联合使用 ACEI 和小剂量醛固酮受体阻滞剂,同时密切随访观察血钾水平。

4.肾功能恶化

ACEI 对肾功能的影响是临床医师经常感到困惑的一个问题。一方面,ACEI 有显著的肾功能保护作用;另一方面,ACEI 会引起暂时性肾功能恶化,特别是在最初使用阶段。ACEI 引起暂时性肾功能恶化的机制是,肾小球滤过率与入球小动脉和出球小动脉的收缩状态有关。当肾小球的灌注压或入球小动脉的压力降低时,肾小球毛细血管压力以及肾小球滤过率的维持主要依赖由 AngⅡ介导的出球小动脉的收缩;ACEI 减少 AngⅡ的生成后,出球小动脉扩张、阻力降低,导致肾小球滤过率下降。

在大多数心力衰竭患者中,ACEI 用药最初 2 个月内可能出现血清肌酐水平轻度、非进行性的、暂时的升高(增幅通常<30%),实际上反映了 ACEI 对肾脏血流动力学的有益的影响。但

是,如果肾功能急剧恶化,表现为肌酐水平突然增高≥0.5 mg/dL(原先<2.0 mg/dL 的患者)或≥1.0 mg/dL(原先≥2.0 mg/dL 的患者),应高度警惕急性肾衰竭的可能。美国心脏协会(AHA)曾提出以下建议:①在大多数心力衰竭患者中,ACEI 能改善肾血流和稳定肾小球滤过率;②血清肌酐水平增高本身并不构成使用 ACEI 的禁忌证,较明显的肌酐水平增高多见于原先有慢性肾功能不全的患者;③发生急性肾衰竭时应积极寻找诱发原因,特别是低血压[平均动脉压<8.7 kPa(65 mmHg)]、循环容量不足、严重肾动脉疾病、或同时使用缩血管药物(如非甾体抗炎药和环孢霉素),并尽可能予以纠正;④发生急性肾衰竭而诱发原因尚未纠正之前,应停止使用 ACEI,也不能用血管紧张素 Ⅱ 受体阻滞剂来代替;⑤如果急性肾衰竭缓解且诱发原因也得到纠正,可以恢复使用 ACEI。

5.血管性水肿

血管性水肿罕见,但有致命危险。其临床表现为面、唇、舌、咽和声门等部位的皮下或黏膜下水肿,见于首次用药或治疗最初 48 小时内,偶然也可在治疗数月甚至数年后发生。局限于面部、唇或肢体部位的肿胀通常在停药后消退,但仍应加强医学监护。对喉头水肿的患者,应皮下注射肾上腺素,并采取一切措施保持呼吸道通畅。疑为严重血管性水肿的患者,应终身避免使用任何一种 ACEI。

6.其他不良反应

早年使用大剂量卡托普利时,曾报道皮疹、味觉异常和中性粒细胞减少症等有较高的发生率。近年来使用常规剂量的卡托普利,这些不良反应已罕见。

(二)绝对禁忌证

1.妊娠妇女

动物试验和临床观察均显示,在妊娠中晚期使用 ACEI 可引起多种胎儿畸形。因此,育龄期妇女使用 ACEI 应小心,如打算怀孕或发现怀孕,应立即停药。

2.使用 ACEI 曾发生致命性不良反应的患者

既往使用任何一种 ACEI 曾引起血管性水肿、急性无尿性肾衰竭或其他严重变态反应的患者,终生禁用所有的 ACEI。

(三)相对禁忌证

以下情况须慎用 ACEI:①双侧肾动脉狭窄。②血清肌酐水平著增高(>3.0 mg/dL 或 265.2 μmol/L)。③低血压[收缩压<12.0 kPa(90 mmHg)]。④高血钾症(>5.5 mmol/L)。⑤主动脉瓣狭窄或梗阻性肥厚型心肌病,此类患者使用 ACEI 后有可能因为增加跨主动脉瓣(或左室流出道)的压力阶差而诱发晕厥。上述情况经处理得到纠正,例如,肾动脉狭窄经手术或介入治疗得到解除、低血压或高血钾症经治疗改善后,应重新评估是否使用 ACEI。

四、药物的应用范围与选用原则

(一)应用范围

1.高血压

ACEI 是抗高血压治疗的一线药物之一,其疗效已经得到充分肯定。汇总分析显示,与安慰剂对照组相比较,ACEI 治疗可使高血压患者的脑卒中发生率降低 28%、冠心病事件减少 20%、心力衰竭减少 18%、主要心血管病事件减少 22%、心血管病病死率降低 20%、总病死率降低 18%,差别均有显著的统计学意义。汇总分析还显示,ACEI 降低主要心血管病事件的效益与利尿药、β 受体阻滞剂或钙通道阻滞剂相似。美国高血压指南推荐,合并以下六种临床情况的患者可优先考虑选用 ACEI：①心力衰竭；②心肌梗死后；③高危冠心病；④糖尿病；⑤慢性肾脏疾病；⑥需要预防再发脑卒中的患者。

2.心力衰竭

ACEI 治疗慢性心力衰竭的临床试验至少有 30 多项，结果几乎完全一致。汇总分析显示，与安慰剂组相比，ACEI 治疗使总病死率降低 20%（$P<0.000\ 1$），再发心肌梗死减少 21%（$P=0.000\ 1$），心力衰竭住院减少 33%（$P<0.000\ 1$）。ACEI 的效益与患者的年龄、性别、是否使用利尿药、阿司匹林或 β 受体阻滞剂等均无关。无症状的左心室收缩功能异常患者（左室射血分数<40%），同样能够从 ACEI 治疗中显著获益。因此，ACEI 是慢性收缩性心力衰竭治疗的基石和首选药物，全部慢性收缩性心力衰竭患者都必须使用 ACEI，包括无症状者，除非有禁忌证或者不能耐受。ACEI 须终身使用。

3.心肌梗死后

Latini 等汇总分析 15 项急性心肌梗死早期进行短期治疗的试验，ACEI 治疗组和对照组的病死率分别为 7.27% 和 7.73%（$P=0.006$）。Flather 汇总分析 3 项急性心肌梗死早期开始使用 ACEI、并继续治疗至少 12 个月的大型临床试验，ACEI 使总病死率降低 26%（$P<0.000\ 1$），再发心肌梗死减少 20%（$P=0.005\ 7$），心力衰竭住院减少 27%（$P<0.000\ 1$）。因此，急性心肌梗死后患者应尽早开始并长期使用 ACEI。

4.冠心病高危患者

ACEI 能显著降低左室收缩功能异常、慢性心力衰竭和心肌梗死后患者的病残率和病死率，也是高血压和糖尿病患者的一线治疗用药。合并有这些疾病或危险因素的慢性冠心病患者，应长期采用 ACEI 进行二级预防。不合并心力衰竭的冠心病或其他心血管病患者，也能得益于 ACEI 长期治疗。左室射血分数正常、各种危险因素得到良好控制并已接受最佳的药物及血管重建治疗的低危患者，使用 ACEI 可作为一种选择。

5.糖尿病肾病

在一项前瞻性研究中，409 例尿蛋白≥500 mg/d、血清肌酐≤2.5 mg/dL 的 1 型糖尿病患者随机分组接受卡托普利或安慰剂治疗 3 年，卡托普利组患者的主要终点事件（血清肌酐浓度增倍）发生率降低 48%（$P=0.007$），死亡、需要透析或肾移植的危险降低 50%（$P=0.006$）。心脏结果预防评价研究（HOPE）中，3 577 例糖尿病患者（其中 98% 为 2 型糖尿病）随机分入雷米普利组和安慰剂组，平均治疗 4.5 年。雷米普利治疗使主要终点事件（心肌梗死、脑卒中或心血管死亡）降低 25%（$P=0.000\ 4$），心肌梗死减少 22%（$P=0.01$），脑卒中减少 33%（$P=0.007\ 4$），心血管病病死率降低 37%（$P=0.000\ 1$），总病死率降低 24%（$P=0.004$），临床肾病发生率降低 24%（$P=0.027$）。

上述两项试验都认为，ACEI 降低心血管病事件的效益不能完全用降压效果来解释，在糖尿病患者中 ACEI 很可能具有降压之外的心血管保护和肾脏保护作用。

（二）选用原则

如上所述，ACEI 常用于治疗高血压、心力衰竭、无症状左心室功能异常、心肌梗死、糖尿病肾病和冠心病高危患者。获得这些适应证的依据是随机临床试验的结果，但是，并非每一种 ACEI 都经历过大规模临床试验。在临床实践中，应尽量选用有循证医学证据的药物，可参考美国 FDA 批准的 10 种 ACEI 的适应证。但是在一些国家的心力衰竭指南中，各种 ACEI 包括贝那普利、培哚普利和西拉普利都可用于治疗慢性心力衰竭。临床实践中，多种 ACEI 被用于糖尿病肾病患者。

在获得高血压、心力衰竭或心肌梗死治疗适应证的各种 ACEI 制剂中,目前并不清楚它们的临床疗效是否存在差异。在这种情况下选药时,应综合考虑药物的药理特点、安全性和价格,以及患者的具体情况。例如,治疗高血压时,为了提高患者长期服药的依从性,宜采用一天一次给药的长效 ACEI。而在处理高血压危象时,起效快而作用时间短的卡托普利就更为合适。大多数 ACEI 主要经肾排泄,因此对于中度以上肾功能异常的患者,经肝、肾双通道排泄的制剂如福辛普利具有一定的优势。

五、药物间的相互作用

ACEI 与其他药物之间的药代动力学相互作用问题目前还了解不多,与大多数常用的心血管疾病治疗药物之间,似乎很少有持续的、有临床意义的相互作用。ACEI 可增加肾小管对锂的重吸收,因此可以升高血锂浓度。丙磺舒可减少卡托普利等多种 ACEI 的经肾排泄,导致后者的血浓度增高,福辛普利和佐芬普利则不受影响。此外,曾有报道称卡托普利可使血清地高辛浓度增高约 1/4,但以后的研究未证实这种相互作用。

以下讨论 ACEI 与几种常用心血管疾病治疗药物之间的药效学相互作用问题。

(一)保钾利尿药

ACEI 减少醛固酮释放,有增高血钾的倾向,通常不应与钾盐或保钾利尿药同用。但是,严重心力衰竭和急性心肌梗死后心力衰竭的患者在使用 ACEI 等标准药物的基础上,加用螺内酯或依普利酮能进一步显著降低病死率和病残率。因此,这类患者如果血钾不超过 5.0 mmol/L,可联合使用 ACEI 和小剂量醛固酮受体阻滞剂。

(二)利尿药

ACEI 和利尿药联用是最有效的抗高血压药物组合方案之一,常用复方制剂为一种 ACEI 加上氢氯噻嗪 12.5 mg/d。利尿药如氢氯噻嗪的抗高血压机制主要针对水钠潴留环节,但使用利尿药后可激活神经体液及激素机制,刺激肾素释放,引起血管收缩,从而减弱了利尿药的降压作用。加用 ACEI 后,后者拮抗神经激素活性、缓解血管收缩的作用,能增强利尿药的疗效,在肾素水平正常或增高的患者中效果可能更为显著。反之,在低肾素水平高血压如黑人患者中,ACEI 的降压效果可能较差,此时利尿药可提高肾素水平,增强 ACEI 的疗效。另外,ACEI 能拮抗利尿药的多种代谢性不良反应如低钾血症。因此,两类药物有互补的药理学作用、有相加或协同的降压效果。

慢性心力衰竭患者通常需同时使用 ACEI 和利尿药。ACEI 主要着眼于降低病残率和病死率,利尿药则能迅速减轻水钠潴留和缓解症状。但是,两类药物合用也有不利的相互作用。严重心力衰竭患者使用较大剂量利尿药可引起明显的高肾素血症,导致患者对 ACEI 特别敏感,尤其容易发生比较严重的首剂低血压反应。预防措施是首剂使用很小剂量的 ACEI,如卡托普利 6.25 mg。其次,ACEI 和利尿药合用可导致肾功能暂时恶化,需监测血清肌酐水平。最后,在大多数情况下,ACEI 不应与保钾利尿药合用。

(三)钙通道阻滞剂

ACEI 和钙通道阻滞剂联合也是非常有效的抗高血压药物组合。钙通道阻滞剂的不依赖血管紧张素 II 的血管扩张作用以及促尿钠排泄的作用,与 ACEI 的降压机制互补。钙通道阻滞剂有增高血浆肾素的倾向,可增强 ACEI 的降压作用。ACEI 则能减轻二氢吡啶类钙通道阻滞剂的心动过速和踝部水肿不良反应。

在收缩期高血压患者联合降压治疗避免心血管事件试验(ACCOMPLISH)中,11 506 例高危高血压患者随机分组接受贝那普利-氨氯地平或贝那普利-氢氯噻嗪治疗平均 36 个月,贝那普利-氨氯地平组的心血管病终点事件发生率降低 20%(P<0.001)。这一结果提示,ACEI 和钙通道阻滞剂组合的临床疗效可能优于 ACEI 与噻嗪类利尿药组合。

(四)β 受体阻滞剂

ACEI 和 β 受体阻滞剂联用不是理想的降压药物组合,因为 ACEI 通过抑制肾素-血管紧张素系统发挥作用,β 受体阻滞剂也通过抑制肾素释放而影响这一系统,两者的作用机制部分重叠,合用后降压效果增强不多。但是某些患者,如已使用 ACEI、利尿药和(或)钙通道阻滞剂而高血压仍然没有得到控制,特别是心率偏快者,可加用 β 受体阻滞剂。

β 受体阻滞剂是冠心病患者长期二级预防的主要药物之一。多项试验表明,冠心病患者不论是否使用 β 受体阻滞剂,ACEI 都有降低病残率和病死率的效益,在已经使用 β 受体阻滞剂的患者中效益更好。在已经使用 ACEI 的心力衰竭患者中,长期使用 β 受体阻滞剂能使总病死率进一步降低 34%~35%。因此只要没有禁忌证,所有收缩功能异常的慢性心力衰竭患者都必须联合使用 ACEI 和 β 受体阻滞剂。

(五)非甾体抗炎药

非甾体抗炎药包括阿司匹林可减弱 ACEI 的降压效果,机制可能是通过抑制环氧酶而减少花生四烯酸的降解,导致扩血管的前列腺素生成减少。例如,有研究显示,吲哚美辛可使 ACEI 的降压效果降低 3%~34%。

阿司匹林是急性心肌梗死治疗和冠心病二级预防的重要药物之一。在 ACEI 用于急性心肌梗死的临床试验中,绝大多数患者同时使用阿司匹林,因此,ACEI 的效益是在使用阿司匹林的基础上取得的。HOPE 试验显示,不论患者是否使用阿司匹林(或其他抗血小板药物),雷米普利都能显著降低主要心血管病终点事件的发生率。因此,阿司匹林不会显著削弱 ACEI 在冠心病患者中的治疗效益。甚至有队列研究显示,与单用 ACEI 相比,同时服用 ACEI 和阿司匹林可显著降低冠心病患者的 5 年病死率(P<0.001)。

也有人提出,心力衰竭患者使用阿司匹林会减弱 ACEI 的疗效。但是对 6 项临床试验22 060 例患者资料的汇总分析显示,ACEI 治疗使主要心血管事件减少 22%(P<0.000 1),其中服用阿司匹林的患者减少 20%(12%~27%),不服用阿司匹林者减少 29%(19%~38%),两组间差别并不显著(P=0.07)。一项对 5 701 例心力衰竭住院患者的随访研究显示,无论缺血性或非缺血性心力衰竭患者,ACEI 降低病死率的疗效均不会因使用阿司匹林而降低。因此,确有必要使用抗血小板药物的心力衰竭患者,可同时使用 ACEI 和小剂量阿司匹林。

(六)血管紧张素 II 受体阻滞剂(ARB)

临床上经常见到 ACEI 和 ARB 联合使用。由于 ARB 在受体水平上阻断 Ang II 的不利作用,而 ACEI 可通过增高缓激肽水平获取部分效益,因此两类药物在作用机制上存在互补性,联合用药有其理论基础。但是,这种做法缺乏循证医学依据,不宜提倡。

1.高血压

在几项小样本试验中,ACEI 和 ARB 合用的降压幅度大于单用其中一种药物。但是这些试验采用小剂量 ACEI 或短效 ACEI 一天一次给药,而且加用 ARB 后平均仅能降低血压 3.8/2.7 mHg,效果远不如 ACEI 加上钙通道阻滞剂或利尿药。因此,ACEI 和 ARB 不是一种合理的降压组合。

2.慢性心力衰竭

在缬沙坦心力衰竭试验(Val-HeFT)中,5010 例患者(93%服用 ACEI)随机分入缬沙坦组或安慰剂组,平均随访 23 个月,缬沙坦组的死亡和病残联合终点事件发生率降低 13%(P=0.009)。坎地沙坦降低心力衰竭病死率病残率评估研究(CHARM-Added)纳入 2548 例服用 ACEI 的心力衰竭患者,平均治疗 41 个月,坎地沙坦组的主要终点事件(心血管病死亡或心力衰竭住院)比安慰剂组降低 15%(P=0.011)。这两项试验结果提示,在 ACEI 基础上加用 ARB 能降低病残率。

3.心肌梗死后

缬沙坦心肌梗死试验(VALIANT)纳入 14 703 例心肌梗死后患者,随机分入缬沙坦组、卡托普利组或缬沙坦与卡托普利合用组,平均随访 24.7 个月。结果显示,两药合用组的病死率及心血管病事件发生率和单用卡托普利组相同,但低血压、肾功能异常和总的不良反应发生率均显著增高。

4.肾病

ACEI 和 ARB 合用治疗肾病的研究不少,但质量不高,其中最有影响力的是非糖尿病肾病 ARB 和 ACEI 联合治疗试验(COOPERATE)。该试验将 263 例患者随机分组接受氯沙坦、群多普利或两药联合治疗,平均随访 2.9 年。结果显示,两药合用组主要终点事件(血清肌酐浓度增倍或终末期肾病)发生率为 11%,显著低于氯沙坦组(23%,P=0.016)或群多普利组(23%,P=0.018)。现已查明,COOPERATE 试验的数据涉嫌造假。

5.心血管病高危患者

替米沙坦单用或与雷米普利合用全球终点试验(ONTARGET)纳入 25 620 例无心力衰竭的高危患者,随机分入替米沙坦、雷米普利、替米沙坦加雷米普利组,平均随访 56 个月。联合用药组的主要心血管病事件发生率与雷米普利组相同,但低血压、晕厥、腹泻、肾功能异常等不良反应均显著增高。特别值得指出的是,与单用雷米普利相比,替米沙坦加雷米普利治疗虽能减少蛋白尿,但却显著增加了肾脏主要终点事件(透析、肌酐翻倍或死亡)和肾脏二级终点事件(透析或肌酐翻倍),总体上弊大于利。

(七)其他药物

ACEI 与其他降压药或扩血管药物合用时降压作用增强,应注意避免低血压。

（王　静）

第九节　血管紧张素Ⅱ受体阻滞剂

血管紧张素Ⅱ受体阻滞剂(ARB)是一类重要的抗高血压药物,疗效肯定而不良反应较少。ARB 也常用于心力衰竭、糖尿病肾病、心肌梗死后以及心血管病高危患者。

一、药物的作用机制

(一)血管紧张素Ⅱ(AngⅡ)

肾素-血管紧张素-醛固酮系统在人体血管生物学和心血管系统的病理生理调节中发挥极为

重要的作用，Ang Ⅱ则是 RAA 系统中最主要的效应器。由于 Ang Ⅱ水平的异常持续增高与高血压、动脉疾病、心脏肥厚以及心力衰竭等的发生发展直接有关，因此，阻断 Ang Ⅱ对人体组织的病理性刺激活动能够治疗上述多种心血管疾病。阻断 Ang Ⅱ病理性刺激作用的方法之一是采用血管紧张素转换酶抑制剂（ACEI）。已知 Ang Ⅱ的前体物质是血管紧张素 Ⅰ（Ang Ⅰ），Ang Ⅰ在血管紧张素转换酶（ACE）的作用下降解为 Ang Ⅱ。这一经典的转换过程可在血浆和肾、脑、肾上腺等组织中发生。ACEI 通过抑制 ACE 的催化作用能显著减少 Ang Ⅱ的生成，其降低心血管病病死率和病残率的效益已经在诸多随机临床试验中得到证实。然而，ACEI 的治疗有其不足之处。首先，ACE 的特异性不高，除转化 Ang Ⅰ为 Ang Ⅱ外，还能降解缓激肽等物质；使用 ACEI 后缓激肽的降解受阻、循环中的浓度增高，可引起咳嗽等不良反应，部分患者由于不能耐受而被迫停药。另外，许多患者在长期接受 ACEI 治疗后，曾经降低的 Ang Ⅱ水平又会渐渐增高，甚至恢复到治疗前水平。这种所谓 Ang Ⅱ"逃逸现象"的确切机制及临床意义尚不完全清楚，很可能是因为一些非 ACE 途径（如胃促胰酶或组织蛋白酶 G）也可使 Ang Ⅰ转化为 Ang Ⅱ。显然，ACEI 不能完全阻断 Ang Ⅱ的生成，人们开始研发在受体水平上阻断 Ang Ⅱ作用的 ARB。

（二）Ang Ⅱ受体

Ang Ⅱ必须通过与受体结合才能发挥作用。已经发现 Ang Ⅱ受体有 4 种亚型，分别被命名为 AT_1 受体、AT_2 受体、AT_3 受体和 AT_4 受体。其中，AT_3 受体和 AT_4 受体还缺乏研究。

AT_1 受体和 AT_2 受体都是含有大约 360 个氨基酸的多肽，七次跨越细胞膜。这两种受体与 Ang Ⅱ的亲和力相似，但功能不同，序列同源性仅为 30%。目前已知的 Ang Ⅱ的不利的生物学作用几乎都通过 AT_1 受体调节，包括收缩血管、释放醛固酮、激活交感神经和促进细胞生长等。Ang Ⅱ和 AT_1 受体的结合有以下特点：①高度的结构特异性。②有限的结合容量（饱和度）。③亲和力高。④AT_1受体和 Ang Ⅱ的相互作用可转化为细胞反应（信号转导）。⑤结合过程受其生物合成以及再循环的调节（上调和下调）。Ang Ⅱ和 AT_1 受体的特异性、高亲和力结合，是由受体的位于细胞膜外表面的氨基酸及跨膜结构域中的顺序决定的。

AT_2 受体在胎儿组织中高度表达，出生后迅速减少，因此人们认为其在胎儿的发育过程中起重要作用。但是最近的研究发现，敲除 AT_2 受体的小鼠能够正常地发育和生长，提示 AT_2 受体对于胎儿发育可能并非不可缺少。在成人中，脑、心、肾、肾上腺髓质以及生殖组织中存在较低密度的 AT_2 受体。但是在多种病理情况下，例如，心力衰竭、肾衰竭、心肌梗死、脑损伤、血管损伤和伤口愈合时，AT_2 受体的表达会上调。AT_2 受体的生理效应尚不完全清楚，可能具有抗增生、扩张血管和促进凋亡的作用。

（三）血管紧张素Ⅱ受体阻滞剂（ARB）

目前临床使用的 ARB 均为选择性的 AT_1 受体阻滞剂，以氯沙坦为代表。氯沙坦与 AT_1 受体跨膜结构域中的氨基酸相互作用，占据了 7 条螺旋线之间的空间，从而阻止 Ang Ⅱ和 AT_1 受体的结合，阻断了经 AT_1 受体介导的 Ang Ⅱ的病理生理及生物学作用。

氯沙坦对其他 Ang Ⅱ受体亚型几乎没有任何作用。但是在 AT_1 受体被阻断后，循环中 Ang Ⅱ的浓度增高、会更多地作用于 AT_2 受体。AT_2 受体的生物学效应大多与 AT_1 受体相拮抗，因此 ARB 的治疗效益可能部分来自 Ang Ⅱ对 AT_2 受体的刺激。但也有研究认为，长期持续刺激 AT_2 受体也可能带来刺激生长、促进炎症和动脉粥样硬化等不良后果。显然，在这一领域中，还需要更多的研究。

与 ACEI 不同，ARB 治疗不增高缓激肽水平，因此很少引起咳嗽，血管性水肿的发生率也更低。但是这一好处是有代价的,因为缓激肽具有血管扩张等心血管保护效益。

二、药物的分类与特点

ARB可以分为肽类和非肽类。肽类AngⅡ受体阻滞剂最早问世,代表药物为沙拉新(saralasin)。沙拉新非选择性地阻断所有AngⅡ受体,口服效果差,需静脉给药,且维持时间短(半衰期仅几分钟),只能用于高血压急症。该类药物还有内源性AngⅡ受体激动作用,给药后部分患者血压反而升高。以后人们致力于研究非肽类ARB。氯沙坦1994年上市,它高度特异地选择性拮抗AT_1受体的作用,口服有效,没有AT_1受体激动作用,立即成为"沙坦类"药物的模板,10多年来已合成的该类药物达190多种。其中,经美国食品药物监督管理局(FDA)批准使用的有氯沙坦、缬沙坦(valsartan)、坎地沙坦(candesartan)、厄贝沙坦(irbesartan)、替米沙坦(telmisartan)、奥美沙坦(olmesartan)和伊普沙坦(eprosartan)。2011年2月,FDA又批准了阿奇沙坦(azilsartan)的高血压治疗适应证,使临床使用的ARB类药物达到8种。除伊普沙坦和阿奇沙坦外,其他六种ARB已经在我国上市。

ARB也可根据其对受体的作用分为非选择性和选择性两类。非选择性药物如沙拉新能阻断所有各型AngⅡ受体;选择性药物又可分为选择性AT_1受体阻滞剂和AT_2受体阻滞剂等。如前所述,目前临床使用的ARB均为选择性AT_1受体阻滞剂。

在药代动力学方面,氯沙坦、坎地沙坦西酯(candesartan cilexetil)和奥美沙坦酯(olmesartan medoxomil)为前体药物,在肝内分别代谢为活性物质E3174、坎地沙坦和奥美沙坦。氯沙坦的特点是母药和代谢产物都有活性,E3174的活性比氯沙坦强$10\sim40$倍;坎地沙坦和奥美沙坦的母药无活性。有研究称坎地沙坦、厄贝沙坦、缬沙坦和替米沙坦抑制AT_1受体的作用是不可逆的,而氯沙坦和伊普沙坦则是竞争性可逆的AT_1受体阻滞剂。然而这一特征与研究所采用的药理模型有关,不同实验室的结果也不尽相同。

三、不良反应和禁忌证

(一)不良反应

ARB不良反应较少见。例如在高血压患者的随机双盲研究中,氯沙坦治疗组的不良反应停药率为2.3%,与安慰剂组(3.7%)没有显著差别。ARB的咳嗽发生率显著低于ACEI,使之成为许多需要ACEI治疗、但又不能很好耐受的患者的替代药物。近年来在头对头的比较研究中,ARB的低血压、血钾增高和肾功能恶化等不良反应不比ACEI少见。

1.咳嗽

ARB很少引起咳嗽。

2.低血压

ARB可引起低血压,包括首剂低血压反应。在伴有左室肥厚的高血压患者中,缬沙坦长期治疗的低血压发生率为3%。心力衰竭患者使用ARB,应从小剂量开始,根据临床情况逐步上调剂量。

3.高钾血症

ARB影响醛固酮的释放,有增高血钾的倾向,因此不宜与保钾利尿药同用。肾功能异常的患者使用ARB时,应注意发生高钾血症。

4.肾功能恶化

ARB有可能引起肾功能恶化,其机制与ACEI相似。严重心力衰竭、双侧肾动脉狭窄或大剂量利尿药引起血容量不足的患者须特别注意。

5.血管性水肿

ARB 偶可引起血管性水肿,机制尚不清楚,发生率低于 ACEI。有报道在 39 例 ACEI 引起过敏或血管性水肿的心力衰竭患者中,改用坎地沙坦后仅 3 例发生血管性水肿、其中 1 例需停药。因此,ACEI 引起血管性水肿的患者,或可考虑用 ARB 来替代,但是这种做法必须十分慎重。

(二)绝对禁忌证

1.妊娠妇女

孕妇使用直接作用于肾素-血管紧张素系统的药物(包括 ACEI 和 ARB),有可能引起胎儿和新生儿病残或死亡。因此,妇女一旦怀孕,应立即停用 ARB。

2.使用 ARB 曾发生致命性不良反应

既往使用 ARB 引起血管性水肿、急性无尿性肾衰竭或其他严重变态反应的患者,终生禁用所有的 ARB。

(三)相对禁忌证

(1)双侧肾动脉狭窄或孤立肾伴肾动脉狭窄。

(2)血清肌酐水平显著增高(>2.5 mg/dL)。

(3)低血压 基线收缩压<12.0 kPa(90 mmHg)的患者,ARB 应慎用。

(4)高血钾症 基线血钾>5.5 mmol/L 的患者,不应使用 ARB。

(5)主动脉瓣狭窄或严重的肥厚性梗阻型心肌病。

四、药物的应用范围与选用原则

(一)应用范围

1.高血压

ARB 是抗高血压治疗的一线药物之一,美国高血压指南提出,ARB 的强适应证为合并有心力衰竭、糖尿病或慢性肾病的患者。在 43 项评价氯沙坦、缬沙坦、厄贝沙坦或坎地沙坦降压疗效的随机临床试验中,与安慰剂相比,ARB 单药治疗可使收缩压和舒张压分别平均降低 1.3~1.6 kPa(10.4~11.8 mmHg)和 1.1~1.2 kPa(8.2~8.9 mmHg);ARB 与氢氯噻嗪合用可使收缩压和舒张压分别降低 2.1~2.8 kPa(16.1~20.6 mmHg)和 1.3~1.9 kPa(9.9~13.6 mmHg)。

2.预防脑卒中

在氯沙坦降低高血压终点事件研究(LIFE)中,与阿替洛尔相比,氯沙坦治疗使主要终点事件(死亡、心肌梗死或脑卒中)的发生率降低 13%($P=0.021$),脑卒中发生率降低 25%($P=0.001$)。在老年认知预后研究(SCOPE)中,4964 例老年高血压患者随机分组接受坎地沙坦或安慰剂治疗。坎地沙坦组非致死性脑卒中发生率降低 27.8%($P=0.04$),但主要终点事件(心血管病死亡、脑卒中或心肌梗死)未显著减少。

3.心力衰竭

ARB 治疗心力衰竭有效,但不优于 ACEI。在直接比较两类药物疗效的氯沙坦心力衰竭生存研究(ELITE II)中,氯沙坦组(50 mg,一天一次)和卡托普利组(50 mg,一天三次)的总病死率分别为 17.7%和15.9%,氯沙坦组危险比为 1.13($P=0.16$);心脏猝死发生率分别为 9.0%和7.3%,氯沙坦组危险比为 1.25($P=0.08$)。有人提出,氯沙坦疗效相对较差是因为其剂量偏小。

为验证这一说法而设计的氯沙坦心力衰竭终点评估试验（HEAAL）纳入 3 846 例不能耐受 ACEI 的收缩性心力衰竭患者,随机分入大剂量(150 mg/d)或小剂量(50 mg/d)氯沙坦治疗组,平均随访 4.7 年。与小剂量组相比,大剂量组主要终点事件(死亡或心力衰竭住院)减少 10%($P=0.027$),病死率降低 6%($P=0.24$),但高血钾症、低血压和肾损害的发生率均显著增高。看来,增加氯沙坦剂量能减少心血管病事件,但也增加不良反应。此外,HEAAL 试验并未直接比较 ARB 与 ACEI 治疗心力衰竭时的相对疗效。

在缬沙坦心力衰竭试验(Val-HeFT)中,缬沙坦组患者的总病死率和安慰剂组相同,但死亡和病残联合终点事件减少 13%($P=0.009$)。坎地沙坦降低心力衰竭病死率病残率研究(CHARM)纳入不能耐受 ACEI 的心力衰竭患者,坎地沙坦治疗平均 33.7 个月使主要终点事件(心血管病死亡或心力衰竭住院)的发生率降低 23%($P=0.000\,4$)。根据以上试验结果,缬沙坦和坎地沙坦适用于不能耐受 ACEI 的慢性收缩性心力衰竭患者。

4.急性心肌梗死后

心肌梗死后氯沙坦最佳治疗(OPTIMAAL)是一项直接比较 ARB 和 ACEI 疗效的临床试验,5 477 例急性心肌梗死后患者随机分组接受氯沙坦或卡托普利治疗平均 2.7 年。结果显示,两组的总病死率分别为 18.2% 和 16.4%,氯沙坦组的死亡危险比为 1.13($P=0.069$)。在缬沙坦急性心肌梗死试验(VALIANT)中,缬沙坦组和卡托普利组的病死率分别为 19.9% 和 19.5%($P=0.98$)。因此,不能耐受 ACEI 的急性心肌梗死后患者可采用缬沙坦作为替代药物。

5.糖尿病肾病

在厄贝沙坦糖尿病肾病试验(IDNT)中,1 715 例 2 型糖尿病肾病的患者随机分组,接受厄贝沙坦、氨氯地平或安慰剂治疗平均 2.6 年。厄贝沙坦组的主要终点事件发生率(血清肌酐增倍、发生终末期肾病或死亡)比安慰剂组低 20%($P=0.02$)、比氨氯地平组低 23%($P=0.006$),主要获益是降低血清肌酐浓度增倍的危险。氯沙坦减少非胰岛素依赖性糖尿病终点事件研究(RENAAL)纳入1 513 例2 型糖尿病肾病患者,随机分组接受氯沙坦或安慰剂治疗平均 3.4 年。氯沙坦组的主要终点事件(血清肌酐浓度增倍、发生终末期肾病或死亡)发生率降低 16%($P=0.02$)。在有微量蛋白尿的2 型糖尿病患者中,厄贝沙坦300 mg/d 治疗 2 年能显著降低糖尿病肾病的发生率,但 150 mg/d 治疗效果较差。上述试验表明,ARB 对 2 型糖尿病患者有肾脏保护作用,长期治疗(特别是采用较大剂量时)能显著减慢糖尿病肾病的进展。

6.心血管病高危患者

替米沙坦单用或与雷米普利合用全球终点试验(ONTARGET)纳入 25 620 例有冠心病、脑血管病、外周血管疾病或糖尿病伴靶器官损害、但无心力衰竭的高危患者,随机分入替米沙坦、雷米普利、或替米沙坦-雷米普利合用组,平均随访 56 个月。结果显示,3 组的主要终点事件(心血管病死亡、心肌梗死、脑卒中或心力衰竭住院)的发生率无显著差异,分别为 16.7%、16.5% 和 16.3%,替米沙坦疗效不次于雷米普利。

(二)选用原则

已经上市的 ARB 制剂都可治疗高血压。但是 FDA 仅批准氯沙坦和厄贝沙坦用于 2 型糖尿病肾病、缬沙坦和坎地沙坦用于心力衰竭、氯沙坦用于预防脑卒中、缬沙坦用于心肌梗死后、替米沙坦用于心血管病高危患者。

关于各种 ARB 制剂的抗高血压效益有无差异,有两种观点。有人认为,在校正安慰剂效应之后,单用氯沙坦、缬沙坦、坎地沙坦、厄贝沙坦或替米沙坦的收缩压和舒张压降低幅度非常相似。也有人指出，厄贝沙坦和坎地沙坦的降压作用有较明显的剂量依赖性，氯沙坦、缬沙坦和替米沙坦的剂量—反应曲线则比较平坦。例如，氯沙坦 50 mg（一天一次）降压效果不明显时，增加剂量为 100 mg（一天一次）的效果可能不如改成 50 mg（一天两次）；氯沙坦 50～100 mg（一天一次）的降压效果可能不如大剂量厄贝沙坦[300 mg（一天一次）]或中等剂量坎地沙坦[16 mg（一天一次）]。

五、药物间的相互作用

大多数 ARB 制剂的生物利用度不受食物明显影响，故可空腹服药、也可在进食时服药。ARB 可增加肾小管对锂的重吸收，与锂盐同时使用时有可能增加锂的药理学及毒性作用。ARB 与非甾体抗炎药合用时降压作用可能减弱。在老年、血容量不足或肾功能损害的患者中，ARB 与非甾体抗炎药合用可能增加肾脏损害的危险。

氯沙坦在肝内需经细胞色素 P450（CYP）2C9 和 3A4 同工酶转化成有活性和无活性的代谢产物，是最有可能与其他药物发生药代动力学相互作用的 ARB。例如，氟康唑或西咪替丁可增强氯沙坦的作用，而苯巴比妥和利福平减弱氯沙坦的作用。厄贝沙坦通过 CYP 2C9 进行代谢，故可能存在与氯沙坦相似的药代动力学相互作用问题。替米沙坦与地高辛合用时，可使后者的血浆峰值及谷值浓度分别增高 49% 和 20%。

以下讨论 ARB 与其他常用心血管病治疗药物之间的药效学相互作用问题。

(一)保钾利尿药

ARB 降低循环中的醛固酮水平，有增高血钾的倾向，因此通常不宜与保钾利尿药同用。在老年人、高钾饮食、肾功能损害或糖尿病的患者中，ARB 与保钾利尿药合用时更容易发生高钾血症。

(二)噻嗪类利尿药

ARB 和噻嗪类利尿药合用有相加的降压效果。

(三)钙通道阻滞剂

ARB 和钙通道阻滞剂合用也是有效的抗高血压药物组合。

(四)ACEI

ARB 和 ACEI 联合使用的方案，在大多数临床情况下缺乏明确的效益或可能增加不良反应，故不宜推荐。唯一的例外是，经过 ACEI、β 受体阻滞剂等标准药物治疗而仍未能控制症状的慢性心力衰竭患者，可考虑加用 ARB 来帮助改善症状和降低病残率。但若患者已使用 ACEI 和醛固酮阻滞剂，则不能再加用 ARB，以免增加肾脏损害和高钾血症的危险。

(五)β 受体阻滞剂

ARB 与 β 受体阻滞剂不是一种合理的降压药物组合。因不能耐受 ACEI 而改用 ARB 的心力衰竭患者，应合用 β 受体阻滞剂。慢性心力衰竭患者能否同时使用 ACEI、ARB 和 β 受体阻滞剂的问题还需要进一步研究。在 ELITE II 和 Val-HeFT 两项试验的亚组分析中，接受 ACEI 和 β 受体阻滞剂治疗的患者在加用氯沙坦或缬沙坦治疗后反而增高总病死率；但是在评价坎地沙坦疗效的 CHARM 试验中，这三类药物合用未导致不利后果。

（王　静）

第八章

泌尿系统常用药物

第一节 利 尿 药

利尿药(diuretics)是作用于肾脏,增加电解质和水的排泄,使尿量增多的药物。临床主要用于治疗各种原因引起的水肿,也用于非水肿性疾病如高血压、高血钙、尿崩症等的治疗。利尿药根据作用部位及利尿作用强度分为三类。

(1)高效能利尿药:主要作用于髓袢升支粗段髓质部和皮质部,包括呋塞米、依他尼酸、布美他尼等。

(2)中效能利尿药:主要作用于髓袢升支粗段皮质部和远曲小管近端,包括噻嗪类(如氢氯噻嗪)、氯噻酮等。

(3)低效能利尿药:主要作用于远曲小管和集合管,如螺内酯、氨苯蝶啶、阿米洛利等。

一、利尿药作用的生理学基础

尿液的生成是通过肾小球滤过、肾小管和集合管的重吸收及分泌而实现的,利尿药通过作用于肾小管不同部位而产生利尿作用(图 8-1)。

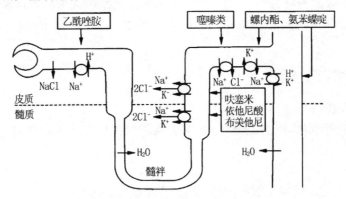

图 8-1 肾小管各段功能和利尿药作用部位

(一)肾小球滤过

正常成人每天经肾小球滤过产生的原尿达 180 L,但每天排出的尿量只有 1~2 L,这说明原尿中 99％的水和钠在肾小管和集合管中被重吸收。故单纯增加肾小球滤过率的药物,利尿作用不理想。

(二)肾小管的重吸收

原尿经过近曲小管、髓袢、远曲小管及集合管的过程中,99％的水、钠被重吸收。如果肾小管和集合管的上皮细胞对 Na^+ 和水的重吸收功能受到抑制,排出的钠和尿量就会明显增加。常用利尿药大多数都是通过抑制肾小管水和电解质的重吸收而产生排钠利尿作用。

1.近曲小管

此段重吸收 Na^+ 量占原尿 Na^+ 量的 $60％～65％$,主要通过 H^+-Na^+ 交换机制,H^+ 由肾小管细胞分泌到管液中,并将管液中 Na^+ 交换到细胞内。H^+ 来自肾小管细胞内 CO_2 和 H_2O 在碳酸酐酶的催化下生成的 H_2CO_3,乙酰唑胺可通过抑制碳酸酐酶的活性,使 H^+ 生成减少,H^+-Na^+ 交换减少,使肾小管腔内 Na^+ 和 HCO_3^- 增多,Na^+ 带出水分而产生利尿作用,但由于利尿作用较弱,又可引起代谢性酸中毒,现已少用。

2.髓袢升支粗段

髓袢升支粗段髓质和皮质部该段功能与利尿药作用关系密切,原尿中 $20％～30％$ 的 Na^+ 在此段被重吸收,是高效利尿药作用的重要部位。髓袢升支粗段上皮细胞的管腔膜有 Na^+-K^+-$2Cl^-$ 共同转运载体将 NaCl 主动重吸收,但不伴有水的重吸收,是形成髓质高渗区、尿液浓缩机制的重要条件。当原尿流经该段时,由于此段对水不通透,随着 NaCl 的再吸收原尿渗透压逐渐减低,此为肾脏对尿液的稀释功能。而转运到髓质间液中的 NaCl 在逆流倍增机制作用下,与尿素一起共同形成髓质高渗区。当尿液流经集合管时,在抗利尿激素调节下,大量的水被重吸收,这是肾脏对尿液的浓缩功能。呋塞米等药抑制髓袢升支粗段髓质和皮质部 Na^+-K^+-$2Cl^-$ 共同转运系统的功能减少 NaCl 重吸收,一方面降低了肾脏的稀释功能,另一方面由于髓质高渗区不能形成而降低了肾脏的浓缩功能,排出大量的稀释尿,引起强大利尿作用,故为高效能利尿药。

3.远曲小管与集合管

远曲小管近端重吸收原中 $10％$ 的 Na^+,由位于管腔膜的 Na^+-K^+-$2Cl^-$ 共同转运系统介导,噻嗪类利尿药抑制该段 Na^+-K^+-$2Cl^-$ 共同转运系统,可产生中度利尿作用。

远曲小管远端和集合管重吸收原尿 $5％$ 的 Na^+,重吸收方式为 Na^+-H^+ 交换与 Na^+-K^+ 交换,Na^+-H^+ 交换受碳酸酐酶的调节,Na^+-K^+ 交换受醛固酮的调节。螺内酯、氨苯蝶啶等药作用于此部位,通过拮抗醛固酮或阻滞 Na^+ 通道,产生留 K^+ 排 Na^+ 作用而利尿,所以它们又称留钾利尿药。

二、常用的利尿药

(一)高效利尿药

高效能利尿药(袢利尿药)主要作用于髓袢升支粗段髓质部与皮质部,最大排钠能力为肾小球滤过 Na^+ 量的 $20％$ 以上。

1.呋塞米

呋塞米(furosemide,呋喃苯氨酸,速尿)利尿作用强大而迅速。

(1)体内过程:口服易吸收,$20～30$ 分钟起效,2 小时达高峰,维持 $6～8$ 小时;静脉注射后 $2～10$ 分钟起效,30 分钟血药浓度达高峰,维持 $2～4$ 小时。主要原形从肾脏近曲小管分泌排泄。$t_{1/2}$ 为 $30～70$ 分钟,肾功能不全的患者 $t_{1/2}$ 为 10 小时。

(2)药理作用:本品能抑制髓袢升支粗段髓质部和皮质部的 Na^+-K^+-$2Cl^-$ 共同转运系统,从而抑制 NaCl 重吸收,同时影响肾脏对尿液的稀释和浓缩功能,利尿作用强而迅速。用药后尿量明显增加,Na^+、K^+、Cl^- 量排出增多,也增加 Mg^{2+} 和 Ca^{2+} 排出。由于 Na^+ 重吸收减少,使到达远曲小管尿液中的 Na^+ 浓度升高,促进 Na^+-K^+ 交换,K^+ 排出增加。由于排 Cl^- 量大于排 Na^+ 量,故可引起低氯性碱血症。此外,呋塞米还可抑制血管内 PG 分解酶,使 PGE_2 含量增加,能扩张小动脉,降低肾血管阻力,增加肾血流量,改善肾皮质内血流分布。

(3)临床用途。①严重水肿:可用于心、肝、肾性水肿的治疗,主要用于对其他利尿药无效的严重水肿。②肺水肿和脑水肿:对于肺水肿患者,可通过强大的利尿作用,迅速降低血容量,使回心血量减少,左心室充盈压降低,同时扩张小动脉,降低外周阻力,减轻左心室后负荷,迅速消除由左心力衰竭竭所引起的肺水肿。对于脑水肿,由于排出大量低渗尿液,血液浓缩,血浆渗透压增高,也有助于消除脑水肿、降低颅内压。③肾衰竭:在急性肾衰竭的早期,本品产生强大的利尿作用,冲洗阻塞的肾小管,防止肾小管萎缩、坏死;同时能扩张肾血管,增加肾血流量。大剂量用于治疗慢性肾功能不全,可使尿量增加,水肿减轻。④加速毒物排泄:大量输液配合并使用呋塞米,产生强大利尿作用,加速毒物排泄,用于主要经肾排泄的药物、食物等中毒的抢救。⑤其他:高钙血症、高钾血症、心功能不全及高血压危象等的辅助治疗。

(4)不良反应与用药护理:①水与电解质紊乱,表现为低血容量、低血钠、低血钾、低氯性碱血症,长期使用还可发生低血镁。低血钾易诱发强心苷中毒,对肝硬化患者低血钾易诱发肝性脑病,所以应注意补充钾盐或与留钾利尿药合用以防低血钾。当低血钾、低血镁同时存在时,应注意纠正低血镁,否则单纯补钾不易纠正低血钾。②耳毒性:可引起与剂量有关的可逆性听力下降,表现为眩晕、耳鸣、听力下降或暂时性耳聋。肾功能不良及大剂量快速注射时更易发生。本品静脉注射要慢,并避免与氨基糖苷类抗生素合用。③胃肠道反应:表现为恶心、呕吐、腹痛、腹泻、胃肠道出血等,宜餐后服用。④高尿酸血症:由于可抑制尿酸的排泄,故长期应用可导致高尿酸血症而诱发痛风,痛风患者慎用。⑤变态反应:与磺胺类药物有交叉变态反应,可见皮疹、剥脱性皮炎、嗜酸性粒细胞增多等,偶可致间质性肾炎。长期应用可引起高血糖、高血脂。对磺胺类过敏者禁用,糖尿病、高脂血症、冠心病及孕妇慎用。

(5)药物相互作用:顺铂或氨基糖苷类抗生素与呋塞米合用,易引起耳聋;呋塞米与头孢菌素类(头孢噻啶、头孢噻吩、头孢乙腈)合用,降低头孢菌素的肾清除率,血浓度升高,加重头孢菌素对肾脏的损害;与吲哚美辛合用,可减弱呋塞米的排钠利尿和舒张血管平滑肌的作用;阿司匹林、丙磺舒可减弱呋塞米的利尿作用。

2.布美他尼与依他尼酸

布美他尼(bumetanide)又名丁苯氧酸,本品作用和应用与呋塞米相似,特点是起效快,作用强,不良反应少,耳毒性低,用于顽固性水肿和急性肺水肿,对急慢性肾衰竭尤为适宜,对用呋塞米无效的病例仍有效;依他尼酸(ethacrynicacid)又名利尿酸,化学结构与呋塞米不同,但利尿作用与机制与呋塞米相似,特点是利尿作用比呋塞米弱,不良反应较严重,耳毒性发生率高,临床应用受到限制。

(二)中效能利尿药

中效能利尿药主要作用于髓袢升支粗段皮质部和远曲小管近端,最大排钠能力为肾小球滤过 Na^+ 量的 5%~10%。

噻嗪类(thiazides)是临床广泛应用的一类口服利尿药和降压药,本类药物结构相似,在肾小管的作用部位及作用机制相同,主要区别是作用强度、起效快慢及维持时间各不相同,包括氢氯噻嗪(hydrochlorothiazide,双氢克尿塞)、氢氟噻嗪(hydroflumethiazide)和环戊噻嗪(cyclopenthiazide)等。氯噻酮(chlortalidone,氯肽酮)为非噻嗪类结构药物,但药理作用与噻嗪类相似。

氢氯噻嗪的用途、不良反应及用药护理如下。

(1)作用与用途:①利尿作用,作用部位在髓袢升支粗段皮质部和远曲小管近端。抑制该段 Na^+-K^+-$2Cl^-$ 共同转运系统,从而抑制氯化钠的重吸收,降低肾脏对尿液的稀释功能而不影响浓缩功能,故利尿效能较呋塞米弱。尿中除含有较多的 Cl^-、Na^+ 外,K^+ 的排出也增加。本品利尿作用温和,可用于消除各型水肿,其中对轻、中度心性水肿疗效较好。②抗利尿作用:氢氯噻嗪可明显减少尿崩症患者的口渴感和尿量。其作用机制尚未阐明,临床上主要用于肾性尿崩症及用加压素无效的垂体性尿崩症。③降血压:为治疗高血压病的基础药物之一,多与其他降压药物合用。

(2)不良反应与用药护理:①电解质紊乱,长期应用可致低血钾、低血钠、低血镁、低氯性碱中毒等。其中低血钾症最常见,表现为恶心、呕吐、腹泻、肌无力等。为避免发生低钾血症应注意:给药宜从小剂量开始,视情况逐渐增加剂量,宜间歇给药,以减少电解质紊乱的发生;长期应用要适当补充钾盐或合用留钾利尿药,与强心苷类药物合用时要特别注意补钾,以免诱发强心苷的心脏毒性;用药期间让患者多食含钾丰富的食物。低血钠多见于低钠饮食、大量饮水、心功能不全、肝硬化及肾病综合征伴有严重水肿者服用噻嗪类利尿药时易发生。②代谢障碍与剂量有关,长期应用可引起高尿酸血症、高血糖、高血脂,肾功能减退患者血尿素氮升高,痛风患者、糖尿病、高脂血症慎用,肾功能不全的患者禁用。③变态反应可见皮疹、血小板减少、溶血性贫血、急性胰腺炎、光敏性皮炎等。与磺胺类药有交叉变态反应。

(三)低效能利尿药

低效能利尿药主要作用于远曲小管和集合管,最大排钠能力为肾小球滤过 Na^+ 量的 5% 以下。本类药物抑制该段 Na^+ 的重吸收、减少 K^+ 的分泌,具有留钾排钠的作用。但利尿作用弱,单用效果差,常与排钾利尿合用,以增强疗效,减少 K^+、Mg^{2+} 的排出。

1.螺内酯

螺内酯(spironolactone)又名安体舒通,是人工合成的甾体化合物,化学结构与醛固酮相似。口服易吸收,服药 1 天起效,2～3 天作用达高峰,停药 2～3 天后仍有利尿作用。

(1)作用与用途:螺内酯化学结构与醛固酮相似,在远曲小管末端和集合管与醛固酮竞争醛固酮受体,拮抗醛固酮而发挥排 Na^+ 留 K^+ 利尿作用。特点是利尿作用弱、起效慢,维持时间久。用于与醛固酮升高有关的顽固性水肿,如肝硬化腹水或肾病综合征患者。由于利尿作用弱,常与噻嗪类或高效利尿药合用,以提高疗效,减少血钾紊乱。

(2)不良反应与用药护理。①高钾血症:久用可引起高血钾,尤其在肾衰竭时更易发生。严重肝肾功能不全及高血钾者禁用。②性激素样作用:久用可致男性乳房发育、女性多毛症、月经周期紊乱、性功能障碍等,停药后可自行消失。③中枢神经系统反应:少数人出现头痛、嗜睡、步态不稳及精神错乱等。④胃肠道反应:恶心、呕吐、腹痛、腹泻及胃溃疡出血等。口服给药,以餐后服用为宜。胃溃疡患者禁用。

2.氨苯蝶啶和阿米洛利

氨苯蝶啶(triamterene)和阿米洛利(amiloride)两者化学结构不同,但作用机制相同,均为远

曲小管和集合管 Na^+ 通道阻滞剂。

（1）作用与用途：两者作用于远曲小管和集合管，阻断 Na^+ 的再吸收和 K^+ 的分泌，使 Na^+-K^+ 交换减少，从而产生留 K^+ 排 Na^+ 的利尿作用。该作用与醛固酮无关。常与中效或强效利尿药合用治疗各种顽固性水肿，如心力衰竭、肝硬化和肾炎等引起的水肿。

（2）不良反应与用药护理：不良反应较少，长期服用可致高钾血症，严重肝、肾功能不全及高钾血症倾向者禁用。此外，氨苯蝶啶还可抑制二氢叶酸还原酶，干扰叶酸代谢，肝硬化患者服用此药引起巨幼红细胞性贫血。偶可引起变态反应，应予注意。

（张红霞）

第二节　脱　水　药

脱水药是指能迅速提高血浆渗透压而使组织脱水的药物，由于具有渗透性利尿作用，又称渗透性利尿药。多数脱水药的特点是：在体内不被代谢或代谢较慢。静脉注射后不易透过血管壁进入组织。易经肾小球滤过。不易被肾小管重吸收。在血浆、肾小球滤过液和肾小管腔液中形成高渗透压，吸收组织水分，产生脱水和利尿作用。临床常用的药物有甘露醇、山梨醇、高渗葡萄糖。

一、甘露醇

甘露醇为己六醇，临床用其 20％ 的高渗水溶液。

（一）作用

1.脱水作用

静脉滴注 20％ 的高渗水溶液，甘露醇不易从毛细血管渗入组织，能迅速提高血浆渗透压，使组织间液水分向血浆转移，产生组织脱水作用；甘露醇不易进入脑或眼前房角等有屏障的特殊组织，故静脉滴注甘露醇高渗溶液，使这些组织特别容易脱水，有效降低颅内压和眼内压。

2.利尿作用

静脉滴注后，一方面因增加血容量，使肾血流量和肾小球滤过增加；另一方面，甘露醇从肾小球滤过后使肾小管腔内维持高渗透压，阻止水和电解质的重吸收，故能利尿。静脉滴注甘露醇高渗溶液后约 10 分钟起效，2～3 小时达高峰，持续 6～8 小时，其最大排 Na^+ 能力为滤过 Na^+ 量的 15％ 左右，明显增加尿量，同时也增加 K^+、Cl^-、HCO_3^-、Mg^{2+} 等电解质的排出。

3.导泻作用

口服不吸收，刺激肠壁，使肠蠕动加快，可清洁肠道，排除体内废物。

（二）临床应用

（1）治疗脑水肿：临床多用甘露醇作为治疗急性脑水肿的首选脱水药物。

（2）青光眼：静脉滴注甘露醇可降低青光眼患者的眼内压。青光眼术前使用以降低眼内压，也可作为急性青光眼的应急治疗。

（3）防治急性肾衰竭：甘露醇可增加肾血流量，提高肾小球的滤过率；同时，通过渗透性利尿可维持足够尿流量，使肾小管充盈，稀释肾小管内有害物质，有效防止肾小管萎缩坏死。用于休克、创伤、严重感染、溶血和药物中毒等各种原因引起的急性少尿,以防治急性肾衰竭。

(4)用于肠道外科手术、纤维结肠镜检查、下消化道钡剂灌肠造影前的肠道清洁准备。

(5)其他:治疗大面积烧伤引起的水肿及促进体内毒物的排泄等。

(三)不良反应和用药监护

(1)静脉注射过快可引起头痛、头晕、视力模糊。静脉注射切勿漏出血管外,否则可引起局部组织肿胀,严重则可导致组织坏死。护士应注意观察,一旦发生,应及时更换输液部位,并进行热敷。

(2)因血容量突然增加,加重心脏负荷,心功能减退或心力衰竭者禁用。

(3)颅内有活动性出血者禁用,以免因颅内压迅速下降而加重出血。

(4)气温较低时,易析出结晶,可用热水浴(80 ℃)加温,振摇溶解后使用。

二、山梨醇

山梨醇是甘露醇的同分异构体,其作用、临床应用、不良反应与甘露醇相似。山梨醇进入体内后,部分经肝脏转化为果糖而失去高渗作用,故作用弱于甘露醇。常用 25％水溶液,治疗脑水肿、青光眼以及心肾功能正常的水肿、少尿患者。局部刺激性较大,可能导致高乳酸血症。

三、高渗葡萄糖

临床常用其 50％的高渗溶液,静脉注射时也可产生高渗性利尿和脱水作用。但因葡萄糖在体内易被代谢,作用弱且持续时间较短。单独用于脑水肿时可有反跳现象,一般与甘露醇交替使用。

四、利尿药与脱水药常用剂量

(一)呋塞米(Furosemide)

片剂:20 mg。口服,每次 20 mg,1 天 1～2 次。从小剂量开始,可增加到 1 天 120 mg。间歇给药,服药 1～3 天,停药 2～4 天。注射剂:20 mg∶2 mL。每次 20 mg,每天 1 次或隔天 1 次,肌内注射或稀释后缓慢静脉滴注。

(二)布美他尼(Bumetanide)

片剂:1 mg。口服,每次 1 mg,每天 1～3 次,可逐渐增加剂量到每天 10 mg。注射剂:0.5 mg,剂量同口服。

(三)依他尼酸(Ethacrynic Acid)

片剂:25 mg。口服,每次 25 mg,每天 1～3 次。

(四)氢氯噻嗪(Hydrochlorothiazide)

片剂:10 mg、25 mg。口服,成人每次 25～50 mg,每天 1～3 次,可增加到每天 100 mg。小儿按每天 1～2 mg/kg(体重),每天 2 次。

(五)苄氟噻嗪(Bendroflumethiazide)

片剂:2.5 mg、5 mg、10 mg。口服,每次 2.5～10.0 mg,每天 1～2 次,酌情调整剂量。

(六)环戊噻嗪(Cyclopenthiazide)

片剂:0.25 mg、0.5 mg。口服,每次 0.25～0.50 mg,每天 2 次。

(七)氯噻酮(Chlortalidone)

片剂:25 mg、50 mg、100 mg。口服,从小剂量开始,每次 25～100 mg,每天 1 次,酌情调整剂量。

(八)美托拉宗(Metolazone)

片剂:2.5 mg、5 mg、10 mg。口服,每次 5～10 mg,每天 1 次,可酌情增加剂量。

(九)螺内酯(Spironolactone)

片剂:20 mg。口服,每次 20～40 mg,每天 2～3 次。

(十)氨苯蝶啶(Triamterene)

片剂:50 mg。口服,每次 25～50 mg,每天 2～3 次,最大剂量不超过每天 300 mg,小儿每天不超过6 mg/kg。

(十一)阿米洛利(Amiloride)

片剂:5 mg。口服,从小剂量开始,每次 2.5～5.0 mg,每天 1 次。可增加到每天 20 mg。

(十二)甘露醇(Mannitol)

注射剂:10 g：50 mL、20 g：100 mL、50 g：250 mL。每次 1～2 g/kg(体重),快速静脉滴注,必要时4～6小时重复使用。

(十三)山梨醇(Sorbitol)

注射剂:25 g：100 mL、62.5 g：250 mL。每次 1～2 g/kg(体重),快速静脉滴注,必要时6～12 小时重复注射。

(十四)葡萄糖(Glucose)

注射剂:10 g：20 mL、25 g：50 mL、50 g：100 mL。每次 40～60 mL(20～30 g),静脉注射。

(张红霞)

第三节　泌尿系统疾病其他用药

一、加压素(Vasopressin)

(一)剂型规格

鞣酸盐注射剂:5 mL：0.1 g、1 mL：20 U。

(二)用法用量

深部肌内注射。①尿崩症:开始一次 0.1～0.2 mL,以后逐渐增加至一次 0.3～1.0 mL,隔1～3 天注射1 次;儿童视病情而定。②腹胀:一次 5～10 U,间隔 3～4 小时可重复。③腹部 X 线摄影:一次 5 U,摄影前2 小时和 30 分钟各注射 1 次。④肺或食管静脉破裂出血:一次 10 U,加入 5％葡萄糖注射液中缓慢静脉注射,约 15 分钟注完。对持续或反复呕血或咯血者,可用 10～400 U,加入 5％葡萄糖注射液 500 mL 中连续 24 小时缓慢静脉滴注。

(三)作用用途

加压素为神经垂体所分泌的激素,是由 9 个氨基酸组成的多肽。其氨基酸的组成种属间略有差别,人和牛的加压素第 8 位是精氨酸,称为精氨酸加压素。而猪的加压素第 8 位是赖氨酸,称为赖氨酸加压素。本品直接作用肾脏,促进远端肾小管和集合管对水的重吸收,起抗利尿作用,并可使周围血管收缩,导致血压升高、心律减慢,还可引起小肠、胆囊和膀胱平滑肌收缩。本品几乎无催产作用。口服后其有效成分易被胰淀粉酶破坏,故本品一般不口服。肌内注射后吸收良好,3～5 分钟后开始生效,能维持 20～30 分钟。静脉注射作用更快,但维持时间更短。需要时可用静脉注射,为了延长作用时间,制成鞣酸加压素油制注射液,做深部肌内注射,其作用特点是吸收慢,维持时间长,可减少患者频繁注射的麻烦。一次注射 0.3 mL,可维持 2～6 天,注射 1 mL 可维持 10 天左右。或以粉剂制成鼻吸入剂,作用同垂体后叶粉鼻吸入剂,但作用时间较长,可持续 6～12 小时。本品进入人体的有效成分大部分经肝、肾迅速破坏失活,以代谢物及原形药物从尿排出。在血浆中的半衰期很短,文献报道不一,约为 5～15 分钟。加压素对尿崩症有良好疗效,可使尿量迅速减少和口渴减轻。用于诊断和治疗由于缺乏抗利尿激素而引起的尿崩症、肺或食管静脉破裂出血、手术后腹部膨胀及排除腹部气影,也用于其他药物效果不佳的腹部肌肉松弛。

(四)不良反应

本品大剂量可引起明显的不良反应,如脸色苍白、恶心、皮疹、痉挛、盗汗、胸闷、腹泻、肠绞痛、嗳气等。对于妇女可引起子宫痉挛。此外还可引起高钠血症、水潴留,以及变态反应,如荨麻疹、发热、支气管痉挛、神经性皮炎及休克。严重时可引起冠脉收缩、高血压、胸痛、心肌缺血或梗死等。

(五)注意事项

(1)注射前须将安瓿握于手中片刻传温,并充分摇匀,做深部肌内注射。

(2)剂量应随病情和患者耐受量高低酌情给予,耐受量低的患者不可多用,以免产生不良反应;耐受量高者,可注射一次 1 mL。

(3)高血压、冠心病、心力衰竭及孕妇禁用。

(4)有血管病变者应避免使用本药。

(5)有哮喘或其他过敏性疾病、癫痫、偏头痛等患者慎用。

(6)本品对注射局部有刺激,易出现血栓,故应注意更换注射部位。

(7)食管静脉破裂出血开始静脉滴注时,须同时每间隔 30 分钟舌下含硝酸甘油片,连续 6 小时,以防冠状动脉不良反应发生。

(8)注射时喝 1～2 杯水可减轻不良反应。

(9)避光保存于阴凉处。

二、去氨加压素(Desmopressin)

(一)剂型规格、用法用量

片剂(醋酸盐)0.1 mg、0.2 mg,口服。中枢性尿崩症:开始一次 0.1～0.2 mg,一天 3 次,再根据疗效调整剂量,一天总量 0.2～1.2 mg;儿童一次 0.1 mg,一天 3 次。夜间遗尿症:首剂 0.2 mg,睡前服用,如疗效不显著可增至 0.4 mg,连续用药 3 个月后停药至少 1 周,以便评估是否需要继续治疗。

注射剂 1 mL:4 μg,静脉注射。中枢性尿崩症:一次 1～4 μg(0.25～1.00 mL),一天 1～2 次;儿童:一岁以上一次 0.4～1.0 μg(0.10～0.25 mL),一岁以下一天 0.2～0.4 μg(0.05～

0.10 mL),一天1～2次。肌内注射或皮下:肾尿液浓缩功能测验:一次4 μg;儿童:一岁以上一次1～2 μg(0.25～0.50 mL),一岁以下一次0.4 μg(0.1 mL),婴儿可鼻腔给药。上述两种给药途径均在1小时内,尽量排空尿液。用药后8小时应收集2次尿样,分析尿渗透压。出血及手术前预防出血:一次0.3 μg/kg,用0.9%氯化钠注射液稀释至50～100 mL,在15～30分钟内做静脉输液,必要时可按起始剂量间隔6～12小时重复给药1～2次;若再多次重复此剂量,效果将会降低。鼻喷雾剂2.5 mL:0.1 mg(10 μg/喷);滴鼻剂2.5 mL:0.25 mg。中枢性尿崩症:鼻腔给药,一天20～40 μg,儿童10～20 μg,分1～3次用。夜间遗尿症:鼻腔给药,有效剂量10～40 μg,先从20 μg开始,睡前给药,治疗期间限制饮水并注意观察。肾尿液浓缩功能试验:鼻腔给药,一次40 μg,1岁以上儿童一次10～20 μg。

(二)作用用途

去氨加压素是在加压素V2受体高亲和力同系物的研究中开发出来的,其化学结构与人体自然产生的激素精氨酸加压素相类似,但因有两处改变,故显著增强了抗利尿作用,而对平滑肌的作用却很弱,因此避免了引起升高血压的不良反应。另外,使用本品高剂量,即按0.3 μg/kg静脉或皮下注射,可增加血浆内促凝血因子Ⅷ的活性2～4倍,也可增加血中血管性血友病抗原因子(vWF:Ag),与此同时释放出纤维蛋白溶酶原激活质(t-PA),故可用于控制或预防某些疾病在小手术时的出血或药物诱发的出血。本品按0.3 μg/kg剂量注射后,平均值约为600 pg/mL的最高血浆浓度约在1小时出现。半衰期为3～4小时。对多数患者口服或注射本品,其抗利尿作用可维持8～12小时,凝血效应大约亦维持8～12小时。临床用于:①中枢性尿崩症及颅外伤或手术所致的暂时性尿崩症:用本品后可减少尿排出,增加尿渗透性,减低血浆渗透压,减少尿频和夜尿。本品一般对肾原性尿崩症无效。②治疗5岁以上患有夜间遗尿症的患者。③肾尿液浓缩功能试验:有助于对肾功能的鉴别,对于诊断不同部位的尿道感染尤其有效。④对于轻度血友病及Ⅰ型血管性血友病患者,在进行小型外科手术时可控制出血或预防出血。⑤对于因尿毒症、肝硬化以及先天的或用药物诱发的血小板功能障碍而引起的出血时间过长和不明原因的出血,用本品可使出血时间缩短或恢复正常。

(三)不良反应

(1)少部分患者出现头痛、恶心、胃痛、变态反应、水潴留及低钠血症。

(2)高剂量时可引起短暂的血压降低、反射性心跳快速及面部潮红、眩晕、疲乏等。

(3)注射给药时,可致注射部位疼痛、肿胀。

(四)注意事项

(1)习惯性或精神性烦渴症、不稳定性心绞痛、心功能不全、ⅡB型血管性血友病、对防腐剂过敏患者等禁用。

(2)对婴幼儿及老年人、体液或电解质平衡紊乱、易产生颅内压增高的患者以及孕妇应谨慎使用本品,防止体液蓄积。

(3)1岁以下婴儿必须在医院监护下实行肾浓缩功能试验。

(4)用药期间需要监测患者的尿量、渗透压和体重,对有些病例还需测试血浆渗透压。

(5)用于止血,对需要服用利尿药的患者,必须采取适当的措施,防止体液积蓄过多。

(6)在治疗遗尿症时,用药前1小时至用药后8小时内需限制饮水量。当用于诊断检查时,用药前1小时至用药后8小时内饮水量不得超过500 mL。

(7)超量给药会增加水潴留和低钠血症的危险,治疗低钠血症时的用药应视具体病情而定。

对无症状的低钠血症患者,除停用去氨加压素外,还应限制饮水量。对有症状的患者,可根据症状输入等渗或高渗氯化钠液,当体液潴留症状严重时(抽搐或神志不清),需加服呋塞米。

(8)鼻腔用药后,鼻黏膜若出现瘢痕,水肿或其他病变时,应停用鼻腔给药法。

(9)吲哚美辛会加重患者对本品的反应,但不会影响其反应持续时间。

(10)一些可释放抗力尿激素的药物,如三环类抗抑郁药、氯丙嗪、卡马西平等,可增加抗利尿作用并有引起体液潴留的危险。

三、奥昔布宁(Oxybutynin)

(一)剂型规格、用法用量

片剂(盐酸盐):5 mg,口服,一次 2.5～5.0 mg,一天 2～4 次;儿童:5 岁以上一次 2.5 mg,一天2次。

(二)作用用途

本品为解痉药,具有较强的抗胆碱能作用和平滑肌解痉作用。本品直接作用于平滑肌,能选择性作用于膀胱逼尿肌,恢复逼尿肌正常功能,减少膀胱不自主收缩,减轻尿急、尿频的痛苦。同时也可增加膀胱的容量,延长两次排尿间隔时间,减少排尿次数。本品抗痉挛作用为阿托品的4～6 倍,而不良反应只为阿托品的 1/5。本品用药后 30 分钟起效,作用持续约 6 小时。药物由尿排泄。用于各种尿急、尿频、尿失禁、遗尿等,对膀胱炎、尿道炎、尿路感染引起的尿频症状最为适用。

(三)不良反应

可出现抗胆碱类药物的不良反应,但程度较轻。偶见口干、脸面潮红、少汗、视力模糊、心悸、嗜睡、头晕、恶心、呕吐、便秘等,但服药后 2～3 周后可望减轻或自行消失。

(四)注意事项

(1)心、肾功能不全,青光眼,胃、十二指肠梗阻,胃肠道出血,肠张力减弱,溃疡性结肠炎,重症肌无力,阻塞性尿道疾病等患者禁用。

(2)孕妇及 5 岁以下小儿慎用。

四、依立雄胺(Epristeride)

(一)剂型规格、用法用量

片剂:5 mg。口服,一次 5 mg,一天 2 次,早晚各 1 次(饭前饭后均可),疗程 4 个月,或遵医嘱。

(二)作用用途

本品为甾体-5α-还原酶Ⅱ型的选择性抑制药,其作用机制是通过抑制睾酮转化为双氢睾酮而降低前列腺体内双氢睾酮的含量,导致增生的前列腺体萎缩。口服后吸收迅速,15 分钟即可自血清中检出,3～4 小时达峰值,平均蛋白结合率 97%,分布容积约为0.5 L/kg。连续给药(每天 2 次)至第 6 天血药浓度达稳态,主要通过消化道排泄,半衰期为 7.5 小时。适用于治疗良性前列腺增生症,改善因腺体良性增生的有关症状。

(三)不良反应

不良反应可见轻微恶心、食欲减退、头昏、失眠、性欲下降、射精量下降等,其发生率约为3.7%。

（四）注意事项

（1）服用本品可导致血清 PSA 值下降,而干扰对前列腺癌的诊断。在使用血清 PSA 指标检测前列腺癌时,医师应充分考虑此影响因素。

（2）妇女、儿童及对本品过敏者禁用。

（张红霞）

第九章

内分泌系统常用药物

第一节　下丘脑-垂体激素及其类似物

下丘脑-垂体激素及其类似物以人绒毛膜促性腺激素为代表药物,本节主要介绍该药物。

一、药理学

人绒毛膜促性腺激素(HCG)是胎盘滋养层细胞分泌的一种促性腺激素。它能刺激性腺活动,对女性可维持和促进黄体功能,使黄体合成孕激素,与具有促卵泡成熟激素(FSH)成分的尿促性素合用,可促进卵泡生成和成熟,并可模拟生理性的促黄体素的高峰而触发排卵。对男性,本药则有促进间质细胞激素的作用,能促进曲细精管功能,特别是睾丸间质细胞的活动,使其产生雄激素,促进性器官和男性第二性征的发育、成熟、促使睾丸下降,并促进精子形成。

口服能被胃肠道破坏,故仅供注射用。肌内注射和皮下注射本药在吸收程度上生物等效。单次肌内注射或皮下注射本药,男性和女性的达峰时间分别约 6 小时后和约 20 小时后。给药36 小时内发生排卵。24 小时内 $10\% \sim 12\%$ 以原形经肾随尿排出。消除半衰期约为 33 小时。

二、适应证

(一)女性

(1)下丘脑-垂体功能低下或不协调的无排卵性不孕症,用以诱导排卵。常与氯米芬或尿促性素配合使用。

(2)在助孕技术中与尿促性素配合,用于有正常排卵的妇女,以刺激超排卵。

(3)用于黄体功能不全,先兆流产或习惯性流产。

(4)用于功能性子宫出血。

(二)男性

(1)用于促性腺激素分泌不足的性腺功能减退和伴原发性精液异常的生育力低下。与促性素联合长期应用,可促使低促性腺激素男性性功能减低患者的精子形成。

(2)用于促性腺激素垂体功能不足导致的青春期延缓。

(3)用于非解剖梗阻的隐睾症。

（4）用于检查睾丸间质细胞功能。

三、禁忌证

（1）对本品过敏者。

（2）垂体增生或肿瘤。

（3）性早熟。

（4）诊断未明的阴道流血、子宫肌瘤、卵巢囊肿或卵巢肿大。

（5）血栓性静脉炎。

（6）男性前列腺癌或其他雄激素依赖性肿瘤。

（7）先天性性腺缺如或性腺切除术后。生殖系统炎性疾病时也不宜使用。

四、不良反应

（一）女性

（1）用于促排卵时，较多见诱发卵巢囊肿或轻至中度的卵巢肿大，并伴轻度胃胀、胃痛、下腹痛，一般可在 2～3 周内消退。少见严重的卵巢过度刺激综合征（OHSS），是由于血管通透性显著增高，使体液在胸腹腔和心包腔内迅速大量聚集，从而引起多种并发症（如血容量降低、电解质紊乱、血液浓缩、腹腔出血、血栓形成等）所致，临床表现为腹部或下腹剧烈疼痛、消化不良、恶心、呕吐、腹泻、气促、尿量减少、下肢水肿等。多发生在排卵后 7～10 天，也可在治疗结束后发生，此种反应后果严重，可危及生命。

（2）进行助孕技术治疗的女性的流产率高于正常女性。

（二）男性

（1）偶见乳腺发育。

（2）大剂量使用偶见水、钠潴留（雄激素生成过量所致）。

（3）青春期前男孩使用可引起骨骺早闭或性早熟，导致最终不能达到成人正常高度。

（三）其他

偶有变态反应。较少见乳房肿大、头痛、易激动、抑郁、易疲劳、小腿和（或）足部水肿、注射局部疼痛等。

五、注意事项

（一）慎用的情况

有下列情况应慎用：①癫痫；②偏头痛；③哮喘；④心脏病；⑤高血压；⑥肾功能损害。

（二）禁用的情况

本药不能用于哺乳期妇女。

（三）对妊娠的影响

（1）用本药促排卵可增加多胎率，从而使胎儿发育不成熟，并有发生早产的可能。

（2）使用本药后妊娠，虽有死胎或先天性畸形的报道，但未证实与本药有直接关系。

（3）本药仅用于黄体阶段支持，不能用于妊娠期间。

（4）美国食品药品管理局（FDA）对本药的妊娠安全性分级为 X 级。

（四）对检验值或诊断影响

(1)妊娠试验可出现假阳性,故应在用药 10 天后进行检查。

(2)可使尿 17-酮类固醇及其他甾体激素的分泌增加。

（五）注意随访

用药期间需注意以下随访检查。

1.用于诱导排卵

(1)用药前应做盆腔检查及 B 超检查估计卵巢大小及卵泡发育境况。

(2)雌激素浓度开始上升后,应每天 B 超检查,直到停用本药后 2 周,以减少卵巢过度刺激综合征(OHSS)的发生。

(3)每天测量基础体温,如有排卵可出现双相体温。

(4)在用尿促性素 1 周后,须每天测尿雌激素量,在雌激素高峰出现后 24 小时开始用本药,测定雌激素也可检测卵巢过度刺激剂的情况。

(5)测定黄体酮和宫颈黏液检查,有助于了解卵泡成熟程度或是否已有排卵。

2.用于男性性功能低下症

(1)测定血清睾酮水平,以排除其他原因所致的性腺功能低下,也可用于疗效评价。

(2)精子计数及精子活力的检测也可用于评价疗效。

(3)用于青春期前男孩,应定期监测骨骼成熟的情况。

（六）其他

除了男性促性腺激素功能不足、为促发精子生成之外,其他情况本药不宜长期连续使用。

六、用法和用量

（一）成人

肌内(或皮下)注射给药。

1.下丘脑-垂体功能低下或不协调的无排卵性不孕症

(1)如与氯米芬配合,可在停用氯米芬后的第 7 天,一次肌内注射 5 000 单位。

(2)如与尿促性素配合,应从月经周期第 8 周起 B 超监测卵泡发育,或进行尿雌激素测定,如卵泡平均直径达 18~20 mm,或尿雌激素高峰后 24 小时,则一次给予本品 5 000~10 000 单位,并建议患者在36 小时内同房。

2.黄体功能不全

自排卵之日起,一次 1 500 单位,隔天 1 次,剂量根据患者的反应进行调整。妊娠后,须维持原剂量直至妊娠 7~10 周。

3.先兆性流产或习惯性流产

一次 3 000~5 000 单位,每 1~2 天 1 次,共 5~10 次。

4.功能性子宫出血

每天 300~1 500 单位,连用 3~5 天。

5.助孕技术

本品可用于刺激正常排卵的妇女超促排卵,常与尿促性素配合,从月经周期第 8 天起 B 超监测卵泡发育,当卵泡直径在 16~17 mm 时,注射本药 5 000~10 000 单位,注射后 32~36 小时取卵。

6.体外受精

于胚胎移植当日起,一次 3 000 单位,每 1～2 天 1 次,共 3 次。

7.男性促性腺激素低下性不育症

一次 2 000 单位,一周 2 次,持续 3～6 个月至睾丸体积达 8 mL,再同时注射本品及促卵泡成熟激素(FSH)各 12.5 单位,一周 3 次,约用 12 个月直至精子形成,配偶受孕。

(二)儿童

肌内(或皮下)注射给药。

1.青春期延缓

一次 1 500 单位,一周 2～3 次,至少使用 6 个月。剂量可根据患者反应做相应调整。

2.隐睾症

(1)2 岁以下:一次 250 单位,一周 2 次,使用 6 周;6 岁以下:一次 500～1 000 单位,一周 2 次,使用6 周;6 岁以上:一次 1 500 单位,一周 2 次,使用 6 周。

(2)必要时可重复上述治疗。

(3)剂量可根据患者反应做相应调整。

3.男性发育迟缓者睾丸功能测定

一次 2 000 单位,每天 1 次,连续 3 天。

七、制剂和规格

注射用绒促性素:①500 单位;②1 000 单位;③2 000 单位;④3 000 单位;⑤5 000 单位(1 000 单位相当于 1 mg)。

(房文辉)

第二节 甲状腺激素及抗甲状腺药

甲状腺分泌的甲状腺激素是维持人体正常代谢和生长发育所必需的激素,影响全身各器官系统的功能和代谢状态。各种原因所致的甲状腺功能减退或亢进,以致体内甲状腺素水平过低或过高所引起各种症状,需要分别应用甲状腺激素或抗甲状腺药物治疗。

本节包括的药物为作为替代治疗药物的甲状腺片(口服常释剂型)及抗甲状腺药物甲巯咪唑(口服常释剂型)和丙硫氧嘧啶(口服常释剂型)。

一、甲状腺片

(一)药理学

甲状腺激素对机体的作用广泛,具有促进分解代谢(生热作用)和合成代谢作用,对人体正常代谢及生长发育有重要影响,对婴、幼儿中枢的发育甚为重要,它可促进神经元和轴突生长、突触的形成。甲状腺激素的基本作用是诱导新生蛋白质包括特殊酶系的合成,调节蛋白质、碳水化合物和脂肪三大物质,以及水、盐和维生素的代谢。甲状腺激素诱导细胞 Na^+-K^+ 泵(Na^+-K^+-ATP 酶)的合作并增强其活力而使能量代谢和氧化磷酸化增强。甲状腺激素(主要是 T_3)还与核内特异性受体相结合,激活的受体与 DNA 甲状腺激素应答元件上特异的序列相结合,从而促进新的蛋白质(主要为酶)的合成。

口服吸收入血后,绝大部分甲状腺素与血浆蛋白(主要是甲状腺素结合球蛋白)结合,仅约 0.03% 的 T_4 和 0.3% T_3 以游离形式存在。只有游离甲状腺激素才能进入靶细胞发挥生物效应。部分 T_4 在肝、肾等脏器中转化为 T_3,其量占 T_3 总量的 $70\%\sim90\%$。游离 T_3、T_4 进入靶细胞后,T_4 转化为 T_3,后者与其受体的亲和力较 T_4 高 10 倍,作用增强 4 倍,故 T_3 是主要的具有活性的甲状腺激素,而 T_4 则被视为激素原。T_4 半衰期为 6~8 天,而 T_3 为 1 天。甲状腺激素在肝内降解并与葡糖醛酸和硫酸结合后,通过胆汁排泄。

(二)适应证

(1)各种原因引发的甲状腺激素缺乏(甲状腺功能减退症或黏液性水肿)的替代治疗,不包括亚急性甲状腺炎恢复期出现的暂时性亚临床甲状腺功能减退。

(2)非地方性单纯性甲状腺肿。

(3)预防和治疗甲状腺结节

(4)促甲状腺激素依赖性甲状腺癌的辅助治疗。

(5)抗甲状腺治疗的辅助用药,防止甲状腺功能减退症状的发生和甲状腺进一步肿大。

(6)防止颈部放疗患者甲状腺癌的发生。

(7)防止某些药物如碳酸锂、水杨酸盐及磺胺类药物所致甲状腺肿大作用。

(8)甲状腺功能试验的抑制剂,此用途限于 T_3。

(三)禁忌证

(1)对本药过敏者。

(2)患有以下疾病或未经治疗的以下疾病患者:肾上腺功能不全、垂体功能不全、甲状腺毒症、冠心病、心绞痛、动脉硬化、高血压患者。

(3)急性心肌梗死、急性心肌炎和急性全心炎患者。

(4)非甲状腺功能减退心力衰竭、快速性心律失常患者。

(四)不良反应

甲状腺激素如用量适当无任何不良反应。使用过量则引起心动过速、心悸、心绞痛、心律失常、头痛、神经质、兴奋、不安、失眠、骨骼肌痉挛、肌无力、震颤、出汗、潮红、怕热、腹泻、呕吐、体重减轻等类似甲状腺功能亢进症的症状。T_3 过量时,不良反应的发生较 T_4 或甲状腺片快。减量或停药可使所有症状消失。T_4 过量所致者,症状消失较缓慢。

(五)注意事项

(1)糖尿病患者、心肌缺血患者慎用。

(2)对病程长、病情重的甲状腺功能减退症或黏液性水肿患者使用本类药应谨慎小心,开始用小剂量,以后缓慢增加直至生理替代剂量。

(3)伴有垂体前叶功能减退症或肾上腺皮质功能不全患者应先服用糖皮质激素,待肾上腺皮质功能恢复正常后再用本类药。

(4)本药不易透过胎盘,甲状腺功能减退者在妊娠期间无须停药。对于患有甲状腺功能亢进的孕妇,必须单独使用抗甲状腺药物进行治疗,而不宜将本药与抗甲状腺药物合用,否则可能会导致胎儿甲状腺功能减退。美国食品药品管理局(FDA)对本药的妊娠安全性分级为 A 级。

(5)老年患者对甲状腺激素较敏感,超过 60 岁者甲状腺激素替代需要量比年轻人约低

25％，而且老年患者心血管功能较差，应慎用。

(六)药物相互作用

(1)糖尿病患者服用甲状腺激素应视血糖水平适当增加胰岛素或降糖药剂量。

(2)甲状腺激素与抗凝剂如双香豆素合用时，后者的抗凝作用增强，可能引起出血；应根据凝血酶原时间调整抗凝药剂量。

(3)本类药与三环类抗抑郁药合用时，两类药的作用及毒副作用均有所增强，应注意调整剂量。

(4)服用雌激素或避孕药者，因血液中甲状腺素结合球蛋白水平增加，合用时甲状腺激素剂量应适当调整。

(5)β肾上腺素受体阻滞剂可减少外周组织 T_4 向 T_3 的转化，合用时应注意。

(七)用法和用量

1.成人

口服，开始为每天 15～20 mg，逐步增加，维持量一般为每天 90～120 mg，少数患者需每天 180 mg。

2.婴儿及儿童

完全替代量：①6 个月以下，每天 15～30 mg；②6 个月～1 岁，每天 30～60 mg；③2～3 岁，每天 60～90 mg；④4～7 岁，每天 90～120 mg；⑤8～14 岁，每天 120～150 mg。

开始剂量应为完全替代剂量的 1/3，逐渐加量。由于本品 T_3、T_4 含量及二者比例不恒定，在治疗中应根据临床症状及 T_3、T_4、促甲状腺激素检查调整剂量。

(八)制剂和规格

甲状腺片：10 mg、40 mg、60 mg。

二、甲巯咪唑

(一)药理学

本药属咪唑类抗甲状腺药，能抑制甲状腺激素的合成。本药通过抑制甲状腺内过氧化物酶，阻止摄入到甲状腺内的碘化物氧化及酪氨酸偶联，从而阻碍甲状腺素（T_4）的合成。由于本药并不阻断贮存的甲状腺激素释放，也不对抗甲状腺激素的作用，故只有当体内已有甲状腺激素被耗竭后，本药才产生明显的临床效应。本药抑制甲状腺激素合成的作用略强于丙硫氧嘧啶，持续时间也较长。

此外，本药尚有轻度免疫抑制作用，抑制甲状腺自身抗体的产生，降低血液循环中甲状腺刺激性抗体水平，使抑制性 T 细胞功能恢复正常。

口服后迅速被吸收，吸收率为 70％～80％。起效时间至少 3～4 周，对使用过含碘药物或甲状腺肿大明显者，可能需要 12 周才能发挥作用。吸收后广泛分布于全身，但浓集于甲状腺，可透过胎盘，也能经乳汁分泌。本药不与血浆蛋白结合，主要代谢物为 3-甲基-2-硫乙内酰胺，原形药及其他代谢物 75％～80％随尿液排泄，半衰期约 3 小时（也有报道为 4～14 小时）。

(二)适应证

抗甲状腺药物。用于各种类型的甲状腺功能亢进症，包括格雷夫斯病（伴有自身免疫功能紊乱、甲状腺弥漫性肿大、可有突眼）、甲状腺瘤、结节性甲状腺肿及甲状腺癌引起的甲状腺功能亢进。在格雷夫斯病中，尤其适用于以下几种情况。

(1)病情较轻,甲状腺轻至中度肿大者。

(2)甲状腺手术后复发,但又不适于放射性^{131}I治疗者。

(3)手术前准备。

(4)作为^{131}I放疗的辅助治疗。

(三)禁忌证

(1)对本药过敏者。

(2)哺乳期妇女。

(四)不良反应

1.较多见的不良反应

发生率为3％～5％,皮疹、皮肤瘙痒,此时需根据情况停药或减量,并加抗过敏药物,待变态反应消失后再重新由小剂量开始,必要时换一种制剂。

2.严重不良反应

血液系统异常,轻度白细胞计数减少较为多见,严重的粒细胞缺乏症较少见,后者可无先兆症状即发生,有时可出现发热、咽痛,应及时停药,并查血常规,以及早处理粒细胞缺乏症。再生障碍性贫血也可能发生。因此,在治疗过程中,尤其前两个月应定期检查血象。

3.其他不良反应

味觉减退、恶心、呕吐、上腹部不适、关节痛、头晕、头疼、脉管炎(表现为患部红、肿、痛)、红斑狼疮样综合征(表现为发热、畏寒、全身不适、软弱无力)。

4.罕见的不良反应

肝炎(可发生黄疸,停药后黄疸可持续至10周开始消退)、肾小球肾炎等;其他少见血小板减少,凝血因子Ⅱ或凝血因子Ⅶ降低。

(五)注意事项

1.有下列情况者慎用

(1)对其他甲巯咪唑复合物过敏者。

(2)血白细胞计数偏低者。

(3)肝功能不全者。

2.对儿童的影响

儿童用药过程中应注意避免出现甲状腺功能减低,必要时可酌情加用甲状腺片。

3.对老年人的影响

老年人尤其是肾功能不全者,应酌情减量给药,必要时可酌情加用甲状腺片。

4.对妊娠的影响

本药可透过胎盘,孕妇用药应谨慎,必须用药时宜采用最小有效剂量。甲亢孕妇在妊娠后期病情可减轻,此时可减少抗甲状腺的药物的用量,部分患者于分娩前2～3周可停药,但分娩后不久可再次出现明显的甲亢症状。美国食品药品管理局(FDA)对本药妊娠安全性分级为D级。

5.对哺乳的影响

本药可由乳汁分泌,哺乳期妇女服用较大剂量时可能引起婴儿甲状腺功能减退,故服药时应暂停哺乳。

6.随访检查

用药前后及用药时应当检查或监测血常规、肝功能、甲状腺功能。

7.对诊断的干扰

本药能使凝血酶原时间延长,并使血清碱性磷酸酶、门冬氨酸氨基转移酶(AST)和丙氨酸氨基转移酶(ALT)增高。

(六)药物相互作用

(1)本药通过降低凝血因子的代谢而降低抗凝药的敏感性,从而降低抗凝药的疗效。与抗凝药合用时,应密切监测凝血酶原时间和国际标准化比值。

(2)对氨基水杨酸、保泰松、巴比妥类、酚妥拉明、妥拉唑林、维生素 B_{12}、磺胺类、磺脲类等都可能抑制甲状腺功能,引起甲状腺肿大,与本药合用时须注意。

(3)高碘食物或药物的摄入可使甲亢病情加重,使抗甲状腺药需要量增加或用药时间延长。

(七)用法和用量

1.成人

(1)甲状腺功能亢进:一般开始量每天 30 mg,分 3 次服用。可根据病情轻重调整为每天 15~40 mg,每天最大量 60 mg。当病情基本控制(体重增加、心率低于每分钟 90 次、血清 T_3 和 T_4 水平恢复正常),需 4~8 周开始减量,每 4 周减 1/3~1/2。维持量每天 5~15 mg,一般需要治疗 18~24 个月。

(2)甲状腺功能亢进术前准备:按上述剂量连续用药,直至甲状腺功能正常,在术前 7~10 天加用碘剂。

(3)甲状腺危象:每天 60~120 mg,分次服用。在初始剂量服用 1 小时后加用碘剂。

2.儿童

口服,甲状腺功能亢进每天 0.4 mg/kg,分 3 次服用;维持剂量为每天 0.2 mg/kg。

(八)制剂和规格

甲巯咪唑片:5 mg、10 mg。

三、丙硫氧嘧啶

(一)药理学

本药为硫脲类抗甲状腺药,主要抑制甲状腺激素的合成。其机制为抑制甲状腺内过氧化物酶,阻止摄入到甲状腺内的碘化物氧化及酪氨酸偶联,从而阻碍甲状腺素(T_4)的合成。同时,本药通过抑制 T_4 在外周组织中脱碘生成三碘甲状腺原氨酸(T_3),故可在甲状腺危象时起到减轻病情的即刻效应。由于本药并不阻断贮存的甲状腺激素释放,也不对抗甲状腺激素的作用,故只有当体内已有甲状腺激素被耗竭后,本药才产生明显的临床效应。

此外,本药尚有免疫抑制作用,可抑制 B 淋巴细胞合成抗体,抑制甲状腺自生抗体的产生,使血促甲状腺素受体抗体消失。恢复抑制 T 淋巴细胞功能,减少甲状腺组织淋巴细胞浸润,从而使格雷夫斯病的免疫紊乱得到缓解。

口服迅速吸收,生物利用度 50%~80%。给药后 1 小时血药浓度达峰值。药物吸收后分布到全身各组织,主要在甲状腺中聚集,肾上腺及骨髓中浓度亦较高,还可透过胎盘(但比甲巯咪唑少)。血浆蛋白结合率为 76.2%(60%~80%)。药物主要在肝脏代谢,60% 被代谢破坏;其余部分 24 小时内从尿中排出,也可随乳汁排出。在血中半衰期很短(1~2 小时),但由于在甲状腺中的聚集作用,其生物作用可持续较长时间。当肾功能不全时,半衰期可长达 8.5 小时。

（二）适应证

（1）用于各种类型的甲状腺功能亢进症，包括格雷夫斯病（伴有自身免疫功能紊乱、甲状腺弥漫性肿大、可有突眼）。在格雷夫斯病中，尤其适用于：①病情较轻，甲状腺轻至中度肿大者。②儿童、青少年及老年患者。③甲状腺手术后复发，但又不适于放射性^{131}I治疗者。④手术前准备。⑤作为^{131}I放疗的辅助治疗。⑥妊娠合并格雷夫斯病。

（2）用于甲状腺危象（作为辅助治疗，以阻断甲状腺素的合成）。

（三）禁忌证

（1）对本药或其他硫脲类抗甲状腺药物过敏者。

（2）严重的肝功能损害者。

（3）白细胞严重缺乏者。

（4）结节性甲状腺肿伴甲状腺功能亢进者。

（5）甲状腺癌患者。

（四）不良反应

本药的不良反应大多发生在用药的头 2 个月。

1.常见不良反应

头痛、眩晕、关节痛、唾液腺和淋巴结肿大及味觉减退、恶心、呕吐、上腹部不适，也有皮疹、皮肤瘙痒、药物热。

2.血液不良反应

血液不良反应多为轻度粒细胞减少，少见严重的粒细胞缺乏、血小板减少、凝血因子Ⅱ或因子Ⅶ降低、凝血酶原时间延长。另可见再生障碍性贫血。

3.其他不良反应

可见脉管炎（表现为患部红、肿、痛）、红斑狼疮样综合征（表现为发热、畏寒、全身不适、软弱无力）。

4.罕见不良反应

间质性肺炎、肾小球肾炎、肝功能损害（血清碱性磷酸酶、天门冬氨酸氨基转移酶和丙氨酸氨基转移酶升高、黄疸）。

（五）注意事项

1.有下列情况者慎用

（1）外周白细胞计数偏低者。

（2）肝功能异常者。

2.对儿童的影响

儿童用药过程中应注意避免出现甲状腺功能减低，必要时可酌情加用甲状腺片。

3.对老年人的影响

老年人尤其是肾功能不全者，应酌情减量给药，必要时可酌情加用甲状腺片。

4.对妊娠的影响

本药透过胎盘量较甲巯咪唑少，妊娠合并格雷夫斯病可选用本药。鉴于孕妇用药可导致胎儿甲状腺肿、甲状腺功能减退，故孕妇用药应谨慎，宜采用最小有效剂量，一旦出现甲状腺功能偏低即应减量。美国食品药品管理局（FDA）对本药的妊娠安全性分级为 D 级。

5.对哺乳的影响

哺乳期妇女服用剂量较大时,可能引起婴儿甲状腺功能减退,故哺乳期妇女禁用本药。

6.随访检查

用药前后及用药时应当检查或监测血常规及肝功能。

7.对诊断的干扰

本药能使凝血酶原时间延长,并使血清碱性磷酸酶、门冬氨酸氨基转移酶(AST)和丙氨酸氨基转移酶(ALT)增高。

(六)药物相互作用

(1)本药可增强抗凝血药的抗凝作用。

(2)对氨基水杨酸、巴比妥类、酚妥拉明、妥拉唑林、维生素 B_{12}、磺胺类、磺脲类等都可能抑制甲状腺功能,引起甲状腺肿大,与本药合用时应注意。

(3)硫脲类抗甲状腺药物之间存在交叉变态反应。

(4)高碘食物或药物的摄入可使甲亢病情加重,使抗甲状腺药需要量增加或用药时间延长。

(七)用法和用量

1.成人

(1)口服。①甲状腺功能亢进:开始剂量一般为一次 100 mg,每天 3 次,视病情轻重用量可为每天 150～400 mg,每天最大量为 600 mg。通常用药 4～12 周病情控制(体重增加、心率低于每分钟 90 次、血清 T_3 和 T_4 水平恢复正常),可减量 1/3。以后如病情稳定可继续减量,每 4～6 周递减 1/3～1/2,维持量视病情而定,一般每天 50～150 mg,全程 1～2 年或更长。②甲状腺危象:一次 150～200 mg,每 6 小时 1 次,直至危象缓解,约 1 周时间停药。若患者需用碘剂以控制 T_4 释放时,本药需在开始服碘剂前 1 小时服用,或至少应同时服用,以阻断服用的碘合成更多的甲状腺激素。③甲亢的术前准备:一次 100 mg,每天 3～4 次,至甲亢症状控制后加服碘剂 2 周,以减轻甲状腺充血,使甲状腺变得结实,便于手术。于术前 1～2 天停服本药。④作为放射性碘治疗的辅助治疗:需放射性碘治疗的重症甲亢患者,可先服本药,控制症状后再做甲状腺[131]I 检查,以确定是否适用放射性碘治疗。在行放射性碘治疗后症状还未缓解者,可短期使用本药,一次 100 mg,每天 3 次。

(2)肾功能不全时剂量:肾功能不全者药物半衰期延长,用药时应减量。

(3)老年人剂量:老年人药物半衰期延长,用量应减少。

2.儿童

口服,甲状腺功能亢进:①新生儿每天 5～10 mg/kg,分 3 次服用。②6～10 岁每天 50～150 mg,分 3 次服用。③10 岁以上每天 150～300 mg,分 3 次服用。

以上情况,根据病情调节用量,甲亢症状控制后应逐步减至维持量。

(八)制剂和规格

丙硫氧嘧啶片:50 mg、100 mg。

（房文辉）

第三节　胰岛素及口服降血糖药

胰岛素及口服降血糖药是治疗糖尿病的重要药物。糖尿病主要有胰岛素绝对缺乏的 1 型糖尿病和胰岛素相对缺乏的 2 型糖尿病。因此胰岛素主要用于治疗 1 型糖尿病，且须终身使用胰岛素。口服降血糖药多用于 2 型糖尿病，且可将不同作用类别的口服降血糖药合用；2 型糖尿病患者采用口服降血糖药治疗效果不理想，或出现急性、慢性并发症时，则须用胰岛素治疗。

口服降血糖药按其作用可分为胰岛素增敏类（如二甲双胍等）和促胰岛素分泌类（如格列本脲和格列吡嗪等）；按其化学结构则可分为双胍类（如二甲双胍等）和磺脲类（如格列本脲和格列吡嗪等）。

本节包括不同时效的动物源胰岛素（注射剂）和双胍类胰岛素增敏的口服降血糖药二甲双胍（口服常释剂型）及磺脲类促胰岛素分泌的口服降血糖药格列本脲（口服常释剂型）和格列吡嗪（口服常释剂型）。

一、胰岛素

胰岛素是机体调节和维持血糖代谢和稳定的重要激素；也是治疗糖尿病的重要药物。临床使用的胰岛素（制剂）有来源于由动物组织提取的胰岛素或以生物工程重组的人胰岛素；其作用基本一致。本节包括的为前者。

(一)胰岛素的药理学

胰岛素通过靶组织（主要是肝、脂肪和肌肉）细胞膜上的特异受体（胰岛素受体）结合后起作用，然后引发一系列生理效应。具体为以下几项内容：①促进肌肉、脂肪组织对葡萄糖的主动转运，吸收葡萄糖进而代谢、产生能量，或以糖原、甘油二酯的形式贮存。②促进肝摄取葡萄糖并转变为糖原。③抑制肝糖原分解及糖原异生，减少肝输出葡萄糖。④促进多种组织对碳水化合物、蛋白质、脂肪的摄取，同时促进蛋白质的合成、抑制脂肪细胞中游离脂肪酸的释放、抑制酮体生成，从而调节物质代谢。通过上述作用，胰岛素可使糖尿病患者血中葡萄糖来源减少、消耗增加，并在一定程度上纠正各种代谢紊乱，从而降低血糖、延缓（或防止）糖尿病慢性并发症的发生。

(二)胰岛素的吸收

胰岛素皮下注射吸收迅速，但吸收很不规则，不同患者或同一患者的不同注射部位吸收量均有差别，以腹壁吸收最快，上臂外侧吸收较骨前外侧快。皮下注射 0.5～1.0 小时后开始生效，2.5～4.0 小时作用达高峰，持续时间为 5～7 小时，半衰期为 2 小时。静脉注射后10～30 分钟起效并达峰值，持续时间为 0.5～1.0 小时。本药用量越大，作用时间越长。在血液循环中半衰期为 5～10 分钟，胰岛素吸收入血后，只有 5％与血浆蛋白结合，但可与胰岛素抗体相结合（结合后，胰岛素作用时间延长）。主要在肝脏、肾脏代谢（先经谷胱甘肽氨基转移酶还原，再由蛋白水解酶水解成短肽或氨基酸），也可被肾胰岛素酶直接水解，少量原形随尿排出。

(三)胰岛素的制剂及其特点

根据其起效作用快慢、维持作用时间长短及疾病情况和给药方法，胰岛素制剂可分为 3 类。

1.短效(速效)胰岛素制剂

短效胰岛素制剂又称为普通胰岛素或正规胰岛素,其制剂如胰岛素注射液和中性胰岛素注射液,其中不含任何延缓其吸收的物质,吸收和起作用均迅速,但作用持续时间较短。短效胰岛素制剂主要控制一餐饭后的高血糖,可供皮下注射;可肌内注射(使用情况较少,如对酮酸症中毒患者在运送途中),必要时可静脉注射或加入输液体中静脉滴注。

2.中效胰岛素制剂

为了延缓胰岛素的吸收和作用持续时间而加入低量鱼精蛋白(即其鱼精蛋白与胰岛素含量相匹配,没有多余的鱼精蛋白)和氯化锌,如低精蛋白锌胰岛素注射液。中效胰岛素主要控制两餐后的高血糖,以第二餐饭为主,只可皮下注射,不可静脉给药。

3.长效胰岛素制剂

为了延缓胰岛素的吸收和作用持续时间而加入鱼精蛋白和氯化锌,但其内含有多余的鱼精蛋白,若与短效胰岛素混合,会与多余的鱼精蛋白结合,形成新的鱼精蛋白锌胰岛素而使长效作用的部分增多,又简称 PZI。长效胰岛素无明显作用高峰,主要提供基础水平的胰岛素。只可皮下注射,不可静脉给药。

4.预混胰岛素制剂

此外,尚有将短效和中效胰岛素按不同比例混合制成一系列的预混胰岛素制剂供某些患者需用,如常用的是含 30%短效和 70%中效的制剂等。

(一)中性胰岛素注射液

本品为猪或牛胰岛素经层析法纯化制成的中性灭菌水溶液,pH 为 6.8~8.0。

1.药理学

本品为胰岛素速效型制剂。药理作用和作用机制见前。

皮下注射后吸收较迅速,0.5~1.0 小时开始生效,最大作用时间 1~3 小时,维持作用时间 5~8 小时。剂量愈大,维持作用时间愈长。静脉注射立即起效,但维持作用时间短。

2.适应证

(1)1 型糖尿病。

(2)2 型糖尿病有严重感染、外伤、大手术等严重应激情况,以及合并心、脑血管并发症、肾脏或视网膜病变等。

(3)糖尿病酮症酸中毒,高血糖非酮症性高渗性昏迷。

(4)长病程 2 型糖尿病血浆胰岛素水平确实较低,经合理饮食、体力活动和口服降糖药治疗控制不满意者,2 型糖尿病具有口服降糖药禁忌时,如妊娠、哺乳等。

(5)成年或老年糖尿病患者发病急、体重显著减轻伴明显消瘦。

(6)妊娠糖尿病。

(7)继发于严重胰腺疾病的糖尿病。

(8)对严重营养不良、消瘦、顽固性妊娠呕吐、肝硬化初期可同时静脉滴注葡萄糖和小剂量胰岛素,以促进组织利用葡萄糖。

3.禁忌证

(1)对本药过敏者。

(2)低血糖患者。

4.不良反应

(1)变态反应:注射部位红肿、瘙痒,荨麻疹、血管神经性水肿。

(2)低血糖反应:出汗、心悸、乏力,重者出现意识障碍、共济失调、心动过速甚至昏迷。

(3)胰岛素抵抗:日剂量需超过 200 U 以上。

(4)注射部位脂肪萎缩、脂肪增生。

(5)眼屈光失调。

5.注意事项

(1)青春期前的儿童应适当减少胰岛素用量,因其对胰岛素的敏感性较青春期儿童高,较易发生低血糖。青春期儿童应适当增加胰岛素用量(20%～50%),青春期后再逐渐减少用量。

(2)老年人易出现低血糖,用药时需特别谨慎,同时应配合饮食治疗及适当的体力活动。

(3)胰岛素不通过胎盘屏障,对胎儿无影响。美国食品药品管理局(FDA)对本药的妊娠安全性分级为 B 级。孕妇(特别是妊娠中、晚期)对胰岛素需要量增加,但分娩后则迅速减少。

(4)哺乳妇女使用胰岛素治疗对婴儿无危险,但可能需要降低胰岛素用量。

(5)糖尿病是慢性病,需长期治疗。用药期间应定期检查血糖、尿糖、尿常规、肾功能、视力、眼底、血压及心电图等,以了解糖尿病病情及并发症情况。例如,各餐前、餐后及睡前测血糖,并定期测血糖化血红蛋白,帮助制定降糖药的治疗方案(单独或联合,剂量调整等);另一方面是为了尽早检测出各种并发症、伴发病或相关问题,以便采取对策,例如,每次访视应包括体重、体重指数、血压、尼龙丝测试、足背动脉搏动等;以便发现微血管病变、大血管病变或神经病变等。

(6)不同患者或同一患者的不同病期,其胰岛素敏感性不同,即使其血糖值相近,其胰岛素需要量也不同,治疗中应注意个体化,按病情需要检测血糖,随时调整胰岛素用量。

下列情况其胰岛素的需要量可能会增加:①高热;②甲状腺功能亢进症;③肢端肥大症;④库欣综合征;⑤糖尿病酮症酸中毒;⑥严重感染、外伤、大手术;⑦较大的应激情况如急性心肌梗死、脑卒中;⑧同时应用拮抗胰岛素的药物。

下列情况其胰岛素需要量可能会减少:①严重肝功能受损。②在肾功能受损时,由于胰岛素在肾脏的代谢和排泄减少,但在尿毒症时,由于胰岛素抵抗,其需量也随之变化,应监测血糖调整用量。③腺垂体功能减退症、甲状腺功能减退症。④其他,如腹泻、胃瘫、肠梗阻,呕吐及其他引起食物吸收延迟的因素等,胰岛素应酌情减量。

6.药物相互作用

(1)口服降糖药与胰岛素有协同降血糖作用,雄激素、单胺氧化酶抑制药、非甾体抗炎药也可增强胰岛素的降血糖作用。

(2)抗凝血药、水杨酸盐、磺胺类药、甲氨蝶呤等可与胰岛素竞争结合血浆蛋白,使血液中游离胰岛素水平增高,从而增强其降血糖作用。

(3)氯喹、奎尼丁、奎宁等可延缓胰岛素的降解,使血中胰岛素浓度升高,从而增强其降血糖作用。

(4)β受体阻滞剂(如普萘洛尔)可阻止肾上腺素升高血糖的反应,干扰机体调节血糖的功能。与胰岛素合用可掩盖某些低血糖症状、延长低血糖时间,故合用时应注意调整胰岛素剂量。

(5)血管紧张素转化酶抑制药、溴隐亭、氯贝丁酯、酮康唑、锂、甲苯达唑、维生素 B_6、茶碱等可通过不同方式产生直接或间接影响,导致血糖降低,与上述药物合用时,胰岛素应适当减量。

(6)奥曲肽可抑制生长激素、胰高血糖素及胰岛素的分泌;并可延迟胃排空、减缓胃肠蠕动,引起食物吸收延迟,从而降低餐后血糖水平。在开始使用奥曲肽时,胰岛素应适当减量,以后再根据血糖调整用量。

(7)某些钙通道阻滞剂、可乐定、达那唑、二氮嗪、生长激素、肝素、H_2受体阻滞剂、大麻、吗啡、尼古丁、磺吡酮等药物可改变糖代谢、升高血糖,与上述药物合用时,胰岛素应适当加量。

(8)糖皮质激素、促肾上腺皮质激素、胰高血糖素、雌激素、口服降糖避孕药、甲状腺素、肾上腺素、噻嗪类利尿药、苯乙丙胺、苯妥英钠等可升高血糖水平,与胰岛素合用时,应调整这些药物或胰岛素的剂量。

(9)中等以上的乙醇可增强胰岛素引起的低血糖作用,导致严重、持续的低血糖反应。在空腹或肝糖原储备较少的情况下更易发生。

(10)吸烟可促进儿茶酚胺释放、减少皮肤对胰岛素吸收,从而降低胰岛素作用。

7.用法和用量

(1)皮下注射,一般每天 3 次,餐前 15～30 分钟注射,必要时睡前加注一次小量。剂量根据病情、血糖、尿糖由小剂量(视体重等因素每次 2～4 U)开始,逐步调整。

(2)1 型糖尿病患者每天胰岛素需用总量多介于每千克体重 0.5～1.0 U,根据血糖监测结果调整。

(3)2 型糖尿病患者每天需用总量变化较大,在无急性并发症情况下,敏感者每天仅需 5～10 U,一般患者约 20 U,肥胖、对胰岛素敏感性较差者需要量可明显增加。

(4)在有急性并发症(感染、创伤、手术等)情况下,对 1 型糖尿病及 2 型糖尿病患者,应每4～6 小时注射一次,剂量根据病情变化及血糖监测结果调整。

8.制剂和规格

中性胰岛素注射液:10 mL:400 U。

(二)胰岛素注射液

本品为胰岛素(猪或牛)的灭菌水溶液。

1.药理学

本品为短效胰岛素制剂。皮下给药吸收迅速,皮下注射后 0.5～1.0 小时开始生效,2～4 小时作用达高峰,维持时间 5～7 小时;静脉注射 10～30 分钟起效,15～30 分钟达高峰,持续时间0.5～1.0 小时。静脉注射的胰岛素在血液循环中半衰期为 5～10 分钟,皮下注射后半衰期为2 小时。

2.适应证

同"(一)中性胰岛素注射液"。

3.禁忌证

同"(一)中性胰岛素注射液"。

4.不良反应

同"(一)中性胰岛素注射液"。

5.注意事项

同"(一)中性胰岛素注射液"。

6.药物相互作用

同"(一)中性胰岛素注射液"。

7.用法和用量

同"(一)中性胰岛素注射液"。

8.制剂和规格

胰岛素注射液:10 mL：400 U。

(三)低精蛋白锌胰岛素注射液

本品为采用经层析纯化的高纯度猪胰岛素和适量的鱼精蛋白、硫酸锌配制而成的中性无菌混合液。

1.药理学

本药所含胰岛素与鱼精蛋白比例适当,无多余的鱼精蛋白。注射给药后缓慢释放出胰岛素而发挥作用,为中效胰岛素制剂。药理作用和机制见前。

皮下注射后吸收缓慢而均匀,2～4 小时起效,6～12 小时血药浓度达峰值,作用可持续 18～28 小时(介于胰岛素和精蛋白锌胰岛素之间)。

2.适应证

(1)用于 1 型糖尿病的常规治疗。

(2)用于 2 型糖尿病的治疗。主要针对口服降糖药效果欠佳(或继发失效)的患者(特别是未超重者),以及胰岛素水平不高、血糖波动较大、血糖控制差的患者。可单独使用,也可与短效胰岛素联合应用。

3.注意事项

参阅"(一)中性胰岛素注射液"。

4.禁忌证

参阅"(一)中性胰岛素注射液"。

5.不良反应

参阅"(一)中性胰岛素注射液"。

6.药物相互作用

参阅"(一)中性胰岛素注射液"。

7.用法和用量

成人:皮下注射,开始一般一次 4～8 U,早餐前 30～60 分钟皮下注射,每天 1 次,必要时可于晚餐前再注射早餐前剂量的 1/2。以后根据病情及血糖、尿糖等情况而调整剂量。如果用量超过 40 U 时,应分为 2 次给药。

8.制剂和规格

低精蛋白锌胰岛素注射液:①10 mL：400 U;②3 mL：300 U。

(四)精蛋白锌胰岛素注射液

本品为采用经层析纯化的高纯度猪胰岛素和硫酸鱼精蛋白、硫酸锌配制而成的中性无菌混合液。

1.药理学

本药含有过量鱼精蛋白,为长效胰岛素制剂。皮下注射后吸收缓慢而均匀,3～4 小时起效,12～24 小时作用达高峰,作用持续24～36 小时。

2.适应证

本品可用于治疗轻、中度糖尿病,以减少胰岛素注射次数,控制夜间高血糖。按病情需要有时需与短效胰岛素合用。

3.禁忌证

(1)胰岛细胞瘤患者。

(2)其余参阅"(一)中性胰岛素注射液"。

4.不良反应

参阅"(一)中性胰岛素注射液"。

5.注意事项

参阅"(一)中性胰岛素注射液"。

6.药物相互作用

参阅"(一)中性胰岛素注射液"。

7.用法和用量

成人:常规剂量。皮下注射,开始一般一次 4~8 U,每天 1 次,每天早餐前 30~60 分钟皮下注射,以后根据病情及血糖、尿糖等情况而调整剂量。有时需要于晚餐前再注射 1 次,剂量根据病情而定,一般每天总量 10~20 U。

8.制剂和规格

精蛋白锌胰岛素注射液:①10 mL:400 U;②10 mL:800 U。

二、二甲双胍

(一)药理学

本品为双胍类降血糖药,能降低 2 型糖尿病患者的空腹血糖及餐后高血糖,使糖化血红蛋白下降 1%~2%。具体作用如下。

(1)增加周围组织对胰岛素的敏感性,增加胰岛素介导的葡萄糖利用。

(2)增加非胰岛素依赖的组织(如脑、血细胞、肾髓质、肠道、皮肤等)对葡萄糖的利用。

(3)抑制肝糖原异生,降低肝糖输出。

(4)抑制肠壁细胞摄取葡萄糖。

(5)抑制胆固醇的生物合成和贮存,降低血甘油三酯、总胆固醇水平,但本药无刺激胰岛素分泌作用,对正常人无明显降血糖作用,2 型糖尿病患者单用本药时一般不引起低血糖。与苯乙双胍相比,本药引起乳酸性酸中毒的危险性小,较为安全。

口服后由小肠吸收,生物利用度为 50%~60%。口服 0.5 g 后 2 小时,其血药浓度峰值约为 2 g/mL。在胃肠道壁的浓度为血药浓度的 10~100 倍,在肾、肝和唾液内的浓度约为血药浓度的 2 倍。本药很少与血浆蛋白结合,以原形随尿液迅速排出(肾功能不全时,可导致药物蓄积),12 小时内有 90% 被清除。血浆半衰期为 1.7~4.5 小时。

(二)适应证

(1)用于单纯饮食控制疗效不满意的 10 岁以上的 2 型糖尿病患者(对于肥胖和伴高胰岛素血症者,本药不但有降糖作用,还有减轻体重及缓解高胰岛素血症的效果)。

(2)亦可用于 10 岁以上不伴酮症或酮症酸中毒的 1 型糖尿病患者,与胰岛素注射联合治疗,可减少胰岛素剂量。

(3)用于某些对磺脲类疗效较差的糖尿病患者(可与磺脲类合用)。

（三）禁忌证

(1)对本药及其他双胍类药物过敏者。

(2)2型糖尿病伴有酮症酸中毒、肝功能不全、肾功能不全(血清肌酸酐超过1.5 mg/dL)、心力衰竭、急性心肌梗死、严重感染或外伤、重大手术及临床有低血压和缺氧情况者。

(3)糖尿病合并严重的慢性并发症(如糖尿病肾病、糖尿病眼底病变)患者。

(4)静脉肾盂造影或动脉造影前2～3天者。

(5)酗酒者。

(6)严重心、肺疾病患者。

(7)维生素 B_{12}、叶酸和铁缺乏者。

(8)营养不良、脱水等全身情况较差者。

(9)孕妇及哺乳妇女。

（四）不良反应

(1)常见腹泻、恶心、呕吐、胃胀、乏力、消化不良、腹部不适及头痛。

(2)少见大便异常、低血糖、肌痛、头晕、指甲异常、皮疹、出汗增加、味觉异常、胸部不适、寒战、流感症状、潮热、心悸、体重减轻等。有时出现疲倦。

(3)偶有口中金属味。本药可减少维生素 B_{12} 的吸收,但极少引起贫血。

(4)罕见乳酸性酸中毒,表现为呕吐、腹痛、过度换气、精神障碍。

（五）注意事项

(1)既往有乳酸性酸中毒史者慎用。

(2)老年患者由于肾功能可能有减退,易出现乳酸性酸中毒,用量应酌减。65岁以上患者用药时应谨慎;80岁以上者只有在其肌酐清除率正常时,方可用药。

(3)妊娠糖尿病患者,为控制血糖,主张使用胰岛素,禁止使用本药。美国食品药品管理局(FDA)对本药的妊娠安全性分级为B级。

(4)用药前后及用药时应当检查或监测:①用药期间应定期检查空腹血糖、尿糖、尿酮体,以及肝、肾功能。②对有维生素 B_{12} 摄入或吸收不足倾向的患者,应每年监测血常规,每2～3年监测一次血清维生素 B_{12} 水平。

（六）药物相互作用

(1)本药与磺脲类药物、胰岛素合用,有协同降血糖作用,但也有资料表明,与格列本脲合用时,本药的药动学没有影响,格列本脲的曲线下面积和血药浓度峰值均降低。对1型糖尿病及2型糖尿病需用胰岛素治疗者,本药与胰岛素联合应用时,需减少胰岛素的用量(开始时间少20％～30％),以防止发生低血糖。

(2)本药可加强抗凝药(如华法林等)的抗凝作用。

(3)西咪替丁可增加本药的生物利用度,并减少肾脏清除率,两者合用时应减少本药用量。

(4)经肾小管排泌的阳离子药物(如地高辛、吗啡、普鲁卡因胺、奎尼丁、奎宁、雷尼替丁、氨苯蝶啶、甲氧苄啶和万古霉素),理论上可能与本药在肾小管竞争转运,合用时,建议密切监测,调整药物剂量。

(5)乙醇与本药同服时,会增强本药对乳酸代谢的影响,易致患者出现乳酸性酸中毒,故服用本药时应尽量避免饮酒。

(七)用法和用量

1.成人

常规剂量,口服给药,开始一次 0.25 g,每天 2～3 次,于餐中或饭后服用(肠溶制剂可于餐前服用);以后根据疗效逐渐加量,一般每天总量 1.0～1.5 g。每天最大剂量不超过 2 g。

2.儿童

常规剂量,口服给药:对 10～16 岁儿童,每天最高剂量为 2 g。10 岁以下儿童不推荐使用。

(八)制剂和规格

(1)盐酸二甲双胍片(胶囊):0.25 g。

(2)盐酸二甲双胍肠溶片(肠溶胶囊):0.25 g、0.5 g。

三、格列本脲

(一)药理学

本药为第二代磺脲类口服降血糖药,可促进胰岛 B 细胞分泌胰岛素,对 2 型糖尿病患者有效,有强大的降血糖作用。可降低空腹及餐后血糖、糖化血红蛋白。其作用机制为与胰岛 B 细胞膜上的磺脲受体特异性结合,使 K^+ 通道关闭,引起膜电位改变,从而使 Ca^{2+} 通道开放、细胞液内 Ca^{2+} 浓度升高,从而使促胰岛素分泌,起到降血糖作用。此外,本药尚具有改善外周组织(如肝脏、肌肉、脂肪)对胰岛素抵抗的胰外效应。

口服吸收快,口服后 2～5 小时血药浓度达峰值。蛋白结合率 95%。在肝内代谢,由肝和肾排出各约 50%。持续作用 24 小时。半衰期 10 小时。

(二)适应证

本品适用于单用饮食控制疗效不满意的轻、中度 2 型糖尿病,其胰岛 B 细胞有一定的分泌胰岛素功能,无急性并发症(感染、创伤、急性心梗、酮症酸中毒、高糖高渗性昏迷等),非妊娠期,无严重的慢性并发症患者。

(三)禁忌证

(1)对本药或其他磺脲类过敏者,或对磺胺类药物过敏者。

(2)已明确诊断的 1 型糖尿病患者。

(3)2 型糖尿病伴有酮症酸中毒、昏迷、严重烧伤、感染、外伤和重大手术等应激情况。

(4)严重肝、肾疾病患者。

(5)严重甲状腺疾病患者。

(6)白细胞计数减少者。

(7)孕妇。

(四)不良反应

1.代谢/内分泌系统

主要不良反应为低血糖,在热量摄入不足、剧烈体力活动、饮酒、用量过大或与可致低血糖的药物合用时更易发生。症状较轻者,进食、饮糖水大多可缓解(这与阿卡波糖、伏格列波糖不同),但肝、肾功能不全者、年老体弱者及营养不良者和垂体功能不足者,或剂量偏大时可引起严重低血糖,严重可危及生命,导致死亡。另可见甲状腺功能低下。

2.消化道反应

消化道反应可出现上腹灼热感、食欲减退、恶心、呕吐、腹泻、口腔金属味,一般不严重,且多与剂量偏大有关。部分患者可因食欲增强而使体重增加。

3.肝脏损害

黄疸、肝功能异常偶见。

4.血液系统

异常少见,包括贫血(溶血性贫血及再生障碍性贫血)、血小板减少、白细胞计数减少甚至粒细胞缺乏等。

5.变态反应

如皮疹,偶有发生致剥脱性皮炎者。

6.泌尿生殖系统

青年人夜间遗尿十分常见。

7.其他

其他可有关节痛、肌肉痛、血管炎等反应。

(五)注意事项

(1)有下列情况应慎用:①体质虚弱或营养不良者;②老年患者;③高热患者;④有肾上腺皮质功能或腺垂体功能减退者(尤其是未经激素替代治疗者);⑤肝、肾功能不全者;⑥甲状腺功能亢进者;⑦恶心、呕吐患者。

(2)本药不推荐儿童使用。

(3)本药对妊娠的影响,动物实验和临床观察证明可造成死胎或婴儿畸形,故孕妇禁用。美国食品药品管理局(FDA)对本药的妊娠安全性分级为 C 级。

(4)本药可随乳汁分泌,哺乳期妇女不宜使用,以免授乳婴儿发生低血糖。

(5)用药前后及用药时应当检查或监测血糖及尿糖、糖化血红蛋白、血常规、肝功能、肾功能,并进行眼科检查。

(六)药物相互作用

(1)与下列药物合用,可增加低血糖的发生率:①抑制磺脲类自尿液排泄的药物,如治疗痛风的丙磺舒、别嘌醇。②延缓磺脲类代谢的药物,如 H_2 受体阻滞剂(如西咪替丁、雷尼替丁)、抗凝剂及氯霉素、咪康唑。与香豆素抗凝剂合用时,两者初始血药浓度升高,但随后血药浓度降低,故根据情况调整两药的用量。③促使磺脲类与血浆蛋白解离的药物,如水杨酸盐、贝特类降血脂药。④本身具有致低血糖的药物:胍乙啶、奎尼丁、水杨酸盐类及单胺氧化酶抑制药。⑤β肾上腺素受体阻滞剂可干扰低血糖时机体的升血糖反应,阻碍肝糖原酵解,同时又可掩盖低血糖的警觉症状。⑥合用其他降血糖药物,如二甲双胍、阿卡波糖、胰岛素及胰岛素增敏药。

(2)与升高血糖的下列药物合用时,可能需要增加本药剂量:糖皮质激素、雌激素、噻嗪类利尿药、苯妥英钠、利福平等。

(3)乙醇本身具有致低血糖的作用,并可延缓本药的代谢。与乙醇合用可引起腹痛、恶心、呕吐、头痛及面部潮红,且更易发生低血糖。

(七)用法和用量

1.片剂

成人,口服,用量个体差异较大。开始时一次 2.5 mg,早餐前服用,或早餐及午餐前各一次;轻症患者一次 1.25 mg,每天 3 次,于三餐前服用。用药 7 天后剂量递增(一周增加 2.5 mg)。一般用量为每天 5~10 mg,最大用量每天不超过 15 mg。

2.胶囊

成人,口服,开始时一次 1.75 mg,早餐前服用,或早餐及午餐前各一次。必要时每天 5.25～7.00 mg。最大用量每天不超过 10.5 mg。

(八)制剂和规格

(1)格列本脲片:2.5 mg。

(2)格列本脲胶囊:1.75 mg。

四、格列吡嗪

(一)药理学

本药为第二代磺脲类口服降血糖药。其作用和机制参阅"三、格列本脲"。

口服吸收较快,1.0～2.5 小时血药浓度达峰值,最高药效时间与进餐后血糖达高峰的时间较一致。主要经肝代谢,代谢产物无药理活性,第 1 天 97％排出体外,第 2 天 100％排出体外。65％～80％经尿排出。10％～15％由粪便中排出。清除半衰期为 3～7 小时。

(二)适应证

本品适用于单用饮食控制疗效不满意的轻、中度 2 型糖尿病患者,其胰岛 B 细胞有一定的分泌胰岛素功能,无急性并发症(感染、创伤、急性心梗、酮症酸中毒、高糖高渗性昏迷等),非妊娠期,无严重的慢性并发症患者。

(三)禁忌证

(1)对本药或磺胺类药过敏者。

(2)已确诊的 1 型糖尿病患者。

(3)2 型糖尿病患者伴有酮症酸中毒、昏迷、严重烧伤、感染、外伤和重大手术等应激情况。

(4)肝、肾功能不全者。

(5)白细胞减少者。

(6)肾上腺功能不全者。

(7)孕妇。

(四)不良反应

1.代谢/内分泌系统

本药导致低血糖比较罕见,可发生在以下情况:年老体弱者、体力活动者、不规则进食者、饮酒或含乙醇的饮料者、肝功能不全、肾功能不全者。

2.消化道反应

较常见的有恶心、上腹胀满等胃肠道症状。

3.血液系统

曾有报道,本药可致血液系统异常。

4.变态反应

个别患者可出现皮肤变态反应。

5.其他

较常见的有头痛。

(五)注意事项

(1)有下列情况者应慎用:体质虚弱者;伴高热、恶心、呕吐者;有消化道狭窄、腹泻者不宜使用本药控释片。

（2）尚未确定儿童用药的安全性和有效性，不推荐儿童使用。

（3）用药时应从小剂量开始，逐渐调整剂量。

（4）动物实验和临床观察证明本药可造成死胎或婴儿畸形，故孕妇禁用。美国食品药品管理局（FDA）对本药的妊娠安全性分级为 C 级。

（5）本药可随乳汁分泌，哺乳期妇女不宜使用，以免授乳婴儿发生低血糖。

（6）用药前后及用药时应当检查或监测血糖及尿糖、血常规及肝、肾功能，并进行眼科检查，必要时测定糖化血红蛋白。

（六）药物相互作用

参见"三、格列本脲"。

（七）用法和用量

1.成人

（1）单用饮食疗法失败者，起始剂量为每天 2.5～5.0 mg，以后根据血糖和尿糖情况增减剂量，一次增减 2.5～5.0 mg。每天剂量超过 15 mg 者，分 2～3 次餐前服用。

（2）已使用其他口服磺脲类降糖药者，停用其他磺脲类 3 天，复查血糖后开始服用本药，从 5 mg 起逐渐加大剂量，直至产生满意的疗效。最大日剂量不超过 30 mg。

2.肾功能不全者

肾功能不全者（包括肌酐清除率低于每分钟 10 mL 者）不需要进行剂量调整，可采用保守剂量。同时在用药的初始阶段应密切监测患者的血糖、尿糖。

3.肝功能不全者

建议初始剂量为每天 2.5 mg。

4.老年人

对单次或反复给药的药动学研究显示，老年受试者的药动学参数没有明显变化，建议初始剂量为每天 2.5 mg。

（八）制剂和规格

（1）格列吡嗪片（胶囊）：2.5 mg、5 mg。

（2）格列吡嗪分散片：5 mg。

（房文辉）

第十章

血液系统常用药物

第一节 抗 贫 血 药

贫血是指循环血液中红细胞数量或血红蛋白含量低于正常。按照病因及发病机制的不同可分为缺铁性贫血、巨幼红细胞性贫血和再生障碍性贫血。缺铁性贫血由铁缺乏引起,可通过补充铁剂进行治疗;巨幼红细胞性贫血由叶酸或维生素 B_{12} 缺乏所致,采用补充叶酸或维生素 B_{12} 的治疗方法。

一、铁剂

铁是人体必需的元素,是构成血红蛋白、肌红蛋白和组织酶系,如过氧化酶、细胞色素 C 等所必需。人体每天至少需要 15 mg 铁,所需的铁有两个来源。①外源性铁:从食物中获得,每天摄取 10~15 mg 即可;②内源性铁:由红细胞破坏后释放出来,每天约 25 mg,是机体重要的铁来源。当机体铁的摄入量不足,或胃肠道吸收障碍,或慢性失血造成机体铁缺乏时,可影响血红蛋白的合成而引起贫血,应及时补充铁剂。

常见的铁剂:口服铁剂有硫酸亚铁、枸橼酸铁铵、富马酸亚铁,注射铁剂有山梨醇铁和右旋糖酐铁。

(一)药理作用

铁是红细胞成熟阶段合成血红素必需物质。吸收到骨髓的铁,吸附在有核红细胞膜上并进入细胞内的线粒体,与原卟啉结合后所形成的血红素再与珠蛋白结合,即形成血红蛋白。

(二)体内过程

食物中的铁以 Fe^{2+} 形式吸收,而 Fe^{3+} 则很难吸收,只有经胃酸、维生素 C 或食物中还原物质(如果糖、半胱氨酸等)作用下,转为还原型 Fe^{2+},才能在十二指肠和空肠上段吸收。吸收入肠黏膜细胞中的 Fe^{2+},部分转为 Fe^{3+},与去铁铁蛋白结合为铁蛋白后进行贮存;另一部分则进入血浆,立刻被氧化为 Fe^{3+},并与转铁蛋白(transferrin,Tf)的 β_1 球蛋白的两个铁结合位点进行结合形成复合物。该复合物与胞质膜上的转铁蛋白受体结合,通过胞饮作用进入细胞。铁分离后,转铁蛋白被释放出细胞外循环使用。铁主要通过肠道、皮肤等含铁细胞脱落而排出体外。

(三)临床应用

治疗缺铁性贫血,铁剂治疗对慢性失血性贫血(月经过多、痔疮出血和子宫肌瘤等)、营养不良、妊娠、儿童生长发育期引起的缺铁性贫血,疗效甚佳。铁剂治疗 4～5 天血液中网织红细胞数即可上升,7～12 天达高峰,4～10 周血红蛋白恢复正常。为使体内铁贮存恢复正常,待血红蛋白正常后需减半继续服药 2～3 个月。

(四)不良反应

口服铁剂最常见的不良反应是胃肠道刺激症状,如恶心、呕吐、上腹痛和腹泻等,Fe^{3+} 比 Fe^{2+} 多见。此外,铁与肠腔中硫化氢结合,减少后者对肠壁刺激可引起便秘、黑便。注射用铁剂可有局部刺激症状,产生皮肤潮红、头晕、荨麻疹、发热和关节痛等变态反应,严重者可发生心悸、胸闷和血压下降。小儿误服 1 g 以上铁剂可引起急性中毒,表现为头痛、头晕、恶心、呕吐、腹泻和惊厥,甚至死亡。急救措施为用 1%～2% 碳酸氢钠洗胃,并以特殊解毒剂去铁胺灌胃,以结合残存的铁。

二、叶酸类

叶酸,又称蝶酰谷氨酸,是由蝶啶、对氨苯甲酸、谷氨酸三部分组成,在动、植物食品中广泛分布。动物细胞自身不能合成叶酸,因此,人体所需叶酸只能直接从食物中摄取。

(一)药理作用

叶酸进入体内后,在二氢叶酸还原酶的作用下,转化为四氢叶酸,作为一碳单位移位酶的辅酶,参与机体多种物质的合成,如嘌呤、胸嘧啶核苷酸等。一旦叶酸缺乏,DNA 合成受阻,骨髓幼红细胞内 DNA 合成减少,细胞分裂速度减慢。

(二)体内过程

口服叶酸经肠黏膜主动吸收后,少部分经还原及甲基化转化为甲基四氢叶酸,大部分以原形经血液循环进入肝脏等组织,与细胞膜受体结合后进入细胞内,其中有 80% 以 N_5-甲基四氢叶酸形式贮存于肝内。叶酸及其代谢产物主要经肾排泄,少部分由胆汁经粪便排泄,部分经重吸收形成肝肠循环。

(三)临床应用

(1)各种巨幼红细胞性贫血、妊娠期和婴儿期因对叶酸的需要量增加所致的营养性巨幼红细胞性贫血,以叶酸治疗为主,辅以维生素 B_{12}。

(2)巨幼红细胞性贫血:用于二氢叶酸还原酶抑制剂,如甲氨蝶呤、乙氨嘧啶和甲氧苄啶等所致的巨幼红细胞性贫血。因四氢叶酸生成障碍,必须用甲酰四氢叶酸钙治疗。

(3)单用叶酸或与维生素 B_{12} 联合使用治疗高同型半胱氨酸血症。

(4)对缺乏维生素 B_{12} 所致的恶性贫血,大剂量叶酸仅能纠正血常规结果,但不能改善神经损害症状。故治疗时以维生素 B_{12} 为主,叶酸为辅。

三、维生素 B_{12}

维生素 B_{12}(Vitamin B_{12},钴胺素)是一类含钴的水溶性 B 族维生素。由于钴原子所带基团不同,维生素 B_{12} 以多种形式存在,如氰钴胺素、羟钴胺素、甲钴胺素和 5-脱氧腺苷钴胺素,后两者是维生素 B_{12} 的活化型,也是血液中存在的主要形式。药用的维生素 B_{12} 为性质稳定的氰钴胺素和羟钴胺素。

(一)药理作用

维生素 B_{12} 是细胞分裂和维持神经组织髓鞘完整所必需的。体内维生素 B_{12} 主要参与下列两种代谢过程。

(1)同型半胱氨酸甲基化生成蛋氨酸反应,催化这一反应的蛋氨酸合成酶(或称甲基转移酶)的辅基为维生素 B_{12},它参与甲基的转移。维生素 B_{12} 缺乏时,N_5-甲基四氢叶酸上的甲基不能转移,导致蛋氨酸生成受阻,一方面影响四氢叶酸的再循环,使得叶酸代谢循环受阻,导致叶酸缺乏症。另一方面导致同型半胱氨酸堆积,产生高同型半胱氨酸血症。

(2)5-脱氧腺苷钴胺素是甲基丙二酰 CoA 变位酶的辅酶,能催化甲基丙二酰 CoA 转变为琥珀酰 CoA,后者可进入三羧酸循环。当维生素 B_{12} 缺乏时,甲基丙二酰 CoA 大量堆积,后者结构与脂肪酸合成的中间产物丙二酰 CoA 相似,结果合成了异常脂肪酸,并进入中枢神经系统,引起神经损害症状。

(二)体内过程

口服维生素 B_{12} 必须与胃黏膜分泌的糖蛋白即"内因子"结合,进入空肠吸收,在通过小肠黏膜时,维生素 B_{12} 与蛋白解离,再与转钴胺素 II(transcobalamin II,TC II)结合存于血液中,转运至肝脏后,90%的维生素 B_{12} 与转钴胺素 I(TC I)结合,贮存于肝内,其余则主要经胆汁从肠道排出,可形成肠肝循环。注射时则大部分经肾排出。

(三)临床应用

其主要用于恶性贫血和巨幼红细胞性贫血。也可作为神经系统疾病(如神经炎、神经萎缩等)及肝脏疾病等辅助治疗,或与叶酸联合使用治疗高同型半胱氨酸血症。

四、促红细胞生成素

红细胞生成素(erythropoietin,EPO)是由肾脏近曲小管管周间质细胞生成的糖蛋白,分子量为34 kD。现临床应用的为基因重组的产物。EPO 的主要作用:①促使骨髓内红系祖细胞加速分化为原红细胞;②加速红细胞分裂增殖和血红蛋白的合成;③促进骨髓内网织红细胞和成熟红细胞释放入血;④通过位于肾脏感受器对血液中氧含量的变化起调节作用,即在失血、贫血、肺心病所致缺氧情况下,促进体内产生 EPO,从而加速红细胞的生成。

临床主要用于肾衰竭需施行血液透析的贫血患者。也用于慢性肾功能不全、恶性肿瘤化疗和艾滋病药物治疗引起的贫血。不良反应有高血压、头痛和癫痫发作,由于慢性肾功能不全患者血细胞比容增加过快所致,某些患者可有血栓形成。

(王啸洋)

第二节 抗 凝 血 药

抗凝血药是指能通过干扰机体生理性凝血的某些环节而阻止血液凝固的药物,临床主要用于防止血栓的形成和(或)已形成血栓的进一步发展。

一、凝血酶间接抑制药

(一)肝素

肝素是一种硫酸化的葡萄糖胺聚糖(glycosaminoglycan,GAGs)的混合物,分子量为 3～

15 kD。因与大量硫酸基和羧基共价结合而带有大量负电荷,呈酸性。肝素存在于血浆、肥大细胞和血管内皮细胞中。药用肝素是从猪肠黏膜或牛肺脏中获得。

1.药理作用与机制

肝素在体内和体外均有强大的抗凝作用。静脉注射后,抗凝作用立即发生。肝素的抗凝机制有以下几方面。

(1)增强抗凝血酶Ⅲ活性:AT-Ⅲ是 α_2-球蛋白,含有精氨酸-丝氨酸(Arg-Ser)肽活性部位,能与凝血酶(Ⅱa)、凝血因子Ⅸa、Ⅹa、Ⅺa 和Ⅻa 发生缓慢的化学结合,形成稳定复合物,抑制这些因子的活性,发挥抗凝血作用。肝素可与 AT-Ⅲ赖氨酸残基形成可逆性复合物,使 AT-Ⅲ构象改变,暴露出精氨酸活性位点,增强 AT-Ⅲ与凝血酶及凝血因子Ⅸa、Ⅹa、Ⅺa 和Ⅻa 丝氨酸活性中心结合,与凝血酶形成肝素-ATⅢ-Ⅱa 三元复合物,"封闭"凝血因子活性中心,使其灭活,发挥强大的抗凝作用。肝素能使 ATⅢ-Ⅱa 反应速率加快 1 000 倍,加速凝血酶灭活。

(2)激活肝素辅助因子Ⅱ(HCⅡ):高浓度肝素与 HCⅡ结合使其激活。活化的 HCⅡ可提高对凝血酶的抑制速率达 100 倍以上。但肝素与 HCⅡ的亲和力要比与 AT-Ⅲ的亲和力小得多,故需高浓度肝素才能充分发挥 HCⅡ的抗凝作用。

(3)促进纤溶系统激活:肝素可还促进血管内皮细胞释放组织型纤溶酶原激活物和内源性组织因子通路抑制物。t-PA 可激活纤溶系统;TFPI 可抑制组织因子。TF 是血管内皮细胞的一种整合蛋白,是因子Ⅶ对其底物因子Ⅸ和Ⅹ的重要辅助因子。TF 引起的凝血可能涉及动脉血栓形成和动脉粥样硬化。肝素促进细胞内释放 t-PA 和 TFPI 发挥抗血栓作用。

(4)降血脂:肝素可使内皮细胞释放脂蛋白酶,将血中乳糜微粒和极低密度脂蛋白的甘油三酯水解为甘油和游离脂肪酸。但停用肝素此作用立即消失,故无重要临床意义。

2.体内过程

肝素是极性很强的大分子物质,不易通过生物膜,故口服和直肠给药不吸收,不能发挥抗凝作用。肌内注射因吸收速率不易预测,易引起局部出血和刺激症状,不予使用。临床上肝素采取静脉注射,注射后肝素与血浆蛋白结合率为 80%。主要在肝脏中经肝素酶分解代谢;低剂量肝素被单核-巨噬细胞系统清除和降解。肝素 $t_{1/2}$ 因剂量而异,个体差异较大,例如,静脉注射 100、400 和 800 U/kg,其 $t_{1/2}$ 分别为 1 小时、2 小时和 5 小时左右。肺气肿、肺栓塞患者 $t_{1/2}$ 缩短,肝、肾功能严重障碍者则 $t_{1/2}$ 明显延长,对肝素敏感性也提高。

3.临床应用

(1)血栓栓塞性疾病:主要用于防止血栓形成和扩大,如深部静脉血栓、肺栓塞、脑梗死、心肌梗死、心血管手术及外周静脉术后血栓形成等。在治疗急性动、静脉血栓形成的药物中,肝素是最好的快速抗凝剂。

(2)弥散性血管内凝血(DIC):这是肝素的主要适应证,应早期应用,防止纤维蛋白原及其他凝血因子耗竭而发生继发性出血。

(3)心血管手术、心导管检查、血液透析及体外循环等体外抗凝。

4.不良反应

(1)出血:是肝素主要的不良反应,表现为各种关节腔积血、伤口和各种黏膜出血等。严重者可引起致命性出血(4.6%)。对轻度出血患者停药即可,严重者可静脉缓慢注射硫酸鱼精蛋白,每 1 mg 鱼精蛋白可中和 100 U 肝素。用药期间应监测部分凝血激酶时间。

(2)血小板减少症:发生率高达 6%。若发生在用药后 1～4 天,程度多较轻,不需中断治疗即可恢复，一般认为是肝素引起一过性的血小板聚集作用所致；多数发生在给药后 7～10 天，与免疫反应有关。可能因肝素促进血小板因子 4(PF4)释放并与之结合，形成肝素-PF_4 复合物，后者再与特异抗体形成 PF_4-肝素-IgG 复合物，引起病理反应所致。停药后约 4 天可恢复。

(3)其他：肝素可引起皮疹、发热等变态反应，长期使用可引起骨质疏松和自发性骨折。

5.禁忌证

对肝素过敏，有出血倾向、血友病、血小板功能不全和血小板减少症、紫癜、严重高血压、细菌性心内膜炎、肝肾功能不全、消化性溃疡、颅内出血、活动性肺结核、孕妇、先兆性流产、产后、内脏肿瘤、外伤及术后等患者禁用。

6.药物相互作用

肝素为弱酸性药物，不能与弱碱性药物合用；与阿司匹林等非甾体消炎药、右旋糖酐和双嘧达莫合用，可增加出血的危险；与肾上腺皮质激素类、依他尼酸合用，可致胃肠道出血；与胰岛素或磺脲类药物合用，能导致低血糖；静脉同时给予肝素和硝酸甘油，可降低肝素活性；与血管紧张素 Ⅰ 转化酶抑制剂合用，可能引起高血钾。

(二)低分子量肝素(LMWH)

低分子量肝素是指分子量小于 7 kD 的肝素。LMWH 是从普通肝素中分离或由普通肝素降解后再分离而得。由于其药理学和药动学的特性优于普通肝素，近年来发展很快。LMWH 因分子量小，不能与 AT-Ⅲ 和凝血酶结合形成复合物，因此对凝血酶及其他凝血因子无作用。LMWH 具有选择性抗凝血因子 Ⅹ 活性的作用，与普通肝素比较具有以下特点：①抗凝血因子 Ⅹ a/Ⅱa 活性比值明显增加。LMWH 抗因子 Ⅹ a/Ⅱa 活性比值为 1.5～4.0，而普通肝素为 1.0 左右，分子量越低，抗凝血因子 Ⅹa 活性越强，降低了出血的危险；②生物利用度高，半衰期较长，体内不易被消除；③LMWH 由于分子量小，较少受 PF_4 的抑制，不易引起血小板减少。LMWH 将逐渐取代普通肝素用于临床，但各制剂选用时仍应小心注意出血的不良反应。

(三)依诺肝素

1.药理作用

依诺肝素为第一个上市的 LMWH，分子量 3.5～5.0 kD，对抗凝血因子 Ⅹa 与因子 Ⅱ 活性比值为4.0 以上，具有强大而持久的抗血栓形成作用。

2.体内过程

皮下注射后吸收迅速、完全。注射后 3 小时出现血浆最高活性，而血浆中抗凝血因子 Ⅹa 活性可持续 24 小时。不易通过胎盘屏障，部分经肾排泄。$t_{1/2}$ 为 4.4 小时。

3.临床应用

主要用于防治深部静脉血栓、外科手术和整形外科(如膝、髋人工关节更换手术)后静脉血栓的形成，防止血液透析时体外循环凝血发生。与普通肝素比较，本品抗凝剂量较易掌握，毒性小，安全，且作用持续时间较长。常规给药途径为皮下注射。

4.不良反应

较少发生出血，如意外静脉注射或大剂量皮下注射，可引起出血加重，可用鱼精蛋白对抗；鱼精蛋白1 mg 可中和 1 mg 本品的抗因子 Ⅱa 及部分(最多 60%)抗因子 Ⅹa 的活性。偶见血小板减少和严重出血。对本品过敏患者，严重肝、肾功能障碍患者应禁用。

(四)硫酸皮肤素

硫酸皮肤素，属于糖胺聚糖类，是依赖 HCⅡ 的凝血酶间接抑制剂。该药通过激活 HCⅡ 通路而灭活凝血酶。HCⅡ在硫酸皮肤素存在时，其抑制凝血酶活性速率可提高 1 000 倍。因此，本品与肝素或 LMWH 合用，可大大增强后两类药的抗凝作用。硫酸皮肤素静脉注射（也可肌内注射）后在体内不被代谢，以原形从肾排泄。临床试用于抗血栓治疗，无明显出血等不良反应。口服可吸收，有望成为口服抗凝血药。

几种天然的或人工合成的多聚阴离子，如硫酸戊聚糖、硫酸软骨素 E 等均可通过激活 HCⅡ通路而抑制凝血酶活性，产生抗凝作用。

（五）合成肝素衍生物

磺达肝素是一种以抗凝血酶肝素结合位点结构为基础合成的戊多糖，经抗凝血酶介导对因子 Ⅹa 有抑制作用。由于其聚合体短而不抑制凝血酶，与肝素和低分子肝素相比，该药发生血小板减少症的风险要小得多。

二、凝血酶直接抑制药

凝血酶是最强的血小板激活物。根据药物对凝血酶的作用位点可分为：①双功能凝血酶抑制药，如水蛭素可与凝血酶的催化位点和阴离子外位点结合；②阴离子外位点凝血酶抑制药，仅通过催化位点或阴离子外位点与凝血酶结合发挥抗凝血酶作用。

基因重组水蛭素是水蛭唾液的有效成分水蛭素经由基因重组技术制成，分子量为 7 kD。

（一）药理作用与机制

水蛭素对凝血酶具有高度亲和力，是目前所知最强的凝血酶特异性抑制剂。可抑制凝血酶所有的蛋白水解作用，如裂解纤维蛋白、血纤肽和纤维蛋白原。水蛭素与凝血酶以 1∶1 结合成复合物，使凝血酶灭活。该药不仅阻断纤维蛋白原转化为纤维蛋白凝块，而且对激活凝血酶的因子 Ⅴ、Ⅷ、Ⅻ，以及凝血酶诱导的血小板聚集均有抑制作用，具有强大而持久的抗血栓作用。

（二）体内过程

本品口服不被吸收，静脉注射后进入细胞间隙，不易通过血-脑屏障。主要以原形（90％～95％）经肾脏排泄。$t_{1/2}$ 约 1 小时。

（三）临床应用

用于防治冠状动脉形成术后再狭窄、不稳定型心绞痛、急性心肌梗死后溶栓的辅助治疗、DIC 及血液透析中血栓形成，临床疗效优于肝素。大剂量可引起出血。

（四）注意事项

肾衰竭患者慎用。由于患者用药期间体内通常可形成抗水蛭素的抗体从而延长 APTT，建议每天监测 APTT。目前，尚无有效的水蛭素解毒剂。

三、维生素 K 拮抗药

维生素 K 是凝血因子 Ⅱ、Ⅶ、Ⅸ 和 Ⅹ 活化必需的辅助因子。具有拮抗维生素 K 作用的药物为香豆素类，是一类含有 4-羟基香豆素基本结构的物质。常用华法林、双香豆素、苯丙香豆素和醋硝香豆素等。香豆素类药物为口服抗凝血药。

双香豆素口服吸收慢且不规则，吸收后几乎全部与血浆蛋白结合，因此与其他血浆蛋白结合率高的药物同服时，可增加双香豆素的游离药物浓度，使抗凝作用大大增强，甚至诱发出血。双香豆素分布于肺、肝、脾及肾，经肝药酶羟基化失活后由肾排泄。醋硝香豆素大部分以原形经肾排出。其主要药动学参数，见表 10-1。

表 10-1　口服抗凝药半衰期与作用时间

药物	每天量(mg)	$t_{1/2}$(h)	持续时间(h)
华法林	5~15	10~16	3~5
醋硝香豆素	4~12	8	2~4
双香豆素	25~150	10~30	4~7

以下具体介绍华法林。

(一)药理作用与机制

华法林无体外抗凝作用,体内抗凝作用缓慢而持久。口服后一般需 12~24 小时发挥作用,1~3 天作用达高峰,停药后作用可持续数天。华法林的抗凝作用主要是竞争性抑制维生素 K 依赖的凝血因子Ⅱ、Ⅶ、Ⅸ和Ⅹ前体的功能活性。这些凝血因子前体的第 10 个谷氨酸残基(Glu)在 γ-羧化酶的催化作用下,经羧基化生成 γ-羧基谷氨酸。由于 γ-羧基谷氨酸具有很强的螯合 Ca^{2+} 的能力,从而实现了这些凝血因子由无活性型向活性型的转变。其中,维生素 K 是 γ-羧化酶的辅酶。在羧化反应中,在 Ca^{2+} 和二氧化碳、氧参与下,氢醌型维生素 K 氧化为环氧化型维生素 K,后者在维生素 K 环氧化物还原酶,或维生素 K 循环中相关的还原酶系作用下,转为维生素 K 原形,再被还原为氢醌型维生素 K,继续参与华法林因抑制维生素 K 循环中相关的还原酶系,阻断维生素 K 以辅因子形式参与 γ-羧化酶的催化反应,抑制凝血因子Ⅱ、Ⅶ、Ⅸ和Ⅹ的功能活性,从而产生抗凝作用。

(二)体内过程

华法林口服吸收完全,生物利用度达 100%,吸收后 97% 与血浆蛋白结合,表观分布容积小,能通过胎盘。华法林(消旋混合物)的 R-和 S-同分异构体,均在肝脏代谢,可经胆汁排入肠道再吸收,最终从肾排泄。$t_{1/2}$ 为 40~50 小时。

(三)临床应用

1.心房颤动和心脏瓣膜病所致血栓栓塞

华法林的常规应用;此外,接受心脏瓣膜修复术的患者,需长期服用华法林。

2.髋关节手术患者

可降低静脉血栓发病率。

3.预防复发性血栓栓塞性疾病

如肺栓塞、深部静脉血栓形成患者,用肝素或溶栓药后,常规用华法林维持 3~6 个月。

(四)不良反应

主要是出血,如血肿、关节出血和胃肠道出血等。在服药期间应密切监测凝血酶原时间(PT)。一旦出血严重,应立即停药,给予维生素 K 10 mg 静脉注射,一般在给药 24 小时后,PT 可恢复正常。罕见有"华法林诱导的皮肤坏死",通常发生在用药后 2~7 天。也可引起胆汁淤滞性肝损害,停药后可消失。可致畸胎,孕妇禁用。

(五)药物相互作用

甲硝唑、西咪替丁和水杨酸等肝药酶抑制剂及非甾体抗炎药、胺碘酮、依他尼酸和氯贝丁酯等可增强本类药物的抗凝血作用;巴比妥类、苯妥英钠等肝药酶诱导剂可减弱本类药物的抗凝作用。

(陈素平)

第三节 抗血小板药

血小板在血栓栓塞性疾病,特别是在动脉血栓疾病的形成中具有重要病理生理学意义。抗血小板药是指对血小板功能有抑制作用的药物,临床较常用的是阿司匹林和氯吡格雷。

一、血小板代谢酶抑制药

(一)阿司匹林

阿司匹林是花生四烯酸代谢过程中的环氧酶抑制药。$75\sim150$ mg 阿司匹林可使血小板中环氧酶活性中心丝氨酸残基乙酰化而灭活,从而抑制血栓素 A_2(TXA_2)的生成。一次服药,对该酶抑制达 90%,且不可逆。但是,阿司匹林对血管内皮细胞中环氧酶的抑制作用弱而可逆,故对 PGI_2 的形成影响小。因此,此剂量阿司匹林防治血栓性疾病收效较佳,不良反应较少。

1.药理作用

抑制血小板聚集,阻止血栓形成。生理情况下,血小板产生的血栓素 TXA_2 是强大的血小板释放及聚集的诱导物,它可直接诱发血小板释放 ADP,加速血小板的聚集过程。阿司匹林可抑制 TXA_2 的合成,抑制血小板聚集引起的血液凝固,延长出血时间。

2.临床应用

常用于冠状动脉硬化性疾病、心肌梗死、脑梗死、深静脉血栓形成和肺梗死等。作为溶栓疗法的辅助抗栓治疗,能减少缺血性心脏病发作和复发的风险,也可使一过性脑缺血发作患者的脑卒中发生率和病死率降低。

(二)利多格雷

利多格雷是强大的 TXA_2 合成酶抑制药兼中度 TXA_2 受体阻滞药。本品可直接抑制 TXA_2 的合成,拮抗 TXA_2 的作用。对血小板血栓和冠状动脉血栓的作用较水蛭素及阿司匹林更有效。据临床试验报道,本品在急性心肌梗死、心绞痛及缺血性脑卒中的治疗中,在血栓发生率和再栓塞率方面均较阿司匹林明显降低,且预防新的缺血性病变更为有效。有轻度胃肠反应,不良反应较轻。

同类药物尚有吡考他胺,其作用比利多格雷弱,不良反应轻。

(三)依前列醇

依前列醇(PGI_2)为人工合成的前列腺素类 PGI_2,是迄今为止发现的活性最强的血小板聚集内源性抑制剂。内源性 PGI_2 由血管内皮细胞合成,具有强大的抗血小板聚集及松弛血管平滑肌作用。依前列醇能抑制 ADP、胶原纤维和花生四烯酸等诱导的血小板聚集和释放。对体外旁路循环中形成的血小板聚集体具有解聚作用,还能抑制血小板在血管内皮细胞上的黏附。PGI_2 的作用机制是通过激活血小板腺苷酸环化酶,使血小板内 cAMP 水平升高,促进胞质内 Ca^{2+} 再摄取进入 Ca^{2+} 库,降低胞质内游离 Ca^{2+} 浓度,使血小板处于静止状态,失去对各种刺激物的反应。

本品 $t_{1/2}$ 很短,仅 3 分钟,作用短暂,性质不稳定。在体内迅速转为稳定的代谢产物 6-酮-PGF_1。在肺内不被灭活是 PGI_2 的特点。PGI_2 性质不稳定,作用短暂。

依前列醇用于如心肺分流术、血液透析等体外循环时,防止高凝状态和微血栓形成,也用于严重外周血管性疾病如雷诺病、缺血性心脏病、原发性肺动脉高压和血小板消耗性疾病。

本品静脉滴注过程中常见血压下降、心率加速、头痛、眩晕和潮红等现象，减少剂量或暂停给药可以缓解；此外，对消化道刺激症状也较常见。禁用于有出血倾向、严重左心室收缩功能障碍所致的充血性心力衰竭患者。

(四)双嘧达莫

双嘧达莫为环核苷酸磷酸二酯酶抑制药。主要抑制血小板的聚集，发挥抗栓作用。

1.药理作用与机制

(1)抑制血小板黏附，防止其黏附于血管壁的损伤部位。

(2)通过以下途径增加 cAMP 含量，抑制血小板聚集：①抑制磷酸二酯酶活性，减少 cAMP 水解为 5-AMP；②抑制血液中的腺苷脱氢酶，减少腺苷的分解；③抑制腺苷再摄取，增加血浆中腺苷含量，通过腺苷，再激活腺苷酸环化酶，增加血小板中 cAMP 浓度，而协同抗血小板聚集作用。

(3)抑制血小板生成 TXA_2，降低其促进血小板聚集的作用，并可直接刺激血管内皮细胞产生 PGI_2，增强其活性。

此外，本品尚有扩张冠状动脉阻力血管、增加冠状动脉血流量的作用，但不能增加缺血区的血液供应。

2.体内过程

双嘧达莫口服吸收缓慢，个体差异大，生物利用度为 27%～59%。口服后 1～3 小时血药浓度达峰值，与蛋白结合率高(91%～99%)。主要在肝脏转化为葡萄糖醛酸耦联物。自胆汁排泄，可因肝肠循环而延缓消除，少量自尿排出。$t_{1/2}$ 为 10～12 小时。

3.临床应用

其与阿司匹林相似，但不常应用。一般与口服抗凝血药香豆素合用，治疗血栓栓塞性疾病，可增强疗效。如安装人工瓣膜者、口服香豆素类仍有血栓栓塞者或同服阿司匹林不能耐受者等。

4.不良反应

较常见不良反应为胃肠道刺激。由于血管扩张，血压下降，导致头痛、眩晕、潮红和晕厥等。少数心绞痛患者用药后可出现"窃血"现象，诱发心绞痛发作，应慎用。

二、氯吡格雷

氯吡格雷为一种前体药物，通过氧化作用形成 2-氧基-氯吡格雷，然后再经过水解形成活性代谢物(一种硫醇衍生物)发挥作用。与阿司匹林相比，氯吡格雷可显著降低新的缺血性事件(包括心肌梗死，缺血性脑卒中和其他血管疾病死亡)的发生率。

(一)药理作用与机制

氯吡格雷是血小板聚集抑制剂，选择性地抑制 ADP 与血小板受体的结合及抑制 ADP 介导的糖蛋白 $GP\ II_b/III_a$ 复合物的活化，发挥抑制血小板的聚集的功能。氯吡格雷也可以抑制非 ADP 引起的血小板聚集，并不可逆抑制 ADP 受体的功能。

(二)体内过程

氯吡格雷吸收迅速，母体化合物的血浆浓度很低。血浆蛋白结合率为 98%。氯吡格雷进入肝脏后在细胞色素 P450 同工酶 2B6 和 3A4 调节的调节下生成无抗血小板作用的羧酸盐衍生物。约 50% 由尿液排出，46% 由粪便排出。一次和重复给药后，血浆中主要代谢产物的消除半衰期为 8 小时。

（三）临床应用

用于预防和治疗因血小板高聚集引起的心、脑及其他动脉循环障碍疾病。如防治心肌梗死，缺血性脑血栓，闭塞性脉管炎和动脉粥样硬化及血栓栓塞引起的并发症。应用于有过近期发生的脑卒中、心肌梗死或确诊外周动脉疾病的患者，治疗后可减少动脉粥样硬化事件的发生（心肌梗死、脑卒中和血管性死亡）。

（四）不良反应及注意事项

常见不良反应为消化道出血，中性粒细胞减少、腹痛、食欲缺乏、胃炎、便秘和皮疹。患有急性心肌梗死的患者，在急性心肌梗死最初几天不推荐进行氯吡格雷治疗。对于有伤口（特别是在胃肠道和眼内）易出血的患者应慎用。对肝、肾功能不好的患者慎用。

三、血小板 $GP\,II_b/III_a$ 受体阻断药

（一）阿昔单抗

阿昔单抗是血小板 $GP\,II_b/III_a$ 的人/鼠嵌合单克隆抗体，可竞争性、特异性地阻断纤维蛋白原与 $GP\,II_b/III_a$ 结合，产生抗血小板聚集作用。临床试用于不稳定型心绞痛的治疗，可降低心肌梗死发生率。有出血危险，应严格控制剂量。

（二）精氨酸-甘氨酸-天冬氨酸多肽

血小板 $GP\,II_b/III_a$ 受体含有能与精氨酸-甘氨酸-天冬氨酸（RGD）三肽结合的位点。用天然或化学合成含有 RGD 三肽序列的多肽，均能抑制纤维蛋白原与 $GP\,II_b/III_a$ 受体结合，而具有抗血小板聚集作用。现已试用于血栓栓塞性疾病的治疗。

（三）依替巴肽

依替巴肽属于环状多肽，是 RGD 三肽在 $\alpha\,II\,b\beta_3$ 结合位点的阻断剂。静脉注射可在体内阻止血小板聚集。临床用于不稳定型心绞痛和冠状动脉成形术。

随后相继开发出非肽类的 $GP\,II_b/III_a$ 受体阻断药拉米非班、替罗非班和可供口服的珍米洛非班、夫雷非班和西拉非班等。抑制血小板聚集作用强，应用方便，不良反应较少。适用于急性心肌梗死、溶栓治疗、不稳定型心绞痛和血管成形术后再梗死。

（王　燕）

第四节　纤维蛋白溶解药

在生理情况下，各种因素引起小血管内形成血凝块时，将激活纤溶系统，使之溶解，阻止血栓形成，保证血流畅通。当某些病理因素导致机体形成血栓时，可以给予外源性的纤溶酶原激活剂，大量激活纤溶系统，使纤溶酶原转为纤溶酶，将已形成的血栓溶解。因此，将此类药物称为纤维蛋白溶解剂，又名溶栓药。

一、链激酶

链激酶为第一代天然溶栓药，是从 β-溶血性链球菌培养液中提取的一种非酶性单链蛋白，分

子量为 47 kD,链激酶 1 U 相当于 0.01 g 蛋白质。现用基因工程技术制成重组链激酶。

(一)药理作用

链激酶激活纤溶酶原为纤溶酶的作用是间接的,即链激酶先与纤溶酶原形成 SK-纤溶酶原复合物,使其中的纤溶酶原构象发生变化,转为 SK-纤溶酶复合物,后者激活结合或游离于纤维蛋白表面的纤溶酶原为纤溶酶,使血栓溶解。因此,SK 的活性不需要纤维蛋白存在,SK-纤溶酶原复合物也不受血液中 α_2-抗纤溶酶(α_2-AP)的抑制。

(二)临床应用

本品主要用于血栓栓塞性疾病,如急性心肌梗死、静脉血栓形成、肺栓塞、动脉血栓栓塞、透析通道栓塞和人工瓣膜栓塞等。在血栓形成 6 小时内用药,其疗效较好。

(三)不良反应

不良反应易引起出血,严重者可注射氨甲苯酸(或类似药),也可补充纤维蛋白原或全血。本品具有抗原性,可引起变态反应。

二、尿激酶

尿激酶,由人尿或肾细胞组织培养液提取的第一代天然溶栓药。尿激酶为体内纤溶系统的成员,可直接激活纤溶酶原为纤溶酶。纤溶酶裂解凝血块表面上的纤维蛋白,也可裂解血液中游离的纤维蛋白原,故本品对纤维蛋白无选择性。进入血液中的 UK 可被循环中纤溶酶原激活剂的抑制物所中和,但连续用药后,PAI 很快耗竭。产生的纤溶酶可被血液中 α_2-AP 灭活,故治疗量效果不佳,需大量 UK 使 PAI 和 α_2-AP 耗竭,才能发挥溶栓作用。UK 的 $t_{1/2}$ 约16分钟,作用短暂。

主要用于心肌梗死和其他血栓栓塞性疾病,是目前国内应用最广泛的溶栓药。出血是其主要不良反应,但较链激酶轻,无变态反应。

三、阿尼普酶

阿尼普酶,又称茴香酰化纤溶酶原/链激酶激活剂复合物,属第二代溶栓药。本品为链激酶与赖氨酸纤溶酶原以 1:1 的比例形成的复合物,分子量 131 kD。赖氨酸纤溶酶原的活性中心被茴香酰基所封闭。进入血液中的 APSAC 弥散到血栓含纤维蛋白表面,通过复合物的赖氨酸纤溶酶原活性中心与纤维蛋白结合,被封闭的乙酰基缓慢去乙酰基,激活血栓上纤维蛋白表面的纤溶酶原为纤溶酶,溶解血栓。本品具有以下特点:①一次静脉注射即可,不必静脉滴注(缓慢去乙酰基);不受 α_2-AP 抑制(茴香酰化);②本品是赖氨酸纤溶酶原的复合物,较易进入血液凝块处与纤维蛋白结合;③本品是选择性纤维蛋白溶栓药,很少引起全身性纤溶活性增强,故出血少。具有抗原性,可致变态反应。本品血浆 $t_{1/2}$ 为 90~105 分钟。临床应用同尿激酶。

同属第二代溶栓药的还有阿替普酶(又称组织型纤溶酶原激活剂)、西替普酶和那替普酶,后两者为基因重组的 t-PA。

四、葡萄球菌激酶

葡萄球菌激酶(SAK)是从某些金葡萄球菌株的培养液中获得,现为基因工程重组产品。作用与链激酶相似,无酶活性。SAK 先与纤溶酶原形成复合物,后者裂解纤溶酶原为纤溶酶。葡激酶对纤维蛋白的溶解作用和对富含血小板血栓的溶栓作用均较链激酶强。已试用于急性心肌梗死患者,疗效较链激酶佳,出血较少。

五、瑞替普酶

瑞替普酶属第三代溶栓药,通过基因重组技术改良天然溶栓药的结构,提高选择性溶栓效果,延长 $t_{1/2}$,减少用药剂量和不良反应。瑞替普酶具有以下优点:溶栓疗效高(血栓溶解快,防止血栓再形成,提高血流量),见效快,耐受性较好,不需要按体重调整,只能静脉给药。一般,在发病 6 小时内使用治疗效果更好。本品适用于急性心肌梗死的溶栓疗法。常见不良反应为出血、血小板减少症。有出血倾向患者慎用。

（王　燕）

第十一章

感染性疾病常用药物

第一节 β-内酰胺类抗生素

一、青霉素类

本类药物包括以下几点：①天然青霉素，主要作用于革兰阳性菌、革兰阴性球菌和某些革兰阴性杆菌如嗜血杆菌属。②氨基青霉素类，如氨苄西林、阿莫西林等。此组青霉素主要作用于对青霉素敏感的革兰阳性菌及部分革兰阴性杆菌如大肠埃希菌、奇异变形杆菌、沙门菌属、志贺菌属和流感嗜血杆菌等。③抗葡萄球菌青霉素类，包括氯唑西林、苯唑西林、氟氯西林。本组青霉素对产生 β-内酰胺酶的葡萄球菌属亦有良好作用。④抗假单胞菌青霉素类，如羧苄西林、哌拉西林、替卡西林等。本组药物对革兰阳性菌的作用较天然青霉素或氨基青霉素为差，但对某些革兰阴性杆菌包括铜绿假单胞菌有抗菌活性。青霉素类抗生素水溶性好，消除半衰期大多不超过2小时，主要经肾脏排出，多数品种均可经血液透析清除。使用青霉素类抗生素前均需做青霉素皮肤试验，阳性反应者禁用。

（一）青霉素

1.作用与用途

青霉素对溶血性链球菌等链球菌属、肺炎链球菌和不产青霉素酶的葡萄球菌具有良好抗菌作用。对肠球菌有中等度抗菌作用，淋病奈瑟菌、脑膜炎奈瑟菌、白喉棒状杆菌、炭疽芽孢杆菌、牛型放线菌、念珠状链杆菌、李斯特菌、钩端螺旋体和梅毒螺旋体对本品敏感。青霉素通过抑制细菌细胞壁合成而发挥杀菌作用。肌内注射后，0.5小时达到血药峰浓度（C_{max}），与血浆蛋白结合率为 $45\%\sim65\%$。血液中的清除半衰期（血中半衰期，$t_{1/2}$）约为30分钟，肾功能减退者可延长至 $2.5\sim10.0$ 小时。本品约 19% 在肝脏内代谢，主要通过肾小管分泌排泄。临床用于敏感细菌所致各种感染，如脓肿、菌血症、肺炎和心内膜炎等。

2.注意事项

注射前必须做青霉素皮试。皮试液浓度为 500 U/mL，皮内注射 0.1 mL，阳性反应者禁用。青霉素类之间会有交叉变态反应，也可能对青霉胺或头孢菌素过敏。本品不用葡萄糖溶液稀释并应新鲜配制。干扰青霉素活性的药物有氯霉素、红霉素、四环素、磺胺药。青霉素静脉输液加入头孢噻吩、林可霉素、四环素、万古霉素、琥乙红霉素、两性霉素、去甲肾上腺素、间羟胺、苯妥英钠、盐酸羟嗪、异丙嗪、缩宫素(催产素)、B族维生素、维生素C等将出现浑浊。与氨基糖苷类抗生素混合后,两者的抗菌活性明显减弱。

3.用法与用量

(1)成人:肌内注射,每天80万～200万单位,分3～4次给药;静脉滴注,每天200万～2 000万单位,分2～4次。

(2)儿童:肌内注射,按体重2.5万单位/千克,每12小时 给药1次;静脉滴注,每天按体重5万～20万单位/千克,分2～4次。新生儿:每次按体重5万单位/千克,肌内注射或静脉滴注给药。小于50万单位加注射用水1 mL使溶解,超过50万单位加注射用水2 mL。不应以氯化钠注射液作溶剂。青霉素钾一般用于肌内注射。

4.制剂与规格

注射用粉针剂:80万单位。密闭,凉暗干燥处保存。

(二)苄星青霉素

1.作用与用途

长效青霉素是一种青霉素G的长效制剂。本品肌内注射后,吸收极缓慢,在血液中药物浓度可维持2～4周。临床主要用于治疗对由青霉素G高度敏感的溶血性链球菌引起的咽炎和急性风湿热患者,用于预防小儿风湿热及其他链球菌感染等。

2.注意事项

本品肌内注射给药时,肌内注射区可发生周围神经炎。其他见青霉素。

3.用法与用量

先做青霉素G皮肤敏感试验,阳性者禁用本品。

(1)成人:肌内注射,每次60万～120万单位,2～4周1次。

(2)儿童:肌内注射,每次30万～60万单位,2～4周1次。

4.制剂与规格

注射用粉针剂:120万单位。密闭,凉暗干燥处保存。

(三)苯唑西林

1.作用与用途

抗菌作用机制与青霉素相似,本品可耐青霉素酶,对产酶金黄色葡萄球菌菌株有效;但对不产酶菌株的抗菌作用不如青霉素G。肌内注射本品0.5 g,半小时血药浓度达峰值,为16.7 $\mu g/mL$。3小时内静脉滴注250 mg,滴注结束时的平均血浆浓度为9.7 $\mu g/mL$。本品难以透过正常血-脑屏障,蛋白结合率很高,约93%。正常健康人血中半衰期为0.5～0.7小时;本品约49%由肝脏代谢,通过肾小球滤过和肾小管分泌,排出量分别为40%和23%～30%。临床主要用于耐青霉素葡萄球菌所致的各种感染,如败血症、呼吸道感染、脑膜炎、软组织感染等。

2.注意事项

皮试见青霉素,其他见青霉素类药品。本品不适用对青霉素敏感菌感染的治疗,与氨基糖苷类抗生素配伍可使其效价降低,本品可用氯化钠及葡萄糖作溶剂滴注。

3.用法与用量

(1)成人:肌内注射,每次0.5～1.0 g,每500 mg加灭菌注射用水2.8 mL,每4～6小时1次。静脉滴注,每次0.5～1.0 g,每4～6小时1次,快速静脉滴注,溶液浓度一般为20～40 mg/mL;

败血症和脑膜炎患者的每天剂量可增至 12 g。

(2)儿童:肌内注射,体重在 40 kg 以下者,每 6 小时按体重 12.5～25.0 mg/kg;静脉滴注,体重在 40 kg 以下者,每 6 小时按体重 12.5～25.0 mg/kg。新生儿:体重<2 kg 者每天 50 mg/kg,分2次肌内注射或静脉滴注。

4.制剂与规格

注射用苯唑西林钠:0.5 g。密闭,凉暗干燥处保存。

(四)氯唑西林钠

1.作用与用途

本品抗菌谱类似苯唑西林,肌内注射 0.5 g,半小时血清浓度达峰值,约 18 μg/mL。主要由肾脏排泄,血清蛋白结合率达 95%,不易透过血-脑屏障而能进入胸腔积液中。半衰期约为 0.6 小时。临床主要用于耐青霉素葡萄球菌所致的各种感染,如败血症、呼吸道感染、软组织感染等,也可用于化脓性链球菌或肺炎链球菌与耐青霉素葡萄球菌所致的混合感染。

2.注意事项

皮试见青霉素,或用本品配制成 500 μg/mL 皮试液进行皮内敏感性试验,其他见苯唑西林。

3.用法与用量

(1)成人:肌内注射,每天 2 g,分 4 次;静脉滴注,每天 4～6 g,分 2～4 次;口服,1 次 0.5～1.0 g,每天 4 次。

(2)儿童:肌内注射,每天按体重 50～100 mg/kg,分 4 次;静脉滴注,每天按体重 50～100 mg/kg,分2～4 次;口服,每天按体重 50～100 mg/kg,分 3～4 次。

4.制剂与规格

注射用氯唑西林钠:1 g;胶囊:0.25 g。密封,干燥处保存。

(五)氨苄西林钠

1.作用与用途

氨苄西林钠为广谱半合成青霉素,对溶血性链球菌、肺炎链球菌和不产青霉素酶葡萄球菌具较强抗菌作用,对草绿色链球菌亦有良好抗菌作用。本品对白喉棒状杆菌、炭疽芽孢杆菌、放线菌属、流感嗜血杆菌、百日咳鲍特杆菌、奈瑟菌属等具抗菌活性,部分奇异变形杆菌、大肠埃希菌、沙门菌属和志贺菌属细菌对本品敏感。肌内注射本品 0.5 g,0.5～1.0 小时达血药峰浓度,血清蛋白结合率为 20%,血中半衰期为 1.0～1.5 小时。临床用于敏感菌所致的呼吸道感染、胃肠道感染、尿路感染、软组织感染、心内膜炎、脑膜炎、败血症等。

2.注意事项

氨苄西林与卡那霉素对大肠埃希菌、变形杆菌具有协同抗菌作用。其他见青霉素。

3.用法与用量

皮试见青霉素。

(1)成人:肌内注射,每天 2～4 g,分 4 次;静脉给药,每天 4～8 g,分 2～4 次;每天最高剂量为 14 g。

(2)儿童:肌内注射,每天按体重 50～100 mg/kg,分 4 次;静脉给药,每天按体重 100～200 mg/kg,分 2～4 次;每天最高剂量为按体重 300 mg/kg。足月新生儿:按体重一次 12.5～25.0 mg/kg,出生第 1、第 2 天每 12 小时 1 次,第 3 天至 2 周每 8 小时 1 次,以后每 6 小时 1 次。

4.制剂与规格

注射用粉针剂:0.5 g。密封,干燥处保存。

(六)阿莫西林

1.作用与用途

阿莫西林为青霉素类抗生素,抗菌谱见氨苄西林。肌内注射阿莫西林钠 0.5 g 后血液(清)达峰时间为 1 小时,血药峰浓度为 14 mg/L,与同剂量口服后的血药峰浓度相近。静脉注射本品 0.5 g 后 5 分钟血药浓度为 42.6 mg/L,5 小时后为 1 mg/L。本品在多数组织和体液中分布良好。蛋白结合率为 17%～20%。本品血中半衰期为 1.08 小时,60% 以上以原形药自尿中排出。临床用于敏感菌感染,如中耳炎、鼻窦炎、咽炎、扁桃体炎等上呼吸道感染,急性支气管炎、肺炎等下呼吸道感染,泌尿生殖道感染,皮肤软组织感染,伤寒及钩端螺旋体病。

2.注意事项

青霉素过敏及青霉素皮肤试验阳性患者禁用。其他见氨苄西林。

3.用法与用量

皮试见青霉素。

(1)肌内注射或稀释后静脉滴注:成人,一次 0.5～1.0 g,每 6～8 小时 1 次;小儿,每天剂量按体重 50～100 mg/kg,分 3～4 次。

(2)口服:成人每次 0.5 g,每 6～8 小时 1 次,每天极量 4 g;小儿每天按体重 20～40 mg/kg,每 8 小时 1 次。

4.制剂与规格

注射用阿莫西林钠:2 g。片剂及胶囊:阿莫西林 0.25 g;0.5 g。混悬剂:每包 0.125 g。遮光,密封保存。

(七)羧苄西林钠

1.作用与用途

本品为广谱青霉素类抗生素,通过抑制细菌细胞壁合成发挥杀菌作用。对大肠埃希菌、变形杆菌属、肠杆菌属、枸橼酸菌属、沙门菌属和志贺菌属等肠杆菌科细菌,以及铜绿假单胞菌、流感嗜血杆菌、奈瑟菌属等其他革兰阴性菌具有抗菌作用。对溶血性链球菌、肺炎链球菌及不产青霉素酶的葡萄球菌亦具抗菌活性。脆弱拟杆菌、梭状芽孢杆菌等许多厌氧菌也对本品敏感。肌内注射本品 1 g 后 1 小时达血药峰浓度为 34.8 mg/L,4 小时后血药浓度为 10 mg/L。静脉推注本品 5 g 后 15 分钟和 2 小时的血药浓度分别为 300 mg/g 和 125 mg/g。约 2% 在肝脏代谢,血中半衰期为 1.0～1.5 小时。大部分以原形通过肾小球滤过和肾小管分泌清除,小部分经胆管排泄。临床主要用于系统性铜绿假单胞菌感染,如败血症、尿路感染、呼吸道感染、腹腔感染、盆腔感染及皮肤、软组织感染等,也可用于其他敏感肠杆菌科细菌引起的系统性感染。

2.注意事项

使用本品前需详细询问药物过敏史并进行青霉素皮肤试验,呈阳性反应者禁用。不良反应:①变态反应,包括荨麻疹等各类皮疹、白细胞减少、间质性肾小球肾炎、哮喘发作和血清病型反应。②消化道反应有恶心、呕吐和肝大等。③大剂量静脉注射时可出现抽搐等神经系统反应、高钠和低钾血症等。严重者偶可发生过敏性休克。本品与琥珀氯霉素、琥乙红霉素、盐酸土霉素、盐酸四环素、卡那霉素、链霉素、庆大霉素、妥布霉素、两性霉素 B、B 族维生素、维生素 C、苯妥英钠、拟交感类药物、异丙嗪等有配伍禁忌。本品与氨基糖苷类抗生素合用具有协同抗菌作用。但不能同瓶滴注。

3.用法与用量

本品可供静脉滴注或静脉注射。

(1)中度感染:成人每天 8 g,分 2～3 次;儿童每 6 小时按体重 12.5～50.0 mg/kg 注射。

(2)严重感染:成人每天 10～30 g,分 2～4 次;儿童每天按体重 100～300 mg/kg,分 4～6 次;严重肾功能不全者,每 8～12 小时静脉滴注或注射 2 g。

4.制剂与规格

粉针剂:1 g,2 g,5 g。密闭,干燥处保存。

(八)哌拉西林钠

1.作用与用途

哌拉西林钠对大肠埃希菌、变形杆菌属、肺炎克雷伯杆菌、铜绿假单胞菌比较敏感,对肠球菌的抗菌活性与氨苄西林相仿。正常人肌内注射本品 1 g,0.71 小时后血药峰浓度为 52.2 μg/mL。静脉滴注和静脉注射本品 1 g 后血药浓度立即达 58.0 μg/mL 和 142.1 μg/mL,哌拉西林的血清蛋白结合率为 17%～22%,半衰期为 1 小时左右。本品在肝脏不被代谢。注射给药 1 g,12 小时后给药量的 49%～68% 以原形随尿液排出。临床主要用于铜绿假单胞菌和其他敏感革兰阴性杆菌所致的感染及与氨基糖苷类抗生素联合应用于治疗有粒细胞减少症免疫缺陷患者的感染。

2.注意事项

皮试见青霉素,其他见青霉素类药品。哌拉西林与氨基糖苷类联用对铜绿假单胞菌、沙雷菌、克雷伯菌、其他肠杆菌科细菌和葡萄球菌的敏感菌株有协同杀菌作用。但不能放在同一容器内输注。

3.用法与用量

(1)成人:肌内注射,单纯性尿路感染或院外感染的肺炎,每天剂量为 4～8 g,分 4 次;静脉注射及滴注,单纯性尿路感染或院外感染的肺炎,每天剂量为 4～8 g,分 4 次;败血症、院内感染的肺炎、腹腔感染、妇科感染,每 6 小时 3～4 g;每天最大剂量不可超过 24 g。

(2)儿童:静脉给药,婴幼儿和 12 岁以下儿童每天剂量为按体重 100～200 mg/kg 给药。

4.制剂与规格

注射用哌拉西林钠:0.5 g,2.0 g。密闭,凉暗干燥处保存。

(九)氨氯青霉素钠

1.作用与用途

氨氯青霉素钠是氨苄西林钠与氯唑西林钠复合制剂。临床用于敏感菌的各种感染,如耐药金黄色葡萄球菌、草绿色链球菌、粪链球菌、肺炎链球菌、肠球菌、淋球菌、脑膜炎奈瑟菌、流感杆菌等。

2.注意事项

皮试见青霉素,其他见青霉素类药品。

3.用法与用量

(1)肌内注射:成人,每天 2～4 g,分 4 次;小儿每天按体重 50～100 mg/kg,分 4 次。用适量注射用水溶解后注射于肌肉深部。

(2)静脉注射及滴注:成人每天 4～10 g,分 2～4 次;小儿按每天体重 50～100 mg/kg,分 2～4次。

4.制剂与规格

注射剂:1 g(含氨苄西林 0.5 g,氯唑西林 0.5 g)。密闭,干燥处保存。

(十)阿洛西林钠

1.作用与用途

本品是一广谱的半合成青霉素,血中半衰期为 1 小时,血清蛋白结合率为 40%左右,尿排泄为 60%~65%,胆汁排泄为 5.3%。临床主要用于敏感的革兰阴性细菌及阳性细菌所致的各种感染,以及铜绿假单胞菌(绿脓杆菌)感染。包括败血症、脑膜炎、心内膜炎、化脓性胸膜炎、腹膜炎,以及下呼吸道、胃肠道、胆管、肾及输尿道、骨及软组织和生殖器官等感染,妇科、产科感染,恶性外耳炎、烧伤、皮肤及手术感染等。

2.注意事项

皮试见青霉素,其他见青霉素类药品。

3.用法与用量

(1)成人:静脉滴注,每天 6~10 g,重症可增至 10~16 g,一般分 2~4 次。

(2)儿童:按体重每天 75 mg/kg,分 2~4 次。婴儿及新生儿按体重每天 100 mg/kg,分 2~4次。

4.制剂与规格

注射用阿洛西林钠:1 g。密闭,干燥处保存。

(十一)美洛西林钠

1.作用与用途

本品为半合成青霉素类抗生素,对铜绿假单胞菌、大肠埃希菌、肺炎杆菌、变形杆菌、肠杆菌属、枸橼酸杆菌、沙雷菌属、不动杆菌属等敏感。成人静脉注射本品 1 g 后 15 分钟平均血药浓度为 53.4 μg/mL,血中半衰期为 39 分钟,6 小时后给药量的 42.5%由尿中排泄。本品在胆汁中浓度极高,血清蛋白结合率为 42%。临床用于敏感菌株所致的呼吸系统、泌尿系统、消化系统、妇科和生殖器官等感染,如败血症、化脓性脑膜炎、腹膜炎、骨髓炎、皮肤及软组织感染及眼耳鼻喉部感染。

2.注意事项

皮试见青霉素,其他见青霉素类药品。与阿米卡星、庆大霉素、奈替米星合用时可产生协同作用,但不能放在同一容器内输注。药液应现配现用,仅澄清液才能静脉滴注。

3.用法与用量

肌内注射、静脉注射或静脉滴注。成人每天 2~6 g,严重感染者可增至 8~12 g,最大可增至 15 g;儿童按体重每天 0.1~0.2 g/kg,严重感染者可增至 0.3 g/kg。肌内注射每天 2~4 次;静脉滴注按需要每6~8小时 1 次,其剂量根据病情而定,严重者可每 4~6 小时静脉注射 1 次。

4.制剂与规格

注射用美洛西林钠:1.0 g。密闭,凉暗干燥处保存。

(十二)呋布西林钠

1.作用与用途

呋布西林是氨基青霉素的脲基衍生物,是一种广谱半合成青霉素,作用类似氨苄西林。对大肠埃希菌、奇异变形菌、产碱杆菌、肺炎双球杆菌、绿色链球菌,粪链球菌的抗菌活性比氨苄西林和羧苄西林强;对铜绿假单胞菌的作用比羧苄西林强 4~16 倍。本品静脉注射 1 g,即刻血药浓度可达 293 μg/mL,但下降迅速。2 小时和 4 小时后,血药浓度分别为 8.7 μg/mL 和 0.68 μg/mL。药物在胆汁及尿中含量较高。血浆蛋白结合率为 90%,12 小时内从尿中排出给药量的 39.2%。临床主要用于治疗敏感菌致的败血症、尿路感染、肺部感染、软组织感染、肝胆系统感染等。

2.注意事项

皮试见青霉素,其他见青霉素类药品。本品局部刺激反应较强,且溶解度较小,故不宜用于肌内注射;静脉注射液浓度不宜过高或滴注速度不宜太快,以免引起局部疼痛。

3.用法与用量

(1)成人:静脉注射或滴注,每天 4～8 g,分 4 次给予,每次 1～2 g;极重感染时可加大剂量至每日 12 g。

(2)儿童:每天量为 100～150 mg/kg,用法同成人。

4.制剂与规格

注射用呋布西林钠:0.5 g。密闭,凉暗干燥处保存。

(十三)氟氯西林

1.作用与用途

抗菌谱与青霉素相似,但对产酶金黄色葡萄球菌菌株有效,本品的口服生物利用度大约为 50%,给药 1 小时后达到血药峰浓度;血清蛋白结合率为 92%～94%,血中半衰期为 0.75～1.50 小时。大部分(40%～70%)药物以原形经肾脏随尿排泄。临床主要用于葡萄球菌所致的各种周围感染。

2.注意事项

见青霉素。

3.用法与用量

口服。

(1)成人:每次 250 mg,每天 3 次;重症用量为每次 500 mg,每天 4 次。

(2)儿童:2 岁以下按成人量的 1/4 给药;2～10 岁按成人量的 1/2 给药。也可按每天 25～50 mg/kg,分次给予。

4.制剂与规格

胶囊:250 mg。室温下密闭,避光保存。

二、头孢菌素类

头孢菌素类抗生素是一类广谱半合成抗生素。头孢菌素类具有抗菌谱广、抗菌作用强、耐青霉素酶、临床疗效高、毒性低、变态反应较青霉素少见等优点。根据药物抗菌谱和抗菌作用及对 β-内酰胺酶的稳定性的不同,目前将头孢菌素分为 4 代。第 1 代头孢菌素主要作用于需氧革兰阳性球菌,包括甲氧西林敏感葡萄球菌、化脓性链球菌、酿脓(草绿色)链球菌、D 组链球菌,但葡萄球菌耐药甲氧西林、肺炎链球菌和肠球菌属对青霉素耐药;对大肠埃希菌、肺炎克雷伯菌、奇异变形菌(吲哚阴性)等革兰阴性杆菌亦有一定抗菌活性;对口腔厌氧菌亦具抗菌活性;对青霉素酶稳定,但可为许多革兰阴性菌产生的 β-内酰胺酶所破坏;常用品种有头孢氨苄、头孢唑啉和头孢拉定。第 2 代头孢菌素对革兰阳性球菌的活性与第 1 代相仿或略差,但对大肠埃希菌、肺炎克雷伯菌、奇异变形菌等革兰阴性杆菌作用增强,对产 β-内酰胺酶的流感嗜血杆菌、卡他莫拉菌、脑膜炎奈瑟菌、淋病奈瑟菌亦具活性。对革兰阴性杆菌所产 β-内酰胺酶的稳定性较第 1 代头孢菌素强，无肾毒性或有轻度肾毒性。常用品种有头孢克洛、头孢呋辛。第 3 代头孢菌素中的注射用品种如头孢噻肟、头孢曲松对革兰阳性菌的作用不及第 1 代和第 2 代头孢菌素，但对肺炎链球菌（包括青霉素耐药菌株）、化脓性链球菌及其他链球菌属有良好作用；对大肠埃希菌、肺炎克雷伯菌、奇异变形菌等革兰阴性杆菌具有强大抗菌作用；对流感嗜血杆菌、脑膜炎奈瑟菌、淋病奈瑟菌及卡他莫拉菌作用强，对沙雷菌属、肠杆菌属、不动杆菌属及假单胞菌属的作用则不同品种间差异较大。具有抗假单胞菌属作用的品种如头孢他啶、头孢哌酮、头孢匹胺对革兰阳性球菌作用较差，对革兰阴性杆菌的作用则与其他第 3 代头孢菌素相仿，对铜绿假单胞菌具高度抗菌活性。多数第 3 代头孢菌素对革兰阴性杆菌产生的广谱 β-内酰胺酶高度稳定，但可被革兰阴性杆菌产生的超广谱 β-内酰胺酶的头孢菌素酶（AmpC 酶）水解。第 4 代头孢菌素对金黄色葡萄球菌等革兰阳性球菌的作用较第 3 代头孢菌素为强；对 AmpC 酶的稳定性优于第 3 代头孢菌素，因产 AmpC 酶而对第 3 代头孢菌素耐药的肠杆菌属、枸橼酸菌属、普罗菲登菌属、摩根菌属及沙雷菌属仍对第 4 代头孢菌素敏感；对铜绿假单胞菌的活性与头孢他啶相仿或略差。临床应用品种有头孢吡肟。

（一）头孢噻吩钠

1.作用与用途

本品为第 1 代头孢菌素，抗菌谱广，对革兰阳性菌的活性较强。静脉注射 1 g 后 15 分钟血药浓度为 30～60 mg/L，本品血清蛋白结合率 50%～65%，血中半衰期为 0.5～0.8 小时。60%～70% 的给药量于给药后 6 小时内自尿中排出，其中 70% 为原形，30% 为其代谢产物。临床适用于耐青霉素金黄色葡萄球菌（甲氧西林耐药者除外）和敏感革兰阴性杆菌所致的呼吸道感染、软组织感染、尿路感染、败血症等。

2.注意事项

肌内注射局部疼痛较为多见，可有硬块、压痛和体温升高。大剂量或长时间静脉滴注头孢噻吩后血栓性静脉炎的发生率可高达 20%。较常见的不良反应为变态反应、粒细胞减少和溶血性贫血，偶可发生与其他头孢菌素类似的一些反应。有头孢菌素和青霉素过敏性休克史者禁用。与氨基糖苷类合用有协同作用但不可同瓶滴注。

3.用法与用量

肌内注射或静脉注射。

（1）成人：1 次 0.5～1.0 g，每 6 小时 1 次；严重感染每天剂量可加大至 6～8 g；每天最高剂量不超过 12 g。

（2）儿童：每天按体重 50～100 mg/kg，分 4 次给药。新生儿：1 周内的新生儿每 12 小时按体重 20 mg/kg；1 周以上者每 8 小时按体重 20 mg/kg。

4.制剂与规格

注射用头孢噻吩钠：1 g。密闭，凉暗干燥处保存。

（二）头孢唑啉钠

1.作用与用途

头孢唑啉为第 1 代头孢菌素，抗菌谱广。除肠球菌属、耐甲氧西林葡萄球菌属外，本品对其他革兰阳性球菌均有良好抗菌活性，肺炎链球菌和溶血性链球菌对本品高度敏感。白喉杆菌、炭疽杆菌、李斯特菌和梭状芽孢杆菌对本品也甚敏感。本品对部分大肠埃希菌、奇异变形杆菌和肺炎克雷伯菌具有良好抗菌活性。肌内注射本品 500 mg 后，血药峰浓度经 1～2 小时达 38 mg/L。20 分钟内静脉滴注本品 0.5 g，血药峰浓度为 118 mg/L，有效浓度维持 8 小时。本品难以透过血-脑屏障。头孢唑林在胸腔积液、腹水、心包液和滑囊液中可达较高浓度。胎儿血药浓度为母体血药浓度的 70%～90%，乳汁中含量低。本品血清蛋白结合率为 74%～86%。正常成人的血中半衰期为 1.5～2.0 小时。本品在体内不代谢；原形药通过肾小球滤过，部分通过肾小管分泌自尿中排出。24 小时内可排出给药量的 80%～90%。临床用于治疗敏感细菌所致的支气管炎、肺炎、尿路感染、皮肤软组织感染、骨和关节感染、败血症、感染性心内膜炎、肝胆系统感染及眼、耳、鼻、喉科等感染。本品也可作为外科手术前的预防用药。

2.注意事项

对头孢菌素过敏者及有青霉素过敏性休克或即刻反应史者禁用本品。药疹发生率为 1.1%，嗜酸性粒细胞增高的发生率为 1.7%，偶有药物热。本品与下列药物有配伍禁忌，不可同瓶滴注：硫酸阿米卡星、硫酸卡那霉素、盐酸金霉素、盐酸土霉素、盐酸四环素、葡萄糖酸红霉素、硫酸多黏菌素 B、黏菌素甲磺酸钠、戊巴比妥、葡萄糖酸钙。

3.用法与用量

静脉缓慢推注、静脉滴注或肌内注射常用剂量为：成人一次 0.5～1.0 g，每天 2～4 次，严重感染可增加至每天 6 g，分 2～4 次静脉给予；儿童每天 50～100 mg/kg，分 2～3 次。肾功能减退者剂量及用药次数酌减。本品用于预防外科手术后感染时，一般为术前 0.5～1.0 小时肌内注射或静脉给药 1 g，手术时间超过 6 小时者术中加用 0.5～1.0 g，术后每 6～8 小时 0.5～1.0 g，至手术后 24 小时止。

4.制剂与规格

粉针剂：0.5 g，1.0 g。密闭，凉暗干燥处保存。

（三）头孢拉定

1.作用与用途

本品为第 1 代头孢菌素，抗菌谱见头孢噻吩钠。静脉滴注本品 0.5 g 5 分钟后血药浓度为 46 mg/L，肌内注射 0.5 g 后平均 6 mg/L 的血药峰浓度于给药后 1～2 小时到达。空腹口服 250 mg 或 500 mg 血药峰浓度于 1～2 小时到达，分别为 9 mg/L 或 16.5 mg/L，平均血清蛋白结合率为 6%～10%。90% 药物在 6 小时内以原形由尿中排出。临床用于敏感菌所致的急性咽炎、扁桃体炎、支气管炎和肺炎等呼吸道感染及泌尿生殖系统感染、皮肤软组织感染等。

2.注意事项

本品不良反应较轻，发生率也较低，约 6%。常见恶心、呕吐、腹泻、上腹部不适等胃肠道反应及其他头孢菌素类似的一些反应。药疹发生率 1%～3%。有头孢菌素过敏和青霉素过敏性休克史者禁用。本品中含有碳酸钠，与含钙溶液如复方氯化钠注射液有配伍禁忌。

3.用法与用量

（1）成人：口服，每天 1～2 g，分 3～4 次服用；肌内注射或静脉注射，每次 0.5～1.0 g，每 6 小时 1 次；每天最高剂量为 8 g。

（2）儿童：口服，每天 25～50 mg/kg，分 3～4 次服用；肌内注射或静脉给药。儿童（1 周岁以上）按体重一次 12.5～25.0 mg/kg，每 6 小时 1 次。

4.制剂与规格

注射用剂：0.5 g、1 g。胶囊：0.25 g。干混悬剂：0.125 g。密闭，凉暗处保存。

(四)头孢硫脒

1.作用与用途

作用类似于头孢噻吩钠,对肠球菌有抗菌作用。静脉注射 0.5 g,高峰血浓度即刻到达,血药浓度可达 38.8 mg/L,血中半衰期为 0.5 小时。主要从尿中排出,12 小时尿排出给药量的 90% 以上。临床用于敏感菌所引起的呼吸系统、肝胆系统感染,眼及耳鼻喉部感染,尿路感染和心内膜炎、败血症。

2.注意事项

偶有变态反应,如荨麻疹、哮喘、皮肤瘙痒、寒战高热、血管神经性水肿,非蛋白氮和谷丙转氨酶(GPT)升高。有头孢菌素过敏和青霉素过敏性休克史者禁用。

3.用法与用量

(1)成人:肌内注射 0.5～1.0 g,每天 4 次;静脉滴注每天 4～8 g,分 2～4 次给药。

(2)儿童:每天 50～100 mg/kg,分 2～4 次给药。

4.制剂与规格

注射用头孢硫脒:0.5 g。密闭,干燥处保存。

(五)头孢呋辛

1.作用与用途

本品为第 2 代头孢菌素类抗生素。对革兰阳性球菌的抗菌活性与第 1 代头孢菌素相似或略差,但对葡萄球菌和革兰阴性杆菌产生的 β-内酰胺酶相当稳定。对流感嗜血杆菌、大肠埃希菌、奇异变形杆菌等敏感;沙雷菌属大多耐药,铜绿假单胞菌、弯曲杆菌属和脆弱拟杆菌对本品耐药。静脉注射本品 1 g 后的血药峰浓度为 144 mg/L;肌内注射 0.75 g 后的血药峰浓度为27 mg/L,于给药后 45 分钟达到;血清蛋白结合率为 31%～41%。本品大部分于给药后 24 小时内经肾小球滤过和肾小管分泌排泄,尿药浓度甚高。本品血中半衰期为 1.2 小时。空腹和餐后口服的生物利用度分别为 36% 和 52%,2～3 小时血药浓度达峰。临床用于敏感菌所致的呼吸道感染、泌尿系统感染、皮肤和软组织感染、骨和关节感染、产科和妇科感染,注射液也用于败血症和脑膜炎等。

2.注意事项

过敏体质和青霉素过敏者慎用。不良反应有变态反应、胃肠道反应、血红蛋白降低、血胆红素升高、肾功能改变。肌内注射可致局部疼痛。不可与氨基糖苷类药物同瓶滴注。注射液不能用碳酸氢钠溶液溶解。与强利尿药合用可引起肾毒性。

3.用法与用量

(1)肌内注射及静脉给药:成人,头孢呋辛钠每次 0.75 g,每天 3 次,重症剂量加倍;婴儿和儿童按体重每天 30～100 mg/kg,分 3～4 次。

(2)口服:成人头孢呋辛酯每次 0.25 g,每天 2 次,重症剂量加倍;儿童每次 0.125 g,每天 2 次。

4.制剂与规格

注射用头孢呋辛钠:0.75 g、1.5 g。头孢呋辛酯片:0.125 g、0.25 g。密闭,凉暗干燥处保存。

(六)头孢孟多酯钠

1.作用与用途

本品为第 2 代头孢菌素类抗生素。其抗菌活性仅为头孢孟多的 1/10～1/5,对大肠埃希菌、奇异变形杆菌、肺炎克雷伯菌和流感嗜血杆菌的活性较头孢噻吩和头孢唑林为强。本品经肌肉或静脉给药在体内迅速水解为头孢孟多。肌内注射头孢孟多 1 g,1 小时达血药峰浓度,为 21.2 mg/L,静脉注射和静脉滴注 1 g 后即刻血药浓度分别为 104.7 mg/L 和 53.9 mg/L,血清蛋白结合率为 78%,血中半衰期为 0.5～1.2 小时。本品在体内不代谢,经肾小球滤过和肾小管分泌,自尿中以原形排出。静脉给药后 24 小时的尿排泄量为给药量的 70%～90%。临床用于敏感细菌所致的肺部感染、尿路感染、胆管感染、皮肤软组织感染、骨和关节感染及败血症、腹腔感染等。

2.注意事项

不良反应发生率约为 7.8%,可有肌内注射区疼痛和血栓性静脉炎,变态反应;少数患者应用大剂量时,可出现凝血功能障碍所致的出血倾向。对头孢菌素类药或青霉素类药过敏者避免使用。应用本品期间饮酒可出现双硫仑样反应,故在应用本品期间和以后数天内,应避免饮酒和含乙醇的饮料。本品制剂中含有碳酸钠,与含有钙或镁的溶液有配伍禁忌。

3.用法与用量

肌内注射或静脉给药。

(1)成人:每天 2.0～8.0 g,分 3～4 次,每天最高剂量不超过 12 g;皮肤感染、无并发症的肺炎和尿路感染,每 6 小时 0.5～1.0 g 即可。

(2)1 个月以上的婴儿和儿童:每天剂量按体重 50～100 mg/kg,分 3～4 次。

4.制剂与规格

注射用头孢孟多酯钠:0.5 g。密闭,凉暗干燥处保存。

(七)头孢克洛

1.作用与用途

对金黄色葡萄球菌产生的 β-内酰胺酶较稳定,因而对革兰阳性菌具有较强的抗菌作用;对革兰阴性菌作用较弱,对铜绿假单胞菌和厌氧菌无效。口服 0.5 g 胶囊的血药峰浓度为 16 mg/L,达峰时间约 0.5 小时,血中半衰期为 0.6～0.9 小时。服药后,8 小时内 77% 左右的原药由尿排出。临床主要用于由敏感菌所致呼吸系统、泌尿系统、耳鼻喉部及皮肤、软组织感染等。

2.注意事项

同其他头孢菌素类药物。

3.用法与用量

口服。

(1)成人:常用量一次 0.25 g,每天 3 次;严重感染患者剂量可加倍,但每天总量不超过 4.0 g。

(2)儿童每天剂量按体重 20 mg/kg,分 3 次;重症感染可按每天 40 mg/kg,但每天量不宜超过 1 g。

4.制剂与规格

胶囊:0.25 g。颗粒(干糖浆):125 mg。密闭,凉暗干燥处保存。

(八)头孢噻肟钠

1.作用与用途

头孢噻肟钠为杀菌剂。对阴性杆菌产生的 β-内酰胺酶稳定,有强大的抗阴性杆菌作用,且明显超过第 1 代与第 2 代头孢菌素。对革兰阳性球菌作用不如第 1 代与第 2 代头孢菌素,但对肺炎链球菌、产青霉素酶或不产酶金黄色葡萄球菌仍有较好抗菌作用。肠球菌、支原体、衣原体、军团菌、难辨梭状芽孢杆菌对本品耐药。30 分钟内静脉滴注 1 g 的即刻血药浓度为 41 mg/L,

4 小时的血药浓度为 1.5 mg/L。本品血清蛋白结合率为 30％～50％。静脉注射后的血中半衰期为 0.84～1.25 小时。约 80％的给药量可经肾脏排泄,其中 50％～60％为原形药。临床用于敏感菌所致下列感染:呼吸系统感染;泌尿、生殖系统感染;腹腔感染,如腹膜炎、胆管炎等;骨、关节、皮肤及软组织感染;严重感染,如脑膜炎(尤其是婴幼儿脑膜炎)、细菌性心内膜炎、败血症等。

2.注意事项

对本品或其他头孢菌素类药物过敏的患者禁用。对青霉素类抗生素过敏的患者慎用,使用时须进行皮试。本品不良反应发生率低,仅 3％～5％。一般为变态反应、消化道反应,偶有肝、肾功能损害。本品与氨基糖苷类合用(不能置于同一容器内)有协同抗菌作用,但会增加肾毒性。

3.用法与用量

(1)成人:肌内注射,每次 1 g,每天 2 次;静脉注射:2～6 g,分 2～3 次注射;严重感染者,每 6～8 小时 2～3 g;每天最高剂量为 12 g。

(2)儿童:静脉给药,每天按体重 50～100 mg/kg,必要时按体重 200 mg/kg,分 2～3 次。

4.制剂与规格

注射用头孢噻肟钠:1 g,2 g。密闭,凉暗干燥处保存。

(九)头孢曲松钠

1.作用与用途

本品为第 3 代头孢菌素类抗生素。对大肠埃希菌、肺炎克雷伯菌、产气肠杆菌作用强;铜绿假单胞菌对本品的敏感性差;对流感嗜血杆菌、淋病奈瑟菌和脑膜炎奈瑟菌有较强抗菌作用;对溶血性链球菌和肺炎链球菌亦有良好作用。肌内注射本品 0.5 g 和 1 g,血药峰浓度约于 2 小时后达到,分别为 43 mg/L 和 80 mg/L。血中半衰期为 7.1 小时。1 分钟内静脉注射 0.5 g,即刻血药峰浓度为 150.9 mg/L,血中半衰期为 7.87 小时。本品血清蛋白结合率为 95％。约 40％的药物以原形自胆管和肠道排出,60％自尿中排出。临床用于敏感致病菌所致的下呼吸道感染,尿路、胆管感染,腹腔感染,盆腔感染,皮肤软组织感染,骨和关节感染,败血症,脑膜炎等及手术期感染预防。本品单剂可治疗单纯性淋病。

2.注意事项

不良反应有静脉炎、变态反应、消化道反应等。对头孢菌素类抗生素过敏者禁用。有青霉素过敏性休克或即刻反应者,不宜再选用头孢菌素类。头孢菌素类静脉输液中加入红霉素、四环素、两性霉素 B、间羟胺、去甲肾上腺素、苯妥英钠、氯丙嗪、异丙醇、B 族维生素、维生素 C 等时将出现浑浊。

3.用法与用量头孢地嗪钠

肌内注射或静脉给药。

(1)成人:常用量为每 24 小时 1～2 g 或每 12 小时 0.5～1.0 g;最高剂量每天 4 g;疗程 7～14 天。

(2)儿童:常用量,按体重每天 20～80 mg/kg;12 岁以上小儿用成人剂量。治疗淋病的推荐剂量为单剂肌内注射量 0.25 g。

4.制剂与规格

注射用头孢曲松钠:0.25 g、1 g、2 g。密闭,凉暗干燥处保存。

(十)头孢哌酮钠

1.作用与用途

头孢哌酮为第3代头孢菌素,对大肠埃希菌、克雷伯菌属、变形杆菌属、伤寒沙门菌、志贺菌属、铜绿假单胞菌有良好抗菌作用。本品肌内注射1 g后,1～2小时达血药峰浓度,为52.9 mg/L;静脉注射和静脉滴注本品1 g后,即刻血药峰浓度分别为178.2 mg/L和106.0 mg/L。本品能透过血-胎盘屏障,在胆汁中浓度为血药浓度的12倍,在前列腺、骨组织、腹腔渗出液、子宫内膜、输卵管等组织和体液中浓度较高,痰液、耳溢液、扁桃体和上颌窦黏膜亦有良好分布。本品的血清蛋白结合率高,为70%～93.5%。不同途径给药后的血中半衰期约2小时,40%以上经胆汁排泄。临床用于敏感菌所致的各种感染,如肺炎及其他下呼吸道感染、尿路感染、胆管感染、皮肤软组织感染、败血症、腹膜炎、盆腔感染等,后两者宜与抗厌氧菌药联合应用。

2.注意事项

本品皮疹较为多见,达2.3%或以上。对青霉素过敏休克和过敏体质者及肝功能不全及胆管阻塞者禁用。应用本品期间饮酒或接受含乙醇药物或饮料者可出现双硫仑样反应。本品还可干扰体内维生素K的代谢,造成出血倾向。

3.用法与用量

肌内注射、静脉注射或静脉滴注。

(1)成人:一般感染,一次1～2 g,每12小时1次;严重感染,一次2～3 g,每8小时1次。

(2)儿童常用量,每天按体重50～200 mg/kg,分2～3次静脉滴注。

5.制剂与规格

注射用头孢哌酮钠:2.0 g。密闭,冷处保存。

(十一)头孢他啶

1.作用与用途

头孢他啶与第1代、第2代头孢菌素相比,其抗菌谱进一步扩大,对β-内酰胺酶高度稳定。本品对革兰阳性菌的作用与第1代头孢菌素近似或较弱;本品对革兰阴性菌的作用较强,对大肠埃希菌、肠杆菌属、克雷伯杆菌、枸橼酸杆菌、变形杆菌、流感嗜血杆菌、脑膜炎奈瑟菌等有良好的抗菌作用。本品对假单胞菌的作用超过其他β-内酰胺类和氨基糖苷类抗生素。本品的血药浓度与剂量有关,血清蛋白结合率为10%～17%。血中半衰期为2小时。健康成人肌内注射本品0.5 g或1.0 g后,1.0～1.2小时达血药峰浓度,分别为22.6 mg/L和38.3 mg/L。静脉注射和静脉滴注本品1.0 g后的血药峰浓度分别为120.5 mg/L和105.7 mg/L。本品主要以原形药物随尿排泄,给药24小时内近80%～90%的剂量随尿排泄。临床用于敏感菌所致的感染,如呼吸道感染,泌尿生殖系统感染,腹腔感染,皮肤及软组织感染,严重耳鼻喉感染,骨、关节感染及其他严重感染。

2.注意事项

对青霉素过敏性休克和过敏体质者慎用本品。本品遇碳酸氢钠不稳定,不可配伍。

3.用法与用量

(1)成人:肌内注射,轻至中度感染:0.5～1.0 g,每12小时1次,溶于0.5%～1%利多卡因溶剂2～4 mL中作深部肌内注射;重度感染并伴有免疫功能缺陷者:每次剂量可酌情递增至2 g,每8～12小时1次。静脉给药,轻至中度感染:每次0.5～1.0 g,每12小时1次;重度感染并伴有免疫功能缺陷者:每次2 g,每8～12小时1次。

(2)儿童:静脉给药,每天剂量 50～150 mg/kg;分 3 次用药,每天极量为 6 g。

4.制剂与规格

注射用头孢他啶:0.5 g、1 g、2 g。密闭,凉暗干燥处保存。

(十二)头孢唑肟钠

1.作用与用途

本品属第 3 代头孢菌素,对大肠埃希菌、肺炎克雷伯菌、奇异变形杆菌等肠杆菌科细菌有强大抗菌作用,对铜绿假单胞菌作用差。各种链球菌对本品均高度敏感。消化球菌、消化链球菌和部分拟杆菌属等厌氧菌对本品多呈敏感,艰难梭菌对本品耐药。肌内注射本品 0.5 g 或 1 g 后血药峰浓度分别为 13.7 mg/L 和 39 mg/L,于给药后 1 小时达到血药峰浓度。静脉注射本品 2 g 或 3 g,5 分钟后血药峰浓度分别为 131.8 mg/L 和 221.1 mg/L。血清蛋白结合率 30%。本品血中半衰期为 1.7 小时。24 小时内给药量的 80% 以上以原形经肾脏排泄。临床用于敏感菌所致的下呼吸道感染、尿路感染、腹腔感染、盆腔感染、败血症、皮肤软组织感染、骨和关节感染等。

2.注意事项

对青霉素过敏休克和过敏体质者慎用本品。偶有变态反应,严重肾功能障碍者应减少用量,不可与氨基糖苷类抗生素混合注射。

3.用法与用量

肌内注射、静脉注射及静脉滴注。

(1)成人:一次 1～2 g,每 8～12 小时 1 次;严重感染者的剂量可增至一次 3～4 g,每 8 小时 1 次。

(2)儿童:常用量按体重一次 50 mg/kg,每 6～8 小时 1 次。

4.制剂与规格

注射用头孢唑肟钠:0.5 g。密闭,凉暗干燥处保存。

(十三)头孢地嗪钠

1.作用与用途

本品为第 3 代注射用头孢菌素类抗生素。对金黄色葡萄球菌、链球菌属、淋病奈瑟菌和脑膜炎奈瑟菌、大肠埃希菌、志贺菌属、沙门菌属等敏感。本品尚有免疫功能调节作用。用于敏感菌引起的感染,如上、下泌尿道感染,下呼吸道感染,淋病等。

2.注意事项

本品溶解后应立即应用,不宜存放。不良反应偶有变态反应,胃肠道反应,血清肝酶及胆红素升高。本品能加重氨基糖苷类、两性霉素 B、环孢素、顺铂、万古霉素、多黏菌素 B 等有潜在肾毒性药物的毒性作用。

3.用法与用量

成人静脉注射及滴注。每次 1 g,每天 2 次;重症用量加倍。淋病治疗只注射一次 0.5 g。

4.制剂与规格

注射头孢地嗪钠:1 g。密闭,凉暗干燥处保存。

(十四)头孢泊肟匹酯

1.作用与用途

本品为第 3 代头孢菌素的口服制剂。对多种革兰阳性和革兰阴性细菌有强大的抗菌活性。对多种 β-内酰胺酶稳定,对头孢菌素酶和青霉素酶均极稳定,对头孢呋肟酶也较稳定。饭前单次口服 100 mg 或 200 mg 后,血药峰浓度分别为 1.7 mg/L 和 3.1 mg/L,血中半衰期为 2.1 小时。

血清蛋白结合率为40.9％。临床用于革兰阳性和革兰阴性敏感细菌引起的呼吸系统感染、泌尿道感染、乳腺炎、皮肤软组织感染、中耳炎、鼻窦炎等。

2.注意事项

不良反应发生率为2.43％～19％。包括偶可引起休克,变态反应,血液系统、肝功能、肾功能异常,消化道不良反应等。其他见头孢菌素类抗生素。

3.用法与用量

口服。成人每次100 mg,每天2次,饭后服用。

4.制剂与规格

片剂:100 mg。避光,密封,凉暗干燥处保存。

(十五)头孢他美酯

1.作用与用途

本品为口服的第3代广谱头孢菌素类抗生素。本品对链球菌属、肺炎链球菌等革兰阳性菌;对大肠埃希菌、流感嗜血杆菌、克雷伯菌属、沙门菌属、志贺菌属、淋病奈瑟菌等革兰阴性菌都有很强的抗菌活性。口服本品500 mg后3～4小时,血药浓度达峰值(4.1±0.7)mg/L,约22％头孢他美与血清蛋白结合。本品90％以头孢他美形式随尿液排出,血中半衰期为2～3小时。临床用于敏感菌引起的耳鼻喉部感染,下呼吸道感染,泌尿系统感染等。

2.注意事项

见其他头孢菌素类药物。

3.用法与用量

口服。饭前或饭后1小时内口服。成人和12岁以上的儿童,一次500 mg,每天2次;12岁以下的儿童,每次按体重10 mg/kg给药,每天2次。复杂性尿路感染的成年人,每天全部剂量在晚饭前后1小时内一次服用;男性淋球菌性尿道炎和女性非复杂性膀胱炎的患者,在就餐前后1小时内一次服用单一剂量1 500～2 000 mg(膀胱炎患者在傍晚)可充分根除病原体。

4.制剂与规格

片剂:250 mg。避光,密封,凉暗干燥处保存。

(十六)头孢特仑匹酯

1.作用与用途

头孢特仑匹酯口服吸收后经水解成为有抗菌活性的头孢特仑。头孢特仑匹酯对革兰阳性菌中的链球菌属、肺炎链球菌,革兰阴性菌中的大肠埃希菌、克雷伯菌属、淋病奈瑟菌、流感杆菌等有强大的抗菌作用。空腹服用头孢特仑匹酯100 mg,其血药浓度峰值为(1.11±0.8)mg/L,达峰时间为1.49小时,血中半衰期为0.83小时。临床用于对青霉素及第1、第2代头孢菌素产生耐药性或用氨基糖苷类抗生素达不到治疗效果的革兰阴性菌引起的呼吸道感染,泌尿道、生殖器感染,耳鼻喉部感染(特别是中耳炎)。

2.注意事项

见其他头孢菌素类药物。

3.用法与用量

成人口服给药。每天150～300 mg,分3次饭后服用。对慢性支气管炎、弥散性细支气管炎、支气管扩张症感染、慢性呼吸器官继发感染、肺炎、中耳炎、鼻窦炎、淋球菌性尿道炎等患者,每天300～600 mg,分3次饭后服用。

4.制剂与规格

片剂:100 mg。避光,密闭,室温下保存。

(十七)头孢吡肟

1.作用与用途

头孢吡肟是一种新型第 4 代头孢菌素,抗菌谱和对 β-内酰胺酶的稳定性明显优于第 3 代头孢菌素。其抗菌谱包括:金黄色葡萄球菌、表面葡萄球菌、链球菌、假单胞菌、大肠埃希杆菌、克雷伯菌属、肠杆菌、变异杆菌、枸橼酸菌、空肠弯曲菌、流感嗜血杆菌、淋病奈瑟菌、脑膜炎奈瑟菌、沙门菌属、沙雷菌属、志贺菌属等及部分厌氧菌。单剂或多次肌内注射或静脉注射 250～2 000 mg 的剂量后,其平均血中半衰期为2.0 小时。本品绝对生物利用度为 100%,与血清蛋白结合率低于 19%。总体清除率为 120～130 mL/min,肾清除率约占其中 85%,给药量的 85% 以原形经肾随尿液排出。临床用于敏感菌引起的下列感染:下呼吸道感染,泌尿系统感染,皮肤、软组织感染,腹腔感染,妇产科感染,败血症等。

2.注意事项

本品偶有变态反应,可致菌群失调发生二重感染及其他头孢菌素类似的一些反应。对头孢菌素类药或青霉素类药过敏者避免使用。头孢吡肟与甲硝唑、万古霉素、庆大霉素、硫酸妥布霉素、硫酸奈替米星属配伍禁忌。

3.用法与用量

肌内注射或静脉注射。

(1)成人:每次 1 g,每天 2 次,疗程为 7～10 天;泌尿道感染每天 1 g,严重感染每次 2 g,每天 2～3次。

(2)儿童:按体重每 12 小时 50 mg/kg。

4.制剂与规格

注射用粉针剂:1 g。遮光,密闭,干燥凉暗处保存。

三、常用 β-内酰胺类

β-内酰胺类抗生素除青霉素类和头孢菌素类外,尚有头孢霉素类、碳青霉烯类、单酰胺菌素类、氧头孢烯类和 β-内酰胺酶抑制剂及其复合制剂。头霉素为获自链霉素的 β-内酰胺类抗生素,有 A、B 和 C 3 型,以头霉素 C 的抗菌作用最强。头霉素 C 在化学结构上与头孢菌素 C 相仿,但其头孢烯母核的 7 位碳原子上有甲氧基,使头霉素对多种 β-内酰胺酶稳定,并增强了对脆弱拟杆菌等厌氧菌的抗菌作用。碳青霉烯类药物抗菌谱广,抗菌活性强,并对 β-内酰胺酶(包括产超广谱 β-内酰胺酶和 AmpC 酶)高度稳定。因此,近年来该类药物在重症医院感染的治疗中占有重要地位。青霉素类或头孢菌素类与 β-内酰胺酶抑制剂的复合制剂与 β-内酰胺类单药相比加强了对细菌的抗菌活性,扩大了抗菌谱,并且对多数厌氧菌也有良好作用。单酰胺菌素类对革兰阴性杆菌和铜绿假单胞菌具有良好抗菌活性,但对革兰阳性菌的作用差。目前用于临床的头孢霉素类有头孢西丁等,单酰胺菌素类有氨曲南,碳青霉烯类有亚胺培南、美罗培南、帕尼培南等。β-内酰胺酶抑制剂及其复合制剂有阿莫西林-克拉维酸、氨苄西林-舒巴坦、替卡西林-克拉维酸、头孢哌酮-舒巴坦和哌拉西林-三唑巴坦等。

（一）头孢西丁

1.作用与用途

头孢西丁是头孢霉素类抗生素。习惯上被列入第 2 代头孢菌素类中。本药抗菌作用的特点：对革兰阴性杆菌产生的 β-内酰胺酶稳定；对大多数革兰阳性球菌和革兰阴性杆菌具有抗菌活性。抗菌谱较广，对甲氧西林敏感葡萄球菌、溶血性链球菌、肺炎链球菌及其他链球菌等革兰阳性球菌，大肠埃希菌、肺炎克雷伯杆菌、流感嗜血杆菌、淋病奈瑟菌（包括产酶株）、奇异变形杆菌、摩根菌属、普通变形杆菌等革兰阴性杆菌，消化球菌、消化链球菌、梭菌属、脆弱拟杆菌等厌氧菌均有良好抗菌活性。本药口服不吸收，静脉或肌内注射后吸收迅速。健康成人肌内注射 1 g，30 分钟后达血药峰浓度，约为 24 μg/mL。静脉注射 1 g，5 分钟后血药浓度约为 110 μg/mL，4 小时后血药浓度降至 1 μg/mL。药物吸收后可广泛分布于内脏组织、皮肤、肌肉、骨、关节、痰液、腹水、胸腔积液、羊水及脐带血中。内脏器官中以肾、肺含量较高。药物在胸腔液、关节液和胆汁中均可达有效抗菌浓度。不易透过脑膜，但可透过胎盘屏障进入胎儿血循环。本药血清蛋白结合率约为 70％，药物在体内几乎不进行生物代谢。肌内注射，血中半衰期为 41~59 分钟，静脉注射约为 64.8 分钟。给药 24 小时后，80％~90％药物以原形随尿排泄。临床用于治疗敏感菌所致的下呼吸道、泌尿生殖系统、骨、关节、皮肤软组织、心内膜感染及败血症。尤适用于需氧菌和厌氧菌混合感染导致的吸入性肺炎、糖尿病患者下肢感染及腹腔或盆腔感染。适用于预防腹腔或盆腔手术后感染。

2.注意事项

对一种头孢菌素类药过敏者对其他头孢菌素类药也可能过敏；对青霉素类、青霉素衍生物或青霉胺过敏者也可能对头孢菌素类药过敏。对本药或其他头孢菌素类药过敏者、有青霉素过敏性休克史者不宜使用。不良反应可见皮疹、瘙痒、红斑、药物热等变态反应症状；罕见过敏性休克。可见恶心、呕吐、食欲减退、腹痛、腹泻、便秘等胃肠道症状。本药可影响乙醇代谢，使血中乙酰醛浓度上升，导致双硫仑样反应。对利多卡因或酰胺类局部麻醉药过敏者及 6 岁以下小儿，不宜采用肌内注射。本药与阿米卡星、氨曲南、红霉素、非格司亭、庆大霉素、氢化可的松、卡那霉素、甲硝唑、新霉素、奈替米星、去甲肾上腺素等药物呈配伍禁忌，联用时不能混置于一个容器内。

3.用法与用量

静脉滴注或注射。

（1）成人：常用量为一次 1~2 g，每 6~8 小时 1 次；中、重度感染用量加倍；轻度感染也可用肌内注射，每 6~8 小时 1 g，每天总量 3~4 g；肾功能不全者剂量及用药次数酌减。

（2）儿童：3 个月以上儿童，按体重一次 13.3~26.7 mg/kg，每 6 小时 1 次（或一次 20~40 mg/kg，每 8 小时 1 次）。新生儿：推荐剂量为每天 90~100 mg/kg，分 3 次给药。

（3）预防术后感染：外科手术，术前 1~1.5 小时 2 g，以后每 6 小时 1 g，直至用药后 24 小时。

4.制剂与规格

注射用头孢西丁钠：1 g，2 g。密闭，阴凉干燥处保存。

（二）头孢米诺钠

1.作用与用途

头孢米诺为头孢霉素类抗生素，其对 β-内酰胺酶高度稳定。对大肠埃希菌、克雷伯杆菌、变形杆菌、流感杆菌、拟杆菌及链球菌具较强抗菌活性，对肠球菌无抗菌活性。成人静脉注射本品 0.5 g 和 1 g 后，血药浓度分别为 50 μg/mL 和 100 μg/mL。主要经肾脏以原形随尿排出，血中半衰期约为 2.5 小时。临床用于敏感菌所致的感染,如呼吸道感染、泌尿系统感染、腹腔感染、生殖系统感染、败血症。

2.注意事项

对青霉素过敏休克和过敏体质者慎用本品。用药后可见食欲缺乏、恶心、呕吐、腹泻等消化道症状。偶见肾损害、血液系统毒性、肝功能异常及皮疹、发热、瘙痒等变态反应,罕见过敏性休克。可能出现黄疸等。

3.用法与用量

静脉注射或静脉滴注。

(1)成人:一般感染,每次 1 g,每天 2 次;败血症和重症感染,每天 6 g,分 3～4 次。

(2)儿童:每次按体重 20 mg/kg,每天 3～4 次。

4.制剂与规格

注射用粉针剂:1 g。密闭,避光保存。

(三)氟氧头孢钠

1.作用与用途

氟氧头孢是一种与拉氧头孢相似的氧头孢烯类抗生素。对 β-内酰胺酶十分稳定。其抗菌谱和其他第 3 代头孢菌素相似,抗菌性能与第 4 代头孢菌素相近。对金黄色葡萄球菌、肺炎链球菌、卡他球菌、淋病奈瑟菌、大肠埃希菌、克雷伯杆菌、变形杆菌、流感嗜血杆菌及部分厌氧菌等敏感。氟氧头孢钠静脉滴注 1 g,1 小时血药峰浓度为 45 μg/mL,血中半衰期为 49.2 分钟。本品85% 以原形经肾脏随尿排泄。临床用于敏感菌所致的呼吸系统感染,腹腔感染,泌尿、生殖系统感染,皮肤、软组织感染及其他严重感染,如心内膜炎、败血症等。

2.注意事项

本品与头孢菌素类药有交叉过敏,与青霉素类药有部分交叉过敏。不良反应见其他头孢菌素类。

3.用法与用量

静脉给药。

(1)成人:每天 1～2 g,分 2 次;重症,每天 4 g,分 2～4 次。

(2)儿童:按体重每天 60～80 mg/kg,分 2 次;重症,每天 150 mg/kg,分 3～4 次。

4.制剂与规格

注射用氟氧头孢钠:1 g。密封,凉暗、干燥处保存。

(四)氨曲南

1.作用与用途

氨曲南对大多数需氧革兰阴性菌具有高度的抗菌活性,包括大肠埃希菌、克雷伯菌属的肺炎杆菌和奥克西托菌、产气杆菌、阴沟杆菌、变形杆菌属、沙雷菌属、枸橼酸菌属、志贺菌属等肠杆菌科细菌,以及流感杆菌、淋病奈瑟菌、脑膜炎奈瑟菌等。肌内注射 1 g,血药峰浓度可达45 mg/L,达峰时间 1 小时左右。静脉滴注 1 g(30 分钟)血药峰浓度可达 90 mg/L。给药后 60%～70% 以原形随尿排泄,12% 随粪便排出。本品血清蛋白结合率为 40%～65%,血中半衰期为 1.5～2.0 小时。临床用于治疗敏感需氧革兰阴性菌所致的各种感染,如尿路感染、下呼吸道感染、败血症、腹腔感染、妇科感染、术后伤口及烧伤、溃疡等皮肤软组织感染等。

2.注意事项

不良反应较少见,全身性不良反应发生率1%～1.3%或略低,包括消化道反应,常见恶心、呕吐、腹泻及皮肤变态反应。对氨曲南有过敏史者禁用,过敏体质及对其他β-内酰胺类抗生素有变态反应者慎用。与萘夫西林、头孢拉定、甲硝唑有配伍禁忌。

3.用法与用量

肌内注射及静脉给药。成人,每天3～4 g,分2～3次;重症,1次2 g,每天3～4次。

4.制剂与规格

注射用氨曲南:0.5 g。密闭,避光保存。

(五)氨苄西林-舒巴坦

1.作用与用途

本品是氨苄西林和β-内酰胺酶抑制剂舒巴坦组成的一种抗生素,舒巴坦能保护氨苄西林免受酶的水解破坏。本品对葡萄球菌、链球菌属、肺炎链球菌、肠球菌属、流感杆菌、卡他莫拉菌、大肠埃希菌、克雷伯菌属、奇异变形杆菌、普通变形杆菌、淋病奈瑟菌、梭杆菌属、消化球菌属、消化链球菌属及包括脆弱拟杆菌在内的拟杆菌属均具抗菌活性。静脉注射予以2 g氨苄西林、1 g舒巴坦后,血药峰浓度分别为109～150 μg/mL和44～88 μg/mL。肌内注射氨苄西林1 g、舒巴坦0.5 g后的血药峰浓度分别为8～37 μg/mL和6～24 μg/mL。两药的血中半衰期均为1小时左右。给药后8小时两者的75%～85%以原形经尿排出。氨苄西林的血清蛋白结合率为28%,舒巴坦为38%。两者在组织体液中分布良好,均可通过有炎症的脑脊髓膜。临床用于治疗由敏感菌引起的下列感染:上呼吸道感染,下呼吸道感染,如细菌性肺炎、支气管炎等。腹腔感染,如腹膜炎、胆囊炎等。生殖系统感染,尿路感染、肾盂肾炎、盆腔感染、皮肤和软组织感染等。

2.注意事项

见氨苄西林钠。

3.用法与用量

皮试见青霉素。

(1)成人:肌内注射(以氨苄西林和舒巴坦计)每次0.75～1.50 g,每天2～4次,每天最大剂量不超过6 g;静脉给药每次1.5～3.0 g,每天2～4次,每天最大剂量不超过12 g。

(2)儿童:静脉给药按体重每天100～200 mg/kg,分次给药。

4.制剂与规格

注射用氨苄西林钠-舒巴坦钠:3 g(氨苄西林2 g,舒巴坦1 g)。密闭,凉暗干燥处保存。

(六)阿莫西林克拉维酸钾

1.作用与用途

克拉维酸具有强效广谱β-内酰胺酶抑酶作用。与阿莫西林联合,保护阿莫西林不被β-内酰胺酶灭活,从而提高后者的抗产酶耐药菌的作用,提高临床疗效。其他见阿莫西林。

2.注意事项

见阿莫西林。

3.用法与用量

皮试见青霉素。

(1)成人。①口服:每次375 mg,每8小时1次,疗程7～10天;严重感染每次625 mg,每8小时1次,疗程7～10天。②静脉给药:每次1.2 g,每天3次,严重感染者可增加至每天4次;

静脉注射时每 0.6 g 用 10 mL 注射用水溶解,在 3～4 分钟内注入;静脉滴注时每 1.2 g 溶于 100 mL 生理盐水,在 30～40 分钟内滴入。

(2)儿童:口服。新生儿与 3 月以内婴儿,按体重每 12 小时 15 mg/kg(按阿莫西林计算);儿童一般感染(按阿莫西林计算),每 12 小时 25 mg/kg,或每 8 小时 20 mg/kg;严重感染,每 12 小时 45 mg/kg,或每 8 小时 40 mg/kg,疗程 7～10 天。

4.制剂与规格

阿莫西林克拉维酸钾片:457 mg(阿莫西林 400 mg,克拉维酸 57 mg);156 mg。阿莫西林克拉维酸钾粉针:600 mg,1.2 g。密封,凉暗干燥处保存。

(七)阿莫西林钠-舒巴坦钠

1.作用与用途

见阿莫西林-克拉维酸钾。

2.注意事项

见阿莫西林-克拉维酸钾。

3.用法与用量

见阿莫西林-克拉维酸钾。

4.制剂与规格

注射用粉针:0.75 g;溶媒结晶 1.5 g。避光,密闭,凉暗处保存。

(八)替卡西林克拉维酸钾

1.作用与用途

本品是替卡西林与 β-内酰胺酶抑制剂克拉维酸组成的复方制剂。对葡萄球菌、流感嗜血杆菌、卡他球菌、大肠埃希菌、克雷伯杆菌、奇异变形杆菌、普通变形杆菌、淋病奈瑟菌、军团菌、脆弱拟杆菌等有效。静脉给药 3.2 g 后,替卡西林和克拉维酸立即达血药峰浓度,平均血中半衰期分别为 68 分钟和 64 分钟。给药 6 小时后,60%～70%的替卡西林和 35%～45%的克拉维酸以原形经肾脏随尿排泄,两者血清蛋白结合率分别为 45%和 9%。临床用于敏感菌所致的下列感染:呼吸道感染,腹腔感染如胆管感染、腹膜炎,泌尿、生殖系统感染,骨、关节感染,皮肤、软组织感染,严重感染如败血症等。

2.注意事项

皮试见青霉素,其他见青霉素类药品。

3.用法与用量

(1)成人:静脉滴注。一次 1.6～3.2 g,每 6～8 小时 1 次;最大剂量,一次 3.2 g,每 4 小时 1 次。

(2)儿童:静脉滴注。按体重每次 80 mg/kg,每 6～8 小时 1 次;早产儿及新生儿,每次 80 mg/kg,每 12 小时 1 次。

4.制剂与规格

替卡西林克拉维酸钾注射液:每支 3.2 g,其比例为 3 g：0.2 g。5 ℃保存,配制好的溶液不可冷冻。

(九)哌拉西林钠他唑巴坦钠

1.作用与用途

见哌拉西林-舒巴坦。哌拉西林为半合成青霉素类抗生素,他唑巴坦为 β-内酰胺酶抑制药。

本品静脉滴注后,血浆中哌拉西林和他唑巴坦浓度很快达到峰值,在滴注 30 分钟后,血浆哌拉西林浓度与给予同剂量哌拉西林的血浆浓度相等,静脉滴注 2.25 g 及 4.5 g 哌拉西林钠他唑巴坦钠 30 分钟时,血浆哌拉西林峰浓度分别为 134 mg/L 和 298 mg/L,他唑巴坦分别为 15 mg/L 和 24 mg/L。哌拉西林和他唑巴坦的血中半衰期范围为 0.7～1.2 小时,均由肾脏排泄,68％哌拉西林以原形迅速自尿中排出;他唑巴坦及其代谢物主要经肾脏排泄,其中 80％为原形。

2.注意事项

皮试见青霉素,其他见青霉素类药品及哌拉西林-舒巴坦。

3.用法与用量

成人及 12 岁以上儿童,一次 3.375 g(含哌拉西林 3 g 和他唑巴坦 0.375 g)静脉滴注,每 6 小时1 次。治疗院内肺炎时,起始剂量为一次 3.375 g,每 4 小时 1 次,同时合并使用氨基糖苷类药物。

4.制剂与规格

注射用哌拉西林钠他唑巴坦钠:2.25 g(2∶0.25)、4.5 g(4∶0.5)。遮光,密封,干燥阴凉处保存。

(十)哌拉西林-舒巴坦

1.作用与用途

哌拉西林为半合成青霉素类抗生素,舒巴坦为 β-内酰胺酶抑制剂。本品对哌拉西林敏感的细菌和产β-内酰胺酶耐哌拉西林的下列细菌有抗菌作用:大肠埃希菌、克雷伯菌属、变形杆菌属、沙门菌属、志贺菌属、淋病奈瑟菌、脑膜炎奈瑟菌、嗜血杆菌属(流感和副流感嗜血杆菌)、枸橼酸杆菌、沙雷菌属、铜绿假单胞菌、不动杆菌属、链球菌属、脆弱拟杆菌属等。本品肌内注射1.5 g,1 小时后血药浓度达峰值,血药峰浓度约为52.2 µg/mL 或 13 µg/mL;静脉滴注 1.5 g 后血药浓度为58.0 µg/mL 或 30 µg/mL。哌拉西林的血清蛋白结合率为 17％～22％,血中半衰期为 1 小时左右。本品在肝脏不被代谢,在注射给药 12 小时后给药量的49％～68％以原形随尿排出,另有部分随胆汁排泄。临床用于铜绿假单胞菌、肠球菌、类杆菌和各种敏感革兰阴性菌所致的下列感染:败血症,呼吸道感染、泌尿道感染、胆管感染、腹腔感染、妇科感染、皮肤软组织感染、心内膜炎等。

2.注意事项

皮试见青霉素,其他见青霉素类药品。哌拉西林与氨基糖苷类联用对铜绿假单胞菌、沙雷菌、克雷伯菌、其他肠杆菌科细菌和葡萄球菌的敏感菌株有协同杀菌作用。但不能放在同一容器内输注。

3.用法与用量

肌肉或静脉注射。

(1)成人:轻中度感染,哌拉西林-舒巴坦(1.0∶0.5)每天 3～6 g,分 4 次给药;重度感染,哌拉西林-舒巴坦(1.0∶0.5)1.5～6.0 g,每 6 小时 1 次。

(2)婴幼儿和 12 岁以下儿童:按体重每天给予哌拉西林 100～200 mg/kg、舒巴坦 25～80 mg/kg,分2～3 次给药。

4.制剂与规格

注射用哌拉西林-舒巴坦:1.5 g(1.0∶0.5)。密闭,阴凉干燥处保存。

(十一)头孢哌酮-舒巴坦

1.作用与用途

本药为头孢哌酮与β-内酰胺酶抑制剂舒巴坦复合制剂。其他见头孢哌酮。

2.注意事项

见头孢哌酮。

3.用法与用量

静脉注射或肌内注射。

(1)成人:每天 2～4 g,每 12 小时 1 次;严重或难治性感染剂量可每天增至 8 g,每 12 小时 1 次,静脉注射。

(2)儿童:按体重每天 40～80 mg/kg,分 2～4 次;严重或难治性感染,可增至每天 160 mg/kg,分2～4 次;新生儿:出生第 1 周内,每 12 小时 1 次;儿科最大剂量每天不得超过160 mg/kg。

4.制剂与规格

注射用头孢哌酮-舒巴坦(1∶1):1 g,1.5 g,4 g。密闭,凉暗干燥处保存。

(十二)头孢曲松钠-舒巴坦

1.作用与用途

头孢曲松为杀菌剂。其抗菌作用机制为影响细菌细胞壁的生物合成,导致细菌细胞溶菌死亡,从而起抗菌作用。舒巴坦为不可逆的竞争性β-内酰胺酶抑制剂,两者合用呈现协同作用。其他见头孢曲松钠。

2.注意事项

见头孢曲松钠。

3.用法与用量

肌内注射或静脉注射。

(1)成人:一般感染,每次 1.25 g,每天 1 次;严重感染,每次 1.25 g,每天 2 次;脑膜炎可加至每天 5 g,分 2 次给药。

(2)儿童:按成人剂量减半。

4.制剂与规格

注射剂:1.25 g(1.0 g 头孢曲松钠,0.25 g 舒巴坦钠)。

(十三)头孢噻肟钠-舒巴坦

1.作用与用途

头孢噻肟钠为杀菌剂。舒巴坦为不可逆的竞争性β-内酰胺酶抑制剂,两者合用呈现协同作用。其他见头孢噻肟钠。

2.注意事项

见头孢噻肟钠。

3.用法与用量

肌内注射和静脉注射。

(1)成年:每天头孢噻肟 2 g、舒巴坦 1 g 至头孢噻肟 6 g、舒巴坦 3 g,分 2～3 次注射;严重感染者,每6～8小时 头孢噻肟 2～3 g、舒巴坦 1.0～1.5 g;舒巴坦钠最大推荐剂量为每天 4 g。

(2)儿童:每天按体重,头孢噻肟 50～100 mg/kg、舒巴坦为 25～50 mg/kg;必要时按体重

200 mg/kg 头孢噻肟和 80 mg/kg 舒巴坦,分 2～3 次给药。

4.制剂与规格

注射剂:1.5 g(1.0 g 头孢噻肟钠,0.5 g 舒巴坦钠)。

(王永超)

第二节　大环内酯类抗生素

大环内酯类抗生素均具有大环内酯环基本结构而命名。目前临床应用的大环内酯类按其化学结构可分为:十四元环,红霉素、克拉霉素、罗红霉素;十五元环,阿奇霉素;十六元环,醋酸麦迪霉素、交沙霉素。新大环内酯类中已进入临床应用的品种有阿奇霉素、克拉霉素、罗红霉素。本类药物的抗菌谱和抗菌活性基本相似,对多数革兰阳性菌、军团菌属、衣原体属、支原体属、厌氧菌等具良好抗菌作用。大多品种供口服,吸收后血药峰浓度较低,但在组织和体液中的分布广泛,肝、肾、肺等组织中的浓度可高出血药浓度数倍;在胸腔积液、腹水、脓液、痰、尿、胆汁等均可达到有效浓度,不易透过血-脑屏障。

本类药物主要在肝脏代谢,从胆汁中排出,胆汁中浓度可为血药浓度的 10～40 倍,进行肝肠循环,粪中含量较高。血和腹膜透析后极少被清除。

大环内酯类的主要适应证:①溶血性链球菌、肺炎链球菌等革兰阳性菌感染,可作为上述感染青霉素过敏患者的替代选用药。②军团菌病。③支原体属感染。④衣原体属感染。⑤百日咳。⑥白喉带菌者。⑦用于对青霉素过敏患者的风湿热和心内膜炎的预防等。大环内酯类的主要不良反应为食欲减退、呕吐、腹泻等胃肠道反应,红霉素尤显著,在一定程度上限制了本类药物的临床应用。

近年来开发的新品种如罗红霉素、克拉霉素、阿奇霉素等,在药效学、药动学特性及不良反应等方面较沿用品种均有所改进。阿奇霉素对革兰阴性菌如流感嗜血杆菌、卡他莫拉菌、淋病奈瑟菌的抗菌作用是红霉素的 2～8 倍,新品种对支原体属、衣原体属的作用也有所增强。新品种对胃酸的稳定性增加,生物利用度高,血药浓度和组织浓度增高,新品种的血中半衰期延长,每天的给药剂量及给药次数减少,胃肠道反应等不良反应也明显减轻,临床适应证有所扩大。

一、红霉素

(一)作用与用途

本品属大环内酯类抗生素,为抑菌剂,对葡萄球菌属、各群链球菌和革兰阳性杆菌、奈瑟菌属、流感嗜血杆菌呈现敏感。本品对除脆弱拟杆菌和梭杆菌属以外的各种厌氧菌亦具抗菌活性;对军团菌属也有抑制作用。静脉滴注后立即达血药浓度峰值,24 小时内静脉滴注 2 g,平均血药浓度为 2.3～6.8 mg/L。空腹口服红霉素碱肠溶片 250 mg 后,3～4 小时内血药浓度达峰值,平均约为 0.3 mg/L。吸收后以肝、胆汁和脾中的浓度为最高,在肾、肺等组织中的浓度可高出血药浓度数倍,在胆汁中的浓度可达血药浓度的 10 倍以上。血清蛋白结合率为 70%～90%,血中半衰期为 1.4～2.0 小时。红霉素主要在肝中浓缩和从胆汁排出,并进行肠肝循环,2%～5% 的口服量和 10%～15% 的注入量自肾小球滤过排除。本品作为青霉素过敏患者治疗溶血性链球菌、肺炎链球菌感染的替代用药,军团菌病、衣原体肺炎、支原体肺炎、风湿热复发、感染性心内膜炎的预防用药等。

(二)注意事项

胃肠道反应多见,肝毒性少见,但肝功能不全者慎用。本品可抑制卡马西平和丙戊酸等的代谢,导致后者血药浓度增高而发生毒性反应。与阿司咪唑或特非那定等抗组胺药合用可增加心脏毒性,与环孢素合用可使后者血药浓度增加而产生肾毒性。本品可导致服用华法林患者凝血酶原时间延长,另可抑制茶碱的正常代谢。

(三)用法与用量

1.成人

静脉滴注,每次 0.5～1.0 g,每天 2～3 次。治疗军团菌病剂量需增加至每天 3～4 g,分 4 次滴注;口服,每天 0.75～2.00 g,分 3～4 次。用于风湿热复发的预防用药时,每次0.25 g,每天 2 次。

2.儿童

静脉滴注,每天按体重 20～30 mg/kg,分 2～3 次;口服,每天按体重 20～40 mg/kg,分 3～4 次。乳糖酸红霉素滴注液的配制:先加灭菌注射用水 10 mL 至 0.5 g 乳糖酸红霉素粉针瓶中或加 20 mL 至 1 g 乳糖酸红霉素粉针瓶中,用力振摇至溶解。然后加入生理盐水或其他电解质溶液稀释,缓慢静脉滴注,注意红霉素浓度在 1%～5%。

(四)制剂与规格

注射用乳糖酸红霉素粉针剂:按红霉素计 0.25 g(25 万单位);片剂:0.125 g(12.5 万单位)。密封,干燥处保存。

二、琥乙红霉素

(一)作用与用途

本品属大环内酯类抗生素,为红霉素的琥珀酸乙酯,在胃酸中较红霉素稳定。其他见红霉素。

(二)注意事项

见红霉素。

(三)用法与用量

口服。

1.成人

每天 1.6 g,分 2～4 次服用;军团菌病,每次 0.4～1.0 g,每天 4 次;衣原体感染,每次800 mg,每 8 小时 1 次;共 7 天。

2.儿童

按体重每次 7.5～12.5 mg/kg,每天 4 次;或每次 15～25 mg/kg,每天 2 次;严重感染每天量可加倍,分 4 次服用;百日咳患儿,按体重每次 10.0～12.5 mg/kg,每天 4 次;疗程 14 天。

(四)制剂与规格

片剂:0.125 g(12.5 万单位),0.25 g(25 万单位)。密闭,避光,干燥处贮存。

三、交沙霉素

(一)作用与用途

抗菌谱与红霉素相似。单剂量口服交沙霉素 800 mg 后,平均血药浓度峰值为 2.43 mg/L,达峰时间为 0.62 小时,血中半衰期 A 相为 0.09 小时,半衰期 B 相为 1.45 小时,给药 24 小时约 50%从粪中排出,约 21%从尿中排出。临床用于治疗敏感菌所致的呼吸系统感染、鼻窦炎、中耳炎、乳腺炎、淋巴管炎、牙周炎等。

(二)注意事项

见红霉素。

(三)用法与用量

口服。成人每天量为 0.8~1.2 g,分 3~4 次服用;儿童每天量为按体重 30 mg/kg,分次服用。

(四)制剂与规格

干糖浆:0.1 g;片剂:0.2 g。遮光,密封,干燥处保存。

四、醋酸麦迪霉素

(一)作用与用途

抗菌谱与红霉素相似。空腹服用本品 600 mg,30 分钟后可达血药浓度峰值,约为 2.38 μg/mL,血中半衰期约为 1.3 小时。临床用于敏感菌所致毛囊炎、疖痈、蜂窝织炎、皮下脓肿、中耳炎、咽峡炎、扁桃体炎、肺炎等。

(二)注意事项

见红霉素。但不良反应较轻。

(三)用法与用量

口服。成人每天 0.8~1.2 g,分 3~4 次服用;儿童每天按体重 30~40 mg/kg,分 3~4 次服用。

(四)制剂与规格

片剂:0.2 g。遮光,密封,干燥处保存。

五、罗红霉素

(一)作用与用途

抗菌谱与红霉素相似。罗红霉素耐酸而不受胃酸破坏,从胃肠道吸收好,血药浓度高。口服单剂量 150 mg 2 小时后血中浓度可达峰值,平均为 6.6~7.9 μg/mL,主要随粪便和尿以原形药物排泄。血中半衰期为 8.4~15.5 小时,远比红霉素长。临床用于治疗敏感菌所致的呼吸道、泌尿道、皮肤和软组织、眼耳鼻喉部感染。

(二)注意事项

本品不良反应发生率约为 4.1%,主要有胃肠道反应、肝功异常、变态反应,少数患者使用本药后偶有呕吐、头痛、头晕、便秘等症状。其他见红霉素。

(三)用法与用量

口服。成人每次 150 mg,每天 2 次,餐前服;儿童每次 2.5~5.0 mg/kg,每天 2 次。

(四)制剂与规格

片剂:50 mg、150 mg。密闭,干燥,室温下保存。

六、阿奇霉素

(一)作用与用途

本品游离碱供口服,乳糖酸盐供注射。抗菌谱与红霉素相似,作用较强,对流感嗜血杆菌、淋病奈瑟菌的作用比红霉素强 4 倍,对军团菌强 2 倍,对金黄色葡萄球菌感染的作用也较红霉素强。口服单次给药 500 mg,2~3 小时达血药峰浓度,为 0.40~0.45 mg/L。生物利用度为 37%,血中半衰期约为 2 天。在各种组织内浓度可达同期血浓度的 10~100 倍,给药量的 50% 以上以原形经胆管排出,给药后 72 小时内约4.5%以原形经尿排出。临床用于敏感菌所引起的支气管炎、肺炎、中耳炎、鼻窦炎、咽炎、扁桃体炎、皮肤和软组织感染及沙眼衣原体所致单纯性生殖器感染等。

(二)注意事项

不良反应主要有胃肠道症状,偶见假膜性肠炎、变态反应、中枢神经系统反应等。本品与地高辛合用,可使地高辛血药浓度水平升高;与三唑仑合用使三唑仑的药效增强;与细胞色素 P450系统代谢药合用,可提高血清中卡马西平、特非那定、环孢素、苯妥英钠的血药浓度水平。

(三)用法与用量

1.成人

(1)静脉滴注:每次 0.5 g,每天 1 次,连续用药 2~3 天。

(2)口服:沙眼衣原体或敏感淋球菌所致性传播疾病,每天 1 次,每次 1 g。

(3)其他感染的治疗:每次 0.5 g,每天 1 次,连服 3 天,饭前服。

2.儿童

口服给药,按体重计算,每次 10 mg/kg,每天 1 次,连用 3 天。

(四)制剂与规格

注射用粉针剂:0.125 g(12.5 万单位);0.25 g、0.5 g。干混悬剂:0.1 g(10 万单位)。片剂:250 mg(25 万单位)。胶囊:250 mg(25 万单位)。密闭,阴凉干燥处保存。

七、克拉霉素

(一)作用与用途

克拉霉素的抗菌谱与红霉素近似,对流感嗜血杆菌有较强的作用。本品在胃酸中稳定,单剂口服400 mg后 2.7 小时达血药峰浓度 2.2 mg/L;在肺脏中浓度为血清浓度的 5 倍,本品血清蛋白结合率为65%~75%。主要由肝脏代谢,以原形及代谢物形式 36% 经尿液排泄,56% 从粪便排除。单剂给药后血中半衰期为 4.4 小时。临床用于治疗敏感病原体引起的呼吸道感染,鼻窦炎,皮肤、软组织感染。用于根除幽门螺杆菌、淋病、沙眼等。

(二)注意事项

心脏病患者、水和电解质紊乱者禁用。忌与特非那定合用。其他见红霉素及大环内酯类药。

(三)用法与用量

口服。

1.成人

每次 250 mg;重症,每次 500 mg;均为 12 小时 1 次,疗程 7~14 天。根除幽门螺杆菌,建议起始剂量为250～500 mg,每天 2 次,疗程为 7～10 天,且宜与奥美拉唑再加另一种抗生素联用。

2.儿童

6 个月以上小儿,按体重 7.5 mg/kg,每天 2 次。或按以下方法口服给药:体重8～11 kg,62.5 mg,每天 2 次;12～19 kg,125 mg,每天 2 次;20～29 kg,187.5 mg,每天 2 次;30～40 kg,250 mg,每天 2 次。

(四)制剂与规格

克拉霉素片:250 mg。克拉霉素分散片:125 mg、250 mg。密闭,遮光,阴凉干燥处保存。

（王永超）

第三节　林可霉素类抗生素

林可霉素类抗生素也称林可酰胺类抗生素,有林可霉素和其半合成衍生物克林霉素两个品种,后者的体外抗菌活性较前者强 4～8 倍。两者的抗菌谱与红霉素相似而较窄,仅葡萄球菌属(包括耐青霉素株)、链球菌属、白喉杆菌、炭疽杆菌等革兰阳性菌对本类药物敏感,革兰阴性需氧菌如流感嗜血杆菌、奈瑟菌属及支原体属均对本类药物耐药,这有别于红霉素等大环内酯类药。林可霉素类,尤其是克林霉素对厌氧菌有良好抗菌活性,拟杆菌属包括脆弱拟杆菌、梭杆菌属、消化球菌、消化链球菌、产气荚膜杆菌等大多对本类药物高度敏感。细菌对林可霉素与克林霉素间有完全交叉耐药性,与红霉素间存在部分交叉耐药。

林可霉素类主要作用于细菌核糖体的 50S 亚基,抑制肽链延长,因而影响细菌蛋白质合成。红霉素、氯霉素与林可霉素类的作用部位相同,相互间竞争核糖体的结合靶位;由于前两者的亲和力比后者大,常可取而代之,因此合用时可出现拮抗现象。林可霉素类主要用于厌氧菌和革兰阳性球菌所致的各种感染,对金黄色葡萄球菌所致的急性和慢性骨髓炎也有明确指征。本类药物的不良反应主要为胃肠道反应,口服后腹泻较多见,一般轻微,也可表现为假膜性肠炎,系由艰难梭菌外毒素引起的严重腹泻。克林霉素口服后吸收完全(90％),故口服给药时宜选用本品。

一、林可霉素

(一)作用与用途

本品对常见的需氧革兰阳性菌有较高抗菌活性,对厌氧菌有良好的抗菌作用,与大环内酯类有部分交叉耐药。成人肌内注射 600 mg,30 分钟达血药峰浓度。吸收后广泛及迅速分布于各体液和组织中,包括骨组织。血清蛋白结合率为 77％～82％。血中半衰期为 4～6 小时,本品可经胆管、肾和肠道排泄,肌内注射后1.8％～24.8％药物经尿排出,静脉滴注后 4.9％～30.3％经尿排出。本品适用于敏感葡萄球菌属、链球菌属、肺炎链球菌及厌氧菌所致的呼吸道感染、皮肤软组织感染、女性生殖道感染和盆腔感染及腹腔感染等,后两种病种可根据情况单用本品或与其他抗菌药联合应用。

(二)注意事项

不良反应有胃肠道反应,可引起假膜性肠炎、血液系统反应等。本品可增强吸入性麻醉药、神经-肌肉阻滞剂的神经肌肉阻滞现象,导致骨骼肌软弱和呼吸抑制或麻痹,与氯霉素、红霉素具拮抗作用,不可合用。

(三)用法与用量

1.肌内注射

成人每天 0.6～1.2 g;小儿每天按体重 10～20 mg/kg,分次注射。

2.静脉滴注

成人每次 0.6 g,每 8 小时或 12 小时 1 次;小每天按体重 10～20 mg/kg。

(四)制剂与规格

注射液:2 mL:0.6 g。密闭保存。

二、克林霉素

(一)作用与用途

本品为林可霉素的衍生物,抗菌谱与林可霉素相同,抗菌活性较林可霉素强 4～8 倍。对革兰阳性菌如葡萄球菌属、链球菌属、白喉杆菌、炭疽杆菌等有较高抗菌活性。对革兰阴性厌氧菌也有良好抗菌活性,拟杆菌属包括脆弱拟杆菌、梭杆菌属、消化球菌、消化链球菌、产气荚膜杆菌等大多对本品高度敏感。本品肌内注射后血药浓度达峰时间,成人约为 3 小时,儿童约为 1 小时。静脉注射本品300 mg,10 分钟血药浓度为 7 mg/L。血清蛋白结合率为 92％～94％。在骨组织、胆汁及尿中可达高浓度。约 10％给药量以活性成分由尿排出,血中半衰期约为 3 小时。空腹口服的生物利用度为 90％。口服克林霉素 150 mg、300 mg后的血药峰浓度分别约为2.5 mg/L、4 mg/L,达峰时间为0.75～2 小时。临床用于链球菌属、葡萄球菌属及厌氧菌所致的中、重度感染,如吸入性肺炎、脓胸、肺脓肿、骨髓炎、腹腔感染、盆腔感染及败血症等。

(二)注意事项

不良反应有胃肠道反应,可引起假膜性肠炎、血液系统反应等。本品可增强吸入性麻醉药、神经-肌肉阻滞剂的神经-肌肉阻滞现象,导致骨骼肌软弱和呼吸抑制或麻痹;与氯霉素、红霉素具拮抗作用,不可合用。

(三)用法与用量

肌内注射或静脉滴注。

(1)成人:每天 0.6～1.2 g,分 2～4 次应用;严重感染,每天 1.2～2.4 g,分 2～4 次静脉滴注。

(2)儿童:4 周及 4 周以上小儿按体重每天 15～25 mg/kg,分 3～4 次应用;严重感染,每天 25～40 mg/kg,分 3～4 次应用。

(3)禁止直接静脉推注,可致小儿呼吸停止。

(四)制剂与规格

盐酸克林霉素注射液:2 mL:0.3 g;克林霉素葡萄糖注射液:100 mL:0.6 g;盐酸克林霉素胶囊:0.15 g。密闭,阴凉处保存。

三、盐酸克林霉素棕榈酸酯

(一)作用与用途

本品是克林霉素的衍生物,在体内经酯酶水解形成克林霉素而发挥抗菌活性。本品口服后药物自胃肠道迅速吸收水解为克林霉素,吸收率约为 90％,血清蛋白结合率 90％以上,血中半衰期儿童约为 2 小时,成人约为 2.5 小时,肝、肾功能损害时血中半衰期可延长,尿中 24 小时排泄率达 10%。其他见克林霉素。

（二）注意事项

见克林霉素。

（三）用法与用量

口服。儿童每天按体重 8～25 mg/kg，分 3～4 次服用；成人每次 150～300 mg（重症感染可用450 mg），每天 4 次。

（四）制剂与规格

盐酸克林霉素棕榈酸酯颗粒剂：1 g：37.5 mg。密闭，阴凉干燥处保存。

（王永超）

第四节　氨基糖苷类抗生素

氨基糖苷类抗生素在其分子结构中都有一个氨基环醇环和一个或多个氨基糖分子，由配糖键相连接。

氨基糖苷类抗生素的共同特点：①水溶性好，性质稳定。②抗菌谱广，对葡萄球菌属、需氧革兰阴性杆菌均具有良好的抗菌活性，某些品种对结核分枝杆菌及其他分枝杆菌属亦有作用。③其作用机制主要为抑制细菌合成蛋白质。④细菌对不同品种之间有部分或完全性交叉耐药。⑤与人血清蛋白结合率低，大多低于 10%。⑥胃肠道吸收差，肌内注射后大部分经肾脏以原形排出。⑦具有不同程度肾毒性和耳毒性，后者包括前庭功能损害或听力减退，并可有神经-肌肉接头的阻滞作用。

一、链霉素

（一）作用与用途

链霉素对结核分枝杆菌有强大抗菌作用，对许多革兰阴性杆菌敏感。本品的血清蛋白结合率20%～30%。血中半衰期 2.4～2.7 小时，肾功能减退时可显著延长。本品在体内不代谢，主要经肾小球滤过排出，给药后 24 小时尿中排出 80%～98%。临床主要与其他抗结核药联合用于结核分枝杆菌所致各种结核病的初治病例，或其他敏感分枝杆菌感染。

（二）注意事项

主要为耳、肾毒副作用；部分患者有周围神经炎症状。孕妇、哺乳期妇女及小儿慎用。本品与其他氨基糖苷类、神经肌肉阻滞剂及具有耳、肾毒性药合用可增加其不良反应。用药前必须做本药皮肤试验，皮试阳性者不能使用。本药不可直接静脉注射，以免导致呼吸抑制。

（三）用法与用量

成人肌内注射，一次 0.5 g，每 12 小时 1 次。

（四）制剂与规格

注射用粉针剂：1 g（100 万 U）。密闭，干燥处保存。

二、庆大霉素

(一)作用与用途

本品为氨基糖苷类抗生素。对各种革兰阴性细菌及革兰阳性细菌都有良好抗菌作用,对各种肠杆菌科细菌如大肠埃希菌、克雷伯菌属、变形杆菌属、沙门菌属、志贺菌属、肠杆菌属、沙雷菌属及铜绿假单胞菌等有良好抗菌作用。本品与β-内酰胺类合用时,多数可获得协同抗菌作用。本品肌内注射后吸收迅速而完全,在 0.5～1.0 小时达到血药峰浓度。血中半衰期 2～3 小时,肾功能减退者可显著延长,血清蛋白结合率低。在体内不代谢,以原形经肾小球滤过随尿排出,给药后 24 小时内排出给药量的 50％～93％。本品口服后很少吸收,在肠道中能达到高浓度。临床用于治疗敏感菌所致的严重感染,如败血症、下呼吸道感染、肠道感染、盆腔感染、腹腔感染、皮肤软组织感染、复杂性尿路感染等,临床上多采用庆大霉素与其他抗菌药联合应用。口服治疗细菌性痢疾或其他细菌性肠道感染,亦可用于结肠手术前准备。

(二)注意事项

不良反应有听力减退、耳鸣等耳毒性反应,肾毒性反应,偶有因神经肌肉阻滞或肾毒性引起的呼吸困难、嗜睡、软弱无力等。每 8 小时 1 次给药者有效血药浓度应保持在 4～10 μg/mL,避免峰浓度超过12 μg/mL,谷浓度保持在 1～2 μg/mL,否则可出现毒性反应。其他肾毒性及耳毒性药物均不宜与本品合用或先后连续应用,以免加重肾毒性或耳毒性。氨基糖苷类与β-内酰胺类联合应用时必须分瓶滴注。本品亦不宜与其他药物同瓶滴注。本品有抑制呼吸作用,不得静脉推注。

(三)用法与用量

肌内注射或稀释后静脉滴注。

1.成人

一次 80 mg(8 万 U),或按体重一次 1.0～1.7 mg/kg,每 8 小时 1 次;或一次 5 mg/kg,每 24 小时 1 次;疗程为 7～14 天。口服,一天 240～640 mg,分 4 次服用。

2.儿童

按体重一次 2.5 mg/kg,每 12 小时 1 次;或一次 1.7 mg/kg,每 8 小时 1 次;疗程为 7～14 天。也可按体重一天 5～10 mg/kg,分 4 次口服。

(四)制剂与规格

注射液:2 mL(8 万 U);普通片:40 mg(4 万 U);缓释片:40 mg(4 万 U)。密闭,凉暗干燥。

三、阿米卡星

(一)别名

丁胺卡那霉素。

(二)作用与用途

本品抗菌谱与庆大霉素相似,抗酶性能较强。阿米卡星口服不吸收,肌内注射后吸收迅速。肌内注射 0.75～1.5 小时后达血药浓度峰值,一次肌内注射 250 mg、375 mg 与 500 mg 后,峰值浓度分别为12 μg/mL、16 μg/mL 与 21 μg/mL。静脉滴注 15～30 分钟后达峰值,一次静脉滴注 500 mg,30 分钟滴完时的血药峰值为 38 μg/mL。血清蛋白结合率较低,血中半衰期为 2～2.5 小时。一次肌内注射 0.5 g,尿药浓度可高达 800 μg/mL 以上,9 小时内可排出给药量的 84％～92％。临床用于敏感菌所致的呼吸道感染,中枢神经系统感染,腹腔感染,胆管感染,骨、关节、皮肤软组织感染,泌尿系统感染等。

(三)注意事项

阿米卡星的有效治疗浓度范围为 $15\sim25$ μg/mL,应避免高峰血药浓度持续在 35 μg/mL 以上和谷浓度超过 5 μg/mL。长期用药可导致非敏感菌过度生长、菌群失调、二重感染,其他见庆大霉素。

(四)用法与用量

肌内注射或静脉滴注。

1.成人

按体重每 8 小时 5 mg/kg,或每 12 小时 7.5 mg/kg,每天不超过 1.5 g,疗程不超过 10 天;尿路感染,每 12 小时 0.25 g。

2.儿童

新生儿首剂按体重 10 mg/kg,然后每 12 小时按 7.5 mg/kg 给药。儿童用量与成人相同。

(五)制剂与规格

注射液:2 mL:0.2 g。遮光,密闭,阴凉处保存。

四、异帕米星

(一)别名

硫酸异帕霉素,依克沙。

(二)作用与用途

本品抗菌谱类似庆大霉素,但对一些耐庆大霉素的菌株也有抗菌活性。敏感菌包括大肠埃希菌、枸橼酸杆菌、克雷伯杆菌、肠杆菌、沙雷杆菌、变形杆菌、铜绿假单胞菌等。肌内注射 200 mg,45 分钟后血药浓度达 11.13 μg/mL,约 1 小时达血液浓度峰值。静脉滴注 200 mg,滴注结束时血药浓度为 10.91 μg/mL,血清蛋白结合率约为 5%,血中半衰期为 $2\sim2.5$ 小时。本品在体内不代谢,主要以原形经肾脏随尿排泄。临床用于敏感菌所致肺炎、支气管炎、肾盂肾炎、膀胱炎、腹膜炎、败血症及外伤或烧伤创口感染。

(三)注意事项

不良反应类似于阿卡米星,常见的不良反应包括耳毒性和中毒性肾损害、神经肌肉阻滞、头痛、皮疹、静脉炎等;不常见的不良反应有胃肠道功能障碍和肝脏酶学水平升高等。孕妇及哺乳期妇女禁用,小儿慎用。异帕米星与右旋糖酐、藻酸钠等血浆代用品联用可增加肾毒性;与其他氨基糖苷类、神经肌肉阻滞剂及具有耳肾毒性药合用可增加其不良反应;与青霉素类、头孢菌素类药联用时不宜置于同一容器中。

(四)用法与用量

肌内注射及静脉滴注。成人每天 400 mg,分 $1\sim2$ 次。

(五)制剂与规格

注射液:2 mL:400 mg。密闭,凉暗处保存。

五、妥布霉素

(一)作用与用途

本品抗菌谱与庆大霉素相似,对铜绿假单胞菌的抗菌作用较庆大霉素强 $2\sim5$ 倍。肌内注射后迅速吸收,血药峰浓度在 30～60 分钟内出现。按体重 1 mg/kg 注射给药,血药峰浓度可达 3.7 μg/mL。本品血清蛋白结合率很低,血中半衰期为 1.9～2.2 小时,85％～93％的药物在 24 小时内经肾脏随尿排出。适应证见庆大霉素。

(二)注意事项

见庆大霉素。

(三)用法与用量

1.肌内

每次 1.0～1.7 mg/kg,每 8 小时 1 次,疗程为 7～14 天。

2.婴儿和儿童

按体重每次 2 mg/kg,每 8 小时 1 次。

(四)制剂与规格

注射液:2 mL:80 mg(8 万 U)。密闭,凉暗处保存。

六、依替米星

(一)别名

爱大。

(二)作用与用途

本品为氨基糖苷类,抗菌谱与庆大霉素相似,一次静脉滴注 100 mg 依替米星时,血药峰浓度为11.30 mg/L,血中半衰期约为 1.5 小时,24 小时内原形药物在尿中的排泄量约为 80％。本品与血清蛋白的结合率为 25％左右。临床用于敏感菌所致各种感染,如呼吸道感染包括急性支气管炎、慢性支气管炎急性发作、社区肺部感染等,肾脏和泌尿生殖系统感染包括急性肾盂肾炎、膀胱性肾盂肾炎或慢性膀胱炎急性发作等,皮肤软组织感染包括疖、痈、急性蜂窝织炎等,创伤、手术前后感染治疗或预防性用药。

(三)注意事项

本品不良反应为耳、肾的毒性作用,发生率和严重程度与奈替米星相似。主要表现为眩晕、耳鸣等,个别患者电测听力下降,可能发生神经-肌肉阻滞现象等。

(四)用法与用量

成人静脉滴注。每次 0.1～0.15 g,每天 2 次,疗程为 5～10 天。

(五)制剂与规格

注射用粉针剂:50 mg(5 万 U)。密闭,凉暗处保存。

七、奈替米星

(一)别名

力确兴,立克菌星,乙基西梭霉素。

(二)作用与用途

本品抗菌谱与庆大霉素相似,其特点是对氨基糖苷乙酰转移酶稳定,对产生该酶而耐卡那霉素、庆大霉素、妥布霉素、西索米星等菌株对本品敏感。肌内注射后迅速吸收,血药峰浓度在30～60 分钟内出现。按体重 2 mg/kg 注射给药,血药峰浓度可达 7 μg/mL。80％的药物在 24 小时内经肾脏随尿排出,尿中药物浓度可超过 100 μg/mL。本品血中半衰期为 2.0～2.5 小时。适应证见庆大霉素,对尿路感染作用佳。

（三）注意事项

耳毒性较轻,其他见庆大霉素。

（四）用法与用量

肌内注射或静脉滴注。

1.成人

单纯泌尿系统感染,每天按体重 3～4 mg/kg,分 2 次给予;较严重的系统感染,每天 4.0～6.5 mg/kg,分 2～3 次给予。有报道,本品每天按 4.5～6.0 mg/kg,一次肌内注射,效果好,且不良反应少。

2.儿童

新生儿每天按体重 4.0～6.5 mg/kg;婴儿和儿童每天 5～8 mg/kg,分 2～3 次给予。

（五）制剂与规格

注射液:2 mL:100 mg。密闭,阴凉处保存。

八、大观霉素

（一）别名

淋必治。

（二）作用与用途

本品主要对淋病奈瑟菌有高度抗菌活性,对许多肠杆菌科细菌具中度抗菌活性。本品肌内注射吸收良好。一次肌内注射本品 2 g 后,1 小时达血药峰浓度,约为 100 mg/L,8 小时血药浓度为 15 mg/L,与血清蛋白不结合。本品血中半衰期为 1～3 小时,主要以原形经肾脏排出,一次给药后 48 小时内尿中以原形排出约 100%。本品为淋病奈瑟菌所致尿道、宫颈和直肠感染的二线用药。临床主要用于对青霉素、四环素等耐药菌株引起的感染。

（三）注意事项

偶可出现注射部位疼痛、短暂眩晕、恶心、呕吐及失眠等;偶见发热、皮疹等变态反应和血红蛋白、血细胞比容减少,肌酐清除率降低,以及碱性磷酸酶、尿素氮和血清氨基转移酶等升高。本品不得静脉给药。

（四）用法与用量

仅供肌内注射。

(1)成人:用于宫颈、直肠或尿道淋病奈瑟菌感染,单剂一次肌内注射 2 g;用于播散性淋病,一次肌内注射 2 g,每 12 小时 1 次,共 3 天;一次最大剂量 4 g,于左右两侧臀部肌内注射。

(2)儿童:禁用。

(3)临用前,每 2 g 本品加入 0.9%苯甲醇注射液 3.2 mL,振摇,使之呈混悬液。

（五）制剂与规格

注射用粉针剂:2 g(200 万 U)。密闭,干燥处保存。

（王永超）

第五节 四环素类抗生素

四环素类抗生素包括四环素、土霉素、金霉素以及四环素的多种衍生物——半合成四环素。后者有多西环素(强力霉素)、米诺环素等。目前,四环素类耐药现象严重,大多常见革兰阳性和阴性菌对此类药物呈现耐药。四环素、土霉素等盐类的口服制剂吸收不完全,四环素和土霉素碱吸收尤差。四环素类尚可有毒性反应的发生,如对胎儿、新生儿、婴幼儿牙齿、骨骼发育的影响,对肝脏有损害及加重氮质血症等。由于上述原因,目前四环素类的主要适应证为立克次体病、布氏杆菌病(与其他药物联合)、支原体感染、衣原体感染、霍乱、回归热等,半合成四环素类也可用于某些敏感菌所致轻症感染,由于此类药物的毒性反应,8 岁以下小儿、孕妇均须避免应用。

一、四环素

(一)作用与用途

本品为广谱抑菌剂,高浓度时具杀菌作用。口服可吸收但不完全,30%~40%的给药量可从胃肠道吸收。口服吸收受食物和金属离子的影响。单剂口服本品 250 mg 后,血药峰浓度为 2~4 mg/L。本品能沉积于骨、骨髓、牙齿及牙釉质中。血清蛋白结合率为 55%~70%,血中半衰期为 6~11 小时。临床用于立克次体、支原体、衣原体、放线菌及回归热螺旋体等非细菌性感染和布氏杆菌病。由于目前常见致病菌对四环素类耐药现象严重,仅在病原菌对本品呈现敏感时,方有指征选用该类药物。

(二)注意事项

不良反应有胃肠道症状、肝毒性、变态反应,以及血液系统、中枢神经系统、二重感染等。在牙齿发育期间(怀孕中后期、婴儿和 8 岁以下儿童)应用本品时,四环素可在任何骨组织中形成稳定的钙化合物,导致恒齿黄染、牙釉质发育不良和骨生长抑制,故 8 岁以下小儿不宜用本品。本品忌与制酸药,含钙、镁、铁等金属离子的药物合用。

(三)用法与用量

口服。

1.成人

常用量,一次 0.25~0.50 g,每 6 小时 1 次。

2.儿童

8 岁以上小儿常用量,每次 25~50 mg/kg,每 6 小时 1 次;疗程一般为 7~14 天,支原体肺炎、布鲁菌病需 3 周左右。本品宜空腹口服。

(四)制剂与规格

片剂:0.25 g。遮光,密封,干燥处保存。

二、土霉素

(一)作用与用途

抗菌谱及应用与四环素相同,但对肠道感染,包括阿米巴痢疾,疗效略强于四环素。本品口服后的生物利用度仅 30％左右。单剂口服本品 2 小时到达血药峰浓度,为 2.5 mg/L。本品血清蛋白结合率约为 20％。肾功能正常者血中半衰期为 9.6 小时。本品主要自肾小球滤过排出,给药后 96 小时内排出给药量的 70％。

(二)注意事项

见四环素。

(三)用法与用量

口服。成人一天 1.5～2.0 g,分 3～4 次;8 岁以上小儿一天 30～40 mg/kg,分 3～4 次;8 岁以下小儿禁用本品。本品宜空腹口服。

(四)制剂与规格

片剂:0.25 g。遮光,密封,干燥处保存。

三、多西环素

(一)别名

强力霉素,脱氧土霉素。

(二)作用与用途

抗菌谱及应用与四环素相同。多西环素口服吸收良好,在胸导管淋巴液、腹水、肠组织、眼和前列腺组织中的浓度均较高,为血浓度的 60％～75％,胆汁中的浓度可达血药浓度的 10～20 倍。单剂量口服 200 mg,2 小时后达峰值,血药峰浓度约为 3 μg/mL,血清蛋白结合率为 80％～95％,主要在肝脏内代谢灭活,通过肾小球滤过随尿液排泄,血中半衰期为 16～18 小时。适应证见四环素,也可应用于敏感菌所致的呼吸道、胆管、尿路和皮肤软组织感染。由于多西环素无明显肾脏毒性,临床用于有应用四环素适应证而合并肾功能不全的感染患者。此外,还可短期服用作为旅行者腹泻的预防用药。

(三)注意事项

口服多西环素可引起恶心、呕吐、上腹不适、腹胀、腹泻等胃肠道症状。其他见四环素。

(四)用法与用量

宜空腹口服。

1.成人

一般感染,首次 0.2 g,以后每次 0.1 g,每天 1～2 次;疗程为 3～7 天。

2.儿童

一般感染,8 岁以上儿童首剂按体重 4 mg/kg;以后,每次 2～4 mg/kg,每天 1～2 次;疗程为 3～7 天。

(五)制剂与规格

片剂:0.1 g。遮光,密封保存。

四、米诺环素

(一)别名

美满霉素。

(二)作用与用途

米诺环素抗菌谱与四环素相似。具有高效与长效性,米诺环素口服吸收迅速,药物在胆及尿中浓度比血药浓度高 10～30 倍,本品血清蛋白结合率为 76％～83％,血中半衰期约为 16 小时。临床用于治疗支原体肺炎、淋巴肉芽肿、下疳、鼠疫、霍乱;当患者不耐青霉素时,米诺环素可用于治疗淋病奈瑟菌、梅毒和雅司螺旋体、李斯特菌、梭状芽孢杆菌、炭疽杆菌、放线菌、梭杆菌所致感染;阿米巴病的辅助治疗等。

(三)注意事项

大剂量用药可引起前庭功能失调,但停药后可恢复。用药后应避免立即日晒,以免引起光感性皮炎。其他见四环素。

(四)用法与用量

口服。

1.成人

一般首次剂量 200 mg,以后每 12 小时 100 mg;或在首次用量后,每 6 小时服用50 mg。

2.儿童

8 岁以上儿童首剂按体重 4 mg/kg,以后每次 2 mg/kg,每天 2 次。通常治疗的时间至少持续到发热症状消失 24～48 小时后为止。

(五)制剂与规格

胶囊:50 mg、100 mg。遮光,密闭,干燥处保存。

五、替加环素

(一)别名

老虎素,Tygacil。

(二)作用与用途

本品是静脉给药的甘氨酰环素类抗生素。其结构与四环素类药物相似。都是通过与细菌 30S 核糖体结合,阻止转移 RNA 的进入,使得氨基酸无法结合成肽链,最终起到阻断细菌蛋白质合成,限制细菌生长的作用。但替加环素与核糖体的结合能力是其他四环素类药物的 5 倍。替加环素的抗菌谱包括革兰阳性菌、革兰阴性菌和厌氧菌。体外实验和临床试验显示,替加环素对部分需氧革兰阴性菌(如弗氏枸橼酸杆菌、阴沟肠杆菌、大肠埃希菌、产酸克雷伯菌和肺炎克雷伯菌、鲍曼不动杆菌、嗜水气单胞菌、克氏枸橼酸杆菌、产气肠杆菌、黏质沙雷菌和嗜麦芽寡养单胞菌等)敏感。铜绿假单胞菌对替加环素耐药。替加环素静脉给药的峰浓度为 0.63～1.45 μg/mL,蛋白结合率为 71％～89％。本品给药后有 22％以原形经尿排泄,其平均血中半衰期范围为 27 小时(单剂量 100 mg)～42 小时(多剂量)。临床用于成人复杂皮肤及软组织感染和成人复杂的腹内感染,包括复杂阑尾炎、烧伤感染、腹内脓肿、深部软组织感染及溃疡感染。

(三)注意事项

常见不良反应为恶心和呕吐,其发生时间通常在治疗头 1～2 天之内,程度多为轻中度。复杂皮肤和皮肤结构感染患者应用替加环素治疗时,其恶心和呕吐的发生率分别为 35％和 20％,替加环素不会抑制细胞色素 P_{450} 酶系介导的代谢。孕妇若应用替加环素可能会对胎儿造成损害。在牙齿发育过程中(包括妊娠后期、婴儿期和 8 岁以前幼儿期)应用替加环素可使婴幼儿牙齿变色(黄色或灰棕色)。

(四)用法与用量

替加环素的推荐初始剂量为 100 mg,维持剂量为 50 mg,每 12 小时经静脉滴注 1 次;每次滴注时间为 30～60 分钟。替加环素治疗复杂皮肤和皮肤结构感染或者复杂腹内感染的推荐疗程均为 5～14 天。轻中度肝功能损害患者、肾功能损害患者或者血液透析患者均无须调整给药剂量;重度肝功能损害患者的推荐初始剂量仍为 100 mg,维持剂量降低至 25 mg,每 12 小时 1 次。

(五)制剂与规格

替加环素为橙色冻干粉针,规格为 50 mg。

(胡秀珍)

第六节　喹诺酮类抗生素

喹诺酮类抗生素属化学合成抗菌药物。自 1962 年合成第 1 个喹诺酮类药物萘啶酸,20 世纪70 年代合成吡哌酸以来,该类药物发展迅速,尤其是近年来新一代喹诺酮类——氟喹诺酮类的众多品种面世,在感染性疾病的治疗中发挥了重要作用。氟喹诺酮类具有下列共同之处:①抗菌谱广,尤其对需氧革兰阴性杆菌具强大抗菌作用,由于其结构不同于其他抗生素,因此对某些多重耐药菌仍具良好抗菌作用。②药物在组织、体液中浓度高,体内分布广泛。③消除半衰期长,多数品种有口服及注射用两种制剂,因而减少了给药次数,使用方便。由于上述特点,氟喹诺酮类药物在国内外均不断有新品种用于临床。

在国内已广为应用者有诺氟沙星、氧氟沙星、环丙沙星等,近期一些氟喹诺酮类新品种相继问世,如左氧氟沙星、加替沙星、莫西沙星等,上述新品种与沿用品种相比,明显增强了对社区获得性呼吸道感染主要病菌肺炎链球菌、溶血性链球菌等需氧革兰阳性菌的抗菌作用,对肺炎支原体、肺炎衣原体和军团菌的抗微生物活性亦增高,因此这些新品种有指征用于社区获得性肺炎、急性鼻窦炎、急性中耳炎,故又被称为"呼吸喹诺酮类"。然而近5～6 年来,国内临床分离菌对该类药物的耐药性明显增高,尤以大肠埃希菌为著,耐甲氧西林葡萄球菌及铜绿假单胞菌等的耐药率亦呈上升趋势,直接影响了该类药物的疗效。耐药性的增长与近几年来国内大量无指征滥用该类药物密切有关,因此,有指征地合理应用氟喹诺酮类药物是控制细菌耐药性增长、延长该类药物使用寿命的关键。在喹诺酮类药物广泛应用的同时,该类药物临床应用的安全性日益受到人们的关注,除已知该类药物在少数病例中可致严重中枢神经系统反应、光毒性、肝毒性、溶血性尿毒症等外,某些氟喹诺酮类药致 Q-T 间期延长引发严重室性心律失常;对血糖的影响,尤其在与糖尿病治疗药同用时发生的低血糖和高血糖等,虽均属偶发不良事件,但亦需引起高度警惕。在应用该类药物时,进行严密观察及监测,以保障患者的安全。

一、诺氟沙星

(一)作用与用途

本品对枸橼酸杆菌属、阴沟肠杆菌、产气肠杆菌等肠杆菌属、大肠埃希菌、克雷伯菌属、变形菌属、沙门菌属、志贺菌属等,有较强的抗菌活性。对青霉素耐药的淋病奈瑟菌、流感嗜血杆菌和卡他英拉菌亦有良好抗菌作用。静脉滴注 0.4 g,经 0.5 小时后达血药峰浓度,约为 5 μg/mL。血清蛋白结合率为 10%~15%,血中半衰期为(0.245±0.93)小时,26%~32% 以原形和 10% 以代谢物形式自尿中排出,自胆汁和(或)粪便中的排出量占 28%~30%。临床用于敏感菌所致的呼吸道感染、尿路感染、淋病、前列腺炎、肠道感染和伤寒及其他沙门菌感染。

(二)注意事项

不良反应有胃肠道反应,少数患者出现周围神经的刺激症状、变态反应、光敏反应,应避免过度暴露于阳光。本品在婴幼儿及 18 岁以下青少年的安全性尚未确定。但本品用于数种幼龄动物时,可致关节病变。因此不宜用于 18 岁以下的小儿及青少年。孕妇、哺乳期妇女禁用。本品与茶碱类药物、环孢素合用可引起相应药物代谢减少,需调整剂量。

(三)用法与用量

成人静脉滴注,一次 0.2~0.4 g,每天 2 次;口服,一次 0.1~0.2 g,每天 3~4 次;空腹口服吸收较好。

(四)制剂与规格

注射液:100 mL:0.2 g;胶囊:0.1 g。避光,干燥处保存。

二、环丙沙星

(一)作用与用途

抗菌谱与诺氟沙星相似,静脉滴注本品 0.2 g 和 0.4 g 后,其血药峰浓度分别为 2.1 μg/mL 和 4.6 μg/mL。血清蛋白结合率为 20%~40%,静脉给药后 50%~70% 的药物以原形从尿中排出。口服本品 0.2 g 或 0.5 g 后,其血药峰浓度分别为 1.21 μg/mL 和 2.5 μg/mL,达峰时间为 1~2 小时。血清蛋白结合率为 20%~40%。血中半衰期为 4 小时。口服给药后 24 小时以原形经肾脏排出给药量的 40%~50%。临床用于敏感菌引起的泌尿生殖系统感染、呼吸道感染、胃肠道感染、伤寒、骨和关节感染、皮肤软组织感染、败血症等全身感染。

(二)注意事项

含铝或镁的制酸药可减少本品口服的吸收,其他参见氧氟沙星。

(三)用法与用量

成人静脉滴注,每天 0.2 g,每 12 小时 1 次;口服,一次 250 mg,每天 2 次,重症者可加倍量;每天剂量不得超过 1.5 g。

(四)制剂与规格

注射液:100 mL:0.2 g、200 mL:0.4 g。片剂:0.25 g。遮光,密封保存。

三、氧氟沙星

(一)作用与用途

本品作用机制是通过抑制细菌 DNA 旋转酶的活性,阻止细菌 DNA 的合成和复制而导致细菌死亡。本品对多数肠杆菌科细菌,如大肠埃希菌、克雷伯菌属、变形杆菌属、沙门菌属、志贺菌属和流感嗜血杆菌、嗜肺军团菌、淋病奈瑟菌等革兰阴性菌有较强的抗菌活性。对金黄色葡萄球菌、肺炎链球菌、化脓性链球菌等革兰阳性菌和肺炎支原体、肺炎衣原体也有抗菌作用。口服 100 mg 和 200 mg,血药达峰时间为 0.7 小时,血药峰浓度分别为 1.33 μg/mL 和 2.64 μg/mL。血中半衰期为 4.7~7.0 小时。尿中 48 小时可回收药物 70%~87%。临床用于敏感菌引起的泌尿生殖系统感染、呼吸道感染、胃肠道感染、伤寒、骨和关节感染、皮肤软组织感染、败血症等全身感染。

（二）注意事项

不良反应有胃肠道反应，中枢神经系统反应（头昏、头痛、嗜睡或失眠），变态反应，光敏反应较少见但应避免过度暴露于阳光下。本品在婴幼儿及 18 岁以下青少年的安全性尚未确定。但本品用于数种幼龄动物时，可致关节病变。因此不宜用于 18 岁以下的小儿及青少年。孕妇、哺乳期妇女禁用。本品与茶碱类药物、环孢素合用可引起相应药物代谢减少，需调整剂量。

（三）用法与用量

成人静脉缓慢滴注，一次 0.2～0.3 g，每天 2 次；口服，一次 0.2～0.3 g，每天 2 次。

（四）制剂与规格

注射液：100 mL∶0.2 g。片剂：0.1 g，0.2 g。遮光，密封保存。

四、依诺沙星

（一）作用与用途

本品对葡萄球菌、链球菌、志贺杆菌、克雷伯杆菌、大肠埃希菌、沙雷杆菌、变形杆菌、铜绿假单胞菌及其他假单胞菌、流感杆菌、不动杆菌、淋病奈瑟菌、螺旋杆菌等有良好的抗菌作用。静脉给药 0.2 g 和 0.4 g，血药达峰时间约为 1 小时，血药峰浓度为约 2 mg/L 和 3～5 mg/L。血中半衰期为 3～6 小时，血清蛋白结合率为 18％～57％。本品主要自肾排泄，48 小时内给药量的52％～60％以原形自尿中排出，胆汁排泄为 18％。临床用于由敏感菌引起的泌尿生殖系统感染、呼吸道感染、胃肠道感染、伤寒、骨和关节感染、皮肤软组织感染、败血症等全身感染。

（二）注意事项

参见诺氟沙星。

（三）用法与用量

静脉滴注。成人一次 0.2 g，每天 2 次；重症患者最大剂量每天不超过 0.6 g；疗程 7～10 天；滴注时注意避光。

（四）制剂与规格

注射液：100 mL∶0.2 g。遮光，密闭保存。

五、洛美沙星

（一）作用与用途

本品对肠杆菌科细菌如大肠埃希菌、志贺菌属、克雷伯菌属、变形杆菌属、肠杆菌属等具有高度的抗菌活性；流感嗜血杆菌、淋病奈瑟菌等对本品亦呈现高度敏感；对不动杆菌、铜绿假单胞菌等假单胞菌属、葡萄球菌属和肺炎链球菌、溶血性链球菌等亦有一定的抗菌作用。本品静脉滴注后血药峰浓度为（9±2.72）mg/L。血中半衰期为 7～8 小时。本品主要通过肾脏排泄，给药后48 小时可自尿中以药物原形排出给药量的 60％～80％，胆汁排泄约 10％。空腹口服本品200 mg 后，（0.55±0.58）小时达血药浓度峰值，峰浓度为（2.29±0.58）mg/L。血中半衰期为 6～7 小时，主要通过肾脏以原形随尿排泄，在 48 小时内70％～80％随尿排出。临床用于敏感细菌引起的呼吸道感染，泌尿生殖系统感染，腹腔胆管、肠道、伤寒等感染，皮肤软组织感染等。

(二)注意事项

参见氧氟沙星。

(三)用法与用量

成人静脉滴注,一次 0.2 g,每天 2 次;尿路感染,一次 0.1 g,每天 2 次;疗程 7～14 天。口服,每天0.3 g,每天2次;重者可增至每天 0.8 g,分 2 次服。单纯性尿路感染,一次 0.4 g,每天 1 次。

(四)制剂与规格

注射剂:0.2 g;250 mL：0.2 g。片剂:0.2 g。遮光,密封,凉暗处保存。

六、甲磺酸培氟沙星

(一)作用与用途

本品对肠杆菌属细菌如大肠埃希菌、克雷伯菌属、变形杆菌属、志贺菌属、伤寒沙门菌属等及流感杆菌、奈瑟菌属等具有强大抗菌活性,对金黄色葡萄球菌和铜绿假单胞菌亦具有一定抗菌作用。静脉滴注0.4 g后,血药浓度峰值为 5.8 mg/L,与血清蛋白结合率为 20%～30%,血中半衰期较长,为 10～13 小时,本品及其代谢物主要经肾脏排泄,约占给药剂量的 58.9%。临床用于敏感菌所致的各种感染:尿路感染,呼吸道感染,耳鼻喉部感染,妇科、生殖系统感染,腹部和肝胆系统感染,骨和关节感染,皮肤感染,败血症和心内膜炎,脑膜炎。

(二)注意事项

不良反应主要有胃肠道反应、光敏反应、神经系统反应、皮疹等。偶见注射局部刺激症状。孕妇及哺乳期妇女及 18 岁以下患者禁用。避免同时服用茶碱、含镁或氢氧化铝抗酸剂。稀释液不能用氯化钠溶液或其他含氯离子的溶液。

(三)用法与用量

成人静脉滴注,常用量,一次 0.4 g,每 12 小时 1 次;口服,每天 0.4～0.8 g,分 2 次服。

(四)制剂与规格

注射液:5 mL：0.4 g;胶囊:0.2 g。遮光,密封,阴凉处保存。

七、司帕沙星

(一)作用与用途

本品对金黄色葡萄球菌、表皮葡萄球菌、链球菌、粪肠球菌等有明显抗菌作用;对大肠埃希菌、克雷伯菌属、志贺菌属、变形杆菌属、肠杆菌属、假单胞菌属、不动杆菌属等亦有很好的抗菌作用。本品还对支原体、衣原体、军团菌、厌氧菌包括脆弱类杆菌也有很好的抗菌作用。单次口服本品 100 mg 或 200 mg 时,达峰时间为 4 小时,血药峰浓度为 0.34 μg/mL 或 0.58 μg/mL。生物利用度为 90%,胆囊的浓度约为血浆药物浓度的 7 倍,血清蛋白结合率为 50%。本品血中半衰期 16 小时左右。肾脏清除率为 1.51%。健康人单次口服本品 200 mg,72 小时后给药量的12%以原形、29%以复合物形式随尿排出体外。胆汁排泄率高,给药量的 51%左右以原形随粪便排出体外。临床用于敏感菌所致的呼吸道感染、肠道感染、胆管感染、泌尿生殖系统感染、皮肤软组织感染等。

(二)注意事项

不良反应的发生率极低,主要有胃肠道反应、变态反应、神经系统反应、Q-T 间期延长等。对喹诺酮类药物过敏者、孕妇、哺乳期妇女及 18 岁以下者禁用。光过敏患者禁用或慎用。其他见喹诺酮类药物。

(三)用法与用量

成人口服给药,每次 100～300 mg,最多不超过 400 mg,每天 1 次;疗程为 4～7 天。

(四)制剂与规格

片剂:100 mg。避光,密闭,室温保存。

八、左氧氟沙星

(一)作用与用途

本品为氧氟沙星的左旋体,其体外抗菌活性约为氧氟沙星的 2 倍。本品对多数肠杆菌科细菌,如大肠埃希菌、克雷伯菌属、变形杆菌属、沙门菌属、志贺菌属和流感嗜血杆菌、嗜肺军团菌、淋病奈瑟菌等革兰阴性菌有较强的抗菌活性。对金黄色葡萄球菌、肺炎链球菌、化脓性链球菌等革兰阳性菌和肺炎支原体、肺炎衣原体也有抗菌作用。单次静脉注射 0.3 g 后,血药峰浓度约为 6.3 mg/L,血中半衰期约为 6 小时。血清蛋白结合率为 30%～40%。本品主要以原形药自肾排泄。口服 48 小时内尿中排出量为给药量的 80%～90%。临床用于敏感菌引起的泌尿生殖系统感染、呼吸道感染、胃肠道感染、伤寒、骨和关节感染、皮肤软组织感染、败血症等全身感染。

(二)注意事项

不良反应有胃肠道反应和变态反应,中枢神经系统反应可有头昏、头痛、嗜睡或失眠,光敏反应较少见,但应避免过度暴露于阳光下。本品在婴幼儿及 18 岁以下青少年的安全性尚未确定。但本品用于数种幼龄动物时,可致关节病变。因此不宜用于 18 岁以下的小儿及青少年。孕妇、哺乳期妇女禁用。本品与茶碱类药物、环孢素合用可引起相应药物代谢减少,需调整剂量。

(三)用法与用量

成人静脉滴注,每天 0.4 g,分 2 次滴注;重度感染患者每天剂量可增至 0.6 g,分 2 次。口服,每次100 mg,每天 2 次;严重感染最多每次 200 mg,每天 3 次。

(四)制剂与规格

注射剂:0.1 g、0.2 g、0.3 g。片剂:0.1 g。遮光,密闭,阴凉处保存。

九、莫西沙星

(一)作用与用途

莫西沙星对耐青霉素和红霉素肺炎链球菌、嗜血流感杆菌、卡他莫拉汉菌、肺炎支原体、肺炎衣原体及军团菌等有良好抗菌作用,一次用药后 1～3 小时药物的血清浓度达到高峰,服药200～400 mg 后血药峰浓度范围在 1.2～5.0 mg/L。单剂量 400 mg 静脉滴注 1 小时后,在滴注结束时血药浓度达峰值,约为4.1 mg/L,与口服相比平均约增加 26%。血中半衰期为 11.4～15.6 小时,口服绝对生物利用度达到82%～89%,静脉滴注略高。口服或静脉给药后约有 45% 的药物以原形自尿(约 20%)和粪便(约 25%)中排出。临床用于敏感菌所致的呼吸道感染,包括慢性支气管炎急性发作,轻、中度社区获得性肺炎和急性细菌性鼻窦炎。

(二)注意事项

禁用于儿童、处于发育阶段的青少年和孕妇。不良反应主要有胃肠道反应、变态反应、神经系统反应、Q-T 间期延长等。

(三)用法与用量

成人口服每天 1 次 400 mg,连用 5～10 天;静脉滴注,一次 400 mg,每天 1 次。

(四)制剂与规格

片剂:0.4 g。避光,密封,干燥条件下贮存。注射液:250 mL∶400 mg 莫西沙星,2.25 g 氯化钠。避光,密封保存,不要冷藏或冷冻。

十、加替沙星

(一)作用与用途

加替沙星为新一代喹诺酮类抗生素。甲氧西林敏感金黄色葡萄球菌、青霉素敏感的肺炎链球菌、对大肠埃希菌、流感和副流感嗜血杆菌、肺炎克雷伯杆菌、卡他莫拉菌、淋病奈瑟菌、奇异变形杆菌及肺炎衣原体、嗜肺性军团杆菌、肺炎支原体对其敏感。本品静脉滴注约 1 小时达血药峰浓度。400 mg 每天 1 次静脉注射的平均稳态血药浓度峰值和谷值分别约为 4.6 mg/L 和 0.4 mg/L。加替沙星片口服与本品静脉注射生物等效,口服的绝对生物利用度约为 96%。加替沙星血清蛋白结合率约为 20%,与浓度无关。加替沙星广泛分布于组织和体液中,唾液中药物浓度与血浆浓度相近,而在胆汁、肺泡巨噬细胞、肺实质、肺表皮细胞层、支气管黏膜、窦黏膜、阴道、宫颈、前列腺液和精液等靶组织的药物浓度高于血浆浓度。加替沙星无酶诱导作用,在体内代谢极低,主要以原形经肾脏排出。本品静脉注射后 48 小时,药物原形在尿中的回收率达 70%以上,加替沙星平均血中半衰期为 7～14 小时。本品口服或静脉注射后,粪便中的原药回收率约为 5%,提示加替沙星也可经胆管和肠道排出。临床用于治疗敏感菌株引起的中度以上的下列感染性疾病:慢性支气管炎急性发作、急性鼻窦炎、社区获得性肺炎、单纯性或复杂性泌尿道感染(膀胱炎)、肾盂肾炎、单纯性尿道和宫颈淋病等。

(二)注意事项

可见症状性高血糖和低血糖的报道,严禁将其他制剂加入含本品的瓶中静脉滴注,也不可将其他静脉制剂与本品经同一静脉输液通道使用。如果同一静脉输液通道用于输注不同的药物,在使用本品前后必须用与本品和其他药物相容的溶液冲洗通道。本品在配制供静脉滴注用 2 mg/mL 的静脉滴注液时,为保证滴注液与血浆渗透压等张,不宜采用普通注射用水。本品静脉滴注时间不少于 60 分钟,严禁快速静脉滴注或肌内、鞘内、腹腔内、皮下用药。其他见莫西沙星。

(三)用法与用量

成人口服 400 mg,每天 1 次;静脉滴注 200 mg,每天 2 次。

(四)制剂与规格

片剂:100 mg、200 mg、400 mg。密封,30 ℃以下干燥处保存。注射剂:5 mL∶100 mg、10 mL∶100 mg、100 mL∶200 mg、200 mL∶400 mg。遮光,密闭,阴凉处保存。

十一、氟罗沙星

(一)作用与用途

本品对大肠埃希菌、肺炎克雷伯杆菌、变形杆菌属、伤寒沙门菌、副伤寒杆菌、志贺菌属、阴沟肠杆菌、铜绿假单胞菌、脑膜炎奈瑟菌、流感嗜血杆菌、摩拉卡他菌、嗜肺军团菌、淋奈瑟菌等均有较强的抗菌作用。对葡萄球菌属、溶血性链球菌等革兰阳性菌亦具有中等抗菌作用。静脉缓慢滴注 100 mg 或 400 mg 后,血清峰浓度分别为 2.9 mg/L 或 5.75 mg/L。血中半衰期为(12±3)小时,血清蛋白结合率低,约为 23%。给药量的 60%～70% 以原形或代谢产物经肾脏排泄。口服 200 mg,最高血药峰浓度为 2.9 μg/mL;血中半衰期为 10～12 小时,血清蛋白结合率为 32%。本品主要从尿中排泄,口服 72 小时后,在尿中回收率为 83%,其中 90% 为原药形式。临床用于对本品敏感细菌引起的膀胱炎、肾盂肾炎、前列腺炎、附睾炎、淋病奈瑟菌性尿道炎等泌尿生殖系统感染;伤寒沙门菌感染、细菌性痢疾等消化系统感染;皮肤软组织感染、骨感染、腹腔感染及盆腔感染等。

(二)注意事项

孕妇、哺乳期妇女及 18 岁以下患者禁用。本品不良反应为胃肠道反应、中枢神经系统反应等。本品避免同时服用茶碱、含镁或氢氧化铝抗酸剂。稀释液不能用氯化钠溶液或其他含氯离子的溶液。

(三)用法与用量

成人避光缓慢静脉滴注,一次 0.2～0.4 g,每天 1 次;口服,一次 0.2～0.3 g,每天 1 次。

(四)制剂与规格

注射液:100 mL(氟罗沙星 0.2 g,葡萄糖 5 g)。遮光,密闭,阴凉处保存。

十二、妥舒沙星

(一)作用与用途

本品对革兰阳性菌、革兰阴性菌、大多数厌氧菌均有良好的抗菌作用。口服本品 150 mg、300 mg 的达峰时间为 1.0～2.5 小时,峰浓度分别为 0.37 μg/mL 和 0.81 μg/mL,本品在血浆中主要以原形存在,主要随尿排泄。临床用于敏感菌引起的呼吸道、肠道、泌尿系统及外科、妇产科、耳鼻喉科、皮肤科、眼科、口腔科感染。

(二)注意事项

见司帕沙星片。

(三)用法与用量

成人口服给药。每天 300 mg,分 2 次服;或每天 450 mg,分 3 次服;少数患者可达每天 600 mg,分 3 次服。

(四)制剂与规格

片剂:150 mg。密封,干燥,避光凉暗处保存。

十三、芦氟沙星

(一)作用与用途

本品对革兰阴性菌具良好抗菌作用,包括大肠埃希菌、伤寒沙门菌、志贺菌属、流感嗜血杆菌、淋病奈瑟菌等均具有较强的抗菌活性。对葡萄球菌属、溶血性链球菌等革兰阳性球菌也有一定的抗菌作用。对铜绿假单胞菌无效。单剂量口服 0.2 g 后,血药峰浓度约为 2.3 mg/L,达峰时间约为 3 小时。血中半衰期长,约为 35 小时。本品主要以原形自肾脏排泄,约为 50%,胆汁排泄占 1%。临床用于敏感菌引起的下呼吸道和泌尿生殖系统感染。

(二)注意事项

见司帕沙星片。

（三）用法与用量

口服。一次 0.2 g，每天 1 次，首剂量加倍为 0.4 g；疗程 5～10 天，对前列腺炎的疗程可达 4 周。

（四）制剂与规格

胶囊：0.2 g。遮光，密封，干燥处保存。

（胡秀珍）

第七节　硝基呋喃类抗生素

一、呋喃唑酮

（一）别名

痢特灵。

（二）作用与用途

本品为硝基呋喃类抗菌药。对革兰阳性及阴性菌均有一定抗菌作用。本品口服仅吸收 5％，成人顿服 1 g，峰药浓度为 1.7～3.3 mg/L，但在肠道内保持较高的药物浓度。部分吸收药物随尿排出。临床主要用于敏感菌所致的细菌性痢疾、肠炎、霍乱，也可以用于伤寒、副伤寒、贾第鞭毛虫病、滴虫病等。可与制酸剂等药物合用治疗幽门螺杆菌所致的胃窦炎。

（三）注意事项

不良反应主要有恶心、呕吐、腹泻、头痛、头晕、药物热、皮疹、哮喘、直立性低血压、低血糖、肺浸润等。口服本品期间饮酒，则可引起双硫仑样反应，对葡萄糖-6-磷酸脱氢酶（G-6-PD）缺乏者可致溶血性贫血。一天剂量超过 0.4 g 或总量超过 3 g 时，可引起精神障碍及多发性神经炎。

（四）用法与用量

口服。成人常用剂量为一次 0.1 g，一天 3～4 次；儿童按体重一天 5～10 mg/kg，分 4 次服用；治疗肠道感染疗程为 5～7 天。

（五）制剂与规格

片剂：100 mg。避光，密封保存。

二、呋喃妥因

（一）别名

呋喃咀啶。

（二）作用与用途

本品具有广谱抗菌性质，对葡萄球菌、肠球菌、大肠埃希菌、奈瑟菌（淋病奈瑟菌等）、枯草杆菌、痢疾杆菌、伤寒沙门菌等有良好的抗菌作用。本品空腹口服时吸收率为 87％，在进食服时为 94％。血清蛋白结合率为 60％，部分在体内被各组织灭活，半衰期为 0.3～1.0 小时。主要经肾小球滤过，30％～40％迅速以原形自尿排出。临床用于预防尿路感染，或用于敏感大肠埃希菌、肺炎克雷伯杆菌、产气杆菌、变形杆菌所致的尿路感染。

（三）注意事项

不良反应较常见胸痛、寒战、咳嗽、发热、呼吸困难（肺炎）等。较少见眩晕、嗜睡、头痛（神经毒性）、面或口腔麻木、麻刺或烧灼感、皮肤苍白（溶血性贫血）、异常疲倦等。

（四）用法与用量

口服。

（1）成人治疗尿路感染，每次 50～100 mg，一天 4 次；预防尿路感染，每天 50～100 mg，临睡前服用。

（2）儿童 1 个月以上小儿，按体重每次 1.25～1.75 mg/kg 给药，每 6 小时 1 次；预防用药时按体重 1～2 mg/kg 给药，每晚睡前 1 次。

（五）制剂与规格

片剂：50 mg。密封保存。

（胡秀珍）

第八节　硝咪唑类抗生素

一、甲硝唑

（一）别名

灭滴灵。

（二）作用与用途

本品为硝基咪唑衍生物，可抑制阿米巴原虫，杀灭滴虫，对厌氧微生物有杀灭作用，静脉给药后 20 分钟达峰值，有效浓度能维持 12 小时。血清蛋白结合率低于 5%，口服 0.25 g、0.4 g、0.5 g、2 g 后的血药浓度分别为 6 mg/L、9 mg/L、12 mg/L、40 mg/L。本品经肾脏排出 60%～80%，约 20% 的原形从尿中排出。临床主要用于厌氧菌感染的治疗，也用于治疗阴道滴虫病、肠道和肠外阿米巴病。

（三）注意事项

15%～30% 病例出现不良反应，以消化道反应最为常见，其次为神经系统反应。偶有荨麻疹、瘙痒、膀胱炎、排尿困难、口中金属味及白细胞减少等，停药后自行恢复。本品可抑制乙醇代谢。孕妇及哺乳期妇女禁用。

（四）用法与用量

1.成人

静脉滴注治疗厌氧菌感染，首次按体重 15 mg/kg（70 kg 成人为 1 g），维持量按体重 7.5 mg/kg，每 6～8 小时静脉滴注 1 次；口服治疗肠道阿米巴病，一次 0.4～0.6 g，一天 3 次，疗程 7 天；肠道外阿米巴病，一次 0.6～0.8 g，一天 3 次，疗程 20 天；滴虫病，一次 0.2 g，一天 4 次，疗程 7 天；厌氧菌感染，每天 0.6～1.2 g，分 3 次服，7～10 天为 1 个疗程。

2.小儿

厌氧菌感染，静脉滴注剂量同成人，口服每天按体重 20～50 mg/kg；阿米巴病，每天按体重

35～50 mg/kg;滴虫病,每天按体重 15～25 mg/kg,分 3 次口服,10 天为 1 个疗程。

(五)制剂与规格

注射液:250 mL(甲硝唑 0.5 g,葡萄糖 12.5 g);片剂:0.2 g。遮光,密闭保存。

二、替硝唑

(一)别名

希普宁,快服净。

(二)作用与用途

本品对原虫及厌氧菌有较高活性。对脆弱拟杆菌等拟杆菌属、梭杆菌属、梭菌属、消化球菌、消化链球菌等具抗菌活性,对阴道滴虫的最低抑虫浓度(MIC)与甲硝唑相仿。本品静脉滴注 0.8 g 及 1.6 g 后血药峰浓度分别为 14～21 mg/L 及 32 mg/L。本品单剂量口服 2 g 后达峰时间为 2 小时,峰浓度为 51 mg/L。在肝脏代谢,静脉给药后 20%～25% 以原形从尿中排出,单剂量口服 0.25 g 后约 16% 以原形从尿中排出。血清蛋白结合率为 12%。血中半衰期为 11.6～13.3 小时,平均为 12.6 小时。临床用于各种厌氧菌感染及术后伤口感染和结肠直肠手术、妇产科手术、口腔手术等的术前预防用药,以及肠道及肠道外阿米巴病、阴道滴虫病等的治疗;也可作为甲硝唑的替代药用于幽门螺杆菌所致的胃窦炎及消化性溃疡的治疗。

(三)注意事项

见甲硝唑。

(四)用法与用量

1.成人

厌氧菌感染静脉缓慢滴注一次 0.8 g,一天 1 次;口服一次 1 g,一天 1 次,首剂量加倍,一般疗程5～6 天。手术后厌氧菌感染预防:总量 1.6 g,分 1 次或 2 次滴注,第 1 次于手术前 2～4 小时,第 2 次于手术期间或术后 12～24 小时内滴注;口服,于手术前 12 小时 1 次顿服 2 g。

2.原虫感染

阴道滴虫病,单剂量 2 g 顿服,小儿按体重 50 mg/kg 顿服,间隔 3～5 天可重复 1 次。

3.肠阿米巴病

一次 0.5 g,一天 2 次,疗程 5～10 天;或一次 2 g,一天 1 次,疗程 2～3 天;小儿按体重一天 50 mg/kg 顿服,疗程 3 天。

4.肠外阿米巴病

一次 2 g,一天 1 次,疗程 3～5 天。

(五)制剂与规格

注射液:200 mL(替硝唑 0.4 g,葡萄糖 10 g);片剂:0.5 g。避光,密封,阴凉处保存。

三、奥硝唑

(一)别名

圣诺安,潇然。

(二)作用与用途

临床用于敏感厌氧菌(脆弱拟杆菌,其他拟杆菌,消化球菌,梭状芽孢杆菌,梭形杆菌)所致的感染,如呼吸道感染;术前预防厌氧菌感染;妇科感染;非特异性阴道炎、滴虫性阴道炎;严重阿米巴痢疾等。

（三）注意事项

见甲硝唑。

（四）用法与用量

静脉滴注。

1.厌氧菌感染治疗

成人起始剂量0.5～1.0 g，随后剂量为每12小时0.5 g；或每天1次，每次1 g，疗程为5～10天。儿童剂量按体重10 mg/kg，12小时给药1次；新生儿和婴儿(1～42周)，20 mg/kg，每天1次，滴注时间要在20分钟以上。

2.严重阿米巴感染治疗

成人首剂量0.5～1.0 g，随后剂量0.5 g，每12小时1次，疗程3～6天；儿童按20～30 mg/kg给药，每天1次，疗程3～6天。

（五）制剂与规格

注射液：100 mL(奥硝唑500 mg，氯化钠900 mg)；片剂：0.25 g。避光，密封阴凉处保存。

（胡秀珍）

第九节　糖肽类抗生素

一、万古霉素

（一）作用与用途

万古霉素对难辨羧状芽孢杆菌、金黄色葡萄球菌、表皮葡萄球菌、化脓性链球菌、肺炎链球菌等有极强的抗菌作用；对厌氧链球菌、炭疽杆菌、放线菌、白喉杆菌、淋病奈瑟菌亦有较强抗菌作用。静脉滴注1 g，60分钟后血中浓度即达到60 mg/mL，血清蛋白结合率约为55%。血中半衰期在成人为4～11小时，给药量的80%～90%在24小时内由肾小球滤过，经尿以原形排泄。临床用于葡萄球菌(包括甲氧西林耐药菌株和多重耐药菌株)所致心内膜炎、骨髓炎、肺炎、败血症或软组织感染等。为采用青霉素类或头孢菌素类治疗无效的严重葡萄球菌感染及对青霉素过敏者的肠球菌心内膜炎、棒状杆菌属(类白喉杆菌属)心内膜炎治疗的首选药。

（二）注意事项

不良反应主要有耳、肾毒性，"红颈综合征"，消化系统反应，变态反应，少数患者有血液系统等反应。万古霉素对组织有强烈刺激性，肌内注射或静脉注射外漏后可引起局部剧痛和组织坏死，静脉给药时输入药液浓度过大或过快可致血栓性静脉炎。本品与有耳、肾毒性的药物合用可增加耳毒性和肾毒性的可能。万古霉素与氯霉素、肝素、氨茶碱、碳酸氢钠、甾体激素、碱性溶液等药物属配伍禁忌。妊娠期患者避免应用本品。哺乳期妇女慎用。

（三）用法与用量

1.口服

用于治疗由难辨梭状杆菌引起的与使用抗生素有关的抗生素相关性腹泻。

(1)成人一天剂量为 0.5~2 g,分 3~4 次服用,一天量不超过 4 g,连服 7~10 天。

(2)儿童一天总剂量 40 mg/kg,分 3~4 次服用,连服 7~10 天,一天量不超过 2 g。每天总剂量不能超过 2 g,所需剂量用 30 mL 饮用水稀释后,由患者饮用。稀释后的药物亦可经鼻给药。

2.静脉滴注

成人用的药物浓度为 5 mg/mL;给药速度不高于 10 mg/min;对需要限制液体的患者,最高不超过10 mg/mL 的浓度。

(1)成人(肾功能正常)一天 2 g,每隔 6 小时给予 0.5 g 或每隔 12 小时给予 1 g。老年人每隔12 小时给予500 mg 或每 24 小时给予 1 g,滴注时间在 60 分钟以上。

(2)儿童一次总量 10 mg/kg,每隔 6 小时滴注 1 次,一次给药时间至少为 60 分钟以上;新生儿及婴儿初始剂量 15 mg/kg,以后 10 mg/kg;出生 1 周内的新生儿,每隔 12 小时给药 1 次,而出生 1 周~1 月者,则每隔 8 小时给予 1 次,一次给药时间至少 60 分钟以上。应密切监测其万古霉素的血清浓度。

(3)肾功能不全者:肾功能有轻度至中度不全的患者,其初次剂量应不少于 15 mg/kg。对严重肾功能不全患者,由于给予 0.25~1 g 单一剂量较为方便,可能数天才给药次。无尿患者,7~10 天给予 1 g。

配药方法:将 1 次量的药物先用 10 mL 注射用水溶解,再用 100 mL 或 100 mL 以上的0.9%氯化钠或 5%葡萄糖注射液稀释,滴注时间在 60 分钟以上。如采取连续滴注给药,则可将一天量药物加到 24 小时内所用的输液中给予。

(四)制剂与规格

注射用粉针:①0.5 g(50 万 U);②1.0 g(100 万 U)。

二、去甲万古霉素

(一)作用与用途

见万古霉素。本品口服不吸收,单剂静脉滴注 400 mg,滴注完毕即达到血药峰浓度25.18 mg/L;24 小时尿中平均总排泄率为 81.1%,单次静脉滴注 800 mg,24 小时为 85.9%。

(二)注意事项

少数患者可出现皮疹、恶心、静脉炎等。本品也可引致耳鸣、听力减退、肾功能损害。个别患者尚可发生一过性外周血常规白细胞降低、血清氨基转移酶升高等。本品不可肌内注射,也不宜静脉推注。妊娠期患者避免应用本品。哺乳期妇女慎用。

(三)用法与用量

静脉缓慢滴注。成人每天 0.8~1.6 g(80 万~160 万 U),分 2~3 次;儿童每天按体重16~24 mg/kg(1.6 万~2.4 万 U/kg),分 2 次。

(四)制剂与规格

注射用盐酸去甲万古霉素:0.4 g(40 万 U)。密闭,凉暗处保存。

三、替考拉宁

(一)作用与用途

见万古霉素。

（二）注意事项

不良反应与万古霉素相似而较轻。

（三）用法与用量

静脉注射或肌内注射。首剂 400 mg，次日开始每天 200 mg；严重感染，每次 400 mg，每天 2 次，3 天后减为每天 200～400 mg。

（四）制剂与规格

注射用替考拉宁粉剂：0.4 g。密闭，10 ℃以下保存。

（胡秀珍）

第十节　抗病毒药

病毒是病原微生物中最小的一种，体积微小，结构简单，其核心是核酸，外壳是蛋白质，不具有细胞结构。大多数病毒缺乏酶系统，不能独立自营生活，必须依靠宿主的酶系统才能使其本身繁殖（复制），具有遗传性和变异性。病毒的种类繁多，约 60％流行性传染病是由病毒感染引起的，常见的有流行性感冒、普通感冒、麻疹、腮腺炎、小儿麻痹症、传染性肝炎和疱疹性角膜炎等。20 世纪 80 年代，医学家发现的人免疫缺陷病毒（HIV）所致艾滋病是危害性极大、死亡率很高的传染病。此外，病毒与肿瘤、某些心脏病、先天性畸形等也有一定关系。

抗病毒药在某种意义上说只是病毒抑制剂，不能直接杀灭病毒和破坏病毒体，否则也会损伤宿主细胞。抗病毒药的作用在于抑制病毒的繁殖，使宿主免疫系统抵御病毒侵袭，修复被破坏的组织，或者缓和病情使之不出现临床症状。目前，抗病毒药物研究的重点主要是针对人免疫缺陷病毒、疱疹病毒、流感病毒、乙肝病毒、丙肝病毒、呼吸道病毒和胃肠道病毒的抑制作用，增强机体抵御病毒感染的免疫调节剂和预防疫苗等。

抗病毒药物的分类主要是按结构、抗病毒谱和作用分类。抗病毒药物按结构可分为核苷类药物、三环胺类、焦磷酸类、蛋白酶抑制剂、反义寡核苷酸及其他类药物。按作用（抗病毒谱）可分为广谱抗病毒药物、抗反转录酶病毒药物、抗巨细胞病毒药物、抗疱疹病毒药物、抗流感及呼吸道病毒药物及抗肝炎病毒药物等。其中，抗人类免疫缺陷病毒药物有核苷类反转录酶抑制剂、非核苷类反转录酶抑制剂、蛋白酶抑制剂、细胞进入抑制剂及免疫调节药；抗肝炎病毒药物包括生物类药物、核苷类药物和免疫调节药几个方面。抗流感病毒药物有 M_2 例子通道蛋白抑制剂及神经氨酸酶抑制剂。另外，有一些中药，如金银花、板蓝根、大青叶、连翘、菊花、薄荷、芙蓉叶、白芍、黄连、黄芩、牛蒡子、丁香叶、大黄和茵陈等对某些病毒有抑制作用，对病毒引起的上呼吸道感染有治疗作用。

一、阿昔洛韦

本品为化学合成的一种抗病毒药，其钠盐供注射用。

其他名称：无环鸟苷、克毒星、Acyciovir 和 ZOVIRAX。

ATC 编码：J05AB01。

(一)性状

本品为白色结晶性粉末,微溶于水(2.5 mg/mL)。其钠盐易溶于水(＜1∶100),5％溶液的pH 为 11,pH 降低时可析出沉淀。在体内转化为三磷酸化合物,干扰单纯疱疹病毒 DNA 聚合酶的作用,抑制病毒 DNA 的复制。对细胞的 α-DNA 聚合酶也有抑制作用,但程度较轻。

(二)药理学

口服吸收率低(约 15％)。按 5 mg/kg 和 10 mg/kg 静脉滴注 1 小时后,平均稳态血浆药物浓度分别为 9.8 μg/mL 和 20.7 μg/mL,经 7 小时后谷浓度分别为 0.7 μg/mL 和 2.3 μg/mL。1 岁以上儿童,用量为 250 mg/m^2 者其血浆药物浓度变化与成人 5 mg/kg 用量者相近,而用量为 500 mg/m^2 者与成人 10 mg/kg 用量者相近。新生儿(3 月龄以下),每 8 小时静脉滴注 10 mg/kg,每次滴注持续 1 小时,其稳态峰浓度为 13.8 μg/mL,而谷浓度则为 2.3 μg/mL。脑脊液中药物浓度可达血浆浓度的 50％。大部分体内药物以原形自尿排泄,尿中尚有占总量 14％的代谢物。部分药物随粪排出。正常人的 $t_{1/2}$ 为 2.5 小时;肌酐清除率每分钟 15～50 mL/1.73 m^2 者 $t_{1/2}$ 为 3.5 小时,无尿者可延长到 19.5 小时。

(三)适应证

本品可用于防治单纯疱疹病毒 HSV$_1$ 和 HSV$_2$ 的皮肤或黏膜感染,还可用于带状疱疹病毒感染。

(四)用法和用量

口服:1 次 200 mg,每 4 小时 1 次或每天 1 g,分次给予。疗程根据病情不同,短则几天,长者可达半年。肾功能不全者酌情减量。

静脉滴注:1 次用量 5 mg/kg,加入输液中,滴注时间为 1 小时,每 8 小时 1 次,连续 7 天。12 岁以下儿童 1 次按 250 mg/m^2 用量给予。急性或慢性肾功能不全者不宜用本品静脉滴注,因为滴速过快时可引起肾衰竭。

国内治疗乙型肝炎的用法为 1 次滴注 7.5 mg/kg,每天 2 次,溶于适量输液,维持滴注时间约 2 小时,连续应用 10～30 天。

治疗生殖器疱疹,1 次 0.2 g,每天 4 次,连用 5～10 天。

(五)不良反应

不良反应有一时性血清肌酐升高、皮疹和荨麻疹,尚有出血,红细胞、白细胞和血小板计数减少,出汗、血尿、低血压、头痛和恶心等。肝功能异常、黄疸和肝炎等。静脉给药者可见静脉炎。阿昔洛韦可引起急性肾衰竭。肾损害患者接受阿昔洛韦治疗时,可造成死亡。

(六)禁忌证

对本品过敏者禁用。

(七)注意

(1)肝、肾功能不全者,脱水者、精神异常者慎用。

(2)对疱疹病毒性脑炎及新生儿疱疹的疗效尚未能肯定。

(3)注射给药,只能缓慢滴注(持续 1～2 小时),不可快速推注,不可用于肌内注射和皮下注射。

(4)应用阿昔洛韦治疗,应摄入充足的水,防止药物沉积于肾小管内。

(八)药物相互作用

(1)与膦甲酸钠联用,能增强本药对 HSV 感染的抑制作用。

（2）与更昔洛韦、膦甲酸和干扰素合用，具有协同或相加作用。

（3）与齐多夫定合用，可引起肾毒性，表现为深度昏迷和疲劳。

（4）并用丙磺舒可使本品的排泄减慢，半衰期延长，体内药物量蓄积。

（5）与肾毒性药物合用可加重肾毒性，特别是肾功能不全者更易发生。

（九）制剂

胶囊剂：每粒 200 mg。注射用阿昔洛韦（冻干制剂）：每瓶 500 mg（标示量，含钠盐 549 mg，折合纯品 500 mg）。滴眼液：0.1％。眼膏：3％。霜膏剂：5％。

（十）贮法

密闭，干燥凉暗处保存。

二、更昔洛韦

其他名称：丙氧鸟苷、丽科伟，赛美维，ClTO VIRAX，CYM EVENE。

ATC 编码：J05AB06。

（一）性状

本品为白色至类白色结晶性粉末，水中溶解度 2.6 mg/mL。其钠盐溶解度＞50 mg/mL，溶液呈强碱性。

（二）药理学

本品进入细胞后由病毒的激酶诱导生成三磷酸化物，竞争性抑制病毒的 DNA 聚合酶而终止病毒 DNA 链增长。

口服生物利用度约为 5％，食后服用可增至 6％～9％。日剂量 3 g（3 次分服），24 小时的 AUC 为（15.4±4.3）（μg·h）/mL；C_{max} 为（1.18±0.36）μg/mL。5 mg/kg 静脉滴注 1 小时，即时 AUC 达 22.1（μg·h）/mL；C_{max} 达 8.27 μg/mL。体内稳态分布容积为（0.74±0.15）L/kg，脑脊液浓度为血浆浓度的 24％～70％。口服标记药物有 86％±3％在粪便中和 5％在尿液中回收。$t_{1/2}$：静脉滴注（3.5±0.9）小时；口服给药（4.8±0.9）小时；肾功能不全者半衰期明显延长。

（三）适应证

本品可用于巨细胞病毒感染的治疗和预防，也可适用于单纯疱疹病毒感染。

（四）用法和用量

诱导治疗：静脉滴注 5 mg/kg（历时至少 1 小时），每 12 小时 1 次，连用 14～21 天（预防用药则为 7～14 天）。

维持治疗：静脉滴注，5 mg/kg，每天 1 次，每周用药 7 天；或 6 mg/kg，每天 1 次，每周用药 5 天。口服，每次 1 g，每天 3 次，与食物同服，可根据病情选用其中之一。

输液配制：将 500 mg 药物（钠盐），加 10 mL 注射用水振摇使其溶解，液体应澄明无色，此溶液在室温时稳定 12 小时，切勿冷藏。进一步可用 0.9％氯化钠、5％葡萄糖、林格或乳酸钠林格等输液稀释至含药量低于 10 mg/mL，供静脉滴注 1 小时。主要不良反应是血象变化，表现为白细胞下降（粒细胞减少）、血小板数减少，用药全程每周测血常规 1 次。其他不良反应尚有发热、腹痛、腹泻、恶心、呕吐、厌食、稀便、瘙痒、出汗、视觉变化和继发感染等。

（五）不良反应

对本药和阿昔洛韦过敏者禁用。严重中性粒细胞或血小板计数减少者禁用。

(六)禁忌证

(1)儿童、妊娠期妇女及哺乳期妇女使用应权衡利弊。

(2)不可肌内注射,不能快速给药或静脉推注。

(3)用药期间定期监测血常规。

(七)药物相互作用

(1)与齐多夫定或去羟肌苷联合应用,本品 AUC 减少而上述两药的 AUC 则增大。

(2)与丙磺舒联用,本品的肾清除量明显减少。

(3)本品不宜与亚胺培南/西司他汀联用。与有可能抑制骨髓的药物联用可增大本品的毒性。

(八)制剂

胶囊剂:每粒 250 mg。注射剂(冻干粉针):每瓶 500 mg。

(九)贮法

避光、密闭,干燥处保存。

三、伐昔洛韦

其他名称:万乃洛韦、明竹欣、VALTREX 和 ZELITREX。

ATC 编码:J05AB11。

(一)性状

本品为白色或类白色粉末,水中溶解度为 174 mg/mL(25 ℃)。

(二)药理学

本品为阿昔洛韦与 L-缬氨酸所成的酯,口服后迅速吸收并在体内几乎完全水解释出阿昔洛韦而起抗单纯疱疹病毒 HSV_1 和 HSV_2 和水痘-带状疱疹病毒(VZV)的作用。口服本品 1 g 在体内的生物利用度以阿昔洛韦计为 54.5%±9.1%。其吸收不受食物影响。健康者口服 1 g,C_{max} 为(5.65±2.37)μg/mL,AUC 为(13.48~25.76)(μg·h)/mL。本品在体内的蛋白结合率为 13.5%~17.9%,在体内不蓄积,其标记化合物经 96 小时在尿液和粪便中分别回收 45.60% 和 47.12% $t_{1/2}$ 为 2.5~3.3 小时。

(三)适应证

本品主要应用于治疗带状疱疹,也用于治疗 HSV_1 和 HSV_2 感染。

(四)用法和用量

口服,成人,每天 0.6 g,分 2 次服,疗程 7~10 天。

(五)不良反应

不良反应与阿昔洛韦类同,但较轻。

(六)禁忌证

对本药和阿昔洛韦过敏者、妊娠期妇女禁用。

(七)注意

(1)儿童慎用,2 岁以下儿童不宜用本品。

(2)脱水、免疫缺陷者慎用。

(3)服药期间宜多饮水,防止阿昔洛韦在肾小管内沉淀。

（八）制剂

片剂：每片 200 mg、300 mg。

（九）贮法

密封，干燥处保存。

四、泛昔洛韦

其他名称：凡乐、罗汀、诺克和 Famvir。

ATC 编码：J05AB09。

（一）性状

本品为白色薄膜衣片，除去薄膜衣片后显白色。

（二）药理学

本品在体内迅速转化为有抗病毒活性的化合物喷昔洛韦，后者对 Ⅰ 型单纯疱疹病毒（HSV$_1$），Ⅱ 型单纯疱疹病毒（HSV$_2$）及水痘带状疱疹病毒（VZV）有抑制作用。在细胞培养研究中，喷昔洛韦对下述病毒的抑制作用强弱次序为 HSV-1、HSV-2 和 VZV。口服在肠壁吸收后迅速去乙酰化和氧化为有活性的喷昔洛韦。生物利用度为 75%～77%。口服本品 0.5 g 后，得到的喷昔洛韦的峰浓度（C_{max}）为 3.3 mg/L，达峰时间为 0.9 小时，AUC 为 8.6（mg·h）/L，血消除半衰期（$t_{1/2}$）为 2.3 小时。喷昔洛韦的血浆蛋白结合率小于 20%。全血/血浆分配比率接近于 1。本品口服后在体内经由醛类氧化酶催化为喷昔洛韦而发生作用，失去活性的代谢物有 6-去氧喷昔洛韦、单乙酰喷昔洛韦和 6-去氧乙酰喷昔洛韦等，每种都少于服用量的 0.5%，血或尿中几乎检测不到泛昔洛韦，主要以喷昔洛韦和 6-去氧喷昔洛韦形式经肾脏排出。

（三）适应证

本品可用于治疗带状疱疹和原发性生殖器疱疹。

（四）用法和用量

口服，成人 1 次 0.25 g，每 8 小时 1 次。治疗带状疱疹的疗程为 7 天，治疗原发性生殖器疱疹的疗程为 5 天。

（五）不良反应

常见不良反应是头痛和恶心，神经系统有头晕、失眠、嗜睡和感觉异常等。消化系统常见腹泻、腹痛、消化不良、厌食、呕吐、便秘和胀气等。全身反应有疲劳、疼痛、发热和寒战等。其他反应有皮疹、皮肤瘙痒、鼻窦炎和咽炎等。

（六）禁忌证

对本品及喷昔洛韦过敏者禁用。

（七）注意

（1）妊娠期妇女、哺乳期妇女一般不推荐使用本品。儿童使用泛昔洛韦的安全性与疗效尚待确定。

（2）肾功能不全患者应注意调整用法与用量。

（3）食物对生物利用度无明显影响。

（八）药物相互作用

（1）本品与丙磺舒或其他由肾小管主动排泄的药物合用时，可能导致血浆中喷昔洛韦浓度升高。

(2)与其他由醛类氧化酶催化代谢的药物可能发生相互作用。

（九）制剂

片剂：每片 125 mg、250 mg、500 mg。

（十）贮法

避光密封，干燥处保存。

五、奥司他韦

其他名称：奥塞米韦、达菲、特敏福和 TAMIFLU。

ATC 编码：J05AH02。

（一）药理学

本品在体内转化为对流感病毒神经氨酸酶具有抑制作用的代谢物，有效地抑制病毒颗粒释放，阻抑甲、乙型流感病毒的传播。

口服后在体内大部分转化为有效活性物，可进入气管、肺泡、鼻黏膜及中耳等部位，并由尿液排泄，少于 20% 的药物由粪便排泄 $t_{1/2}$ 为 6～10 小时。

（二）适应证

本品可用于成人和 1 岁及 1 岁以上儿童的甲型和乙型流感治疗（磷酸奥司他韦能够有效治疗甲型和乙型流感，但是乙型流感的临床应用数据尚不多）。用于成人和 13 岁及 13 岁以上青少年的甲型和乙型流感的预防。

（三）用法和用量

成人推荐量，每次 75 mg，每天 2 次，共 5 天。

肾功能不全者：肌酐清除率＜30 mL/min 者每天 75 mg，共 5 天；肌酐清除率＜10 mL/min 者尚无研究资料，应用应十分慎重。

（四）不良反应

主要不良反应有呕吐、恶心、失眠、头痛和腹痛，尚有腹泻、头晕、疲乏、鼻塞、咽痛和咳嗽。偶见血尿、嗜酸性粒细胞增多、白细胞计数降低、皮炎、皮疹及血管性水肿等。

（五）禁忌证

对本药过敏者禁用。

（六）注意

(1)妊娠期妇女和哺乳期妇女应用的安全尚未肯定，一般不推荐应用。儿童用量未确定。

(2)在使用该药物治疗期间，应对患者的自我伤害和谵妄事件等异常行为进行密切监测。

(3)1 岁以下儿童使用奥司他韦的效益要大于风险。流感大流行期间，1 岁以下儿童使用奥司他韦的推荐剂量为 2～3 mg/kg。

（七）药物相互作用

在使用减毒活流感疫苗两周内不应服用本品，在服用磷酸奥司他韦后 48 小时内不应使用减毒活流感疫苗。

（八）制剂

胶囊剂：每粒 75 mg（以游离碱计）。

六、扎那米韦

其他名称：依乐韦、乐感清和 Relenza。

ATC 编码:J05AH01。

（一）性状

本品为白色或灰白色粉末,20 ℃时水中的溶解度约为 18 mg/mL。

（二）药理学

扎那米韦是一种唾液酸衍生物,能抑制流感病毒的神经氨酸苷酶,影响病毒颗粒的聚集和释放。该药能有效抑制 A 型和 B 型流感病毒的复制。

口腔吸入本品 10 mg 后,1~2 小时内 4%~17% 的药物被全身吸收,药物峰浓度范围 17~142 ng/mL,药时曲线下面积为 111~1 364(ng·h)/mL。本品的血浆蛋白结合率低于 10%。药物以原形在 24 小时内由肾排出,尚未检测到其代谢物。血清半衰期为 2.5~5.1 小时不等。总消除率为 2.5~10.9 L/h。

（三）适应证

本品可用于治疗流感病毒感染及季节性预防社区内 A 和 B 型流感。

（四）用法和用量

成年和 12 岁以上的青少年,每天 2 次,间隔约 12 小时。每天 10 mg,分 2 次吸入,一次5 mg,经口吸入给药。连用 5 天。随后数天 2 次的服药时间应尽可能保持一致,剂量间隔12 小时。季节性预防社区内 A 和 B 型流感:成人 10 mg,每天 1 次,连用 28 天,在流感暴发 5 天内开始治疗。

（五）不良反应

鼻部症状、头痛、头晕、胃肠功能紊乱、咳嗽、感染、皮疹和支气管炎。罕见变态反应,心律不齐、支气管痉挛、呼吸困难、面部水肿、惊厥和昏厥。过敏样反应包括口咽部水肿、严重皮疹和变态反应。如果发生或怀疑发生变态反应,应停用扎那米韦,并采取相应的治疗。

（六）禁忌证

对本药过敏者禁用。

（七）注意

(1)妊娠期妇女和哺乳妇慎用。儿童用量未确定。

(2)慢性呼吸系统疾病患者用药后发生支气管痉挛的风险较高。哮喘/COPD 患者应给予速效性支气管扩张剂。避免用于严重哮喘患者。在使用本药前先吸入支气管扩张剂。如果出现支气管痉挛或呼吸功能减退,应停药。

(3)有报道使用神经氨酸酶抑制剂(包括扎那米韦)的流感患者因发生谵妄和异常行为导致伤害,应密切监测。

（八）药物相互作用

吸入本药前 2 周内及后 48 小时内不要接种减毒活流感疫苗。

（九）制剂

扎那米韦吸入粉雾剂:每个泡囊含扎那米韦(5 mg)和乳糖(20 mg)的混合粉末。

（十）贮法

密闭,室温,干燥处保存。

七、阿巴卡韦

其他名称:硫酸阿波卡韦和 ZIAGEN。

ATC 编码:J05AF06。

(一)性状

常用其硫酸盐,为白色至类白色固体。溶解度约 77 mg/mL(23 ℃)。

(二)药理学

本品为核苷酸类抗反转录酶药物。在细胞内转化为有活性的三磷酸化合物而抑制反转录酶,对抗底物 dGTP,并掺入病毒 DN A,而使病毒的延长终止。

口服吸收迅速,片剂的绝对生物利用度约 83%。口服 300 mg,每天 2 次时,其血浆血药峰浓度为(3.0±0.89)μg/mL。食物对药物吸收影响不大。血浆蛋白结合率约 50%。表观分布容积为 0.86 L/kg。主要分布于血管外部位。主要由醇脱氢酶代谢为无活性的羧基化合物。对 P450 无抑制作用。大部分由尿、少量由粪(16%)排泄。$t_{1/2}$ 为 1.5~2.0 小时。静脉注射后的消除率为每小时 0.8 L/kg。

(三)适应证

本品常与其他药物联合用于艾滋病治疗。

(四)用法和用量

本品可与其他抗反转录酶药物合用。成人:一次 300 mg,每天 2 次。3 月龄至 16 岁儿童:1 次 8 mg/kg,每天 2 次。

(五)不良反应

不良反应可见变态反应,为多器官全身反应,表现为发热、皮肤瘙痒、乏力、恶心、呕吐、腹泻、腹痛或不适、昏睡、肌痛、关节痛、水肿、气短和感觉异常等,尚可检出淋巴结病,黏膜溃疡或皮疹。实验室检查可有氨基转移酶、肌酸磷酸激酶、肌酐升高和淋巴细胞减少。严重者也可伴有肝衰竭、肾衰竭和低血压,甚至死亡。

(六)禁忌证

对本药过敏者禁用。中、重度肝功能损害及终末期肾病患者避免使用。

(七)注意

(1)65 岁以上老年患者慎用。

(2)妊娠期妇女和哺乳期妇女需权衡利弊。

(八)药物相互作用

(1)与乙醇同用可致本品的 AUC 增加 41%、$t_{1/2}$ 延长 26%。

(2)与利巴韦林合用,可致乳酸性酸中毒。

(3)与大多数抗 HIV 药有协同作用。

(九)制剂

片剂:300 mg(以盐基计)。口服液:20 mg/mL。

八、阿糖腺苷

本品为嘌呤核苷,可自链霉菌 Streptomyces antibioticus 的培养液中提取或合成制备。国外产品为本品的混悬液,国内产品为本品的单磷酸酯溶液。

其他名称:Vira-A。

ATC 编码:J05AB03。

（一）性状

本品为白色结晶状粉末，极微溶解于水（0.45 mg/mL，25 ℃）。本品单磷酸酯的溶解度为 100 mg/mL。

（二）药理学

静脉滴注后，在体内迅速去氨成为阿拉伯糖次黄嘌呤，并迅速分布进入一些组织中。按 10 mg/kg 剂量缓慢静脉滴注给药，阿拉伯糖次黄嘌呤的血浆峰值为 3～6 μg/mL，阿糖腺苷则为 0.2～0.4 μg/mL。阿拉伯糖次黄嘌呤可透过脑膜，脑脊液与血浆中的浓度比为 1∶3。每天用量的 41％～53％，主要以阿拉伯糖次黄嘌呤的形式自尿排泄，母体化合物只有 1％～3％。肾功能不全者，阿拉伯糖次黄嘌呤在体内蓄积，其血浆浓度可为正常人的几倍。阿拉伯糖次黄嘌呤的平均 $t_{1/2}$ 为 3.3 小时。

（三）适应证

有抗单纯疱疹病毒 HSV_1 和 HSV_2 作用，用以治疗单纯疱疹病毒性脑炎，也用于治疗免疫抑制患者的带状疱疹和水痘感染。但对巨细胞病毒则无效。本品的单磷酸酯有抑制乙肝病毒复制的作用。

（四）用法和用量

(1)单纯疱疹病毒性脑炎：每天量为 15 mg/kg，按 200 mg 药物、500 mL 输液（预热至 35～40 ℃）的比率配液，作连续静脉滴注，疗程为 10 天。

(2)带状疱疹：10 mg/kg，连用 5 天，用法同上。

（五）不良反应

消化道反应，如恶心、呕吐、厌食和腹泻等较常见。中枢系统反应，如震颤、眩晕、幻觉、共济失调和精神变态等，偶见。尚有氨基转移酶升高、血胆红素升高、血红蛋白含量降低、血细胞比容下降和白细胞计数减少等反应。用量超过规定时，出现的反应较严重。

（六）禁忌证

对本品过敏者、妊娠期妇女及哺乳期妇女禁用。

（七）注意

(1)肝、肾功能不全者慎用。

(2)大量液体伴随本品进入体内，应注意水、电解质平衡。

(3)配得的输液不可冷藏以免析出结晶。

(4)本品不可静脉推注或快速滴注。美国已禁用本药的注射制剂。

（八）药物相互作用

(1)别嘌醇有黄嘌呤氧化酶抑制作用，使阿拉伯糖次黄嘌呤的消除减慢而蓄积，可致较严重的神经系统毒性反应。

(2)与干扰素合用，可加重不良反应。

（九）制剂

注射液（混悬液）：200 mg（1 mL）、1 000 mg（5 mL）。加入输液中滴注用。

注射用单磷酸阿糖腺苷：每瓶 200 mg。

九、利巴韦林

其他名称：三氮唑核苷、病毒唑和 VIRAZOLE。

ATC 编码:J05AB04。

(一)性状

本品为白色结晶性粉末,无臭,无味,溶于水(142 mg/mL),微溶于乙醇、氯仿和乙醚等。

(二)药理学

本品为一种强的单磷酸肌苷(IMP)脱氢酶抑制剂,抑制 IMP,从而阻碍病毒核酸的合成。具广谱抗病毒性能,对多种病毒如呼吸道合胞病毒、流感病毒和单纯疱疹病毒等有抑制作用。对流感(由流感病毒 A 和 B 引起)、腺病毒肺炎、甲型肝炎、疱疹和麻疹等有防治作用,但临床评价不一。国内临床已证实,对流行性出血热有效,对早期患者疗效明显,有降低病死率,减轻肾损害,降低出血倾向,改善全身症状等作用。

(三)适应证

本品可用于呼吸道合胞病毒引起的病毒性肺炎与支气管炎,皮肤疱疹病毒感染。

(四)用法和用量

口服:每天 0.8～1.0 g,分 3～4 次服用。肌内注射或静脉滴注:每天 10～15 mg/kg,分2 次。静脉滴注宜缓慢。

本品可用于早期出血热,每天 1 g,加入输液 500～1 000 mL 中静脉滴注,连续应用 3～5 天。

滴鼻:用于防治流感,用 0.5％溶液(以等渗氯化钠溶液配制),每小时 1 次。

滴眼:治疗疱疹感染,浓度 0.1％,每天数次。

(五)不良反应

最主要的毒性是溶血性贫血,大剂量应用(包括滴鼻在内)可致心脏损害,对有呼吸道疾病者(慢性阻塞性肺病或哮喘者)可致呼吸困难、胸痛等。全身不良反应有疲倦、头痛、虚弱、乏力、胸痛、发热、寒战和流感症状等;神经系统症状有眩晕;消化系统症状有食欲减退,胃部不适、恶心、呕吐、轻度腹泻、便秘和消化不良等;肌肉骨骼系统症状有肌肉痛、关节痛;精神系统症状有失眠、情绪化、易激惹、抑郁、注意力障碍和神经质等;呼吸系统症状有呼吸困难、鼻炎等;皮肤附件系统出现脱发、皮疹和瘙痒等。另外,还观察到味觉异常、听力异常表现。

(六)禁忌证

对本品过敏者、妊娠期妇女禁用,禁用于有自身免疫性肝炎患者。

(七)注意

(1)活动性结核患者、严重或不稳定型心脏病不宜使用。

(2)严重贫血患者和肝、肾功能异常者慎用。

(八)药物相互作用

(1)利巴韦林可抑制齐多夫定转变成活性型的磷酸齐多夫定,同用时有拮抗作用。

(2)与核苷类似物、去羟肌苷合用,可引发致命或非致命的乳酸性酸中毒。

(九)制剂

片剂:每片 50 mg、100 mg。颗粒剂:每袋 50 mg,100 mg。注射液:100 mg(1 mL)、250 mg(2 mL)。

(十)贮法

避光、密闭保存。

十、齐多夫定

本品为 3′-叠氮-3′-去氧胸腺嘧啶,由人工合成制造。

其他名称:叠氮胸苷、Azidothymidine 和 AZT。

ATC 编码:J05AF01。

(一)性状

本品为白色或类白色结晶性粉末,无臭。

(二)药理学

其与病毒的 DNA 聚合酶结合,中止 DNA 链的增长,从而阻抑病毒的复制。对人的 α-DNA 聚合酶的影响小而不抑制人体细胞增殖。

口服吸收迅速。服用胶囊,经过首过代谢,生物利用度为 52%～75%。应用 2.5 mg/kg 静脉滴注1 小时或口服 5 mg/kg 后,血药浓度可达 4～6 μmol/L(1.1～1.6 mg/L);给药后 4 小时,脑脊液浓度可达血浆浓度的 50%～60%。V_d＝1.6 L/kg,蛋白结合率 34%～38%。本品主要在肝脏内葡萄糖醛酸化为非活性物 GAZT。口服 $t_{1/2}$ 为 1 小时,静脉滴注 $t_{1/2}$ 为 1.1 小时。约有 14% 药物通过肾小球滤过和肾小管主动渗透排泄入尿;代谢物有 74% 也由尿排出。

(三)适应证

本品可用于治疗获得性免疫缺陷综合征(AIDS)。患者有并发症(卡氏肺孢子虫病或其他感染)时尚需应用对症的其他药物联合治疗。

(四)用法和用量

成人常用量:1 次 200 mg,每 4 小时 1 次,按时间给药。有贫血的患者:可按 1 次 100 mg 给药。

(五)不良反应

有骨髓抑制作用,可引起意外感染、疾病痊愈延缓和牙龈出血等。可改变味觉,引起唇、舌肿胀和口腔溃疡。遇有发生喉痛、发热、寒战、皮肤灰白色、不正常出血、异常疲倦和衰弱等情况。肝功能不全者易引起毒性反应。

(六)禁忌证

对本品过敏者、中性粒细胞计数小于 0.75×10^9/L 或血红蛋白含量小于 7.5 g/dL 者禁用。

(七)注意

(1)骨髓抑制患者、有肝病危险因素者、肌病及肌炎患者长期使用本药时应慎用。

(2)在用药期间要进行定期血液检查。嘱咐患者在使用牙刷、牙签时要防止出血。叶酸和维生素 B_{12} 缺乏者更易引起血象变化。

(3)进食高脂食物,可降低本药的口服生物利用度。

(八)药物相互作用

(1)对乙酰氨基酚、阿司匹林、苯二氮䓬类、西咪替丁、保泰松、吗啡和磺胺药等都抑制本品的葡萄糖醛酸化,而降低消除率,应避免联用。

(2)与阿昔洛韦联用可引起神经系统毒性,如昏睡、疲劳等。

(3)丙磺舒抑制本品的葡萄糖醛酸化,并减少肾排泄,可引起中毒危险。

(九)制剂

胶囊剂:每粒 100 mg。

十一、拉米夫定

其他名称:贺普丁、雷米夫定、EPIVIR 和 HEPTOVIR。

ATC 编码:J05AF05。

(一)性状

本品为白色或类白色结晶,20 ℃时水中溶解度约 7%。

(二)药理学

本品可选择性地抑制 HBV 复制。其作用方式通过在肝细胞内转化为活性的拉米夫定三磷酸酯,竞争性地抑制 HBV-DNA 聚合酶,同时终止 DNA 链的延长,从而抑制病毒 DNA 的复制。

口服吸收迅速,1 小时血浆药物峰浓度可达 $1.1\sim1.5$ μg/mL,绝对生物利用度为 80%～85%,食物可延缓本品的吸收,但不影响生物利用度。体内分布广泛,V_d 为 $1.3\sim1.5$ L/kg,血浆蛋白结合率为 35%～50%,可通过血-脑屏障进入脑脊液。口服后 24 小时内,约 90% 以原形经肾排泄,5%～10% 被代谢为反式亚砜代谢产物并从尿中排出。消除半衰期为 5～7 小时,肾功能不全可影响本品的消除,肌酐清除率小于 30 mL/min 时应慎用。

(三)适应证

本品可用于乙型肝炎病毒所致的慢性乙型肝炎,与其他抗反转录病毒药联用于治疗人类免疫缺陷病毒感染。

(四)用法和用量

成人:慢性乙型肝炎,每天 1 次,100 mg 口服;HIV 感染,推荐剂量一次 150 mg,每天 2 次,或 1 次 300 mg,每天 1 次。

(五)不良反应

常见的不良反应有上呼吸道感染样症状、头痛、恶心、身体不适、腹痛和腹泻、贫血、纯红细胞再生障碍及血小板计数减少。可出现重症肝炎、高血糖及关节痛、肌痛和皮肤变态反应等。

(六)禁忌证

对拉米夫定过敏者及妊娠期妇女禁用。

(七)注意

(1)哺乳期妇女慎用,严重肝大、乳酸性酸中毒者慎用。

(2)尚无针对 16 岁以下患者的疗效和安全性资料。

(3)肌酐清除率<30 mL/min 的患者不宜使用。

(4)用药期间应定期做肝、肾功能检查及全血细胞计数。

(八)药物相互作用

(1)与齐多夫定合用,可使后者血药浓度增加 13%,血药峰浓度升高约 28%,但生物利用度无显著变化。

(2)不宜与扎西他滨合用,由于本药可抑制扎西他滨在细胞内的磷酸化。

(九)制剂

片剂:每片 100 mg、150 mg。

(十)贮法

避光、密闭,在 30 ℃以下干燥处保存。

(胡秀珍)

第十一节　抗真菌药

一、概述

本节主要介绍治疗系统性真菌感染的药物,有多烯类(两性霉素 B 及其衍生物)、三唑类(如氟康唑、伊曲康唑和伏立康唑等)、嘧啶类(如氟胞嘧啶)及棘白菌素类(如卡泊芬净、米卡芬净)等。

(一)多烯类

多烯类是临床上应用最早的抗真菌药物,主要是两性霉素 B 及类似物。其机制为通过与敏感真菌细胞膜上的固醇相结合,损伤细胞膜的通透性,导致细胞内重要物质,如钾离子、核苷酸和氨基酸等外漏,破坏细胞的正常代谢从而抑制其生长。该类药物的优点为抗真菌谱广、抗菌活性强,缺点为不良反应大,包括肾毒性、肝毒性及输液相关毒性等。剂型改造后脂质体包埋的两性霉素 B 通过肝脏摄取,缓慢释放入血液,避免了直接造成器官损害。目前,临床上应用的两性霉素 B 脂质复合体(ABLC,abelcet)、两性霉素 B 胆固醇复合体(ABCD,amphotec 和 amphocil)和两性霉素 B 脂质体。因分子大小、包埋颗粒等的不同,药物的药代动力学与生物活性有所不同。其中两性霉素 B 脂质体的直径小,药代动力学参数好,肝、肾毒性小。

(二)吡咯类

吡咯类包括咪唑类和三唑类。本类药物作用机制为影响麦角甾醇合成,使真菌细胞膜合成受阻,影响真菌细胞膜的稳定性,导致真菌细胞破裂而死亡。其抗菌谱和抗菌活性差异较大,部分有抗曲霉菌活性。咪唑类包括酮康唑、克霉唑、咪康唑和益康唑等,因毒性较大,目前多为浅表真菌感染或皮肤黏膜念珠菌感染的局部用药。三唑类包括氟康唑、伊曲康唑和伏立康唑,均可用于治疗深部真菌感染。该类药物对肝、肾功能有一定影响,部分患者可能会有视觉改变,表现为视敏度、视力范围或色觉异常。另外,该类药物通过肝脏 P450 酶系统代谢,可能影响其他药物(如抗排异药物)的代谢,用于移植患者时应注意监测抗排异药物的血药浓度。另一方面,其血药浓度也容易受到其他药物的影响。

(三)氟胞嘧啶(5-FC)

5-FC 是目前临床比较常用的作用于核酸合成的抗真菌药物,其作用机制涉及干扰嘧啶的代谢、RNA 和 DNA 的合成及蛋白质的合成等。临床上很少单独使用 5-FC,多与氟康唑和两性霉素 B 等合并使用。真菌对 5-FC 的天然耐药多是由于胞嘧啶脱氨酶或鸟苷磷酸核糖基转移酶的缺失引起。对 5-FC 耐药株曲霉菌属最常见,其次为新型隐球菌和念珠菌。

(四)棘白菌素类

棘白菌素类是较新的一类抗真菌药,为 1,3-β-D-葡聚糖合成酶的非竞争性抑制剂。通过抑制1,3-β-D-葡聚糖的合成,从而破坏真菌细胞壁的完整性,导致真菌细胞壁的通透性改变、渗透压消失,最终使真菌细胞溶解。这种独特的干扰真菌细胞壁合成的作用机制,决定了该类药物对很多耐唑类药物的真菌具有良好的抗菌活性,对高等生物无影响,而且具有低毒高效的临床效果。另外,该类药物与唑类无交叉耐药,并同其他抗真菌药有协同作用和增效作用。

对抗真菌药物进行比较,就抗菌谱而言,两性霉素 B 及其脂质体的抗菌谱最广。氟康唑对近平滑念珠菌、光滑念珠菌及克柔念珠菌疗效差,对曲霉和接合菌无抗菌活性。伊曲康唑和伏立康唑对念珠菌的抗菌活性优于氟康唑,对氟康唑耐药的念珠菌也有较强的抗菌活性,二者均有抗曲霉活性,但对接合菌感染均无效。而卡泊芬净对隐球菌、镰刀霉菌等疗效较差外,对其他临床常见真菌均有较好的抗菌作用。就安全性而言,卡泊芬净、伏立康唑和伊曲康唑与两性霉素 B 比较,毒性降低,尤以卡泊芬净最为明显。从药物之间的相互作用看,两性霉素 B 和卡泊芬净的代谢与细胞色素 P450 酶无关,对其他药物的代谢影响不大。而唑类药物则相反,对其他药物的代谢有影响。就耐药性来说,多烯类药物和棘白菌素 B 衍生物产生耐药菌较少见,而真菌对唑类药物的耐药,特别是对氟康唑的耐药,最常出现于 HIV 患者口腔黏膜白色念珠菌感染长时间使用氟康唑的治疗后。近年来由于氟康唑的选择性压力,其他种类的念珠菌如光滑念珠菌和克柔念珠菌及新型隐球菌也出现耐药菌株。

二、两性霉素 B

两性霉素 B 系由链霉菌 Streptomyces nodosus 的培养液中提炼制得,国内由 Streptomyces lushanensis sp.产生,是一种多烯类抗真菌抗生素。

其他名称:二性霉素和 FUNGIZONE。

ATC 编码:J02AA01。

(一)性状

本品为黄色或橙黄色粉末,无臭或几乎无臭,无味;有引湿性,在日光下易破坏失效。在二甲亚砜中溶解,在二甲基甲酰胺中微溶,在甲醇中极微溶解,在水、无水乙醇、氯仿或乙醚中不溶。其注射剂添加有一定量的脱氧胆酸钠(起增溶作用),可溶于水形成胶体溶液,但遇无机盐溶液则析出沉淀。

(二)药理学

本品为抗深部真菌感染药。本品与真菌细胞膜上的甾醇结合,损伤膜的通透性,导致真菌细胞内钾离子、核苷酸、氨基酸等外漏,破坏正常代谢而起抑菌作用。

(三)适应证

本品可用于隐球菌、球孢子菌、荚膜组织胞浆菌、芽生菌、孢子丝菌、念珠菌、毛霉和曲菌等引起的内脏或全身感染。

(四)用法和用量

临用前加灭菌注射用水适量使溶解(不可用氯化钠注射液溶解与稀释),再加入 5% 葡萄糖注射液(pH>4.2)中,浓度每 1 mL 不超过 1 mg。

(1)注射用两性霉素 B 静脉滴注:开始用小剂量 1~2 mg,逐日递增到每天 1 mg/kg。每天给药 1 次,滴注速度通常为 1.0~1.5 mL/min。疗程总量:白色念珠菌感染约 1 g,隐球菌脑膜炎约 3 g。

(2)两性霉素 B 脂质复合体(AmLC):成人及小儿推荐剂量为每天 5 mg/kg,静脉滴注液浓度为 1 mg/mL。小儿和心血管疾病患者可为 2 mg/mL,每天 1 次,滴注速度小时 2.5 mg/kg,时间超过 2 小时应再次摇匀。

(3)两性霉素 B 脂质体(AMBL):系统真菌感染每天 3~5 mg/kg;HIV 感染的脑隐球菌脑膜炎,每天 6 mg/kg;中性粒细胞减少症发热时的经验治疗,每天 3 mg/kg;内脏利什曼原虫病的治疗,免疫功能正常者,第 1~5 天,每天 3 mg/kg,于第 14 天和第 21 天各再加 1 剂。免疫功能不正常者第 1~5 天,每天 4 mg/kg,第 10、17、21、31 和 38 天各再给 1 剂。均为静脉滴注,每天静脉滴注 1 次,每次滴注时间约 2 小时,耐受良好者可缩短为 1 小时,药液需通过输液管内滤膜后方可给予。

(4)两性霉素 B 胆固醇复合体(ABCD):成人和儿童均为每天 3~4 mg/kg,每天 1 次静脉滴注。先用灭菌注射用水溶解,再加 5% 葡萄糖液稀释至 0.6 mg/mL,以每小时 1 mg/kg 速度滴注。首次,给药前先以本品小剂量 5 mg/10 mL 静脉滴注 30 分钟以上,滴完后观察 30 分钟,如患者适应则可正式给药滴注2 小时,如表现不耐受,则应延长给药时间,每次 2 小时以上。

(5)鞘内注射:对隐球菌脑膜炎,除静脉滴注外尚需鞘内给药。每次从 0.05~0.10 mg 开始,逐渐递增至 0.5~1.0 mg(浓度为 0.10~0.25 mg/mL)。溶于注射用水 0.5~1.0 mL 中,按鞘内注射法常规操作,共约 30 次,必要时可酌加地塞米松注射液,以减轻反应。

(6)雾化吸入:适用于肺及支气管感染病例。每天量 5~10 mg,溶于注射用水 100~200 mL 中,分 4 次用。

(7)局部病灶注射:浓度 1~3 mg/mL,3~7 天用 1 次,必要时可加普鲁卡因注射液少量;对真菌性脓胸和关节炎,可局部抽脓后注入药 5~10 mg,每周 1~3 次。

(8)局部外用:浓度 2.5~5.0 mg/mL。

(9)腔道用药:栓剂 25 mg。

(10)眼部用药:眼药水 0.25%;眼药膏 1%。

(11)口服:对肠道真菌感染,每天 0.5~2.0 g,分 2~4 次服。

(五)不良反应

毒性较大,可有发热、寒战、头痛、食欲缺乏、恶心和呕吐等反应,静脉用药可引起血栓性静脉炎,鞘内注射可引起背部及下肢疼痛。对肾脏有损害作用,可致蛋白尿、管型尿,定期检查发现尿素氮>20 mg% 或肌酐>3 mg% 时,应采取措施,停药或降低剂量。尚有白细胞数下降、贫血和血压下降或升高、肝损害、复视、周围神经炎及皮疹等反应。使用期间可出现心率加快,甚至心室颤动,多与注入药液浓度过高、速度过快和用量过大,以及患者低血钾有关。

(六)禁忌证

对本药过敏者、严重肝病患者禁用。

(七)注意

(1)肝、肾功能不全者慎用。

(2)用药期间应监测肝功能、肾功能、血象及血钾。

(3)出现低钾血症,应高度重视,以及时补钾。

(4)使用期间,应用抗组胺药可减轻某些反应。皮质激素也有减轻反应的作用,但只限在反应较严重时用,勿作常规使用。

(5)静脉滴注如漏出血管外,可引起局部炎症,可用 5% 葡萄糖注射液抽吸冲洗,也可加少量肝素注射液于冲洗液中。

(八)药物相互作用

(1)与氟胞嘧啶合用,两药药效增强,但氟胞嘧啶的毒性增强。

(2)与肾上腺皮质激素合用时,可能加重两性霉素 B 诱发的低钾血症。

(3)与其他肾毒性药物合用,如氨基苷类、抗肿瘤药、万古霉素等,可加重肾毒性。

(九)制剂

注射用两性霉素 B(脱氧胆酸钠复合物):每支 5 mg、25 mg、50 mg。

(十)贮法

15 ℃以下,严格避光。配成的药液也必须注意避光。

三、伊曲康唑

其他名称:依他康唑、斯皮仁诺和美扶。

ATC 编码:J02AA01。

(一)药理学

本品是具有三唑环的合成唑类抗真菌药。对深部真菌与浅表真菌都有抗菌作用。三唑环的结构使本品对人细胞色素 P450 的亲和力降低,而对真菌细胞色素 P450 仍保持强亲和力。本品口服吸收良好,饭后服用吸收较好,由于脂溶性强,在体内某些脏器,如肺、肾及上皮组织中浓度较高,但由于蛋白结合率很高,所以很少透过脑膜,在支气管分泌物中浓度也较低。

(二)适应证

本品主要应用于深部真菌所引起的系统感染,如芽生菌病、组织胞浆菌病、类球孢子菌病、着色真菌病、孢子丝菌病和球孢子菌病等,也可用于念珠菌病和曲菌病。

(三)用法和用量

一般为每天 100～200 mg,顿服,1 个疗程为 3 个月,个别情况下疗程延长到 6 个月。

短程间歇疗法:1 次 200 mg,每天 2 次,连服 7 天为 1 个疗程,停药 21 天,开始第 2 个疗程,指甲癣服 2 个疗程,趾甲癣服 3 个疗程,治愈率分别为 97% 和 69.4%。

(四)不良反应

本品对肝酶的影响较酮康唑为轻,但仍应警惕发生肝损害,已发现肝衰竭死亡病例。有恶心及其他胃肠道反应,还可出现低钾血症和水肿。本品有一定的心脏毒性,已发现充血性心力衰竭多例且有死亡者。

(五)禁忌证

对本药过敏者、室性心功能不全者禁用。

(六)注意

(1)肝、肾功能不全者,心脏病患者应慎用。

(2)儿童、妊娠期妇女及哺乳期妇女使用应权衡利弊。

(七)药物相互作用

(1)酶诱导药物如卡马西平、利福平和苯妥英等可明显降低本品的血药浓度,相反酶抑制剂如克拉霉素、红霉素能增加伊曲康唑的血药浓度。而降低胃酸的药物可能会减少伊曲康唑的吸收。

(2)与环孢素、阿司咪唑和特非那定有相互作用。同服时应减少剂量。

(3)本品可干扰地高辛和华法林正常代谢使消除减慢,同服时应减少剂量。

(八)制剂

片剂:每片 100 mg、200 mg。注射液:25 mL:250 mg。

(九)贮法

避光、密闭,25 ℃以下室温保存。

四、氟康唑

其他名称:大扶康、三维康和 DIFLUCAN。

ATC 编码:J02AC01。

(一)性状

本品为白色结晶状粉末,微溶于水或盐水中,溶于乙醇和丙酮,略溶于氯仿和异丙醇,易溶于甲醇,极微溶于甲苯。

(二)药理学

本品为氟代三唑类抗真菌药。本品高度选择抑制真菌的细胞色素 P450,使菌细胞损失正常的甾醇,而 14α-甲基甾醇则在菌细胞中蓄积,起抑菌作用。对新型隐球菌、白色念珠菌及其他念珠菌、黄曲菌、烟曲菌、皮炎芽生菌、粗球孢子菌和荚膜组织胞浆菌等有抗菌作用。

本品口服吸收 90%,空腹服药,1~2 小时血药达峰、$t_{1/2}$ 约 30 小时。志愿者空腹口服 400 mg,平均峰浓度为 6.72 μg/mL。剂量在 50~400 mg,血药浓度和 AUC 值均与剂量成正比。每天口服本品 1 次,5~10 天血药浓度达坪。第 1 天倍量服用,则在第 2 天即接近达坪。V_d 约与全身水量接近(40 L)。血浆蛋白结合率低(11%~12%)。单剂量或多剂量服药,14 天时药物可进入所有体液、组织中,尿液及皮肤中药物浓度为血浆浓度的 10 倍;水疱皮肤中为 2 倍;唾液、痰、水疱液和指甲中与血浆浓度接近;脑脊液中浓度低于血浆,为 0.5~0.9 倍。80% 药物以原形自尿排泄,11% 以代谢物出现于尿中,肾功能不全者药物清除率明显降低。3 小时透析可使血药浓度降低 50%。

(三)适应证

本品可应用于敏感菌所致的各种真菌感染,如隐球菌性脑膜炎、复发性口咽念珠菌病等。

(四)用法和用量

(1)念珠菌性口咽炎或食管炎:第 1 天口服 200 mg,以后每天服 100 mg,疗程 2~3 周(症状消失仍需用药),以免复发。

(2)念珠菌系统感染:第 1 天 400 mg,以后每天 200 mg,疗程 4 周或症状消失后再用 2 周。

(3)隐球菌性脑膜炎:第 1 天 400 mg,以后每天 200 mg,如患者反应正常也可用每天 1 次 400 mg,至脑脊液细菌培养阴性后 10~12 周。

(4)肾功能不全者减少用量。肌酐清除率>50 mL/min 者用正常量;肌酐清除率为 21~50 mL/min者,用 1/2 量;肌酐清除率为 11%~20%者,用 1/4 量。

注射给药的用量与口服量相同。静脉滴注速度约为 200 mg/h。可加入葡萄糖液、生理氯化钠液、乳酸钠林格液中滴注。

(五)不良反应

偶见剥脱性皮炎(常伴随肝功能损害发生)。较常见的不良反应有恶心(3.7%)、头痛(1.9%)、皮疹(1.8%)、呕吐(1.7%)、腹痛(1.7%)、腹泻(1.5%)及味觉异常。其他不良反应包括头痛、头晕、中性粒细胞减少、血小板减少症和粒细胞缺乏症,肝毒性,包括很少数致死性肝毒性病例,碱性磷酸酶升高,胆红素升高,血清丙氨酸氨基转移酶(SGOT)和血清天门冬氨酸氨基转移酶(SGPT)升高;免疫系统,变态反应(包括血管神经性水肿、面部水肿和瘙痒);肝胆系统,肝衰竭、肝炎、肝细胞坏死和黄疸;高胆固醇血症、高脂血症、低钾血症。

(六)禁忌证

对本药或其他吡咯类药过敏者禁用。

(七)注意

(1)本品对胚胎的危害性尚未肯定,给妊娠期妇女用药前应慎重考虑本品的利弊。哺乳妇女慎用。

(2)本品的肝毒性虽较咪唑类抗真菌药为小,但也须慎重,特别对肝脏功能不健全者更应小心。遇有肝功能变化要及时停药或处理。

(3)用药期间应监测肝、肾功能。

(八)药物相互作用

(1)与华法林合用可延长凝血酶原时间。

(2)本品可抑制口服降糖药的代谢。

(3)使苯妥英的血药浓度升高。

(4)肾移植后使用环孢素者,联用本品可使环孢素血药浓度升高。

(5)利福平可加速本品的消除。

(九)制剂

片剂(胶囊):每片(粒)50 mg、100 mg、150 mg 或 200 mg。注射剂:每瓶 200 mg/100 mL。

(十)贮法

避光、密闭,干燥处保存。

五、伏立康唑

其他名称:活力康唑、威凡、Vfend 和 VRC。
ATC 编码:J02AC03。

(一)药理学

本品为三唑类抗真菌药,通过抑制对真菌细胞色素 P450 有依赖的羊毛甾醇 14α-去甲基化酶,进而抑制真菌细胞膜麦角甾醇的生物合成,使真菌细胞膜的结构和功能丧失,最终导致真菌死亡。对分枝霉杆菌、链孢霉菌属及所有曲霉菌均有杀菌活性,对耐氟康唑的克柔念珠菌、光滑念珠菌和白色念珠菌等也有抗菌作用。

口服后吸收迅速,达峰时间为 1～2 小时,生物利用度为 96%,食物影响其吸收。本品消除半衰期为 6 小时,经肝脏细胞色素 P450 酶代谢,代谢产物经尿液排出,尿中原形药物低于 5%。

(二)适应证

本品用于治疗侵入性曲霉病,以及对氟康唑耐药的严重进入性念珠菌病感染及由足放线病菌属和镰刀菌属引起的严重真菌感染。主要用于进行性、致命危险的免疫系统受损的 2 岁以上患者。

(三)用法和用量

负荷剂量:第 1 天静脉注射每次 6 mg/kg,每 12 小时 1 次;口服,体重大于 40 kg 者每次 400 mg,小于 40 kg 者 200 mg,均为每 12 小时 1 次。

维持剂量:第 2 天起静脉注射每次 4 mg/kg,每天 2 次;口服,体重大于 40 kg 者每次 200 mg,小于 40 kg 者 100 mg,均为每 12 小时 1 次。

治疗口咽、食管白色念珠菌病:口服,每次 200 mg,每天 2 次;静脉注射,每次 3～6 mg/kg,

每 12 小时 1 次。

（四）不良反应

最为常见的不良事件为视觉障碍、发热、皮疹、恶心、呕吐、腹泻、头痛、败血症、周围性水肿、腹痛及呼吸功能紊乱。与治疗有关的,导致停药的最常见不良事件包括肝功能试验值增高、皮疹和视觉障碍。

（五）禁忌证

已知对伏立康唑或任何一种赋形剂有过敏史者、妊娠和哺乳期妇女禁用。

（六）注意

（1）肝、肾功能不全者慎用。12 岁以下儿童不推荐使用。

（2）对驾驶和操作机器者,本品可能会引起一过性的、可逆性的视觉改变,包括视物模糊、视觉改变、视觉增强和(或)畏光。

（3）本品使用时先用 19 mL 注射用水溶解,溶解后的浓度为 10 mg/mL。本品仅供单次使用,未用完的溶液应当弃去。只有清澈的、没有颗粒的溶液才能使用。稀释后的溶液:2～8 ℃保存,不超过 24 小时。

（4）伏立康唑片剂应在餐后或餐前至少 1 小时服用。

（七）药物相互作用

（1）西罗莫司与伏立康唑合用时,前者的血浓度可能显著增高。

（2）利福平、卡马西平和苯巴比妥等酶促药,可降低本品的血药浓度。

（3）本品抑制细胞色素 P450 同工酶 CYP2C19、CYP2C9 和 CYP3A4 的活性,可使特非那定、阿司咪唑、奎尼丁、麦角碱类、环孢素、他克莫司、华法林和他汀类降血脂药等血药浓度升高,从而导致 Q-T 间期延长,并且偶见尖端扭转性室性心动过速。应禁止合用。

（八）制剂

片剂:每片 50 mg、200 mg。注射用伏立康唑:每支 200 mg。

（九）贮法

密闭,阴凉干燥处保存。

六、氟胞嘧啶

其他名称:Fluorocytosin 和 5-FC。

ATC 编码:J02AX01。

（一）性状

本品为白色结晶性粉末,无臭,溶于水,溶解度为 1.2％(20 ℃)。干燥品极稳定,水溶液在 pH 为 6～8 时也较稳定,在低温时可析出结晶。在酸或碱液中则迅速分解,可检出含有脱氨化合物5-氟尿嘧啶。

（二）药理学

抗真菌药对念珠菌、隐球菌及地丝菌有良好的抑制作用,对部分曲菌及引起皮肤真菌病的分枝孢子菌、瓶真菌等也有作用。对其他真菌和细菌都无作用。口服吸收良好,3～4 小时血药达到高峰,血中半衰期为 8～12 小时,可透过血-脑屏障。

（三）适应证

本品可用于念珠菌和隐球菌感染,单用效果不如两性霉素 B,可与两性霉素 B 合用以增疗效

（协同作用）。

（四）用法和用量

口服：每天 4～6 g，分 4 次服，疗程自数周至数月。静脉注射，每天 50～150 mg/kg，分 2～3 次。单用本品时真菌易产生耐药性，宜与两性霉素 B 合用。

（五）不良反应

氨基转移酶和碱性磷酸酶值升高、胃肠道症状、白细胞数减少、贫血、血小板数减少、肾损害、头痛、视力减退、幻觉、听力下降、运动障碍、血清钾和钙磷值下降，以及变态反应（如皮疹）等。

（六）禁忌证

对本药过敏者、严重肾功能不全和严重肝脏疾病患者禁用。

（七）注意

(1)骨髓抑制、有血液系统疾病者及肝、肾功能损害者慎用。

(2)因脑脊液中药物浓度较高，故无须鞘内注射给药。

(3)如单次服药量较大，可间隔 15 分钟分次服用，以减少恶心、呕吐等不良反应。

（八）药物相互作用

(1)与两性霉素 B 联用有协同作用，应注意毒性反应。

(2)与其他骨髓抑制药合用，可增加造血系统的不良反应。

(3)与阿糖胞苷联用有拮抗作用。

（九）制剂

片剂：每片 250 mg、500 mg。注射液：2.5 g(250 mL)。

（十）贮法

避光、密闭，阴凉处保存。

七、特比萘芬

其他名称：兰美舒、疗霉舒、丁克和 Lamisil。

ATC 编码：D01AE15，D01BA02。

（一）性状

本品为白色或几乎白色粉末，微溶于水，易溶于无水乙醇和甲醇，微溶于丙酮。本品为烯丙胺类抗真菌药，抑制真菌细胞麦角甾醇合成过程中的鲨烯环氧化酶，并使鲨烯在细胞中蓄积而起杀菌作用。人体细胞对本品的敏感性为真菌的万分之一。

（二）药理学

本品有广谱抗真菌作用，对皮肤真菌有杀菌作用，对白色念珠菌则起抑菌作用。

本品口服吸收约 70%。口服 250 mg，2 小时血药浓度达峰值 0.97 $\mu g/mL$。在剂量 50～750 mg 范围内血药浓度呈正比递升。吸收 $t_{1/2}$ 为 0.8～1.1 小时，分布 $t_{1/2}$ 为 4.6 小时，$t_{1/2\beta}$ 为 16～17 小时。在体内与血浆蛋白高度结合，分布容积 V_d 约 950 L，在皮肤角质层与指甲内有较高浓度，并持续一段时间。在体内代谢后由尿排泄，肝、肾功能不全者药物的血药浓度升高。

（三）适应证

本品可用于浅表真菌引起的皮肤、指甲感染，如毛癣菌、狗小孢子菌和絮状表皮癣菌等引起的体癣、股癣、足癣、甲癣及皮肤白色念珠菌感染。

(四)用法和用量

口服,每天 1 次 250 mg,足癣、体癣和股癣服用 1 周;皮肤念珠菌病 1～2 周;指甲癣 4～6 周;趾甲癣12周(口服对花斑癣无效)。

外用(1％霜剂)用于体癣、股癣、皮肤念珠菌病和花斑癣等,每天涂抹 1～2 次,疗程不定(1～2 周)。

(五)不良反应

不良反应有消化道反应(腹胀、食欲缺乏、恶心、轻度腹痛和腹泻等)和皮肤反应(皮疹),偶见味觉改变。本品对细胞色素 P450 酶抑制较轻,但仍有一定的肝毒性,已发现肝损害病例,其症状是胆汁淤积,在停药后恢复缓慢。

(六)禁忌证

对本药过敏者、严重肾功能不全者禁用。

(七)注意

(1)肝功能不全者和肾功能不全者慎用。2 岁以下儿童、妊娠期妇女使用要权衡利弊。

(2)进食高脂食物可使本药的生物利用度增加约 40％。

(3)如出现皮肤变态反应、味觉改变,应停止用药。

(八)药物相互作用

(1)本品可抑制由细胞色素 P450 同工酶 CYP2D6 介导的代谢反应,可导致如三环类抗抑郁药、β 受体阻滞剂及选择性 5-羟色胺再吸收抑制剂等主要通过该酶代谢的药物的血药浓度改变。

(2)利福平加速本品代谢。西咪替丁抑制本品代谢。

(九)制剂

片剂:每片 125 mg 或 250 mg。霜剂 1％。

(十)贮法

避光、密封保存。

八、美帕曲星

美帕曲星系由链霉菌 S.aureofaciens 所产生的多烯类抗生素帕曲星,经甲基化,得美帕曲星。口服片的制品有两种:一种是与十二烷基硫酸钠组成复合片;另一种是不含十二烷基硫酸钠的片剂。

其他名称:克霉灵、甲帕霉素和 Montricin。

ATC 编码:A01AB16、D01AA06、G01AA09 和 G04CX03。

(一)药理学

本品为抗深部真菌药,对白色念珠菌有较强的抑制作用,其作用类似两性霉素 B,与真菌细胞膜的甾醇结构结合而破坏膜的通透性。本品对滴虫有抑制作用。

本品中的十二烷基硫酸钠为助吸收剂,使美帕曲星口服后迅速被小肠吸收,服药期间美帕曲星的血浓度远高于其 MIC。本品在肾脏中分布浓度最高,且由尿液排泄,在肝脏及肺中较低。未吸收的药物主要从粪便排泄,停药后 30 小时即从体内消除,无蓄积现象。

(二)适应证

本品可用于白色念珠菌阴道炎和肠道念珠菌病,也可用于阴道或肠道滴虫病。本品在肠道内与甾醇类物质结合成不吸收的物质,可用于治疗良性前列腺肿大。

(三)用法和用量

阴道或肠道念珠菌感染或滴虫病(用含十二烷基硫酸钠的复合片):1 次 10×10^4 U(2 片),每 12 小时 1 次,连用 3 天为 1 个疗程。对于复杂性病例,疗程可酌情延长。宜食后服用。

治疗前列腺肿大或肠道念珠菌病、滴虫病(用不含十二烷基硫酸钠的片剂):每天 1 次,每次 10×10^4 U。

(四)不良反应

不良反应主要有胃肠道反应,如胃部烧灼感、消化不良、恶心、腹泻、肠胀气和便秘等。

(五)禁忌证

对本品过敏者禁用。妊娠期妇女,尤其是妊娠初 3 个月内不宜应用。

(六)注意

饭后服用减少胃肠道不良反应。

(七)制剂

肠溶片:每片 5×10^4 U。阴道片:每片 2.5×10^4 U。乳膏:供黏膜用。

九、阿莫罗芬

其他名称:盐酸阿莫罗芬、罗噻尼尔、罗每乐、Loceryl 和 Pekiron。

ATC 编码:D01AE16。

(一)药理学

本品为吗啉类局部抗真菌药,通过干扰真菌细胞膜麦角固醇的合成而导致真菌死亡。对皮肤癣菌、念珠菌、隐球菌、皮炎芽生菌、荚膜组织胞浆菌和申克孢子丝菌等有抗菌活性。

局部用乳膏剂可在甲板上形成一层非水溶性薄膜,并在 24 小时内穿入甲板达到远高于最低抑菌浓度的浓度,能维持 1 周时间。局部用药后有 $4\% \sim 10\%$ 被吸收入血,血药浓度小于 0.5 ng/mL。吸收后的药物主要由尿排出,少量从粪便排出。

(二)适应证

本品可用于治疗皮肤及黏膜浅表真菌感染,如体癣、手癣、足癣、甲真菌病及阴道白色念珠菌病等。

(三)用法和用量

甲真菌病:挫光病甲后将搽剂均匀涂抹于患处,每周 $1 \sim 2$ 次。指甲感染一般连续用药 6 个月,趾甲感染,持续用药 $9 \sim 12$ 个月。皮肤浅表真菌感染:用 0.25% 乳膏局部涂抹,每天 1 次,至临床症状消失后继续治疗 $3 \sim 5$ 天。阴道念珠菌病:先用温开水或 0.02% 高锰酸钾无菌溶液冲洗阴道或坐浴,再将一枚栓剂置入阴道深处。

(四)不良反应

不良反应轻微,仅见一过性局部瘙痒、轻微烧灼感,个别有变态反应。

(五)禁忌证

对本品过敏者、妊娠期妇女及准备怀孕的妇女禁用。

(六)注意

(1)局部用药后,吸收极少。

(2)阿莫罗芬有较强的体外抗真菌作用,全身用药却没有活性,仅用于浅表局部感染。

（七）制剂

搽剂：每瓶 125 mg(2.5 mL)。乳膏剂：每支 0.25%(5 g)。栓剂：每枚 25 mg、50 mg。

（八）贮法

密闭，置阴凉干燥处。

十、醋酸卡泊芬净

醋酸卡泊芬净是一种由 Glarea lozoyensis 发酵产物合成而来的半合成脂肽（棘白菌素，echinocandin）化合物。

其他名称：科赛斯、Cancidas 和 GRIVULFIN。

ATC 编码：J02AX04。

（一）性状

本品为白色或类白色冻干块状物。辅料：蔗糖，甘露醇，冰醋酸和氢氧化钠（少量用于调节 pH）。

（二）药理学

卡泊芬净是一种 β(1,3)-D-葡聚糖合成抑制剂，可特异性抑制真菌细胞壁的组成成分 β(1,3)-D-葡聚糖的合成，从而破坏真菌结构，使之溶解。由于哺乳动物细胞不产生 β(1,3)-D-葡聚糖，因此卡泊芬净对患者不产生类似两性霉素 B 样的细胞毒性。此外，卡泊芬净不是 CYP450 酶抑制剂，因此不会与经 CYP3A4 途径代谢的药物产生相互作用。本品对许多种致病性曲霉菌属和念珠菌属真菌具有抗菌活性。

单剂量卡泊芬净经 1 小时静脉输注后，其血浆浓度下降呈多相性。输注后立即出现一个短时间的 α 相，接着出现一个半衰期为 9~11 小时的 β 相。另外，还会出现 1 个半衰期为 27 小时的 γ 相。大约 75% 放射性标记剂量的药物得到回收：其中，有 41% 在尿中，34% 在粪便中。卡泊芬净在给药后的最初 30 个小时内，很少有排出或生物转化。蛋白结合率大约为 97%。通过水解和 N-乙酰化作用卡泊芬净被缓慢代谢。有少量卡泊芬净以原形从尿中排出（大约为给药剂量的1.4%）。原形药的肾脏消除率低。

（三）适应证

本品可用于治疗对其他治疗无效或不能耐受的侵袭性曲霉菌病；对疑似真菌感染的粒缺伴发热患者的经验治疗；口咽及食管念珠菌病。侵袭性念珠菌病，包括中性粒细胞减少症及非中性粒细胞减少症患者的念珠菌血症。

（四）用法和用量

第 1 天给予单次 70 mg 负荷剂量，随后每天给予 50 mg 的剂量。本品约需要 1 小时的时间经静脉缓慢地输注给药。疗程取决于患者疾病的严重程度、被抑制的免疫功能恢复情况及对治疗的临床反应。对于治疗无临床反应而对本品耐受性良好的患者可以考虑将每天剂量加大到 70 mg。

（五）不良反应

不良反应常见有皮疹、面部肿胀、瘙痒、温暖感或支气管痉挛。罕见的肝脏功能失调；心血管、肿胀和外周水肿，实验室异常，高钙血症、低清蛋白、低钾、低镁血症、白细胞数减少、嗜酸性粒细胞数增多、血小板数减少、中性白细胞数减少、尿中红细胞数增多、部分凝血激酶时间延长、血清总蛋白降低、尿蛋白增多、凝血酶原时间延长、低钠、尿中白细胞增多及低钙。

(六)禁忌证

对本品中任何成分过敏的患者禁用。

(七)注意

(1)肝功能不全者、骨髓移植患者、肾功能不全者、妊娠期妇女和哺乳期妇女慎用。

(2)不推荐 18 岁以下的患者使用。

(3)本药配制后应立即使用。

(4)与右旋葡萄糖溶液存在配伍禁忌。除生理盐水和林格溶液外,不得将本品与任何其他药物混合或同时输注。

(八)药物相互作用

(1)环孢霉素能使卡泊芬净的 AUC 增加大约 35%。AUC 增加可能是由于肝脏减少了对卡泊芬净的摄取所致。本品不会使环孢霉素的血浆浓度升高。但与环孢霉素同时使用时,会出现肝酶 ALT 和 AST 水平的一过性升高。

(2)本品与药物消除诱导剂如依非韦伦、奈韦拉平、利福平、地塞米松、苯妥英或卡马西平同时使用时,可能使卡泊芬净的浓度下降。应考虑给予本品每天 70 mg 的剂量。

(3)本品能使他克莫司的 12 小时血药浓度下降 26%。两种合用建议对他克莫司的血浓度进行标准的检测,同时适当地调整他克莫司的剂量。

(九)制剂

注射用醋酸卡泊芬净:50 mg、70 mg(以卡泊芬净计)。

(十)贮法

密闭的瓶装冻干粉末应于 2~8 ℃储存。

十一、阿尼芬净

其他名称:Eraxis、VER-002 和 LY303366。

ATC 编码:J02AX06。

(一)药理学

阿尼芬净是第三代棘白菌素类的半合成抗真菌药,是棘白菌素 B 的衍生物。通过抑制 β-1,3-葡聚糖合成酶,从而导致真菌细胞壁破损和细胞死亡。临床前研究证实具有强大的体内外抗真菌活性,且不存在交叉耐药性。对绝大部分的念珠菌和真菌有强大的抗菌活性,包括氟康唑耐药的念珠菌、双态性真菌和霉菌感染。

口服生物利用度仅 2%~7%。静脉输注后,血药浓度即达峰值(C_{max}),吸收半衰期低于 1 小时,消除半衰期约 24 小时。静脉给药后迅速广泛的分布于全身组织中,表观分布容积可达到与体液相当。阿尼芬净在健康受试者体内的分布容积为 33 L(30~50 L),C_{max} 和药时曲线下面积呈剂量依赖性。血浆清除率(Cl)为 1 L/h,呈剂量依赖性。蛋白结合率为 84%。约 10% 的原形药经粪便排泄,小于 1% 的药物经尿排泄。

(二)适应证

本品可用于治疗食管念珠菌感染,念珠菌性败血症,念珠菌引起的腹腔脓肿及念珠菌性腹膜炎。

(三)用法和用量

静脉给药:食管性念珠菌病,第 1 天 100 mg,随后每天 50 mg 疗程至少 14 天,且至少持续至症状消失后 7 天。念珠菌性败血症等,第 1 天 200 mg,随后每天 100 mg,疗程持续至最后 1 次阴性培养后至少 14 天。

(四)不良反应

常见恶心、呕吐、γ-谷氨酰胺转移酶升高、低钾血症和头痛,尚有皮疹、荨麻疹、面红、瘙痒、呼吸困难及低血压。阿尼芬净对血液系统、血生化和心电图中的 Q-T 间期没有影响。

(五)禁忌证

对本品或其他棘白菌素类药物过敏者禁用。

(六)注意

(1)中、重度肝功能不全者慎用。

(2)妊娠期妇女、哺乳期妇女用药应权衡利弊。

(3)输注速率不宜超过 1.1 mg/min,避免不良反应发生。

(七)药物相互作用

(1)与环孢素合用,可使本药的血药浓度提高,无须调整阿尼芬净的剂量。

(2)阿尼芬净和伏立康唑合并用药,药动学参数均未见改变。阿尼芬净和不同消除机制的两性霉素 B 脂质体联合应用,彼此的药动学参数也没有统计学意义上的差别。

(八)制剂

注射用阿尼芬净:每瓶 50 mg、100 mg。

(胡秀珍)

参 考 文 献

[1] 贾茜,张庆霞,杨青青,等.现代药物学基础与实践[M].青岛:中国海洋大学出版社,2023.

[2] 孟昭慧.现代临床药学实践[M].武汉:湖北科学技术出版社,2022.

[3] 于秀娟,韩召选,谢莹,等.临床药物应用治疗学[M].哈尔滨:黑龙江科学技术出版社,2021.

[4] 朱来清.临床用药与药物管理[M].上海:上海交通大学出版社,2023.

[5] 刘春霞,秦咏,赵雷,等.临床药学理论与合理用药[M].武汉:湖北科学技术出版社,2022.

[6] 张金兰.药物分析技术进展与应用[M].北京:中国协和医科大学出版社,2021.

[7] 王美霞.药事管理与药物应用[M].上海:上海交通大学出版社,2023.

[8] 刘汉南,马强,刘慧琪,等.药学基础与临床应用[M].北京:科学技术文献出版社,2022.

[9] 刘玉涛.新编药物学理论与实践[M].长春:吉林科学技术出版社,2021.

[10] 刘淑岚,欧雯平,陈丕瑞,等.现代药物学理论与应用[M].上海:上海交通大学出版社,2023.

[11] 丁海燕,刘月芬,刘玉君,等.药学基础与临床应用[M].北京:科学技术文献出版社,2022.

[12] 周蔚然,李湘平.临床药物相互作用[M].长沙:中南大学出版社,2021.

[13] 林彩侠,王宗岩,金善子,等.实用药理与药物治疗学[M].上海:上海科学技术文献出版社,2023.

[14] 袁玉红.医学药学应用实践[M].北京:科学技术文献出版社,2022.

[15] 郭芳.现代药物与临床诊疗[M].长春:吉林科学技术出版社,2021.

[16] 张琳,秦静,金瑶.药学临床应用与管理[M].北京:中国纺织出版社,2023.

[17] 陈纭.药学综合知识与技能[M].北京:人民卫生出版社,2022.

[18] 石雪梅,鉴红霞,郑媛媛,等.药理学与临床药物引用[M].哈尔滨:黑龙江科学技术出版社,2021.

[19] 李菁,司秋菊,马东来.药学综合知识与技能[M].北京:化学工业出版社,2023.

[20] 王邦玲,孙晓玲,李红霞,等.临床药物研究与药学管理规范[M].哈尔滨:黑龙江科学技术出版社,2022.

[21] 时慧.药学理论与药物临床应用[M].北京:中国纺织出版社,2021.

[22] 付蔷.临床药学理论要点及应用[M].北京:科学技术文献出版社,2022.

[23] 张艳秋.现代药物临床应用实践[M].北京:中国纺织出版社,2021.

［24］李洁琼.现代药学基础与中西医诊疗［M］.汕头：汕头大学出版社，2022.

［25］曹毅.药学基础与药学知识体系构建［M］.武汉：湖北科学技术出版社，2021.

［26］赵玉霞，杨颖，张吉霞，等.药物学基础与临床应用［M］.哈尔滨：黑龙江科学技术出版社，2022.

［27］王进.临床药学研究新进展［M］.哈尔滨：黑龙江科学技术出版社，2021.

［28］张倩，李福丽，庄光兰，等.精编药物学理论与应用［M］.北京/西安：世界图书出版公司，2022.

［29］姚立山.新编药学基础与实践［M］.沈阳：沈阳出版社，2021.

［30］董志强.药物综合治疗学［M］.济南：山东大学出版社，2022.

［31］苏治国，卢晓东，郭珍，等.临床药物学基础与应用［M］.北京：科学技术文献出版社，2022.

［32］裴丽娜，田甜，张静，等.临床药物学基础与实践［M］.北京：科学技术文献出版社，2022.

［33］张菁，毛颖.药物临床研究理论与实践［M］.上海：复旦大学出版社，2022.

［34］郭衍梅，王美霞，马焕焕，等.新编临床药物基础与应用［M］.哈尔滨：黑龙江科学技术出版社，2022.

［35］王博.药物学基础［M］.重庆：重庆大学出版社，2021.

［36］李辉，任珍，郭治国.急性钙通道阻滞剂中毒的临床特征研究［J］.中国全科医学，2023，26（14）：1758-1765.

［37］谢建武，刘俊男，谢玄升.钙通道阻滞剂1，4-二氢吡啶类药物的绿色合成［J］.陕西科技大学学报，2024，42（1）：65-72.

［38］王鲁雁，陈源源，孙宁玲.钙通道阻滞剂在不同血脂异常高血压患者中的疗效差异：马来酸左旋氨氯地平与苯磺酸氨氯地平在高血压治疗中的比较效果研究亚组分析［J］.中华高血压杂志，2022，30（7）：657-663.

［39］刘晨，付平.α/β受体阻滞剂在慢性肾脏病合并高血压患者中的应用［J］.中华高血压杂志，2023，31（10）：914-918.

［40］王红力，张妮，钟贵遵，等.基于数据挖掘法对β受体阻滞剂药物相关急性肾衰竭信号的分析［J］.中国药房，2022，33（11）：1380-1385.